FALLPAUSCHALEN-VEREINBARUNG 2022 (FPV 2022)

VEREINBARUNG ZUM FALLPAUSCHALENSYSTEM FÜR KRANKENHÄUSER FÜR DAS JAHR 2022

AG-DRG-FALLPAUSCHALEN-KATALOG 2022
NEBST ANLAGEN
UND
PFLEGEERLÖSKATALOG 2022

GEMÄSS
DRG-ENTGELTKATALOGVERORDNUNG 2022
DRG-EKV 2022

Fallpauschalenvereinbarung 2022 (FPV 2022) vom 22. September 2021
aG-DRG-Fallpauschalen-Katalog 2022 nebst Anlagen und Pflegeerlös-Katalog 2022 gemäß DRG-Entgeltkatalogverordnung 2022 - DRG-EKV 2022

ISBN: 978-3-942595-90-2

Druckjahr 2021

Verlag und Vertrieb:
pictura Werbung GmbH
Schlossgasse 6d, D-35423 Lich
Tel. 0 64 04/66 87 20
Fax 0 64 04/66 87 21
info@pictura-gmbh.de
www.pictura-gmbh.de

INHALTSVERZEICHNIS

Vereinbarung

zum

Fallpauschalensystem für Krankenhäuser
für das Jahr 2022
(Fallpauschalenvereinbarung 2022 – FPV 2022)

zwischen

dem GKV-Spitzenverband, Berlin,

und

dem Verband der Privaten Krankenversicherung, Köln,

gemeinsam und einheitlich

sowie

der Deutschen Krankenhausgesellschaft, Berlin

Präambel

Gemäß § 17b Absatz 1 und 3 Krankenhausfinanzierungsgesetz (KHG) ist für die Vergütung der allgemeinen Krankenhausleistungen ein durchgängiges, leistungsorientiertes und pauschalierendes Vergütungssystem eingeführt worden. Mit dem Gesetz zur Stärkung des Pflegepersonals (Pflegepersonal-Stärkungsgesetz, PpSG) wurde in § 17b Absatz 4 Krankenhausfinanzierungsgesetz (KHG) festgelegt, dass die Pflegepersonalkosten für die unmittelbare Patientenversorgung auf bettenführenden Stationen ab dem Jahr 2020 aus dem G-DRG-System auszugliedern sind und in einen Pflegeerlöskatalog überführt werden.
Der GKV-Spitzenverband und der Verband der Privaten Krankenversicherung vereinbaren gemeinsam mit der Deutschen Krankenhausgesellschaft gemäß § 17b Absatz 2 KHG auch dessen jährliche Weiterentwicklung und Anpassung, insbesondere an medizinische Entwicklungen, Kostenentwicklungen, Verweildauerverkürzungen und Leistungsverlagerungen zu und von anderen Versorgungsbereichen, und die Abrechnungsbestimmungen, soweit diese nicht im Krankenhausentgeltgesetz (KHEntgG) vorgegeben werden. In diesem Zusammenhang vereinbaren sie gemäß § 9 Absatz 1 Nr. 3 KHEntgG die Abrechnungsbestimmungen für die nach dieser Vereinbarung abrechenbaren Entgelte. Der Fallpauschalenkatalog nach § 17b Absatz 1 Satz 4 KHG, der Katalog ergänzender Zusatzentgelte nach § 17b Absatz 1 Satz 7 KHG und der Pflegeerlöskatalog nach § 17b Absatz 4 Satz 5 KHG wurden für das Jahr 2022 vom Bundesministerium für Gesundheit als Rechtsverordnung (DRG-EKV 2022) erlassen.

ABSCHNITT 1: ABRECHNUNGSBESTIMMUNGEN FÜR DRG-FALLPAUSCHALEN

§ 1 Abrechnung von Fallpauschalen

(1) Die Fallpauschalen werden jeweils von dem die Leistung erbringenden Krankenhaus nach dem am Tag der voll- oder teilstationären Aufnahme geltenden Fallpauschalen-Katalog und den dazu gehörenden Abrechnungsregeln abgerechnet. Im Falle der Verlegung in ein anderes Krankenhaus rechnet jedes beteiligte Krankenhaus eine Fallpauschale ab. Diese wird nach Maßgabe des § 3 gemindert; dies gilt nicht für Fallpauschalen, die im Fallpauschalen-Katalog als Verlegungs-Fallpauschalen gekennzeichnet sind; für diese Verlegungsfälle sind beim verlegenden Krankenhaus die Regelungen des Absatzes 3 entsprechend anwendbar. Eine Verlegung im Sinne des Satzes 2 liegt vor, wenn zwischen der Entlassung aus einem Krankenhaus und der Aufnahme in einem anderen Krankenhaus nicht mehr als 24 Stunden vergangen sind.

(2) Ist die Verweildauer eines Patienten oder einer Patientin länger als die obere Grenzverweildauer, wird für den dafür im Fallpauschalen-Katalog ausgewiesenen Tag und jeden weiteren Belegungstag des Krankenhausaufenthalts zusätzlich zur Fallpauschale ein tagesbezogenes Entgelt abgerechnet. Dieses wird ermittelt, indem die für diesen Fall im Fallpauschalen-Katalog ausgewiesene Bewertungsrelation mit dem Basisfallwert multipliziert wird. Die Zahl der zusätzlich abrechenbaren Belegungstage ist wie folgt zu ermitteln:

Belegungstage insgesamt (tatsächliche Verweildauer nach Absatz 7) + 1

- erster Tag mit zusätzlichem Entgelt bei oberer Grenzverweildauer

= zusätzlich abrechenbare Belegungstage

(3) Ist die Verweildauer von nicht verlegten Patientinnen oder Patienten kürzer als die untere Grenzverweildauer, ist für die bis zur unteren Grenzverweildauer nicht erbrachten Belegungstage einschließlich des im Fallpauschalen-Katalog ausgewiesenen ersten Tages mit Abschlag ein Abschlag von der Fallpauschale vorzunehmen. Abweichend von Satz 1 gilt die Abschlagsregelung auch für die Abrechnung von Verlegungs-Fallpauschalen beim verlegenden Krankenhaus. Die Höhe des Abschlags je Tag wird ermittelt, indem die für diesen Fall im Fallpauschalen-Katalog ausgewiesene Bewertungsrelation mit dem Basisfallwert multipliziert wird. Die Zahl der Abschlagstage ist wie folgt zu ermitteln:

Erster Tag mit Abschlag bei unterer Grenzverweildauer + 1

- Belegungstage insgesamt (tatsächliche Verweildauer nach Absatz 7)

= Zahl der Abschlagstage

(4) Erfolgt die Behandlung sowohl in Hauptabteilungen als auch in belegärztlichen Abteilungen desselben Krankenhauses, ist die Höhe der Fallpauschale nach folgender Rangfolge festzulegen:

1. nach der Abteilungsart mit der höheren Zahl der Belegungstage
2. bei gleicher Zahl der Belegungstage in Haupt- und Belegabteilungen nach der Hauptabteilung

Ist im Ausnahmefall eine Fallpauschale für belegärztliche Versorgung nicht vorgegeben, ist die Fallpauschale für Hauptabteilungen abzurechnen. Ist bei einer belegärztlichen Versorgung im Rahmen der Geburtshilfe (MDC 14) für eine Fallpauschale eine Bewertungsrelation für die Beleghebamme in den Spalten 6 bzw. 7 nicht vorgegeben, so sind die Bewertungsrelationen der Spalte 4 bzw. 5 maßgeblich.

(5) Für jedes Neugeborene, das nach der Versorgung im Kreißsaal weiter im Krankenhaus versorgt wird, ist ein eigener Fall zu bilden und eine eigene Fallpauschale abzurechnen. In diesem Falle ist für die Mutter und das Neugeborene jeweils eine Rechnung zu erstellen. Die Fallpauschale für das gesunde Neugeborene ist mit dem für die Mutter zuständigen Kostenträger abzurechnen. In diesem Fall ist auf der Rechnung für das Neugeborene die Versichertennummer der Mutter anzugeben. Die Fallpauschale für das krankheitsbedingt behandlungsbedürftige Neugeborene ist mit dessen Kostenträger abzurechnen. Nicht krankheitsbedingt behandlungsbedürftig in diesem Sinne sind alle Neugeborenen, für welche die DRG-Fallpauschale P66D, P67D oder P67E abgerechnet werden kann. Ist im Fallpauschalen-Katalog für das Krankenhaus, in dem die Geburt stattfand, eine Mindestverweildauer für die Fallpauschale vorgegeben und wird diese nicht erreicht, ist die Versorgung des Neugeborenen mit dem Entgelt für die Mutter abgegolten und nicht als eigenständiger Fall nach § 9 zu zählen. Im Falle einer Verlegung gilt Absatz 1 Sätze 2 bis 4. Erfolgt ein Verbleib der gesunden Mutter aufgrund des krankheitsbedingt behandlungsbedürftigen Neugeborenen oder des Neugeborenen in der DRG-Fallpauschale P67D, so ist ab Erreichen der abgerundeten mittleren Verweildauer der vollstationären DRG-Fallpauschale für die Mutter der Zuschlag für Begleitpersonen abzurechnen; § 1 Absatz 2 findet in diesem Fall für die Fallpauschale der gesunden Mutter keine Anwendung.

(6) Zur Einstufung in die jeweils abzurechnende Fallpauschale sind Programme (Grouper) einzusetzen, die vom DRG-Institut der Selbstverwaltungspartner nach § 17b Absatz 2 KHG zertifiziert sind. Für Art und Höhe der nach dieser Vereinbarung abzurechnenden Entgelte ist der Tag der voll- oder teilstationären Aufnahme in das Krankenhaus maßgeblich. Für die Abrechnung tagesbezogener teilstationärer Leistungen gilt als Aufnahmetag in diesem Sinne jeweils der erste Behandlungstag im Quartal. Ist bei der Zuordnung von Behandlungsfällen zu einer Fallpauschale auch das Alter der behandelten Person zu berücksichtigen, ist das Alter am Tag der Aufnahme in das

Krankenhaus maßgeblich. Soweit und solange vor- bzw. nachstationäre Behandlungen nicht gesondert vergütet werden, sind deren Diagnosen und Prozeduren bei der Gruppierung und der Abrechnung der zugehörigen vollstationären Behandlung zu berücksichtigen (Neugruppierung); dies gilt nicht für Diagnosen und Prozeduren im Rahmen belegärztlicher Leistung. Ergibt sich aus der Neugruppierung eine andere Fallpauschale, ist diese für die Abrechnung sowie für weitere Prüfungen maßgeblich.

(7) Maßgeblich für die Ermittlung der Verweildauer ist die Zahl der Belegungstage. Belegungstage sind der Aufnahmetag sowie jeder weitere Tag des Krankenhausaufenthalts ohne den Verlegungs- oder Entlassungstag aus dem Krankenhaus; wird ein Patient oder eine Patientin am gleichen Tag aufgenommen und verlegt oder entlassen, gilt dieser Tag als Aufnahmetag. Für den Fall von Wiederaufnahmen gilt § 2 Absatz 4 Satz 4. Vollständige Tage der Beurlaubung sind gesondert in der Rechnung auszuweisen und zählen nicht zur Verweildauer. Eine Beurlaubung liegt vor, wenn ein Patient mit Zustimmung des behandelnden Krankenhausarztes die Krankenhausbehandlung zeitlich befristet unterbricht, die stationäre Behandlung jedoch noch nicht abgeschlossen ist. Bei Fortsetzung der Krankenhausbehandlung nach einer Beurlaubung liegt keine Wiederaufnahme im Sinne von § 2 vor.

(8) In der Rechnung des Krankenhauses sind der sich nach dem Fallpauschalen-Katalog ergebende Betrag für die Fallpauschale sowie Abschläge, weitere Entgelte und Zuschläge gesondert auszuweisen; das Verfahren nach § 301 des Fünften Buches Sozialgesetzbuch (SGB V) bleibt unberührt.

§ 2
Wiederaufnahmen in dasselbe Krankenhaus

(1) Das Krankenhaus hat eine Zusammenfassung der Falldaten zu einem Fall und eine Neueinstufung in eine Fallpauschale vorzunehmen, wenn

1. ein Patient oder eine Patientin innerhalb der oberen Grenzverweildauer, bemessen nach der Zahl der Kalendertage ab dem Aufnahmedatum des ersten unter diese Vorschrift zur Zusammenfassung fallenden Krankenhausaufenthalts, wieder aufgenommen wird und
2. für die Wiederaufnahme eine Einstufung in dieselbe Basis-DRG vorgenommen wird.

Eine Zusammenfassung und Neueinstufung nach Satz 1 wird nicht vorgenommen, wenn die Fallpauschalen dieser Basis-DRG bei Versorgung in einer Hauptabteilung in Spalte 13 oder bei belegärztlicher Versorgung in Spalte 15 des Fallpauschalen-Katalogs gekennzeichnet sind.

(2) Eine Zusammenfassung der Falldaten zu einem Fall und eine Neueinstufung in eine Fallpauschale ist auch dann vorzunehmen, wenn

1. ein Patient oder eine Patientin innerhalb von 30 Kalendertagen ab dem Aufnahmedatum des ersten unter diese Vorschrift zur Zusammenfassung fallenden Krankenhausaufenthalts wieder aufgenommen wird und
2. innerhalb der gleichen Hauptdiagnosegruppe (MDC) die zuvor abrechenbare Fallpauschale in die „medizinische Partition" oder die „andere Partition" und die anschließende Fallpauschale in die „operative Partition" einzugruppieren ist.

Eine Zusammenfassung und Neueinstufung nach Satz 1 wird nicht vorgenommen, wenn einer der Krankenhausaufenthalte mit einer Fallpauschale abgerechnet werden kann, die bei Versorgung in einer Hauptabteilung in Spalte 13 oder bei belegärztlicher Versorgung in Spalte 15 des Fallpauschalen-Katalogs gekennzeichnet ist.

(3) Werden Patienten oder Patientinnen, für die eine Fallpauschale abrechenbar ist, wegen einer in den Verantwortungsbereich des Krankenhauses fallenden Komplikation im Zusammenhang mit der durchgeführten Leistung innerhalb der oberen Grenzverweildauer, bemessen nach der Zahl der Kalendertage ab dem Aufnahmedatum des ersten unter diese Vorschrift zur Zusammenfassung fallenden Aufenthalts, wieder aufgenommen, hat das Krankenhaus eine Zusammenfassung der Falldaten zu einem Fall und eine Neueinstufung in eine Fallpauschale vorzunehmen. Eine Zusammenfassung und Neueinstufung wird nicht vorgenommen bei unvermeidbaren Nebenwirkungen von Chemotherapien und Strahlentherapien im Rahmen onkologischer Behandlungen. Die Absätze 1 und 2 gehen den Vorgaben nach den Sätzen 1 und 2 vor. Die Sätze 1 und 2 ergänzen die Vorgaben nach § 8 Absatz 5 KHEntgG.

(4) Bei der Anwendung der Absätze 1 bis 3 ist für jeden Krankenhausaufenthalt eine DRG-Eingruppierung vorzunehmen. Auf dieser Grundlage hat das Krankenhaus eine Neueinstufung in eine Fallpauschale mit den Falldaten aller zusammenzuführenden Krankenhausaufenthalte durchzuführen. Hierbei ist eine chronologische Prüfung vorzunehmen. Zur Ermittlung der Verweildauer sind dabei die Belegungstage der Aufenthalte in diesem Krankenhaus zusammenzurechnen. Die obere Grenzverweildauer, die nach Absatz 1 Satz 1 Nummer 1 für die Fallzusammenführung maßgeblich ist, ergibt sich aus dem Aufnahmedatum und der DRG-Eingruppierung des ersten unter diese Vorschrift zur Zusammenfassung fallenden Aufenthalts in diesem Krankenhaus. Hat das Krankenhaus einen der zusammenzuführenden Aufenthalte bereits abgerechnet, ist die Abrechnung zu stornieren. Maßgeblich für die zusätzliche Abrechnung von tagesbezogenen Entgelten ist die Grenzverweildauer, die sich nach der Fallzusammenführung ergibt; für die Ermittlung der Verweildauer gilt Satz 3 entsprechend. Die Sätze 1 bis 7 gelten nicht für Krankenhausaufenthalte, bei denen der Tag der Aufnahme außerhalb der Geltungsdauer dieser Vereinbarung nach § 12 liegt oder soweit tagesbezogene Entgelte nach § 6 Absatz 1 KHEntgG abzurechnen sind.

(5) Sind mehrere Aufenthalte in einem Krankenhaus aufgrund der Regelungen zur Wiederaufnahme nach den Absätzen 1 bis 3 zusammenzuführen und erfolgte bei mindestens einem Aufenthalt eine Verlegung, sind vom zusammengeführten Fall Verlegungsabschläge nach den Vorgaben des § 1 Absatz 1 Satz 3 in Verbindung mit § 3 zu berechnen.

§ 3
Abschläge bei Verlegung

(1) Im Falle einer Verlegung in ein anderes Krankenhaus ist von dem verlegenden Krankenhaus ein Abschlag vorzunehmen, wenn die im Fallpauschalen-Katalog ausgewiesene mittlere Verweildauer unterschritten wird. Die Höhe des Abschlags je Tag wird ermittelt, indem die bei Versorgung in einer Hauptabteilung in Spalte 11 oder bei belegärztlicher Versorgung in Spalte 13 des Fallpauschalen-Katalogs ausgewiesene Bewertungsrelation mit dem Basisfallwert multipliziert wird. Die Zahl der Tage, für die ein Abschlag vorzunehmen ist, wird wie folgt ermittelt:

Mittlere Verweildauer nach dem Fallpauschalen-Katalog, kaufmännisch auf die nächste ganze Zahl gerundet
- Belegungstage insgesamt (tatsächliche Verweildauer nach § 1 Absatz 7)
= Zahl der Abschlagstage

(2) Im Falle einer Verlegung aus einem anderen Krankenhaus ist von dem aufnehmenden Krankenhaus ein Abschlag entsprechend den Vorgaben des Absatzes 1 vorzunehmen, wenn die im Fallpauschalen-Katalog ausgewiesene mittlere Verweildauer im aufnehmenden Krankenhaus unterschritten wird. Dauerte die Behandlung im verlegenden Krankenhaus nicht länger als 24 Stunden, so ist im aufnehmenden Krankenhaus kein

Verlegungsabschlag nach Satz 1 vorzunehmen; bei einer frühzeitigen Entlassung durch das aufnehmende Krankenhaus ist die Regelung zur unteren Grenzverweildauer nach § 1 Absatz 3, bei einer Weiterverlegung die Abschlagsregelung nach Absatz 1 anzuwenden.

(3) Wird ein Patient oder eine Patientin aus einem Krankenhaus in weitere Krankenhäuser verlegt und von diesen innerhalb von 30 Kalendertagen ab dem Entlassungsdatum eines ersten Krankenhausaufenthalts in dasselbe Krankenhaus zurückverlegt (Rückverlegung), hat das wiederaufnehmende Krankenhaus die Falldaten des ersten Krankenhausaufenthalts und aller weiteren, innerhalb dieser Frist in diesem Krankenhaus aufgenommenen Fälle zusammenzufassen und eine Neueinstufung nach den Vorgaben des § 2 Absatz 4 Sätze 1 bis 7 in eine Fallpauschale durchzuführen sowie Absatz 2 Satz 1 anzuwenden. Kombinierte Fallzusammenführungen wegen Rückverlegung in Verbindung mit Wiederaufnahmen sind möglich. Hierbei ist eine chronologische Prüfung vorzunehmen. Prüffrist ist immer die des ersten Falles, der die Fallzusammenführung auslöst. Die Sätze 1 bis 4 finden keine Anwendung für Fälle der Hauptdiagnosegruppe für Neugeborene (MDC 15). Die Sätze 1 bis 5 gelten nicht für Krankenhausaufenthalte, bei denen der Tag der Aufnahme außerhalb der Geltungsdauer dieser Vereinbarung nach § 12 liegt oder für die anstelle einer Fallpauschale tagesbezogene Entgelte nach § 6 Absatz 1 KHEntgG abzurechnen sind.

(4) Ist in einem Krankenhaus neben dem Entgeltbereich der DRG-Fallpauschalen einerseits noch ein Entgeltbereich nach der Bundespflegesatzverordnung (BPflV) oder für besondere Einrichtungen nach § 17b Absatz 1 Satz 10 KHG andererseits vorhanden, sind diese unterschiedlichen Entgeltbereiche im Falle von internen Verlegungen wie selbstständige Krankenhäuser zu behandeln. Für den Entgeltbereich der DRG-Fallpauschalen sind die Absätze 1 bis 3 entsprechend anzuwenden.

(5) Abschläge nach den Absätzen 1 bis 3 sind nur dann vorzunehmen, insofern beide an der Verlegung beteiligten Krankenhäuser dem Geltungsbereich des Krankenhausfinanzierungsgesetzes unterliegen. Hiervon abweichend sind bei Leistungen, für die eine schriftliche Kooperationsvereinbarung zwischen den Krankenhäusern besteht, Abschläge nach Absatz 1 bis 3 vorzunehmen.

(6) Abschläge nach den Absätzen 1 und 2 sind nicht vorzunehmen, wenn ein invasiv beatmeter Patient in ein aufnehmendes Krankenhaus auf eine spezialisierte Beatmungsentwöhnungseinheit verlegt wird, das über eine Bescheinigung über eine bestandene Strukturprüfung gemäß § 275d Abs. 2 SGB V für die OPS-Kodes 8-718.8 oder 8-718.9 verfügt, beziehungsweise wenn das aufnehmende Krankenhaus die Bescheinigung gemäß § 275d Abs. 4 Satz 2 SGB V für das Abrechnungsjahr 2022 aus von ihm nicht zu vertretenden Gründen erst nach dem 31. Dezember 2021 vorlegen konnte.

§ 4
Fallpauschalen bei bestimmten Transplantationen

(1) Mit Fallpauschalen nach Anlage 1 der DRG-EKV 2022 bzw. Entgelten nach Anlage 3a der DRG-EKV 2022 bei Transplantationen von Organen nach § 1a Nr. 1 des Transplantationsgesetzes (TPG), bei Transplantationen von Geweben nach § 1a Nr. 4 TPG sowie bei Transplantationen von hämatopoetischen Stammzellen werden die allgemeinen Krankenhausleistungen nach § 2 KHEntgG für die stationäre Versorgung eines Transplantatempfängers, einer Transplantatempfängerin oder bei der Lebendspende vergütet. Nicht mit den Fallpauschalen nach Anlage 1 der DRG-EKV 2022 bzw. Entgelten nach Anlage 3a der DRG-EKV 2022 vergütet und folglich gesondert abrechenbar sind insbesondere folgende Leistungen:

1. Leistungen des Krankenhauses für eine Organentnahme bei möglichen postmortalen Organspendern oder Organspenderinnen
2. Leistungen der Koordinierungsstelle nach § 11 TPG für die Bereitstellung eines postmortal gespendeten Organs zur Transplantation einschließlich eines dafür erforderlichen Transports des Organs
3. Leistungen der Vermittlungsstelle nach § 12 TPG für die Vermittlung eines postmortal gespendeten Organs
4. Gutachtenerstellung durch die Kommission nach § 8 Absatz 3 Satz 2 TPG vor einer möglichen Lebendorganspende
5. ambulanten Voruntersuchungen gemäß § 8 Absatz 1 Satz 1 Nr. 1 Buchstabe c TPG, die im Hinblick auf die Transplantation eines bestimmten Transplantatempfängers durchgeführt werden, bei möglichen Lebendspendern oder Lebendspenderinnen, nicht jedoch die entsprechenden Untersuchungen bei tatsächlichen Lebendspendern oder Lebendspenderinnen
6. Transport von Knochenmark oder hämatopoetischen Stammzellen
7. Kontrolluntersuchungen nach § 115a Absatz 2 Satz 4 SGB V bei einem Transplantatempfänger oder einer Transplantatempfängerin; § 8 Absatz 2 Satz 3 Nr. 3 KHEntgG bleibt unberührt
8. Kontrolluntersuchungen nach § 115a Absatz 2 Satz 7 in Verbindung mit Satz 4 SGB V bei einem Lebendorganspender oder einer Lebendorganspenderin; § 8 Absatz 2 Satz 3 Nr. 4 KHEntgG bleibt unberührt

Krankengeld bzw. Verdienstausfallerstattung sowie Fahrkosten für Lebendspender oder Lebendspenderinnen sind keine allgemeinen Krankenhausleistungen und daher weder mit den Fallpauschalen nach Anlage 1 der DRG-EKV 2022 bzw. Entgelten nach Anlage 3a der DRG-EKV 2022 vergütet noch gesondert seitens des Krankenhauses abrechenbar.

(2) Für Transplantationen nach Absatz 1 Satz 1 ist jeweils eine Fallpauschale nach Anlage 1 der DRG-EKV 2022 bzw. ein Entgelt nach Anlage 3a der DRG-EKV 2022 gegenüber den Transplantatempfängern, den Transplantatempfängerinnen oder deren Sozialleistungsträgern abzurechnen.

(3) Für zum Zwecke einer Organ- oder Gewebeentnahme für einen bestimmten Transplantatempfänger stationär aufgenommene Lebendspender oder Lebendspenderinnen, bei denen

1. eine Organ- oder Gewebeentnahme vorgenommen wird oder
2. sich erst während der Entnahmeoperation herausstellt, dass das Organ oder das Gewebe nicht entnommen werden kann, oder
3. sich erst nach der Organentnahme herausstellt, dass das Organ nicht transplantiert werden kann, ist eine Fallpauschale nach Anlage 1 der DRG-EKV 2022 bzw. ein Entgelt nach Anlage 3a der DRG-EKV 2022 abzurechnen. Bei erfolgter Transplantation der entnommenen Organe ist die jeweilige Fallpauschale nach Anlage 1 der DRG-EKV 2022 bzw. das jeweilige Entgelt nach Anlage 3a der DRG-EKV 2022 gegenüber den Transplantatempfängern, den Transplantatempfängerinnen oder deren Sozialleistungsträgern abzurechnen. Kommt es nicht zur Transplantation, ist die jeweilige Fallpauschale nach Anlage 1 der DRG-EKV 2022 bzw. das jeweilige Entgelt nach Anlage 3a der DRG-EKV 2022 gegenüber der Person, die zum Transplantatempfang vorgesehen war, oder gegenüber deren Sozialleistungsträger abzurechnen. Auf der Rechnung ist die Versichertennummer der Person, die das Transplantat empfangen hat oder für die Transplantation vorgesehen war, anzugeben. Werden hämatopoetische Stammzellen bei Familienspendern aus dem

Ausland oder bei nicht-verwandten Spendern über in- oder ausländische Spenderdateien bezogen, wird anstelle der Fallpauschale nach Anlage 1 der DRG-EKV 2022 bzw. dem Entgelt nach Anlage 3a der DRG-EKV 2022 ein entsprechendes Zusatzentgelt abgerechnet.

(4) Die Leistungen des Krankenhauses nach Absatz 1 Satz 2 Nr. 1 sind gegenüber der Koordinierungsstelle nach § 11 TPG abzurechnen. Die Leistungen des Krankenhauses nach Absatz 1 Satz 2 Nr. 5 sind gegenüber den Personen, die zum Transplantatempfang vorgesehen waren oder gegenüber deren Sozialleistungsträgern abzurechnen.

ABSCHNITT 2: ABRECHNUNGSBESTIMMUNGEN FÜR ANDERE ENTGELTARTEN

§ 5 Zusatzentgelte

(1) Zusätzlich zu einer Fallpauschale oder zu den Entgelten nach § 6 Absatz 1 KHEntgG dürfen bundeseinheitliche Zusatzentgelte nach dem Zusatzentgelte-Katalog nach Anlage 2 bzw. 5 der DRG-EKV 2022 abgerechnet werden. Die Zusatzentgelte nach Satz 1 sind mit Inkrafttreten der Vereinbarung (§ 13) abrechenbar.

(2) Für die in Anlage 4 bzw. 6 der DRG-EKV 2022 benannten, mit dem bundeseinheitlichen Zusatzentgelte-Katalog nicht vergüteten Leistungen vereinbaren die Vertragsparteien nach § 11 KHEntgG krankenhausindividuelle Zusatzentgelte nach § 6 Absatz 1 KHEntgG. Diese können zusätzlich zu den DRG-Fallpauschalen oder den nach § 6 Absatz 1 KHEntgG vereinbarten Entgelten abgerechnet werden. Für die in Anlage 4 bzw. 6 der DRG-EKV 2022 gekennzeichneten Zusatzentgelte gilt § 15 Absatz 2 Satz 3 KHEntgG entsprechend. Können für die Leistungen nach Anlage 4 bzw. 6 der DRG-EKV 2022 auf Grund einer fehlenden Vereinbarung für den Vereinbarungszeitraum 2022 noch keine krankenhausindividuellen Zusatzentgelte abgerechnet werden, sind für jedes Zusatzentgelt 600,00 Euro abzurechnen. Wurden für Leistungen nach Anlage 4 bzw. 6 der DRG-EKV 2022 für das Jahr 2022 keine Zusatzentgelte vereinbart, sind im Einzelfall auf der Grundlage von § 8 Absatz 1 Satz 3 KHEntgG für jedes Zusatzentgelt 600,00 Euro abzurechnen.

(3) Zusatzentgelte für Dialysen können zusätzlich zu einer DRG-Fallpauschale oder zu einem Entgelt nach § 6 Absatz 1 KHEntgG abgerechnet werden; dies gilt nicht für die Fallpauschalen der Basis-DRG L60 oder L71 oder der DRG L90B / L90C und dem nach Anlage 3b der DRG-EKV 2022 krankenhausindividuell zu vereinbarenden Entgelt L90A, bei denen die Behandlung des Nierenversagens die Hauptleistung ist.

§ 6 Teilstationäre Leistungen

(1) Teilstationäre Leistungen sind mit tagesbezogenen teilstationären Fallpauschalen oder mit Entgelten abzurechnen, die nach § 6 Absatz 1 Satz 1 KHEntgG krankenhausindividuell vereinbart worden sind.

(2) Werden Patientinnen oder Patienten, für die zuvor eine vollstationäre DRG-Fallpauschale abrechenbar war, zur teilstationären Behandlung in dasselbe Krankenhaus wieder aufgenommen oder wechseln sie in demselben Krankenhaus von der vollstationären Versorgung in die teilstationäre Versorgung, kann erst nach dem dritten Kalendertag ab

Überschreiten der abgerundeten mittleren Verweildauer, bemessen ab dem Aufnahmedatum des stationären Aufenthalts der zuvor abgerechneten Fallpauschale, eine tagesbezogene teilstationäre Fallpauschale oder ein tagesbezogenes teilstationäres Entgelt nach § 6 Absatz 1 KHEntgG berechnet werden. Die bis dahin erbrachten teilstationären Leistungen sind mit der zuvor abgerechneten Fallpauschale abgegolten. Wurden bei der Abrechnung der vollstationären Fallpauschale Abschläge nach § 1 Absatz 3 oder § 3 vorgenommen, sind zusätzlich zu den Entgelten nach Satz 1 für jeden teilstationären Behandlungstag tagesbezogene teilstationäre Entgelte zu berechnen; höchstens jedoch bis zur Anzahl der vollstationären Abschlagstage. Die teilstationären Prozeduren sind nicht bei der Gruppierung der zuvor abgerechneten Fallpauschale zu berücksichtigen. Die Sätze 1 bis 3 gelten nicht für tagesbezogene teilstationäre Entgelte für Leistungen der Onkologie, der Schmerztherapie, die HIV-Behandlung, für Dialysen sowie Leistungen, die im Anschluss an die Abrechnung einer expliziten Ein-Belegungstag-DRG erbracht werden. Abweichend von Satz 1 können teilstationäre Pflegeentgelte ab dem Tag der Verlegung abgerechnet werden.

(3) Wird ein Patient an demselben Tag innerhalb des Krankenhauses von einer tagesbezogen vergüteten teilstationären Behandlung in eine vollstationäre Behandlung verlegt, kann für den Verlegungstag kein tagesbezogenes teilstationäres Entgelt abgerechnet werden.

§ 7
Sonstige Entgelte

(1) Sonstige Entgelte nach § 6 Absatz 1 KHEntgG können krankenhausindividuell vereinbart werden für

1. voll- und teilstationäre Leistungen, die nach Anlagen 3a und 3b der DRG-EKV 2022 noch nicht mit DRG-Fallpauschalen vergütet werden,
2. unbewertete teilstationäre Leistungen, die nicht in Anlage 3b der DRG-EKV 2022 aufgeführt sind, und
3. besondere Einrichtungen nach § 17b Absatz 1 Satz 10 KHG.

Werden fallbezogene Entgelte vereinbart, müssen auch Vereinbarungen zu den übrigen Bestandteilen der Aufstellung für fallbezogene Entgelte nach Abschnitt E3.1 der Anlage 1 KHEntgG getroffen werden, damit die Entgelte von den Abrechnungsprogrammen verarbeitet werden können, die für die DRG-Fallpauschalen vorgesehen sind. Für den Fall der Verlegung eines Patienten oder einer Patientin in ein anderes Krankenhaus sind Abschlagsregelungen zu vereinbaren; dies gilt nicht, soweit Verlegungs-Fallpauschalen im Sinne des § 1 Absatz 1 Satz 3 vereinbart werden. Für den Fall der Wiederaufnahme eines Patienten oder einer Patientin in dasselbe Krankenhaus sollen für fallbezogene Entgelte Vereinbarungen getroffen werden, die den Vorgaben nach § 2 Absatz 1, 2 und 4 entsprechen.

(2) Für die Abrechnung von fallbezogenen Entgelten gelten die Abrechnungsbestimmungen nach § 8 Absatz 2 und 4 KHEntgG und nach § 2 Absatz 3 entsprechend.

(3) Tagesbezogene Entgelte werden für den Aufnahmetag und jeden weiteren Tag des Krankenhausaufenthalts abgerechnet (Berechnungstage); der Entlassungs- oder Verlegungstag, der nicht zugleich Aufnahmetag ist, wird nur bei tagesbezogenen Entgelten für teilstationäre Behandlung nach § 6 Absatz 1 Satz 1 abgerechnet.

(4) Für die in den Anlagen 3a und 3b der DRG-EKV 2022 gekennzeichneten Entgelte gilt § 15 Absatz 2 Satz 3 KHEntgG entsprechend. Können für die Leistungen nach Anlage 3a der DRG-EKV 2022 auf Grund einer fehlenden Vereinbarung für den Vereinbarungszeitraum 2022 noch keine krankenhausindividuellen Entgelte abgerechnet werden, sind für jeden

Belegungstag 600,00 Euro abzurechnen. Können für die Leistungen nach Anlage 3b der DRG-EKV 2022 auf Grund einer fehlenden Vereinbarung für den Vereinbarungszeitraum 2022 noch keine krankenhausindividuellen Entgelte abgerechnet werden, sind für jeden Belegungstag 300,00 Euro abzurechnen. Wurden für Leistungen nach Anlage 3a der DRG-EKV 2022 für das Jahr 2022 keine Entgelte vereinbart, sind im Einzelfall auf der Grundlage von § 8 Absatz 1 Satz 3 KHEntgG für jeden Belegungstag 450,00 Euro abzurechnen. Zusätzlich zu den ungeminderten Entgelten nach den Sätzen 2 bis 4 sind die tagesbezogenen Pflegeentgelte nach § 7 Absatz 1 Nr. 6a KHEntgG abrechenbar.

§ 8
Tagesbezogene Pflegeentgelte

(1) Zusätzlich zu vollstationären und teilstationären Entgelten sind für alle ab dem 01.01.2022 aufgenommenen Patienten tagesbezogene Pflegeentgelte gemäß § 7 Absatz 1 Nr. 6a KHEntgG abzurechnen. Die Pflegeentgelte werden jeweils von dem die Leistung erbringenden Krankenhaus nach dem am Tag der voll- oder teilstationären Aufnahme geltenden Pflegeerlöskatalog und den dazu gehörenden Abrechnungsregeln abgerechnet.

(2) Das tagesbezogene Pflegeentgelt wird ermittelt, indem die maßgebliche Bewertungsrelation jeweils mit dem krankenhausindividuellen Pflegeentgeltwert multipliziert und das Ergebnis kaufmännisch auf zwei Nachkommastellen gerundet wird. Für die Rechnungsstellung wird der Entgeltbetrag nach Satz 1 mit der Anzahl der Berechnungstage je tagesbezogenem Entgelt multipliziert und in der Rechnung ausgewiesen.

(3) Für die Ermittlung der für den Pflegeerlös relevanten Bewertungsrelation ist die Zuordnung zu einem Entgelt gemäß den Vorgaben dieser Vereinbarung in der jeweils gültigen Fassung maßgeblich. Die Zahl der Berechnungstage richtet sich nach den Vorgaben zur Ermittlung der Verweildauer nach § 1 Absatz 7 und § 7 Absatz 3. Die Fallzählung bleibt von der neuen Pflegepersonalkostenfinanzierung ab dem Jahr 2022 unberührt und ergibt sich weiterhin aus den Vorgaben des § 9. Sofern die Höhe von Zu- oder Abschlägen anhand eines Prozentsatzes zu berechnen ist, richtet sich die Ermittlung nach den hierfür maßgeblichen gesetzlichen Vorgaben.

(4) Kann auf Grund einer fehlenden Vereinbarung für das Jahr 2020 noch kein krankenhausindividueller Pflegeentgeltwert angewendet werden, erfolgt die Abrechnung von Patienten, die ab dem 01.01.2022 in das Krankenhaus aufgenommen werden, nach den Vorgaben des § 15 Absatz 2a KHEntgG.

(5) Für Leistungen, die unter die Regelung nach § 7 Absatz 1 Satz 1 Nr. 2 und Nr. 3 (teilstationäre Leistungen, die nicht in Anlage 3b der DRG-EKV 2022 aufgeführt sind und besondere Einrichtungen) fallen, gilt eine Pflegebewertungsrelation von 1,0 für vollstationäre Fälle und 0,5 für teilstationäre Fälle, sofern die Vertragsparteien nach § 11 KHEntgG keine abweichenden Festlegungen treffen.

(6) Sofern die Budgetvereinbarung nach § 11 KHEntgG für das jeweilige Kalenderjahr unterjährig oder nach Ablauf des Vereinbarungszeitraums genehmigt wird, erfolgt die Abrechnung mit dem neuen genehmigten krankenhausindividuellen Pflegeentgeltwert für alle Aufnahmen ab dem Tag des Wirksamwerdens der Budgetvereinbarung.

(7) Die Regelungen zum Kostenträgerwechsel nach § 10 Satz 2 und 3 bleiben durch die Abrechnung von Pflegeentgelten unberührt.

ABSCHNITT 3: SONSTIGE VORSCHRIFTEN

§ 9 Fallzählung

(1) Jede abgerechnete vollstationäre Fallpauschale zählt im Jahr der Entlassung als ein Fall. Dies gilt auch für Neugeborene sowie für vollstationäre Fallpauschalen, die mit nur einem Belegungstag ausgewiesen sind. Bei einer Wiederaufnahme nach § 2 und einer Rückverlegung nach § 3 Absatz 3 ist jeweils nur die Fallpauschale zu zählen, die nach der Neueinstufung für die zusammengefassten Krankenhausaufenthalte abgerechnet wird. Bei Abrechnung von tagesbezogenen teilstationären Fallpauschalen wird für jeden Patienten, der wegen derselben Erkrankung regelmäßig oder mehrfach behandelt wird, je Quartal ein Fall gezählt.

(2) Leistungen, für die Entgelte nach § 6 Absatz 1 KHEntgG abgerechnet werden, sind wie folgt zu zählen:

1. Jedes fallbezogene Entgelt für eine voll- oder teilstationäre Leistung zählt als ein Fall.
2. a) Bei Abrechnung von tagesbezogenen vollstationären Entgelten zählt jede Aufnahme als ein Fall.

   b) Bei Abrechnung von tagesbezogenen teilstationären Entgelten wird für jeden Patienten, der wegen derselben Erkrankung regelmäßig oder mehrfach behandelt wird, je Quartal ein Fall gezählt.

§ 10 Kostenträgerwechsel

Vorbehaltlich einer anderweitigen gesetzlichen Regelung gilt:

Tritt bei Fallpauschalenpatienten während der stationären Behandlung ein Zuständigkeitswechsel des Kostenträgers ein, wird der gesamte Krankenhausfall mit dem Kostenträger abgerechnet, der am Tag der Aufnahme leistungspflichtig ist. Tritt hingegen während der mittels tagesbezogener Entgelte nach § 6 Absatz 1 KHEntgG sowie tagesbezogener teilstationärer Fallpauschalen vergüteten Behandlung ein Zuständigkeitswechsel des Kostenträgers ein, sind die Kosten der einzelnen Belegungstage mit dem Kostenträger abzurechnen, der am Tag der Leistungserbringung leistungspflichtig ist.

§ 11 Laufzeit der Entgelte

(1) Die Fallpauschalen nach Anlage 1 der DRG-EKV 2022 und die Zusatzentgelte nach Anlage 2 bzw. 5 der DRG-EKV 2022 sind abzurechnen für Patientinnen oder Patienten, die ab dem 1. Januar 2022 in das Krankenhaus aufgenommen werden. Können die Fallpauschalen noch nicht mit der für das Jahr 2022 vereinbarten oder festgesetzten Höhe des Landesbasisfallwerts gewichtet werden, sind sie nach Maßgabe des § 15 Absatz 1 KHEntgG mit der bisher geltenden Höhe des Landesbasisfallwerts zu gewichten und in der sich ergebenden Entgelthöhe abzurechnen.

(2) Bis zum Beginn der Laufzeit der nach § 6 Absatz 1 KHEntgG zu vereinbarenden Entgelte für teilstationäre Leistungen, die nicht in Anlage 3b der DRG-EKV 2022 aufgeführt sind und im Jahr 2022 nicht mit DRG-Fallpauschalen abgerechnet werden können, werden die für diese Leistungen bisher nach § 6 Absatz 1 KHEntgG vereinbarten Entgelte weiter abgerechnet.

ABSCHNITT 4: GELTUNGSDAUER, INKRAFTTRETEN

§ 12 Geltungsdauer

Die Vorschriften der Abschnitte 1 bis 3 gelten vom 01.01.2022 bis zum 31.12.2022. Können die Entgeltkataloge 2023 erst nach dem 1. Januar 2023 angewendet werden, sind nach Maßgabe des § 15 Absatz 1 und 2 KHEntgG die Leistungen weiterhin nach den Anlagen 1 bis 7 der DRG-EKV 2022 abzurechnen. Solange noch keine neuen Abrechnungsregeln vereinbart oder in Kraft getreten sind, gelten die Abrechnungsbestimmungen nach dieser Vereinbarung weiter.

§ 13 Inkrafttreten

Diese Vereinbarung tritt zum 01.01.2022 in Kraft.

STICHWORTVERZEICHNIS ZUR FALLPAUSCHALENVEREINBARUNG 2022

DRG-ENTGELTKATALOGVERORDNUNG 2022
DRG-EKV 2022

Anlage 1	Fallpauschalen-Katalog gem. § 1 Abs. 1 Satz 1 und Pflegeerlöskatalog gem. § 8 Abs. 1 Satz 2
Teil a	Bewertungsrelationen bei Versorgung durch Hauptabteilungen
Teil b	Bewertungsrelationen bei Versorgung durch Belegabteilungen
Teil c	Bewertungsrelationen bei teilstationärer Versorgung
Teil d	Bewertungsrelationen mit gezielter Absenkung in Abhängigkeit der Median-Fallzahl bei Versorgung durch Hauptabteilung
Teil e	Bewertungsrelationen mit gezielter Absenkung in Abhängigkeit der Median-Fallzahl bei Versorgung durch Belegabteilung
Anlage 2	Zusatzentgelte-Katalog (Liste) gem. § 5 Abs. 1
Anlage 3a	Nicht mit dem Fallpauschalen-Katalog vergütete vollstationäre Leistungen gem. § 7 Abs. 1 Satz 1 Nr. 1 und Pflegeerlöskatalog gem. § 8 Abs. 1 Satz 2
Anlage 3b	Nicht mit dem Fallpauschalen-Katalog vergütete teilstationäre Leistungen gem. § 7 Abs. 1 Satz 1 Nr. 1 und Pflegeerlöskatalog gem. § 8 Abs. 1 Satz 2
Anlage 4	Zusatzentgelte nach § 6 Abs. 1 KHEntgG (Liste) gem. § 5 Abs. 2
Anlage 5	Zusatzentgelte-Katalog (Definition und differenzierte Beträge) gem. § 5 Abs. 1
Anlage 6	Zusatzentgelte nach § 6 Abs. 1 KHEntgG gem. § 5 Abs. 2
Anlage 7	Zusatzentgelte nach § 6 Abs. 1 KHEntgG gem. § 5 Abs. 2 Zusatzentgelte-Katalog – Blutgerinnungsstörungen
Anlage 8	Ergänzende Informationen zur Abrechnung von bewerteten Zusatzentgelten aus dem Zusatzentgelte-Katalog (Anlage 2 bzw. Anlage 5)

Fallpauschalen-Katalog gemäß § 17b Absatz 1 Satz 4 des Krankenhausfinanzierungsgesetzes Katalog ergänzender Zusatzentgelte gemäß § 17b Absatz 1 Satz 7 des Krankenhausfinanzierungsgesetzes Pflegeerlöskatalog gemäß § 17b Absatz 4 Satz 5 des Krankenhausfinanzierungsgesetzes

Die Bewertungsrelationen gelten für die Abrechnung von stationären Leistungen. Dies gilt für die Abrechnung von Fallpauschalen des aG-DRG-Katalogs nicht, soweit nach § 6 Absatz 1 des Krankenhausentgeltgesetzes sonstige Entgelte für bestimmte Leistungen nach Anlage 3a/b, teilstationäre Leistungen nach § 6 Absatz 1 Satz 1 des Krankenhausentgeltgesetzes oder besondere Einrichtungen nach § 17b Absatz 1 Satz 10 Krankenhausfinanzierungsgesetzes vereinbart worden sind.

Die tagesbezogenen Bewertungsrelationen des Pflegeerlöskatalogs sind für die Abzahlung des Pflegebudgets nach § 6a des Krankenhausentgeltgesetzes zu verwenden. Die Werte 1,0000 und 0,5000 in Anlage 3a beziehungsweise 3b sind nicht kalkuliert; sie entsprechen den Vorgaben nach § 8 Absatz 5 der Fallpauschalenvereinbarung 2022.

Abkürzungen:

CC	Komplikationen oder Komorbiditäten
MDC	Hauptdiagnosegruppe (Major Diagnostic Category)
OR	operativ (Operating Room)
ZE	Zusatzentgelt
ZE_D	Zusatzentgelt, differenziert
Partition "O"	operative Fallpauschalen
Partition "A"	andere Fallpauschalen, z. B. Koloskopie
Partition "M"	medizinische Fallpauschalen

Fußnoten:

1) Belegungstage, die der Kalkulation der Fallpauschale zu Grunde gelegt wurden.

2) Erster Belegungstag, an dem nach § 1 Abs. 3 der Fallpauschalenvereinbarung 2022 ein Abschlag von der Fallpauschale vorzunehmen ist.

3) Erster Belegungstag, an dem nach § 1 Abs. 2 der Fallpauschalenvereinbarung 2022 ein tagesbezogenes Entgelt zusätzlich zur Fallpauschale gezahlt wird.

4) Eine Zusammenfassung von Fällen bei Wiederaufnahme in dasselbe Krankenhaus nach § 2 Abs. 1 und 2 der Fallpauschalenvereinbarung 2022 erfolgt nicht.

5) Wenn die Definition der DRG keine untere Grenzverweildauer und/oder keine obere Grenzverweildauer zulässt, dann werden im Katalog gegebenenfalls keine Werte angegeben.

6) Bei den in der DRG-Bezeichnung angegebenen Punktwerten für die intensivmedizinische Komplexbehandlung handelt es sich bei dem ersten Wert um die Aufwandspunkte für die intensivmedizinische Komplexbehandlung im Kindesalter (8-98d.*), bei dem zweiten Wert um die Aufwandspunkte für die Aufwendige intensivmedizinische Komplexbehandlung (8-98f.*) und bei dem dritten Wert um die Aufwandspunkte für die intensivmedizinische Komplexbehandlung im Erwachsenenalter (8-980.*).

Fallpauschalen-Katalog und Pflegeerlöskatalog

Teil a) Bewertungsrelationen bei Versorgung durch Hauptabteilungen

DRG	Partition	Bezeichnung [6]	Bewertungsrelation bei Hauptabteilung	Bewertungsrelation bei Hauptabteilung und Beleghebamme	Mittlere Verweildauer [1]	Untere Grenzverweildauer: Erster Tag mit Abschlag [2), 5)]	Untere Grenzverweildauer: Bewertungsrelation/Tag	Obere Grenzverweildauer: Erster Tag zus. Entgelt [3), 5)]	Obere Grenzverweildauer: Bewertungsrelation/Tag	Externe Verlegung Abschlag/Tag (Bewertungsrelation)	Verlegungsfallpauschale	Ausnahme von Wiederaufnahme [4]	Pflegeerlös Bewertungsrelation/Tag
1	2	3	4	5	6	7	8	9	10	11	12	13	
Prä-MDC													
A01A	O	Lebertransplantation mit Beatmung > 179 Stunden oder kombinierter Dünndarmtransplantation	20,023		48,4	15	0,923	66	0,378		x	x	3,2069
A01B	O	Lebertransplantation ohne kombinierte Dünndarmtranspl. mit Beatmung > 59 und < 180 Std. od. mit Transplantatabstoßung od. mit komb. Nierentranspl. od. m. kombinierter Pankreastranspl. od. Alter < 6 J. oder od. m. intensivm. Komplexbeh. > 980 / 828 / - P.	11,724		30,5	9	0,823	48	0,283		x	x	2,4758
A01C	O	Lebertransplantation ohne kombinierte Dünndarmtransplantation, ohne Beatmung > 59 Stunden, ohne Transplantatabstoßung, ohne komb. Nierentranspl., ohne kombinierte Pankreastranspl., Alter > 5 Jahre, ohne intensivmed. Komplexbehandlung > 980 / 828 / - P.	8,493		22,9	7	0,697	39	0,244		x	x	1,8840
A02Z	O	Transplantation von Niere und Pankreas	8,481		24,0	7	0,673	42	0,238		x	x	1,9471
A03A	O	Lungentransplantation mit Beatmung > 179 Stunden	24,720		49,8	16	1,214	68	0,415		x	x	3,2068
A03B	O	Lungentransplantation ohne Beatmung > 179 Stunden	11,861		25,5	7	1,005	38	0,376		x	x	2,2844
A04B	O	Knochenmarktranspl. / Stammzelltransf., allogen, außer bei Plasmozytom oder mit Graft-versus-Host-Krankheit Grad III und IV, mit Gabe best. Stammzellen od. Alt. < 18 J., mit best. Entnahme od. Stammzellboost od. intensivmed. Komplexbeh. > 2058 / - / - P.	20,388		50,8	16	1,008	69	0,400		x	x	3,1628
A04C	O	Knochenmarktransplantation / Stammzelltransfusion, allogen, < 18 J. od. GVHD Grad III/IV od. auß. b. Plasmozytom, mit Gabe best. Stammz. od. GVHD III/IV od. HLA-versch., mit best. Entn. od. SZ-Boost od. m. intensivm. Komplexbeh. > 1764 / 1932 / 2760 P.	18,897		56,5	18	0,942	74	0,317		x	x	3,0216
A04D	O	Knochenmarktransplantation / Stammzelltransfusion, allogen, mit Graft-versus-Host-Krankheit Grad III und IV oder außer bei Plasmozytom, HLA-verschieden oder mit Komplexbehandlung bei multiresistenten Erregern	10,981		39,2	12	0,814	57	0,269		x	x	1,9851
A04E	O	Knochenmarktransplantation / Stammzelltransfusion, allogen, außer bei Plasmozytom	9,468		34,6	11	0,759	50	0,263		x	x	1,9351
A05Z	O	Herztransplantation	24,353		85,5	28	0,605	104	0,236		x	x	1,9866
A06A	O	Beatmung > 1799 Stunden mit intensivmedizinischer Komplexbehandlung > 2940 / 5520 / 5520 Aufwandspunkte oder mit hochkomplexem Eingriff	42,399		118,2			136	0,359		x	x	4,3462
A06B	O	Beatmung > 1799 Stunden mit komplexer OR-Prozedur oder Polytrauma, ohne hochkomplexen Eingriff, ohne intensivmedizinische Komplexbehandlung > 2940 / 5520 / 5520 Aufwandspunkte	34,370		102,7			121	0,294		x	x	3,8629
A06C	O	Beatmung > 1799 Stunden, ohne komplexe OR-Prozedur, ohne Polytrauma, mit intensivmedizinischer Komplexbehandlung > 588 / 552 / 552 Aufwandspunkte	23,218		103,4			121	0,191		x	x	3,4617
A07A	O	Beatmung > 999 Stunden oder > 499 Stunden mit intensivmedizinischer Komplexbehandlung > 4900 / 4600 / 4600 Aufwandspunkte, mit komplexer OR-Prozedur oder Polytrauma und int. Komplexbeh. > 3920 / 3680 / 3680 P. oder mit hochkompl. oder dreizeitigem Eingr.	30,683		76,5	25	0,945	95	0,332		x	x	3,9242
A07B	O	Beatmung > 999 Stunden oder > 499 Stunden mit intensivmedizinischer Komplexbehandlung > 4900 / 4600 / 4600 P., mit komplexer OR-Prozedur und ECMO ab 384 Stunden oder mit Polytrauma oder Alter < 16 J. oder intensivmed. Komplexbeh. > - / 3220 / - P.	25,292		68,9	22	0,960	87	0,320		x	x	3,9555
A07C	O	Beatmung > 999 Stunden oder > 499 Stunden mit intensivmed. Komplexbeh. > 4900 / 4600 / 4600 Punkte, mit komplexer OR-Prozedur, ohne ECMO ab 384 Stunden, ohne Polytrauma, Alter > 15 Jahre oder mit intensivmed. Komplexbeh. > 2352 / 1932 / 2760 Punkte	20,098		65,2	21	0,827	83	0,228	0,274		x	3,7012
A07D	O	Beatmung > 999 Stunden ohne komplexe OR-Prozedur, ohne Polytrauma, Alter > 15 Jahre, mit intensivmedizinischer Komplexbehandlung > 1176 / 1380 / 2484 und < 2353 / 1933 / 2761 Aufwandspunkte, mit komplexer Diagnose oder komplizierender Konstellation	16,147		53,2	17	0,836	71	0,198	0,277		x	3,7752
A07E	O	Beatmung > 999 Stunden ohne komplexe OR-Prozedur, ohne Polytrauma, Alter > 15 Jahre, ohne komplexe Diagnose, ohne komplizierende Konstellation, mit intensivmedizinischer Komplexbehandlung > 392 / 184 / 368 Aufwandspunkte oder Beatmung > 1799 Stunden	12,801		61,8	20	0,591	80	0,140	0,198		x	3,1421
A07F	O	Beatmung > 999 Stunden ohne komplexe OR-Prozedur, ohne Polytrauma, Alter > 15 Jahre, ohne komplexe Diagnose, ohne komplizierende Konstellation, ohne intensivmedizinische Komplexbehandlung > 392 / 184 / 368 Aufwandspunkte, ohne Beatmung > 1799 Stunden	9,939		60,5	19	0,481	78	0,111	0,156		x	2,6228
A09A	O	Beatmung > 499 Stunden oder > 249 Stunden mit IntK > 2352 / 1932 / 2208 P., mit hochkomplexem Eingriff oder komplexer OR-Prozedur, Alter < 16 Jahre, mit IntK > 1764 / 1932 / - Punkten oder mit sehr komplexem Eingriff und IntK > - / 2208 / - Punkten	22,582		56,1	18	0,950	74	0,321		x	x	3,6449
A09B	O	Beatmung > 499 Stunden oder > 249 Stunden mit int. Komplexbeh. > 2352 / 1932 / 2208 Punkte, mit angeb. Fehlbild. oder Tumorerkr., Alter < 3 J. oder mit hochkompl. Eingr. oder mit kompl. OR-Proz. oder int. Komplexbeh. > 1764 / 1932 / - P., Alter < 16 J.	15,205		40,9	13	0,898	59	0,307		x	x	3,6583
A09C	O	Beatmung > 499 Stunden oder > 249 Stunden mit intensivmedizinischer Komplexbeh. > 2352 / 1932 / 2208 P., mit komplexer OR-Prozedur oder Polytrauma oder int. Komplexbeh. > 1764 / 1656 / 2208 P. oder mit komplizierender Konstellation oder Alter < 16 Jahre	12,398		33,9	10	0,961	52	0,243		x	x	3,7368

Fallpauschalen-Katalog und Pflegeerlöskatalog
Teil a) Bewertungsrelationen bei Versorgung durch Hauptabteilungen

DRG	Partition	Bezeichnung [6]	Bewertungsrelation bei Hauptabteilung	Bewertungsrelation bei Hauptabteilung und Beleghebamme	Mittlere Verweildauer [1]	Untere Grenzverweildauer: Erster Tag mit Abschlag [2), 5)]	Untere Grenzverweildauer: Bewertungsrelation/Tag	Obere Grenzverweildauer: Erster Tag zus. Entgelt [3), 5)]	Obere Grenzverweildauer: Bewertungsrelation/Tag	Externe Verlegung Abschlag/Tag (Bewertungsrelation)	Verlegungsfallpauschale	Ausnahme von Wiederaufnahme [4]	Pflegeerlös Bewertungsrelation/Tag
1	2	3	4	5	6	7	8	9	10	11	12	13	
A09D	O	Beatmung > 499 Stunden, ohne komplexe OR-Prozedur, ohne Polytrauma, Alter > 15 Jahre, ohne komplizierende Konstellation, mit intensivmedizinischer Komplexbehandlung > 1470 / 1380 / 1656 und < 1765 / 1657 / 2209 Aufwandspunkte	11,826		44,1	14	0,729	62	0,173	0,243		x	3,2831
A09E	O	Beatmung > 499 Stunden, ohne komplexe OR-Prozedur, ohne Polytrauma, Alter > 15 Jahre, ohne komplizierende Konstellation, mit intensivmedizinischer Komplexbehandlung > 1176 / 1104 / 1380 u. < 1471 / 1381 / 1657 Punkte, mit komplexer Diagnose oder Prozedur	9,538		32,0	10	0,804	49	0,193	0,267		x	3,6437
A09F	O	Beatmung > 499 Stunden, ohne komplexe OR-Prozedur, ohne Polytrauma, Alter > 15 Jahre, ohne komplizierende Konstellation, ohne intensivmedizinische Komplexbehandlung > 1176 / 1104 / 1380 Aufwandspunkte, ohne komplexe Diagnose oder Prozedur	7,958		31,6	10	0,695	49	0,169	0,235		x	2,8871
A11A	O	Beatmung > 249 Stunden oder > 95 Stunden mit intensivmedizinischer Komplexbehandlung > 1764 / 1656 / 1932 Aufwandspunkte, mit kompliz. Konstellation und best. OR-Prozedur, Alter < 16 Jahre oder mit intensivmed. Komplexbeh. > 1764 / 1656 / 2208 Aufwandsp.	19,205		48,0	15	0,904	66	0,301	0,295		x	3,4522
A11B	O	Beatmung > 249 Stunden oder > 95 Stunden mit intensivmedizinischer Komplexbehandlung > 1764 / 1656 / 1656 Aufwandspunkte, mit hochkomplexem Eingriff oder best. Eingriff und best. intensivmed. Komplexbeh. oder Alter < 2 Jahre bei angeborener Fehlbildung	14,646		35,1	11	0,861	53	0,294		x	x	3,4952
A11C	O	Beatmung > 249 Stunden oder > 95 Stunden mit intensivmed. Komplexbehandlung > 1764 / 1656 / 1656 Punkte, mit komplexer OR-Prozedur, Alter < 16 Jahre oder komplizierende Konstellation	10,052		24,1	7	0,860	42	0,286		x	x	3,0811
A11D	O	Beatmung > 249 h oder > 95 h mit IntK > 1764 / 1656 / 1656 P. mit best. OR-Prozeduren u. kompliz. Konstell. oder EHEC oder generalisierte Mukositis ohne IntK > 1764 / 1656 / 1932 P. oder mit kompl. Diagnose u. Alter < 3 J. oder IntK > 980 / 1104 / - P.	9,136		26,9	8	0,794	45	0,265		x	x	3,0360
A11E	O	Beatmung > 249 Stunden, mit komplexer OR-Prozedur, ohne hochkomplexen Eingriff, ohne int. Komplexbeh. > 1764 / 1656 / 1656 P., ohne kompliz. Konstellation, Alter > 15 Jahre oder mit intensivmedizinischer Komplexbehandlung > 588 / 828 / - Aufwandspunkte	6,721		21,5	6	0,867	37	0,198		x	x	3,3414
A11F	O	Beatmung > 249 Stunden oder > 95 Stunden mit intensivmedizinischer Komplexbehandlung > 1764 / 1656 / 1656 Aufwandspunkte, mit bestimmter OR-Prozedur oder kompliz. Konstellation oder intensivmed. Komplexbehandlung > - / - / 1104 P. oder Alter < 6 Jahre	6,350		21,7	6	0,764	40	0,172	0,236		x	3,2413
A11G	O	Beatmung > 249 Stunden, ohne komplexe oder bestimmte OR-Prozedur, ohne intensivmed. Komplexbehandlung > 588 / 828 / 1104 Punkte, ohne kompliz. Konstellation, Alter > 5 Jahre, mit kompl. Diagnose oder Prozedur oder Alter < 16 J. oder äußerst schwere CC	5,805		23,5	7	0,694	41	0,165	0,227		x	2,8866
A11H	O	Beatmung > 249 Stunden, ohne komplexe oder bestimmte OR-Prozedur, ohne IntK > 588 / 828 / 1104 Punkte, ohne komplizierende Konstellation, Alter > 15 Jahre, ohne komplexe Diagnose oder Prozedur, ohne äußerst schwere CC	4,092		19,6	6	0,566	36	0,142	0,193		x	3,0800
A13A	O	Beatmung > 95 Std. mit hochkompl. Eingriff oder mit int. Komplexbeh. > 1176 / 1380 / - P. oder mit kompl. OR-Prozedur oder bei Lymphom und Leukämie und int. Komplexbeh. > - / 1104 / 1104 P. oder mit kompliz. Konst. u. best. OR-Proz., Alter < 16 Jahre	11,298		33,2	10	0,843	51	0,279		x	x	3,2132
A13B	O	Beatmung > 95 Stunden mit sehr komplexem Eingriff oder mit komplexer OR-Prozedur und komplizierender Konstellation oder mit best. OR-Proz. und kompliz. Konst., Alter < 16 Jahre od. mit intensivmed. Komplexbeh. > - / 1104 / 1104 Punkte und kompliz. Konst.	8,593		23,1	7	0,723	41	0,251		x	x	2,7945
A13C	O	Beatmung > 95 Stunden mit komplexer OR-Prozedur, Alter < 6 Jahre oder mit bestimmter OR-Proz. und kompliz. Konstellation od. mit intensivmed. Komplexbeh. > - / - / 1104 Punkte od. Alter < 16 J., außer bei Lymphom und Leukämie, ohne kompliz. Konstellation	7,593		25,2	7	0,727	43	0,217		x	x	2,6758
A13D	O	Beatmung > 95 Stunden mit komplexer OR-Prozedur, Alter > 5 Jahre oder mit IntK > - / 828 / - Punkte oder kompl. OR-Prozedur od. mit best. OR-Prozedur od. kompliz. Konst. od. mit IntK > 588 / 552 / 552 Punkte od. Alter < 16 Jahre bei bösartiger Neubildung	6,184		19,4	5	0,708	37	0,153		x	x	2,5332
A13E	O	Beatmung > 95 Stunden, ohne komplexe OR-Prozedur, mit bestimmter OR-Prozedur oder komplizierender Konstellation oder mit intensivmedizinischer Komplexbehandlung > 588 / 552 / 552 Aufwandspunkte und < 1177 / 829 / 1105 Aufwandspunkte od. Alter < 16 Jahre	4,860		18,5	5	0,691	36	0,156		x	x	2,7245
A13F	O	Beatmung > 95 Stunden, ohne bestimmte OR-Prozedur, ohne komplizierende Konstellation, ohne intensivmed. Komplexbeh. > 588 / 552 / 552 Aufwandspunkte, Alter > 15 Jahre, mit komplexer Diagnose oder Prozedur od. intensivmed. Komplexbeh. > - / 368 / - Punkte	3,383		12,3	3	0,767	26	0,171	0,230		x	3,0307
A13G	O	Beatmung > 95 Stunden, mit bestimmter OR-Prozedur oder kompliz. Konstellation, mit äußerst schweren CC, verstorben oder verlegt < 9 Tage oder ohne best. OR-Proz., ohne kompliz. Konst., Alter > 15 J., ohne kompliz. Diagnose od. Prozedur, mit äuß. schw. CC	3,247		15,7	4	0,596	32	0,132	0,178		x	2,5491
A13H	O	Beatmung > 95 Stunden mit bestimmter OR-Prozedur oder kompliz. Konstellation, ohne äußerst schwere CC, verstorben oder verlegt < 9 Tage oder ohne best. OR-Proz., ohne kompliz. Konst., Alter > 15 J., ohne kompliz. Diagnose oder Proz., ohne äuß. schw. CC	2,385		11,1	3	0,569	25	0,144	0,188		x	2,8208

Fallpauschalen-Katalog und Pflegeerlöskatalog

Teil a) Bewertungsrelationen bei Versorgung durch Hauptabteilungen

DRG	Partition	Bezeichnung [6]	Bewertungsrelation bei Hauptabteilung	Bewertungsrelation bei Hauptabteilung und Beleghebamme	Mittlere Verweildauer [1]	Untere Grenzverweildauer: Erster Tag mit Abschlag [2], [5]	Untere Grenzverweildauer: Bewertungsrelation/Tag	Obere Grenzverweildauer: Erster Tag zus. Entgelt [3], [5]	Obere Grenzverweildauer: Bewertungsrelation/Tag	Externe Verlegung Abschlag/Tag (Bewertungsrelation)	Verlegungsfallpauschale	Ausnahme von Wiederaufnahme [4]	Pflegeerlös Bewertungsrelation/Tag
1	2	3	4	5	6	7	8	9	10	11	12	13	
A15B	O	Knochenmarktransplantation / Stammzelltransfusion, autogen, außer bei Plasmozytom, Alter < 18 Jahre oder bestimmte Entnahme oder intensivmedizinische Komplexbehandlung > 588 / 552 / 552 Aufwandspunkte	7,636		26,3	8	0,666	42	0,229		x	x	2,3835
A15C	O	Knochenmarktransplantation / Stammzelltransfusion, autogen, außer bei Plasmozytom, Alter > 17 Jahre, ohne bestimmte Entnahme oder bei Plasmozytom, mit bestimmter Entnahme oder intensivmedizinischer Komplexbehandlung > 392 / 368 / 368 Aufwandspunkte	6,043		23,3	7	0,565	35	0,224		x	x	1,2432
A15D	O	Knochenmarktransplantation / Stammzelltransfusion, autogen, bei Plasmozytom, ohne bestimmte Entnahme	4,148		19,2	5	0,461	27	0,184		x	x	1,1352
A17A	O	Nierentransplantation mit postoperativem Versagen des Nierentransplantates oder Alter < 16 Jahre oder AB0-inkompatible Transplantation oder schwerste CC	6,920		23,5	7	0,613	41	0,244		x	x	1,6965
A17B	O	Nierentransplantation ohne postoperatives Versagen des Nierentransplantates, Alter > 15 Jahre oder ohne AB0-inkompatible Transplantation, ohne schwerste CC	4,911		15,8	4	0,653	27	0,207		x	x	1,4817
A18Z	O	Beatmung > 999 Stunden und Transplantation von Leber, Lunge, Herz und Knochenmark oder Stammzelltransfusion	45,641		102,7			121	0,393		x	x	4,1120
A36A	O	Intensivmedizinische Komplexbehandlung > 980 / 1104 / 1656 Aufwandspunkte bei bestimmten Krankheiten und Störungen oder intensivmedizinische Komplexbehandlung > 588 / 552 / 552 P. bei Versagen und Abstoßung eines Transplantates hämatopoetischer Zellen	11,829		38,7	12	0,832	57	0,279		x	x	2,8415
A36B	O	Intensivmedizinische Komplexbehandlung > 588 / 552 / 828 und < 981 / 1105 / 1657 Aufwandspunkte bei bestimmten Krankheiten und Störungen oder komplizierende Konstellation bei Versagen und Abstoßung eines Transplantates hämatopoetischer Zellen	7,053		27,1	8	0,693	45	0,230		x	x	2,3720
A36C	O	Intensivmedizinische Komplexbehandlung > - / - / 552 und < - / - / 829 Aufwandspunkte bei bestimmten Krankheiten und Störungen	5,380		22,9	7	0,590	41	0,144		x	x	2,2472
A42A	A	Stammzellentnahme bei Eigenspender mit Chemotherapie oder mit schwersten CC, Alter > 15 Jahre	1,992		15,4	4	0,384	23	0,124	0,117		x	0,7733
A42B	A	Stammzellentnahme bei Eigenspender, Alter < 16 Jahre oder ohne schwerste CC	2,285		11,9	3	0,522	22	0,180	0,162		x	1,8658
A42C	A	Stammzellentnahme bei Eigenspender ohne Chemotherapie, Alter > 15 Jahre, ohne schwerste CC, ohne Sepsis, ohne komplizierende Konstellation	0,855		4,9	1	0,508	11	0,157	0,130		x	0,8365
A60A	M	Versagen und Abstoßung eines Organtransplantates, mehr als ein Belegungstag, mit Entfernung eines Organtransplantates oder komplexer OR-Prozedur oder äußerst schweren CC oder komplizierender Konstellation	1,997		13,9	4	0,328	28	0,134		x	x	1,0626
A60B	M	Versagen und Abstoßung eines Organtransplantates, mehr als ein Belegungstag, ohne Entfernung eines Organtransplantates, ohne komplexe OR-Prozedur, ohne äußerst schwere CC, ohne komplizierende Konstellation, Alter < 16 Jahre	0,840		4,6			10	0,174		x	x	1,4494
A60C	M	Versagen und Abstoßung eines Organtransplantates, mehr als ein Belegungstag, ohne Entfernung eines Organtransplantates, ohne komplexe OR-Prozedur, ohne äußerst schwere CC, ohne komplizierende Konstellation, Alter > 15 Jahre	0,646		6,0			16	0,100		x	x	0,7218
A60D	M	Versagen und Abstoßung eines Organtransplantates, ein Belegungstag	0,193		1,0							x	1,1301
A61A	M	Versagen und Abstoßung eines Transplantates hämatopoetischer Zellen mit äußerst schweren CC oder mit bestimmter akuter Graft-versus-Host-Krankheit, mehr als ein Belegungstag	2,962		15,4	4	0,573	32	0,186	0,175		x	1,4871
A61B	M	Versagen und Abstoßung eines Transplantates hämatopoetischer Zellen ohne äußerst schwere CC, ohne bestimmte akute Graft-versus-Host-Krankheit oder ein Belegungstag, mit schweren CC oder Alter < 10 Jahre	1,117		6,2	1	0,862	17	0,170	0,146		x	1,4175
A61C	M	Versagen und Abstoßung eines Transplantates hämatopoetischer Zellen ohne äußerst schwere oder schwere CC, ohne bestimmte akute Graft-versus-Host-Krankheit oder ein Belegungstag, Alter > 9 Jahre	0,515		3,0	1	0,328	7	0,164	0,122		x	1,0496
A62Z	M	Evaluierungsaufenthalt vor Herztransplantation	2,881		19,8	6	0,353	36	0,147	0,118		x	1,0323
A63Z	M	Evaluierungsaufenthalt vor Lungen- oder Herz-Lungen-Transplantation	2,125		11,4	3	0,473	23	0,167	0,153		x	0,9782
A64Z	M	Evaluierungsaufenthalt vor Leber-, Dünndarm- oder Nieren-Pankreas-Transplantation	1,736		10,0	2	0,467	22	0,152	0,128		x	0,8333
A66Z	M	Evaluierungsaufenthalt vor anderer Organtransplantation	1,032		2,8	1	0,469	6	0,344	0,253		x	0,9748
A69Z	M	Evaluierungsaufenthalt vor Organtransplantation ohne Aufnahme auf eine Warteliste	1,878		11,0	3	0,390	24	0,141	0,130		x	0,8467

Fallpauschalen-Katalog und Pflegeerlöskatalog

Teil a) Bewertungsrelationen bei Versorgung durch Hauptabteilungen

DRG	Partition	Bezeichnung [6]	Bewertungsrelation bei Hauptabteilung	Bewertungsrelation bei Hauptabteilung und Beleghebamme	Mittlere Verweildauer [1]	Untere Grenzverweildauer: Erster Tag mit Abschlag [2), 5)]	Untere Grenzverweildauer: Bewertungsrelation/Tag	Obere Grenzverweildauer: Erster Tag zus. Entgelt [3), 5)]	Obere Grenzverweildauer: Bewertungsrelation/Tag	Externe Verlegung Abschlag/Tag (Bewertungsrelation)	Verlegungsfallpauschale	Ausnahme von Wiederaufnahme [4]	Pflegeerlös Bewertungsrelation/Tag
1	2	3	4	5	6	7	8	9	10	11	12	13	
MDC 01 Krankheiten und Störungen des Nervensystems													
B01A	O	Mehrzeitige komplexe OR-Prozeduren bei Krankheiten und Störungen des Nervensystems, mit komplizierender Konstellation oder Alter < 18 Jahre	6,979		20,5	6	0,591	38	0,220	0,193			2,1889
B01B	O	Mehrzeitige komplexe OR-Prozeduren bei Krankheiten und Störungen des Nervensystems, ohne komplizierende Konstellation, Alter > 17 Jahre	5,362		21,2	6	0,411	39	0,169	0,129			1,3804
B02A	O	Komplexe Kraniotomie oder Wirbelsäulen-Operation bei Neubildung des Nervensystems oder intensivmedizinischer Komplexbehandlung > 392 / 368 / - Punkte, Alter < 6 Jahre mit Eingriff bei BNB oder Alter < 16 Jahre und mehrzeitige komplexe OR-Prozedur	8,338		24,2	7	0,582	42	0,192		x		2,3339
B02B	O	Komplexe Kraniotomie oder WS-OP, Bestr. an mind. 9 T. od. best. Eingr. bei BNB mit intraop. Monit., Alt. < 18 J. od. b. BNB od. IntK > 392 / 368 / - P., mit schwersten CC, Alt. > 15 J. od. oh. mehrz. kompl. OR-Proz. od. Alt. > 5 J. od. oh. Eingr. bei BNB	7,355		39,9	12	0,426	58	0,152		x		1,2232
B02C	O	Komplexe Kraniotomie oder WS-OP, mehr als 8 Bestr., Alter > 17 J. oder ohne best. Eingr. bei BNB mit intraop. Monit. od. bei NB des Nervensystems oder IntK > 392 / 368 / - P., Alter > 15 J. od. oh. mehrz. kompl. OR-Proz. od. Alt. > 5 J., oh. schwerste CC	6,002		20,5	6	0,681	35	0,232		x		2,4578
B02D	O	Komplexe Kraniotomie oder Wirbelsäulen-Operation, außer bei Neubildung, ohne intensivmedizinische Komplexbehandlung > 392 / 368 / - Aufwandspunkte, Alter < 6 Jahre oder mit bestimmtem Eingriff, Alter < 18 Jahre oder mit best. komplizierenden Faktoren	3,809		11,8	3	0,453	25	0,170		x		1,3513
B02E	O	Komplexe Kraniotomie oder Wirbelsäulen-Operation, ohne bestimmten komplexen Eingriff, Alter > 5 Jahre, ohne bestimmte komplizierende Faktoren	3,563		13,7	4	0,584	28	0,214		x		1,7004
B03Z	O	Bestimmte Eingriffe an Wirbelsäule und Rückenmark bei bösartiger Neubildung oder mit intraoperativem Monitoring oder Eingriffe bei zerebraler Lähmung, Muskeldystrophie, Neuropathie oder nicht akuter Para- / Tetraplegie mit äußerst schweren CC	2,885		10,7	3	0,293	23	0,133	0,100			1,0470
B04A	O	Interventionelle oder beidseitige Eingriffe an den extrakraniellen Gefäßen mit äußerst schweren CC	3,283		12,2	3	0,683	26	0,157		x		1,7565
B04B	O	Beidseitige Eingriffe an den extrakraniellen Gefäßen ohne äußerst schwere CC oder mehrzeitige Eingriffe an den extrakraniellen Gefäßen oder äußerst schwere CC	3,270		14,8	4	0,440	30	0,104		x		1,3432
B04C	O	Eingriffe an den extrakraniellen Gefäßen, ohne mehrzeitige Eingriffe, ohne beidseitige Eingriffe, ohne äußerst schwere CC	1,315		5,2	1	0,421	10	0,080		x		0,9434
B05Z	O	Dekompression bei Karpaltunnelsyndrom oder kleine Eingriffe an den Nerven	0,491		2,4	1	0,132	5	0,065	0,065			0,8897
B07Z	O	Eingriffe an peripheren Nerven, Hirnnerven und anderen Teilen des Nervensystems mit äußerst schweren CC oder komplizierender Diagnose	4,069		19,2	5	0,411	37	0,089	0,122			1,4099
B09Z	O	Andere Eingriffe am Schädel	1,125		5,4	1	0,502	12	0,063	0,082			0,8391
B12Z	O	Implantation eines Herzschrittmachers bei Krankheiten und Störungen des Nervensystems oder perkutan-transluminale Gefäßintervention an Herz und Koronargefäßen	2,317		12,7	3	0,392	26	0,087	0,114			1,1216
B15Z	O	Strahlentherapie bei Krankheiten und Störungen des Nervensystems, Bestrahlungen an mindestens 8 Tagen	2,423		19,0	5	0,395	34	0,125		x	x	0,8265
B16A	O	Strahlentherapie bei Krankheiten und Störungen des Nervensystems, mehr als ein Belegungstag, Bestrahlungen an mindestens 5 Tagen	1,300		9,5	2	0,427	21	0,135	0,122		x	0,8280
B16B	O	Strahlentherapie bei Krankheiten und Störungen des Nervensystems, mehr als ein Belegungstag, Bestrahlungen an weniger als 5 Tagen	0,744		4,9			13	0,104	0,123		x	0,9003
B17A	O	Eingriffe an peripheren Nerven, Hirnnerven und anderen Teilen des Nervensystems oder Eingriff bei zerebraler Lähmung, Muskeldystrophie oder Neuropathie, mit komplexer Diagnose oder Implantation eines Ereignis-Rekorders	2,068		8,6	2	0,404	17	0,098	0,126			1,0338
B17B	O	Eingriffe an peripheren Nerven, Hirnnerven und and. Teilen des Nervensystems oder Eingr. bei zerebr. Lähmung, Muskeldystr. od. Neurop., mit best. kompl. Eingr., Alter < 16 J. oder mit mäßig kompl. Eingr., Alter < 19 J. oder mit äuß. schw. oder schw. CC	1,729		9,5	2	0,345	23	0,116	0,098			0,9994
B17C	O	Eingriffe an peripheren Nerven, Hirnnerven und anderen Teilen des Nervensystems oder Eingriff bei zerebraler Lähmung, Muskeldystrophie oder Neuropathie, mit komplexem Eingriff	1,668		4,4	1	0,194	9	0,062	0,072			0,7699
B17D	O	Eingriffe an peripheren Nerven, Hirnnerven und anderen Teilen des Nervensystems oder Eingriff bei zerebraler Lähmung, Muskeldystrophie oder Neuropathie, mit mäßig komplexem Eingriff oder best. Eingriff und Alter < 19 J. oder schw. CC oder best. Diagnose	1,022		4,4	1	0,364	12	0,073	0,084			0,7624
B17E	O	Eingriffe an peripheren Nerven, Hirnnerven und anderen Teilen des Nervensystems oder Eingriff bei zerebraler Lähmung, Muskeldystrophie oder Neuropathie, ohne komplexe oder bestimmte Diagnose, ohne mäßig komplexen oder komplexen Eingriff	0,702		2,8	1	0,192	6	0,064	0,068			0,8450

Fallpauschalen-Katalog und Pflegeerlöskatalog
Teil a) Bewertungsrelationen bei Versorgung durch Hauptabteilungen

DRG	Parti-tion	Bezeichnung [6]	Bewertungsrelation bei Hauptabteilung	Bewertungsrelation bei Hauptabteilung und Beleghebamme	Mittlere Verweil-dauer [1]	Untere Grenzverweildauer: Erster Tag mit Abschlag [2), 5)]	Untere Grenzverweildauer: Bewertungs-relation/Tag	Obere Grenzverweildauer: Erster Tag zus. Entgelt [3), 5)]	Obere Grenzverweildauer: Bewertungs-relation/Tag	Externe Verlegung Abschlag/Tag (Bewertungsrelation)	Verlegungs-fallpauschale	Ausnahme von Wieder-aufnahme [4]	Pflegeerlös Bewertungs-relation/Tag
1	2	3	4	5	6	7	8	9	10	11	12	13	
B18A	O	Komplexe Eingriffe an Wirbelsäule und Rückenmark bei Krankheiten und Störungen des Nervensystems	4,146		19,6	6	0,332	38	0,084	0,113			1,1289
B18B	O	Bestimmte Eingriffe an Wirbelsäule und Rückenmark bei Krankheiten und Störungen des Nervensystems außer bei bösartiger Neubildung oder Revision eines Ventrikelshuntes oder operative Eingriffe bei nicht akuter Para- / Tetraplegie	2,299		10,8	3	0,265	24	0,069	0,089			0,9253
B18C	O	Andere Eingriffe an Wirbelsäule und Rückenmark bei Krankheiten und Störungen des Nerven-systems außer bei bösartiger Neubildung	1,666		6,9	1	0,343	15	0,070	0,087			0,9887
B18D	O	Mäßig komplexe Eingriffe an Wirbelsäule und Rückenmark bei Krankheiten und Störungen des Nervensystems außer bei bösartiger Neubildung	1,442		7,6	2	0,207	19	0,058	0,073			0,8192
B19A	O	Implantation, Revision und Entfernung von Neurostimulatoren und Neurostimulationselektroden bei Krankheiten und Störungen des Nervensystems mit Implantation oder Wechsel eines Neuro-stimulators	1,253		3,1	1	0,157	8	0,059	0,063			0,8243
B19B	O	Implantation, Revision und Entfernung von Neurostimulatoren und Neurostimulationselektroden bei Krankheiten und Störungen des Nervensystems mit Implantation oder Wechsel eines perma-nenten oder temporären Elektrodensystems	1,452		2,8	1	0,121	7	0,061	0,064			0,8154
B19C	O	Implantation, Revision und Entfernung von Neurostimulatoren und Neurostimulationselektroden bei Krankheiten und Störungen des Nervensystems ohne Implantation oder Wechsel von Neuro-stimulatoren und Elektrodensystemen	0,873		3,2	1	0,372	7	0,062	0,068			0,8328
B20A	O	Kraniotomie oder große Wirbelsäulen-Operation mit bestimmter komplexer Prozedur, Alter < 18 Jahre oder mit komplizierenden Faktoren, Alter < 16 Jahre	2,717		8,4	2	0,454	17	0,197		x		1,6902
B20B	O	Kraniotomie oder große WS-Operation mit komplexer Prozedur, Alter > 17 Jahre oder ohne bestimmte komplexe Prozedur, mit komplizierenden Faktoren, Alter > 15 Jahre	2,829		9,9	2	0,463	20	0,172		x		1,2238
B20C	O	Kraniotomie oder große Wirbelsäulen-Operation, Alter < 3 J. oder intervent. Eingriff oder Alter < 18 J. mit großem intrakraniellen Eingriff oder mit kompl. Diagnose oder best. Eingriffe bei Trigeminusneuralgie, Alter < 16 J. od. bei bösartiger Neubildung	2,068		6,1	1	0,687	14	0,225		x		1,2941
B20D	O	Kraniotomie oder große WS-OP mit komplexer Prozedur oder ohne komplexe Prozedur, Alter > 2 Jahre, mit komplexer Diagnose oder bestimmtem Eingriff bei Trigeminusneuralgie oder mit bestimmter Prozedur oder bei bösartiger Neubildung	2,016		8,0	2	0,386	18	0,148		x		1,1967
B20E	O	Kraniotomie oder große Wirbelsäulen-Operation ohne komplexe Prozedur, Alter > 2 Jahre, ohne komplexe Diagnose, ohne bestimmten Eingriff bei Trigeminusneuralgie, ohne bestimmte Prozedur, außer bei bösartiger Neubildung	1,572		7,8	2	0,323	17	0,133		x		1,1721
B21A	O	Implantation eines Neurostimulators zur Hirnstimulation, Mehrelektrodensystem, mit Sonden-implantation	8,520		12,1	3	0,295	20	0,097	0,090			0,9611
B21B	O	Implantation eines Neurostimulators zur Hirnstimulation, Mehrelektrodensystem, ohne Sonden-implantation	3,926		3,5	1	0,154	8	0,088	0,069			1,0680
B36A	O	Intensivmedizinische Komplexbehandlung > 1764 / 1656 / 1656 Aufwandspunkte oder > 1176 / 1104 / 1104 Aufwandspunkte mit bestimmter OR-Prozedur oder Alter < 10 Jahre bei Krank-heiten und Störungen des Nervensystems	10,656		32,5	10	0,833	50	0,282		x	x	3,3334
B36B	O	Intensivmedizinische Komplexbehandlung > 1176 / 1104 / 1104 Aufwandspunkte ohne be-stimmte OR-Prozedur oder > 588 / 552 / 552 Punkte mit best. OR-Prozedur oder best. hoch-aufw. Implantate oder Alter > 9 Jahre bei Krankheiten und Störungen des Nervensystems	7,653		21,4	6	0,904	37	0,295		x	x	3,4957
B39A	O	Neurologische Komplexbehandlung des akuten Schlaganfalls mit bestimmter OR-Prozedur, mehr als 72 Stunden mit komplexem Eingriff oder mit komplizierender Konstellation oder intensivmedizinischer Komplexbehandlung > 392 / 368 / - Aufwandspunkte	4,450		17,4	5	0,609	35	0,211		x		1,7623
B39B	O	Neurologische Komplexbehandlung des akuten Schlaganfalls mit bestimmter OR-Prozedur, bis 72 Stunden mit komplexem Eingriff oder mehr als 72 Stunden, ohne kompl. Eingriff, ohne kompliz. Konst., ohne intensivmed. Komplexbehandlung > 392 / 368 / - Punkte	2,619		11,2	3	0,545	23	0,136		x		1,5784
B39C	O	Neurologische Komplexbehandlung des akuten Schlaganfalls mit best. OR-Prozedur, bis 72 Std., ohne kompl. Eing., ohne kompliz. Konst., ohne intensivmed. Komplexbeh. > 392 / 368 / - P. oder and. neurolog. Komplexbeh. des akuten Schlaganf., mehr als 72 Std.	2,110		9,1	2	0,552	19	0,127		x		1,2623
B42A	A	Frührehabilitation bei Krankheiten und Störungen des Nervensystems bis 27 Tage mit neuro-logischer Komplexbehandlung des akuten Schlaganfalls oder fachübergreifende u. andere Frührehabilitation mit neurologischer Komplexbehandlung des akuten Schlaganfalls	3,083		23,6			35	0,090	0,124			1,3765
B42B	A	Frührehabilitation bei Krankheiten und Störungen des Nervensystems bis 27 Tage ohne neuro-logische Komplexbehandlung des akuten Schlaganfalls	2,424		20,8			30	0,080	0,109			1,2560

Fallpauschalen-Katalog und Pflegeerlöskatalog
Teil a) Bewertungsrelationen bei Versorgung durch Hauptabteilungen

DRG	Partition	Bezeichnung [6]	Bewertungsrelation bei Hauptabteilung	Bewertungsrelation bei Hauptabteilung und Beleghebamme	Mittlere Verweildauer [1]	Untere Grenzverweildauer: Erster Tag mit Abschlag [2), 5)]	Untere Grenzverweildauer: Bewertungsrelation/Tag	Obere Grenzverweildauer: Erster Tag zus. Entgelt [3), 5)]	Obere Grenzverweildauer: Bewertungsrelation/Tag	Externe Verlegung Abschlag/Tag (Bewertungsrelation)	Verlegungsfallpauschale	Ausnahme von Wiederaufnahme [4]	Pflegeerlös Bewertungsrelation/Tag
1	2	3	4	5	6	7	8	9	10	11	12	13	
B44A	A	Geriatrische frührehabilitative Komplexbehandlung bei Krankheiten und Störungen des Nervensystems mit neurologischer Komplexbehandlung oder anderer neurologischer Komplexbehandlung des akuten Schlaganfalls bei schwerer motorischer Funktionseinschränkung	2,276		23,9			35	0,066	0,089			1,0262
B44B	A	Geriatrische frührehabilitative Komplexbehandlung bei Krankheiten und Störungen des Nervensystems mit anderer neurologischer Komplexbehandlung des akuten Schlaganfalls oder schwerer motorischer Funktionseinschränkung	1,514		20,1			30	0,052	0,071			0,8835
B44C	A	Geriatrische frührehabilitative Komplexbehandlung bei Krankheiten und Störungen des Nervensystems ohne Komplexbehandlung des akuten Schlaganfalls, ohne schwere motorische Funktionseinschränkung	1,304		18,0			25	0,050	0,068			0,6851
B45Z	A	Intensivmedizinische Komplexbehandlung > 392 / 368 / 828 Aufwandspunkte bei Krankheiten und Störungen des Nervensystems	4,618		21,1	6	0,643	38	0,213	0,204		x	2,3839
B47A	A	Multimodale Schmerztherapie bei Krankheiten und Störungen des Nervensystems, mindestens 14 Behandlungstage	1,314		16,0			20	0,059	0,077		x	0,4490
B47B	A	Multimodale Schmerztherapie bei Krankheiten und Störungen des Nervensystems, weniger als 14 Behandlungstage	0,894		10,1			16	0,059	0,080		x	0,4784
B48Z	A	Frührehabilitation bei Multipler Sklerose und zerebellarer Ataxie, nicht akuter Para- / Tetraplegie oder anderen neurologischen Erkrankungen	1,552		17,8			22	0,060	0,082			0,6003
B60A	M	Nicht akute Paraplegie / Tetraplegie, mehr als ein Belegungstag	0,918		8,6	2	0,300	20	0,074	0,093			0,9052
B60B	M	Nicht akute Paraplegie / Tetraplegie, ein Belegungstag	0,203		1,0								1,1388
B61A	M	Bestimmte akute Erkrankungen und Verletzungen des Rückenmarks mit komplexem Eingriff, weniger als 14 Belegungstage, wegverlegt	3,573		8,3	2	0,548	15	0,139		x		2,0341
B63Z	M	Demenz und andere chronische Störungen der Hirnfunktion	0,599		6,0	1	0,375	14	0,069	0,085			0,8472
B66A	M	Neubildungen des Nervensystems mit äußerst schweren CC, mehr als ein Belegungstag, Alter < 10 Jahre oder mit komplizierender Konstellation	1,903		11,8	3	0,447	24	0,152	0,140		x	1,7513
B66B	M	Neubildungen des Nervensystems mit äußerst schweren CC, mehr als ein Belegungstag, Alter > 9 Jahre, ohne komplizierende Konstellation	1,359		12,3	3	0,333	26	0,077	0,100		x	1,2324
B66C	M	Neubildungen des Nervensystems, ein Belegungstag oder ohne äußerst schwere CC, Alter < 16 Jahre	0,623		3,3	1	0,282	7	0,174	0,134		x	1,9058
B66D	M	Neubildungen des Nervensystems, ein Belegungstag oder ohne äußerst schwere CC, Alter > 15 Jahre	0,627		5,6	1	0,385	14	0,077	0,092		x	0,9371
B67A	M	Morbus Parkinson mit äußerst schweren CC oder schwerster Beeinträchtigung	1,086		11,8	3	0,266	23	0,064	0,084			1,0892
B67B	M	Morbus Parkinson ohne äußerst schwere CC, ohne schwerste Beeinträchtigung	0,760		8,4	2	0,249	17	0,063	0,080			0,7678
B68A	M	Multiple Sklerose und zerebellare Ataxie mit äußerst schweren CC, mehr als ein Belegungstag	1,649		16,6	5	0,269	35	0,063	0,091			1,1824
B68B	M	Multiple Sklerose und zerebellare Ataxie, ein Belegungstag oder ohne äußerst schwere CC, Alter < 16 Jahre	0,736		5,0	1	0,513	12	0,143	0,119			1,2083
B68C	M	Multiple Sklerose und zerebellare Ataxie, ein Belegungstag oder ohne äußerst schwere CC, Alter > 15 Jahre, mit komplexer Diagnose	0,733		5,8	1	0,529	14	0,087	0,106			0,6547
B68D	M	Multiple Sklerose und zerebellare Ataxie, ein Belegungstag oder ohne äußerst schwere CC, Alter > 15 Jahre, ohne komplexe Diagnose	0,567		6,1	1	0,395	14	0,064	0,079			0,6521
B69A	M	Transitorische ischämische Attacke (TIA) und extrakranielle Gefäßverschlüsse mit neurologischer Komplexbehandlung des akuten Schlaganfalls, mehr als 72 Stunden	0,949		5,7			11	0,115	0,140			1,5622
B69B	M	Transitorische ischämische Attacke (TIA) und extrakranielle Gefäßverschlüsse mit neurologischer Komplexbehandlung des akuten Schlaganfalls, bis 72 Stunden, mit äußerst schweren CC	1,201		8,8	2	0,386	19	0,092	0,118			1,2006
B69C	M	Transitorische ischämische Attacke (TIA) und extrakranielle Gefäßverschlüsse mit neurol. Komplexbehandlung des akuten Schlaganfalls, bis 72 Std., ohne äußerst schw. CC oder mit anderer neurol. Komplexbeh. des akuten Schlaganfalls oder mit äuß. schw. CC	0,736		4,4	1	0,322	9	0,115	0,134			1,2289
B69D	M	Transitorische ischämische Attacke (TIA) und extrakranielle Gefäßverschlüsse ohne neurologische Komplexbehandlung des akuten Schlaganfalls, ohne andere neurologische Komplexbehandlung des akuten Schlaganfalls, ohne äußerst schwere CC	0,584		4,3	1	0,321	9	0,093	0,108			0,8324
B70A	M	Apoplexie mit neurologischer Komplexbehandlung des akuten Schlaganfalls, mehr als 72 Stunden, mit komplizierender Diagnose	1,725		11,0	3	0,426	22	0,108		x		1,5494
B70B	M	Apoplexie mit neurologischer Komplexbehandlung des akuten Schlaganfalls, mehr als 72 Stunden, ohne komplizierende Diagnose oder mit komplexem zerebrovaskulären Vasospasmus oder intensivmedizinischer Komplexbehandlung > 196 / 184 / - Aufwandspunkte	1,379		8,3	2	0,453	18	0,114		x		1,4702

Fallpauschalen-Katalog und Pflegeerlöskatalog
Teil a) Bewertungsrelationen bei Versorgung durch Hauptabteilungen

DRG	Partition	Bezeichnung [6]	Bewertungsrelation bei Hauptabteilung	Bewertungsrelation bei Hauptabteilung und Beleghebamme	Mittlere Verweildauer [1]	Untere Grenzverweildauer: Erster Tag mit Abschlag [2], [5]	Untere Grenzverweildauer: Bewertungsrelation/Tag	Obere Grenzverweildauer: Erster Tag zus. Entgelt [3], [5]	Obere Grenzverweildauer: Bewertungsrelation/Tag	Externe Verlegung Abschlag/Tag (Bewertungsrelation)	Verlegungsfallpauschale	Ausnahme von Wiederaufnahme [4]	Pflegeerlös Bewertungsrelation/Tag
1	2	3	4	5	6	7	8	9	10	11	12	13	
B70C	M	Apoplexie ohne komplexen zerebrovask. Vasospasmus, mit neurol. Komplexbeh. des akuten Schlaganfalls bis 72 Std., mit komplizierender Diagnose oder systemischer Thrombolyse oder mit anderer neurol. Komplexbeh. des akuten Schlaganfalls, mehr als 72 Std.	1,159		7,3	1	0,577	15	0,110	0,138			1,2530
B70D	M	Apoplexie ohne komplexen zerebrovaskulären Vasospasmus, ohne komplizierende Diagnose oder systemische Thrombolyse, mit neurol. Komplexbeh. des akuten Schlaganfalls bis 72 Stunden oder mit anderer neurol. Komplexbeh. des akuten Schlaganfalls bis 72 Std.	0,931		6,3	1	0,457	14	0,101	0,125			1,1420
B70E	M	Apoplexie ohne neurologische Komplexbehandlung des akuten Schlaganfalls, ohne andere neurol. Komplexbeh. des akuten Schlaganfalls, mehr als 72 Stunden, ohne komplexen zerebrovask. Vasospasmus, mit komplizierender Diagnose oder systemischer Thrombolyse	1,131		8,5	2	0,372	18	0,091	0,117			1,2422
B70F	M	Apoplexie ohne neurologische Komplexbehandlung des akuten Schlaganfalls, ohne andere neurologische Komplexbehandlung des akuten Schlaganfalls, ohne komplexen zerebrovaskulären Vasospasmus, ohne komplizierende Diagnose, ohne systemische Thrombolyse	0,790		7,4			16	0,073	0,091			0,8678
B70G	M	Apoplexie mit neurologischer Komplexbehandlung des akuten Schlaganfalls oder mit anderer neurologischer Komplexbehandlung des akuten Schlaganfalls, verstorben < 4 Tage nach Aufnahme	0,722		2,6						x		2,4001
B70H	M	Apoplexie ohne neurologische Komplexbehandlung des akuten Schlaganfalls, ohne andere neurologische Komplexbehandlung des akuten Schlaganfalls, verstorben < 4 Tage nach Aufnahme	0,592		2,4						x		2,3875
B70I	M	Apoplexie, ein Belegungstag	0,286		1,0								1,3192
B71A	M	Erkrankungen an Hirnnerven und peripheren Nerven mit komplexer Diagnose oder Komplexbehandlung der Hand, mehr als ein Belegungstag, mit äußerst schweren CC oder bei Para- / Tetraplegie mit äußerst schweren oder schweren CC	3,702		22,0	6	0,521	36	0,116	0,159			1,4373
B71B	M	Erkrankungen an Hirnnerven und peripheren Nerven mit komplexer Diagnose, mit schweren CC oder bei Para- / Tetraplegie oder mit Komplexbehandlung der Hand oder ohne komplexe Diagnose, mit äußerst schweren oder schweren CC, bei Para- / Tetraplegie	1,453		12,0	3	0,359	24	0,084	0,110			0,9020
B71C	M	Erkrankungen an Hirnnerven und peripheren Nerven ohne Komplexbehandlung der Hand oder mit kompl. Diagnose, ohne schw. CC oder außer bei Para- / Tetraplegie oder ohne komplexe Diagnose, mit äußerst schweren oder schweren CC, außer bei Para- / Tetraplegie	1,002		9,9	2	0,324	21	0,069	0,089			0,7257
B71D	M	Erkrankungen an Hirnnerven und peripheren Nerven ohne komplexe Diagnose, ohne Komplexbehandlung der Hand, ohne äußerst schwere oder schwere CC	0,528		4,5	1	0,309	11	0,081	0,094			0,6590
B72A	M	Infektion des Nervensystems, Alter < 16 Jahre	0,933		6,9	1	0,717	16	0,131	0,114			1,4883
B72B	M	Infektion des Nervensystems, mehr als ein Belegungstag	1,102		9,8	2	0,363	22	0,078	0,100			0,8126
B73Z	M	Virusmeningitis oder Infektion des Nervensystems, Alter > 15 Jahre oder ein Belegungstag	0,663		5,5	1	0,420	12	0,084	0,100			0,8083
B74Z	M	Komplexbehandlung bei multiresistenten Erregern bei Krankheiten und Störungen des Nervensystems	3,095		31,1			49	0,069	0,094			1,2810
B75Z	M	Fieberkrämpfe	0,428		2,8	1	0,208	6	0,105	0,111			1,2761
B76B	M	Anfälle, ohne komplexe Diagnostik und Therapie, mehr als ein Belegungstag mit äußerst schweren CC oder Alter < 3 Jahre oder komplexer Diagnose oder EEG, Alter < 1 Jahr, mehr als ein Belegungstag oder mit bestimmter Diagnose, mit komplexer Diagnose	1,529		11,5	3	0,375	25	0,090	0,119			1,5338
B76C	M	Anfälle, ohne komplexe Diagnostik und Therapie, mehr als ein Belegungstag, mit schweren CC, Alter > 2 Jahre, ohne komplexe Diagnose oder EEG, Alter < 1 Jahr, mehr als ein Belegungstag oder mit bestimmter Diagnose, ohne komplexe Diagnose	0,985		8,0	2	0,322	18	0,120	0,107			1,2446
B76D	M	Anfälle, Alter < 6 Jahre oder komplizierende Diagnose oder EEG, mehr als ein Belegungstag	0,564		4,0	1	0,323	9	0,095	0,109			1,1753
B76E	M	Anfälle, ein Belegungstag oder ohne komplexe Diagnostik und Therapie, ohne äußerst schwere oder schwere CC, ohne EEG, ohne bestimmte Diagnose, Alter > 5 Jahre, ohne komplexe Diagnose	0,506		3,9	1	0,285	9	0,089	0,101			0,9838
B77Z	M	Kopfschmerzen	0,448		3,3	1	0,221	7	0,094	0,103			0,7566
B78A	M	Intrakranielle Verletzung, Alter < 6 Jahre oder mit komplizierender Diagnose	0,861		6,2	1	0,544	15	0,095	0,117			1,3189
B78B	M	Intrakranielle Verletzung, Alter > 5 Jahre, ohne komplizierende Diagnose	0,680		5,4	1	0,418	13	0,087	0,104			1,1697
B79Z	M	Schädelfrakturen, Somnolenz, Sopor	0,525		3,7	1	0,300	8	0,097	0,109			1,3516
B80Z	M	Andere Kopfverletzungen	0,293		2,3	1	0,110	5	0,088	0,087			1,0796
B81A	M	Andere Erkrankungen des Nervensystems mit komplexer Diagnose oder bestimmter aufwendiger / hochaufwendiger Behandlung	0,963		6,7	1	0,638	16	0,097	0,121			1,1427
B81B	M	Andere Erkrankungen des Nervensystems ohne komplexe Diagnose, ohne bestimmte aufwendige / hochaufwendige Behandlung	0,591		5,1	1	0,347	12	0,080	0,094			0,7652

Fallpauschalen-Katalog und Pflegeerlöskatalog
Teil a) Bewertungsrelationen bei Versorgung durch Hauptabteilungen

DRG	Parti-tion	Bezeichnung [6]	Bewertungsrelation bei Hauptabteilung	Bewertungsrelation bei Hauptabteilung und Beleghebamme	Mittlere Verweil-dauer [1]	Untere Grenzverweildauer: Erster Tag mit Abschlag [2), 5)]	Untere Grenzverweildauer: Bewertungs-relation/Tag	Obere Grenzverweildauer: Erster Tag zus. Entgelt [3), 5)]	Obere Grenzverweildauer: Bewertungs-relation/Tag	Externe Verlegung Abschlag/Tag (Bewertungsrelation)	Verlegungs-fallpauschale	Ausnahme von Wieder-aufnahme [4)]	Pflegeerlös Bewertungs-relation/Tag
1	2	3	4	5	6	7	8	9	10	11	12	13	
B82Z	M	Andere Erkrankungen an peripheren Nerven	0,348		3,1	1	0,162	7	0,076	0,082			0,6832
B84Z	M	Vaskuläre Myelopathien	1,280		9,4	2	0,419	19	0,093	0,120			0,9909
B85A	M	Degenerative Krankheiten des Nervensystems mit hochkomplexer Diagnose oder mit äußerst schweren oder schweren CC, mehr als ein Belegungstag, mit komplexer Diagnose oder bestimmter aufwendiger / hochaufwendiger Behandlung	1,716		14,9	4	0,337	30	0,080	0,106			1,2148
B85B	M	Degenerative Krankheiten des Nervensystems mit äußerst schweren oder schweren CC, mehr als ein Belegungstag, ohne komplexe Diagnose, ohne hochkomplexe Diagnose, ohne bestimmte aufwendige / hochaufwendige Behandlung	1,037		10,0	2	0,336	22	0,071	0,091			1,0441
B85C	M	Degenerative Krankheiten des Nervensystems ohne hochkomplexe Diagnose, ohne äußerst schwere oder schwere CC oder ein Belegungstag, mit komplexer Diagnose, zerebrale Lähmungen oder Delirium	0,665		6,5	1	0,460	15	0,071	0,087			0,9410
B85D	M	Degenerative Krankheiten des Nervensystems ohne hochkomplexe Diagnose, ohne äußerst schwere oder schwere CC oder ein Belegungstag, ohne komplexe Diagnose	0,543		4,4	1	0,329	11	0,085	0,098			0,8496
B86Z	M	Rückenmarkkompression, nicht näher bezeichnet und Krankheit des Rückenmarkes, nicht näher bezeichnet	0,710		6,1	1	0,348	14	0,081	0,098			0,7192
MDC 02 Krankheiten und Störungen des Auges													
C01A	O	Komplexer Eingriff bei penetrierenden Augenverletzungen oder bestimmte Orbitotomie	1,408		6,6	1	0,272	14	0,083	0,072			0,7402
C01B	O	Andere Eingriffe bei penetrierenden Augenverletzungen oder Amnionmembrantransplantation oder bestimmte Biopsie	0,806		5,7	1	0,414	14	0,056	0,068			0,7836
C02Z	O	Enukleationen und Eingriffe an der Orbita oder Strahlentherapie bei bösartiger Neubildung	1,440		6,3	1	0,333	14	0,155	0,091		x	0,8135
C03A	O	Eingriffe Retina m. PPV, m. ECCE od. b. BNB Auge, m. best. Eingr. Retina od. Entf. Augapf. m. Impl. od. Endopht. od. Eingr. Orbita b. BNB Auge od. best. Eingr. Retina od. ECCE od. kompl. Eingr. od. BNB, Alter < 16 od. Enukl. u. Eingr. Orbita auß. b. BNB	1,084		5,5	1	0,221	12	0,057	0,069			0,8075
C03B	O	Eingriffe an der Retina mit Pars-plana-Vitrektomie, mit extrakapsulärer Extraktion der Linse (ECCE) oder bestimmtem Eingriff an der Retina oder komplexem Eingriff am Auge oder bei bösartiger Neubildung des Auges, Alter > 15 Jahre	0,812		3,6	1	0,176	7	0,055	0,062			0,7184
C03C	O	Eingriffe an der Retina mit Pars-plana-Vitrektomie, ohne extrakapsuläre Extraktion der Linse (ECCE), ohne bestimmten Eingriff an der Retina, ohne komplexen Eingriff am Auge, außer bei bösartiger Neubildung des Auges	0,671		3,2	1	0,173	7	0,059	0,064			0,7623
C04A	O	Hornhauttransplantation mit extrakapsulärer Extraktion der Linse (ECCE) oder Amnionmembrantransplantation od. komplexem Eingriff od. Pars-plana-Vitrektomie od. Alter < 16 Jahre	1,542		6,0	1	0,237	13	0,154	0,068		x	0,6880
C04B	O	Hornhauttransplantation ohne extrakapsuläre Extraktion der Linse (ECCE), ohne Amnionmembrantransplantation, ohne komplexen Eingriff, ohne Pars-plana-Vitrektomie, Alter > 15 Jahre	1,431		5,7	1	0,230	12	0,147	0,069		x	0,6892
C05Z	O	Dakryozystorhinostomie	0,654		3,0	1	0,227	6	0,056	0,061			0,7588
C06Z	O	Komplexe Eingriffe bei Glaukom	0,765		4,3	1	0,143	10	0,053	0,061			0,6665
C07A	O	Andere Eingriffe bei Glaukom mit extrakapsulärer Extraktion der Linse (ECCE) oder komplexem Eingriff am Auge oder bestimmten Eingriffen bei Glaukom oder Alter < 6 Jahre	0,582		2,7	1	0,115	6	0,060	0,062			0,7796
C07B	O	Andere Eingriffe bei Glaukom ohne extrakapsuläre Extraktion der Linse (ECCE), ohne komplexen Eingriff am Auge, ohne bestimmte Eingriffe bei Glaukom, Alter > 5 Jahre	0,400		3,4	1	0,175	8	0,054	0,060			0,7179
C08A	O	Beidseitige extrakapsuläre Extraktion der Linse (ECCE) oder extrakapsuläre Extraktion der Linse oder bestimmte andere Eingriffe am Auge bei angeborener Fehlbildung der Linse	0,709		3,3	1	0,295	7	0,061	0,067			0,8506
C08B	O	Extrakapsuläre Extraktion der Linse (ECCE) ohne angeborene Fehlbildung der Linse oder bestimmte Eingriffe am Auge	0,431		2,5	1	0,096	5	0,057	0,058			0,8547
C10A	O	Eingriffe an den Augenmuskeln mit erhöhtem Aufwand	0,729		2,6	1	0,186	5	0,065	0,067			1,2308
C10B	O	Eingriffe an den Augenmuskeln ohne erhöhten Aufwand, mit komplexem Eingriff oder Alter < 6 Jahre	0,619		2,4	1	0,147	4	0,092	0,065			1,2180
C10C	O	Eingriffe an den Augenmuskeln ohne erhöhten Aufwand, ohne kompl. Eingriff, Alter > 5 Jahre	0,561		2,3	1	0,111	4	0,067	0,067			1,1596
C12Z	O	Andere Rekonstruktionen der Augenlider	0,728		3,5	1	0,329	8	0,060	0,067			0,7203
C13Z	O	Eingriffe an Tränendrüse und Tränenwegen	0,483		2,9	1	0,157	7	0,063	0,067			0,8816
C14Z	O	Andere Eingriffe am Auge	0,441		2,8	1	0,139	6	0,062	0,065			0,8397
C15Z	O	Andere Eingriffe an der Retina	0,680		3,4	1	0,243	7	0,055	0,061			0,7628
C16Z	O	Aufwendige Eingriffe am Auge, Alter < 6 Jahre	0,878		3,6	1	0,176	8	0,098	0,077			1,4158

Fallpauschalen-Katalog und Pflegeerlöskatalog
Teil a) Bewertungsrelationen bei Versorgung durch Hauptabteilungen

DRG	Parti-tion	Bezeichnung 6)	Bewertungsrelation bei Hauptabteilung	Bewertungsrelation bei Hauptabteilung und Beleghebamme	Mittlere Verweil-dauer 1)	Untere Grenzverweildauer: Erster Tag mit Abschlag 2), 5)	Untere Grenzverweildauer: Bewertungs-relation/Tag	Obere Grenzverweildauer: Erster Tag zus. Entgelt 3), 5)	Obere Grenzverweildauer: Bewertungs-relation/Tag	Externe Verlegung Abschlag/Tag (Bewertungsrelation)	Verlegungs-fallpauschale	Ausnahme von Wieder-aufnahme 4)	Pflegeerlös Bewertungs-relation/Tag
1	2	3	4	5	6	7	8	9	10	11	12	13	
C20A	O	Eingriffe an Kornea, Sklera und Konjunktiva, Eingriffe am Augenlid oder verschiedene Eingriffe an der Linse, Alter < 16 Jahre oder beidseitige Eingriffe an Augen und Tränenwegen oder bei bösartiger Neubildung am Auge	0,685		3,1	1	0,260	7	0,098	0,075			1,0392
C20B	O	Eingriffe an Kornea, Sklera und Konjunktiva, Eingriffe am Augenlid oder verschiedene Eingriffe an der Linse, Alter > 15 Jahre, ohne beidseitige Eingriffe an Augen und Tränenwegen, außer bei bösartiger Neubildung am Auge	0,525		2,9	1	0,127	6	0,057	0,061			0,8059
C60Z	M	Akute und schwere Augeninfektionen	0,507		6,3	1	0,349	13	0,056	0,069			0,7305
C61Z	M	Neuro-ophthalmologische und vaskuläre Erkrankungen des Auges	0,530		4,4	1	0,295	9	0,083	0,096			0,6627
C62Z	M	Hyphäma und konservativ behandelte Augenverletzungen	0,300		3,0	1	0,138	7	0,065	0,070			0,7907
C63Z	M	Andere Erkrankungen des Auges oder Augenerkrankungen bei Diabetes mellitus	0,437		3,9	1	0,239	9	0,076	0,086			0,7649
C64Z	M	Glaukom, Katarakt und Erkrankungen des Augenlides	0,211		2,4	1	0,091	5	0,060	0,061			0,7624
C65Z	M	Bösartige Neubildungen des Auges	0,535		3,7	1	0,246	9	0,096	0,108		x	0,9086
MDC 03 Krankheiten und Störungen des Ohres, der Nase, des Mundes und des Halses													
D01B	O	Kochleaimplantation, unilateral	7,068		4,5	1	0,278	8	0,124	0,101			0,7782
D02A	O	Komplexe Resektionen mit Rekonstruktionen an Kopf und Hals mit komplexem Eingriff oder mit Kombinationseingriff mit äußerst schweren CC	6,272		20,1	6	0,358	36	0,224	0,119			1,3475
D02B	O	Komplexe Resektionen mit Rekonstruktionen an Kopf und Hals ohne komplexen Eingriff, ohne Kombinationseingriff mit äußerst schweren CC	4,729		17,0	5	0,314	31	0,167	0,104			1,1112
D03A	O	Operative Korrektur einer Lippen-Kiefer-Gaumen-Spalte oder bestimmte plastische Rekonstruktion am Kopf mit Hartgaumenplastik oder bestimmte Knochentransplantation an Kiefer- und Gesichtsschädelknochen oder Alter < 2 Jahre	1,566		5,3	1	0,280	10	0,105	0,088			1,5318
D03B	O	Operative Korrektur einer Lippen-Kiefer-Gaumen-Spalte oder bestimmte plastische Rekonstruktion am Kopf ohne Hartgaumenplastik, ohne bestimmte Knochentransplantation an Kiefer- und Gesichtsschädelknochen, Alter > 1 Jahr	1,304		4,8	1	0,215	10	0,063	0,074			0,9310
D04A	O	Bignathe Osteotomie und komplexe Eingriffe am Kiefer oder Rekonstruktion der Trachea oder plastische Rekonstruktion der Ohrmuschel mit mikrovaskulärem Lappen, mit komplexem Eingriff	2,286		5,9	1	0,314	10	0,219	0,091			0,9739
D04B	O	Bignathe Osteotomie und komplexe Eingriffe am Kiefer oder Rekonstruktion der Trachea oder plastische Rekonstruktion der Ohrmuschel mit mikrovaskulärem Lappen, ohne komplexen Eingriff	1,715		5,9	1	0,307	12	0,212	0,089			0,9267
D05A	O	Komplexe Parotidektomie	1,597		4,8	1	0,246	9	0,072	0,086			0,7607
D05B	O	Komplexe Eingriffe an den Speicheldrüsen außer komplexe Parotidektomien	1,051		3,9	1	0,178	7	0,064	0,073			0,7052
D06A	O	Komplexe Eingriffe an Nasennebenhöhlen, Mastoid, Mittelohr, Speicheldrüsen, Rachen, Alter < 6 Jahre oder Alter > 15 Jahre mit komplexer Prozedur oder Diagnose, mit Resektion des Felsenbeins oder mit intrakraniellem Eingriff bei bösartiger Neubildung	1,394		6,0	1	0,297	13	0,069	0,085			1,1537
D06B	O	Andere Eingriffe an Nasennebenhöhlen, Mastoid, Mittelohr, Speicheldrüsen, Rachen, Alter > 5 Jahre und Alter < 16 Jahre oder Alter > 15 Jahre, mit komplexer Prozedur oder Diagnose, ohne Resektion am Felsenbein, ohne intrakraniellen Eingriff bei BNB	0,932		4,2	1	0,298	9	0,065	0,074			0,8078
D06C	O	Bestimmte Eingriffe an Nasennebenhöhlen, Mastoid, Mittelohr, Speicheldrüsen, Rachen, Alter > 15 Jahre, ohne komplexe Prozedur, ohne komplexe Diagnose	0,753		3,5	1	0,284	7	0,060	0,067			0,6888
D08A	O	Eingriffe an Mundhöhle und Mund bei bösartiger Neubildung mit äußerst schweren CC	1,778		9,5	2	0,412	21	0,130	0,117			1,1740
D08B	O	Eingriffe an Mundhöhle und Mund bei bösartiger Neubildung ohne äußerst schwere CC	0,764		4,0	1	0,332	9	0,134	0,086			0,8098
D09Z	O	Tonsillektomie bei bösartiger Neubildung oder verschiedene Eingriffe an Ohr, Nase, Mund und Hals mit äußerst schweren CC	1,128		7,4	1	0,326	17	0,117	0,078			1,0268
D12A	O	Andere aufwendige Eingriffe an Ohr, Nase, Mund und Hals	1,271		5,5	1	0,578	14	0,079	0,094			0,9115
D12B	O	Andere Eingriffe an Ohr, Nase, Mund und Hals	0,834		4,0	1	0,309	9	0,063	0,072			0,7829
D13A	O	Kleine Eingriffe an Nase, Ohr, Mund und Hals mit komplizierender Diagnose oder Rekonstruktion des Nasenseptums oder Alter < 16 Jahre mit äußerst schweren CC oder Alter < 1 Jahr	0,878		3,7	1	0,382	9	0,082	0,092			1,0087
D13B	O	Kleine Eingriffe an Nase, Ohr, Mund und Hals ohne komplizierende Diagnose, ohne Rekonstruktion des Nasenseptums, Alter > 15 Jahre oder ohne äußerst schwere CC, Alter > 0 Jahre	0,496		3,0	1	0,108	6	0,064	0,069			0,9705
D15A	O	Tracheostomie mit äußerst schweren CC oder mit radikaler zervikaler Lymphadenektomie oder Implantation einer Kiefergelenkendoprothese	3,204		16,6	5	0,288	31	0,074		x		1,2028
D15B	O	Tracheostomie ohne äußerst schwere CC, ohne radikale zervikale Lymphadenektomie	2,072		13,9	4	0,259	26	0,066		x		1,0440

Fallpauschalen-Katalog und Pflegeerlöskatalog
Teil a) Bewertungsrelationen bei Versorgung durch Hauptabteilungen

DRG	Partition	Bezeichnung [6]	Bewertungsrelation bei Hauptabteilung	Bewertungsrelation bei Hauptabteilung und Beleghebamme	Mittlere Verweildauer [1]	Untere Grenzverweildauer: Erster Tag mit Abschlag [2), 5)]	Untere Grenzverweildauer: Bewertungsrelation/Tag	Obere Grenzverweildauer: Erster Tag zus. Entgelt [3), 5)]	Obere Grenzverweildauer: Bewertungsrelation/Tag	Externe Verlegung Abschlag/Tag (Bewertungsrelation)	Verlegungsfallpauschale	Ausnahme von Wiederaufnahme [4]	Pflegeerlös Bewertungsrelation/Tag
1	2	3	4	5	6	7	8	9	10	11	12	13	
D16Z	O	Materialentfernung an Kiefer und Gesicht	0,723		2,6	1	0,159	5	0,063	0,066			0,8098
D19Z	O	Strahlentherapie bei Krankheiten und Störungen des Ohres, der Nase, des Mundes und des Halses, Bestrahlungen an mindestens 9 Tagen	2,840		20,8	6	0,390	39	0,131	0,125		x	0,7511
D20A	O	Strahlentherapie bei Krankheiten und Störungen des Ohres, der Nase, des Mundes und des Halses, Bestrahlungen an mindestens 5 Tagen	1,202		7,4			14	0,157	0,138		x	0,7732
D20B	O	Strahlentherapie bei Krankheiten und Störungen des Ohres, der Nase, des Mundes und des Halses, Bestrahlungen an weniger als 5 Tagen	0,637		3,8	1	0,303	10	0,160	0,126		x	0,8320
D22A	O	Eingriffe an Mundhöhle und Mund außer bei bösartiger Neubildung, mit Mundboden- oder Vestibulumplastik oder komplexe Eingriffe am Kopf	1,012		6,3	1	0,260	12	0,058	0,071			0,7799
D22B	O	Eingriffe an Mundhöhle und Mund außer bei bösartiger Neubildung oder Eingriffe an Hals und Kopf, ohne Mundboden- oder Vestibulumplastik, ohne komplexe Eingriffe am Kopf	0,571		3,1	1	0,166	7	0,070	0,075			0,8419
D24A	O	Komplexe Hautplastiken und große Eingriffe an Kopf und Hals mit äußerst schweren CC oder mit Kombinationseingriff ohne äußerst schwere CC	4,281		17,7	5	0,331	33	0,079	0,106			1,1540
D24B	O	Komplexe Hautplastiken und große Eingriffe an Kopf und Hals ohne äußerst schwere CC, ohne Kombinationseingriff	2,295		8,5	2	0,292	17	0,073	0,092			0,8732
D25A	O	Mäßig komplexe Eingriffe an Kopf und Hals bei bösartiger Neubildung oder mit Eingriff an den oberen Atemwegen mit äußerst schweren CC oder Strahlentherapie mit operativem Eingriff	5,212		29,2	9	0,315	47	0,147	0,104			1,1541
D25B	O	Mäßig komplexe Eingriffe an Kopf und Hals bei BNB oder mit Eingriff an den oberen Atemwegen, mit Laryngektomie ohne äußerst schwere CC oder außer bei bösartiger Neubildung mit äußerst schweren CC	3,834		17,8	5	0,290	31	0,069	0,092			1,0154
D25C	O	Mäßig komplexe Eingriffe an Kopf und Hals bei bösartiger Neubildung oder mit Eingriff an den oberen Atemwegen, ohne Laryngektomie, ohne äußerst schw. CC, ohne Bestrahlungssim., Konstr. und Anpas. von Fix.-/Behandlungshilf. bei Strahlenth. mit op. Eingr.	1,893		7,9	2	0,273	16	0,165	0,092			0,8705
D25D	O	Mäßig komplexe Eingriffe an Kopf und Hals außer bei bösartiger Neubildung ohne äußerst schwere CC	1,194		5,4	1	0,524	12	0,064	0,078			0,8285
D28Z	O	Andere Eingriffe an Kopf und Hals mit komplexem Eingriff oder bei bösartiger Neubildung oder Rekonstruktion mit Gesichtsepithesen oder totale Auflagerungsplastik der Maxilla	1,267		4,4	1	0,537	10	0,177		x		0,8227
D29Z	O	Operationen am Kiefer und andere Eingriffe an Kopf und Hals außer bei bösartiger Neubildung	1,089		4,6	1	0,443	10	0,067	0,079			0,7952
D30A	O	Tonsillektomie außer bei BNB od. versch. Eingriffe Ohr, Nase, Mund, Hals oh. äuß. schw. CC, m. aufw. Eingr. od. Eingr. Mundh., Mund, Alter < 3 J. od. m. kompl. Diag. od. Alter < 16 J. m. äuß. schw. od. schw. CC od. m. Eingr. Ohr, Trachea m. äuß. schw. CC	0,782		3,4	1	0,171	7	0,064	0,070			0,8184
D30B	O	Tonsillektomie außer bei BNB oder versch. Eingriffe an Ohr, Nase, Mund und Hals oh. äußerst schw. CC, oh. aufw. Eingriff, oh. kompl. Diagnose, Alter > 15 od. oh. äuß. schw. od. schw. CC, Alter < 12 J. od. Alter > 11 J. b. BNB od. oh. Eingr. Hals, Trachea	0,607		4,1	1	0,225	8	0,057	0,066			0,8567
D30C	O	Kleine Eingriffe an Ohr, Nase, Mund und Hals, Alter > 11 Jahre	0,376		2,8	1	0,018	6	0,065	0,068			0,7931
D33Z	O	Mehrzeitige komplexe OR-Prozeduren bei Krankheiten und Störungen des Ohres, der Nase, des Mundes und des Halses	3,816		17,7	5	0,319	32	0,154	0,102			0,9955
D35Z	O	Eingriffe an Nase, Nasennebenhöhlen bei bösartiger Neubildung	1,051		3,9	1	0,226	8	0,183	0,091			0,7690
D36Z	O	Sehr komplexe Eingriffe an den Nasennebenhöhlen	0,868		3,5	1	0,257	8	0,069	0,076			0,8303
D37A	O	Sehr komplexe Eingriffe an der Nase, Alter < 16 Jahre oder bei Gaumenspalte oder Spaltnase oder plastische Rekonstruktion der Nase mit Rippenknorpeltransplantation	1,664		4,7	1	0,213	8	0,063	0,075			0,7773
D37B	O	Sehr komplexe Eingriffe an der Nase, Alter > 15 Jahre, außer bei Gaumenspalte oder Spaltnase, ohne plastische Rekonstruktion der Nase mit Rippenknorpeltransplantation	1,083		3,7	1	0,159	7	0,060	0,068			0,6639
D38Z	O	Mäßig komplexe Eingriffe an Nase, Nasennebenhöhlen, Gesichtsschädelknochen	0,704		3,4	1	0,257	7	0,059	0,065			0,7174
D39Z	O	Andere Eingriffe an der Nase	0,482		2,9	1	0,138	6	0,065	0,069			0,8079
D40Z	A	Zahnextraktion und -wiederherstellung	0,564		2,6	1	0,109	5	0,069	0,071			1,0422
D60A	M	Bösartige Neubildungen an Ohr, Nase, Mund und Hals, mehr als ein Belegungstag, mit äußerst schweren oder schweren CC	1,188		10,7	3	0,273	23	0,102	0,093		x	1,0348
D60B	M	Bösartige Neubildungen an Ohr, Nase, Mund und Hals, ein Belegungstag oder ohne äußerst schwere oder schwere CC	0,568		3,6	1	0,225	8	0,073	0,087		x	0,8705
D61Z	M	Gleichgewichtsstörung, Hörverlust und Tinnitus	0,434		3,9	1	0,227	8	0,073	0,087			0,6864
D63A	M	Otitis media oder Infektionen der oberen Atemwege oder Blutung aus Nase und Rachen mit äußerst schweren CC	0,939		9,1	2	0,298	21	0,069	0,088			1,0325

Fallpauschalen-Katalog und Pflegeerlöskatalog
Teil a) Bewertungsrelationen bei Versorgung durch Hauptabteilungen

DRG	Partition	Bezeichnung [6]	Bewertungsrelation bei Hauptabteilung	Bewertungsrelation bei Hauptabteilung und Beleghebamme	Mittlere Verweildauer [1]	Untere Grenzverweildauer: Erster Tag mit Abschlag [2), 5)]	Untere Grenzverweildauer: Bewertungsrelation/Tag	Obere Grenzverweildauer: Erster Tag zus. Entgelt [3), 5)]	Obere Grenzverweildauer: Bewertungsrelation/Tag	Externe Verlegung Abschlag/Tag (Bewertungsrelation)	Verlegungsfallpauschale	Ausnahme von Wiederaufnahme [4]	Pflegeerlös Bewertungsrelation/Tag
1	2	3	4	5	6	7	8	9	10	11	12	13	
D63B	M	Otitis media oder Infektionen der oberen Atemwege oder Blutung aus Nase und Rachen ohne äußerst schwere CC	0,330		3,3	1	0,147	7	0,067	0,074			0,9571
D64Z	M	Laryngotracheitis, Laryngospasmus und Epiglottitis	0,281		2,4	1	0,121	5	0,081	0,082			1,3933
D65Z	M	Andere Krankheiten an Ohr, Nase, Mund und Hals oder Verletzung und Deformität der Nase	0,403		3,4	1	0,133	7	0,068	0,075			0,8765
D67Z	M	Erkrankungen von Zähnen und Mundhöhle	0,416		3,3	1	0,145	7	0,070	0,077			0,9378
MDC 04 Krankheiten und Störungen der Atmungsorgane													
E01A	O	Revisionseingriffe, beidseitige Lobektomie, erweiterte Lungenresektionen und andere komplexe Eingriffe mit komplizierender Konstellation, hochkomplexem Eingriff oder komplizierender Diagnose	5,177		23,6	7	0,365	42	0,087	0,118			1,2082
E01B	O	Revisionseingriffe, beidseitige Lobektomie, erweiterte Lungenresektionen und andere komplexe Eingriffe ohne komplizierende Konstellation, ohne hochkomplexen Eingriff, ohne komplizierende Diagnose	3,572		14,4	4	0,351	28	0,086	0,114			1,0349
E02A	O	Andere OR-Prozeduren an den Atmungsorganen mit aufwendigem Eingriff oder schwersten CC oder IntK > 196 / 184 / 368 Punkte oder Alter < 10 Jahre	2,335		16,1	4	0,350	31	0,077	0,102			0,9873
E02B	O	Andere OR-Prozeduren an den Atmungsorganen, Alter > 9 Jahre, mit mäßig aufwendigem Eingriff bei Krankheiten und Störungen der Atmungsorgane oder mehr als ein Belegungstag mit bestimmtem Eingriff an Larynx oder Trachea oder mit äußerst schweren CC	1,632		12,2	3	0,299	25	0,069	0,090			0,7804
E02C	O	Andere OR-Prozeduren an den Atmungsorganen, Alter > 9 J., mehr als 1 BT, ohne best. Eingr. an Larynx oder Trachea, ohne mäßig aufwend. Eingr., ohne äuß. schw. CC, mit best. endoskop. Lungenvolumenred. oder anderem mäßig kompl. Eingr. oder Alter < 18 J.	0,984		5,8	1	0,289	14	0,070	0,086			0,7638
E02D	O	Andere OR-Prozeduren an den Atmungsorganen, Alter > 17 Jahre, mehr als 1 BT, ohne bestimmten Eingriff an Larynx oder Trachea, ohne mäßig aufwendigen Eingriff, ohne äußerst schwere CC, ohne endoskop. Lungenvolumenred., ohne anderen mäßig kompl. Eingriff	0,824		4,9			13	0,083	0,097			0,6620
E02E	O	Andere OR-Prozeduren an den Atmungsorganen, Alter > 17 J., ohne best. Eingr. an Larynx od. Trachea, ohne mäßig aufwend. Eingr., ohne äuß. schwere CC, ohne endoskop. Lungenvolumenred., ohne andere mäßig kompl. Eingr., ein Belegungstag mit best. Eingriff	0,531		1,0								1,3314
E02F	O	Andere OR-Prozeduren an den Atmungsorganen, Alter > 17 J., ohne best. Eingr. an Larynx od. Trachea, ohne mäßig aufwend. Eingr., ohne äuß. schwere CC, ohne endoskop. Lungenvolumenred., ohne andere mäßig kompl. Eingr., ein Belegungstag ohne best. Eingriff	0,388		1,0								1,2397
E03Z	O	Brachytherapie oder Therapie mit offenen Nukliden bei Krankheiten und Störungen der Atmungsorgane, mehr als ein Belegungstag	0,673		2,8			6	0,163	0,172		x	1,2627
E05A	O	Andere große Eingriffe am Thorax mit bestimmten Eingriffen bei Brustkorbdeformität oder äußerst schweren CC	4,662		19,7	6	0,379	37	0,094	0,128			1,3514
E05B	O	Andere große Eingriffe am Thorax ohne bestimmte Eingriffe bei Brustkorbdeformität, ohne äußerst schwere CC, bei bösartiger Neubildung oder Alter < 18 Jahre oder bestimmter Eingriff an der Pulmonalarterie oder Perikarddrainage mit äuß. schw. CC	2,883		10,2	2	0,415	19	0,086	0,111			0,9897
E05C	O	Andere große Eingriffe am Thorax oder bestimmte Revisionseingriffe ohne bestimmte Eingriffe bei Brustkorbdeformität, ohne äußerst schwere CC, außer bei bösartiger Neubildung, ohne bestimmten Eingriff an der Pulmonalarterie, Alter > 17 Jahre	2,351		10,3	2	0,375	21	0,077	0,099			0,9868
E06A	O	Andere Lungenresektionen, bestimmte Eingriffe an Thoraxorganen, Thoraxwand, Gefäßsystem oder Mediastinum, Alter < 10 Jahre oder Eingriff am Thorax mit äußerst schweren CC	3,077		15,7	4	0,370	31	0,083	0,111			1,1043
E06B	O	Andere Lungenresektionen, bestimmte Eingriffe an Thoraxorganen, Thoraxwand, Gefäßsystem oder Mediastinum, Alter > 9 und < 16 J. oder mit offen chirurgischer Pleurolyse mit Eingriff an Lunge/Pleura oder best. atyp. Lungenresek. oder best. Brustkorbkorr.	2,280		9,8	2	0,367	19	0,079	0,102			0,9797
E06C	O	Andere Lungenresektionen, bestimmte Eingriffe an Thoraxorganen, Thoraxwand, Gefäßsystem oder Mediastinum, Alter > 15 Jahre, ohne offen chirurgische Pleurolyse mit Eingr. an Lunge/Pleura, mit best. Eingriffen an Atmungsorganen, Mediastinum und Brustkorb	1,640		8,3	2	0,287	17	0,073	0,092			0,8348
E07Z	O	Aufwendige Eingriffe bei Schlafapnoesyndrom	0,922		5,2	1	0,223	10	0,060	0,072			0,6662
E08A	O	Strahlentherapie bei Krankheiten und Störungen der Atmungsorgane mit operativem Eingriff oder Beatmung > 24 Stunden	3,957		22,7	7	0,381	41	0,134		x	x	0,9793
E08B	O	Strahlentherapie bei Krankheiten und Störungen der Atmungsorgane ohne operativen Eingriff oder Beatmung > 24 Stunden, mehr als ein Belegungstag, Bestrahlungen an mindestens 9 Tagen	3,182		23,8	7	0,382	42	0,128		x	x	0,7058
E08C	O	Strahlentherapie bei Krankheiten und Störungen der Atmungsorgane ohne operativen Eingriff od. Beatmung > 24 Stunden, mehr als ein Belegungstag, Bestrahlungen an mindestens 5 Tagen od. mindestens 10 Bestrahlungen od. zerebrale, stereotaktische Bestrahlung	1,529		11,1	3	0,368	25	0,132	0,121		x	0,7509

Fallpauschalen-Katalog und Pflegeerlöskatalog
Teil a) Bewertungsrelationen bei Versorgung durch Hauptabteilungen

DRG	Partition	Bezeichnung [6]	Bewertungsrelation bei Hauptabteilung	Bewertungsrelation bei Hauptabteilung und Beleghebamme	Mittlere Verweildauer [1]	Untere Grenzverweildauer: Erster Tag mit Abschlag [2], [5]	Untere Grenzverweildauer: Bewertungsrelation/Tag	Obere Grenzverweildauer: Erster Tag zus. Entgelt [3], [5]	Obere Grenzverweildauer: Bewertungsrelation/Tag	Externe Verlegung Abschlag/Tag (Bewertungsrelation)	Verlegungsfallpauschale	Ausnahme von Wiederaufnahme [4]	Pflegeerlös Bewertungsrelation/Tag
1	2	3	4	5	6	7	8	9	10	11	12	13	
E08D	O	Strahlentherapie bei Krankheiten und Störungen der Atmungsorgane ohne operativen Eingr. oder Beatmung > 24 Stunden, mehr als ein Belegungstag, Bestrahlungen an weniger als 5 Tagen, weniger als 10 Bestrahlungen, ohne zerebrale, stereotaktische Bestrahlung	1,029		8,3	2	0,323	20	0,117		x	x	0,7512
E36Z	O	Intensivmedizinische Komplexbehandlung > 588 / 552 / 552 Aufwandspunkte oder hochaufwendiges Implantat bei Krankheiten und Störungen der Atmungsorgane	4,921		20,9	6	0,670	38	0,225	0,214		x	2,8822
E40A	A	Krankheiten und Störungen der Atmungsorgane mit Beatmung > 24 Stunden, mehr als 2 Belegungstage, mit komplexer Prozedur oder int. Komplexbehandlung > 196 / 368 / - Punkte oder komplizierender Diagnose oder Alter < 16 Jahre, mit äußerst schw. CC oder ARDS	3,290		16,3	4	0,624	31	0,134	0,180		x	2,2860
E40B	A	Krankheiten und Störungen der Atmungsorgane mit Beatmung > 24 Stunden, mehr als 2 Belegungstage, mit komplexer Prozedur, mit äußerst schweren CC, Alter > 15 Jahre oder bei Para- / Tetraplegie	2,471		14,9	4	0,452	31	0,106	0,142		x	1,9572
E40C	A	Krankheiten und Störungen der Atmungsorgane mit Beatmung > 24 Stunden, mehr als 2 Belegungstage, mit komplexer Prozedur, ohne äußerst schwere CC, außer bei Para- / Tetraplegie	1,677		10,9	3	0,405	23	0,104	0,136		x	2,0080
E42K	A	Geriatrische frührehabilitative Komplexbehandlung bei Krankheiten und Störungen der Atmungsorgane, mit Komplexbehandlung bei isolationspflichtigen Erregern, COVID-19, Virus nachgewiesen	2,295		31,6	10	0,209	44	0,050	0,068			0,8237
E42Z	A	Geriatrische frührehabilitative Komplexbehandlung bei Krankheiten und Störungen der Atmungsorgane	1,493		20,5	6	0,209	31	0,050	0,068			0,7845
E60A	M	Zystische Fibrose (Mukoviszidose), Alter < 16 Jahre oder mit äußerst schweren CC	1,305		9,5	2	0,423	21	0,138		x		1,2977
E60B	M	Zystische Fibrose (Mukoviszidose), Alter > 15 Jahre, ohne äußerst schwere CC	0,836		7,2	1	0,522	17	0,112		x		0,9416
E63A	M	Schlafapnoesyndrom oder Polysomnographie oder kardiorespiratorische Polygraphie bis 2 Belegungstage, Alter < 18 Jahre oder mit bestimmter invasiver kardiologischer Diagnostik	0,350		2,1	1	0,147	4	0,111	0,107			1,7980
E63B	M	Schlafapnoesyndrom oder Polysomnographie oder kardiorespiratorische Polygraphie bis 2 Belegungstage, Alter > 17 Jahre, ohne bestimmte invasive kardiologische Diagnostik	0,278		2,2	1	0,113	4	0,087	0,086			0,6906
E64A	M	Respiratorische Insuffizienz, mehr als ein Belegungstag, mit äußerst schweren CC oder Lungenembolie	0,724		6,9	1	0,469	15	0,070	0,087			0,8734
E64B	M	Respiratorische Insuffizienz, mehr als ein Belegungstag, ohne äußerst schwere CC, Alter < 16 Jahre	0,671		4,6			12	0,145	0,119			1,9775
E64C	M	Respiratorische Insuffizienz, mehr als ein Belegungstag, ohne äußerst schwere CC, Alter > 15 Jahre	0,565		6,0			14	0,064	0,079			0,9588
E64D	M	Respiratorische Insuffizienz, ein Belegungstag	0,196		1,0								1,3405
E65A	M	Chronisch-obstruktive Atemwegserkrankung oder bestimmte Atemwegsinfektion mit äuß. schw. CC oder best. hochaufw. Beh. oder Bronchitis und Asthma bronchiale, mehr als ein Belegungstag, mit äuß. schw. oder schw. CC, Alter < 1 Jahr, mit RS-Virus-Infektion	1,312		14,2	4	0,249	28	0,061	0,082			0,9793
E65B	M	Chronisch-obstruktive Atemwegserkrankung oder best. Atemwegsinfektion ohne äußerst schwere CC, mit komplizierender Diagnose oder mit FEV1 < 35% und mehr als ein Belegungstag oder Alter < 1 J. oder mit bestimmter mäßig aufwendiger / aufwendiger Behandlung	0,719		8,1	2	0,228	17	0,059	0,076			0,7742
E65C	M	Chronisch-obstruktive Atemwegserkrankung ohne äußerst schwere CC, ohne komplizierende Diagnose, ohne FEV1 < 35% oder ein Belegungstag oder Alter > 1 Jahr, ohne bestimmte mäßig aufwendige / aufwendige Behandlung	0,545		6,3	1	0,340	13	0,053	0,072			0,7202
E66A	M	Schweres Thoraxtrauma mit komplizierender Diagnose	0,583		5,6	1	0,310	13	0,072	0,087			0,8857
E66B	M	Schweres Thoraxtrauma ohne komplizierende Diagnose	0,429		4,2	1	0,203	10	0,070	0,081			0,8044
E69A	M	Bronchitis und Asthma bronchiale, mehr als ein Belegungstag, mit äußerst schweren oder schweren CC oder bestimmte aufwendige / hochaufwendige Behandlung, Alter < 1 Jahr ohne RS-Virus-Infektion oder bei Para- / Tetraplegie	0,894		7,6	2	0,288	16	0,080	0,100			1,5273
E69B	M	Bronchitis und Asthma bronchiale, mehr als 1 BT u. Alter > 55 J. od. mit äuß. schw. od. schw. CC, Alt. > 0 J. od. 1 BT od. oh. äuß. schw. od. schw. CC, Alt. < 1 J. od. flex. Bronchoskopie, Alt. < 16 J. od. best. mäßig aufw. Beh., m. RS-Virus-Infekt.	0,493		5,7	1	0,308	12	0,059	0,071			0,7991
E69C	M	Bronchitis und Asthma bronchiale, ein Belegungstag oder ohne äuß. schw. oder schw. CC oder Alter < 56 Jahre oder Beschwerden und Symptome der Atmung oder Störungen der Atmung mit Ursache in der Neonatalperiode, ohne bestimmte aufw./hochaufw. Behandlung	0,365		3,2	1	0,180	7	0,076	0,083			1,0394
E70Z	M	Keuchhusten und akute Bronchiolitis	0,419		4,0	1	0,225	9	0,072	0,082			1,4786
E71A	M	Neubildungen der Atmungsorgane, mehr als ein Belegungstag, mit äußerst schweren CC	1,473		14,5	4	0,277	29	0,067	0,089		x	0,8999

Fallpauschalen-Katalog und Pflegeerlöskatalog
Teil a) Bewertungsrelationen bei Versorgung durch Hauptabteilungen

DRG	Partition	Bezeichnung [6]	Bewertungsrelation bei Hauptabteilung	Bewertungsrelation bei Hauptabteilung und Beleghebamme	Mittlere Verweildauer [1]	Untere Grenzverweildauer: Erster Tag mit Abschlag [2), 5)]	Untere Grenzverweildauer: Bewertungsrelation/Tag	Obere Grenzverweildauer: Erster Tag zus. Entgelt [3), 5)]	Obere Grenzverweildauer: Bewertungsrelation/Tag	Externe Verlegung Abschlag/Tag (Bewertungsrelation)	Verlegungsfallpauschale	Ausnahme von Wiederaufnahme [4]	Pflegeerlös Bewertungsrelation/Tag
1	2	3	4	5	6	7	8	9	10	11	12	13	
E71B	M	Neubildungen der Atmungsorgane, ein Belegungstag oder ohne äußerst schwere CC, mit Ösophagusprothese oder endoskopischer Stufenbiopsie oder endoskopischer Biopsie am Respirationstrakt mit Chemotherapie	1,131		8,8	2	0,320	19	0,077	0,098		x	0,6296
E71C	M	Neubildungen der Atmungsorgane, ein Belegungstag oder ohne äußerst schwere CC, ohne Ösophagusproth., ohne Stufenbiop., ohne Chemotherapie od. ohne endoskop. Biop. am Respir.-Trakt, mit Bronchoskop. mit starrem Instr. oder perkut. Biop. am Respir.-Trakt	0,687		4,9	1	0,312	13	0,082	0,096		x	0,6463
E71D	M	Neubildungen der Atmungsorgane, ein Belegungstag od. ohne äußerst schwere CC, ohne Ösophagusproth., ohne Stufenbiopsie, ohne Chemoth. od. ohne endoskop. Biop. am Respir.-Trakt, ohne Bronchoskopie mit starrem Instr., ohne perkut. Biopsie am Respir.-Trakt	0,501		4,8	1	0,280	12	0,069	0,082		x	0,8247
E73A	M	Pleuraerguss mit äußerst schweren CC	1,259		12,4	3	0,287	26	0,065	0,086			1,0647
E73B	M	Pleuraerguss ohne äußerst schwere CC	0,576		5,5	1	0,354	13	0,067	0,081			0,7348
E74Z	M	Interstitielle Lungenerkrankung	0,631		5,9	1	0,373	14	0,067	0,082			0,7184
E75A	M	Andere Krankheiten der Atmungsorgane mit äußerst schweren CC, Alter < 16 Jahre	1,552		8,8	2	0,486	18	0,166	0,149			2,5817
E75B	M	Andere Krankheiten der Atmungsorgane mit äußerst schweren CC, Alter > 15 Jahre	1,118		11,0	3	0,265	22	0,068	0,088			1,0828
E75C	M	Andere Krankheiten der Atmungsorgane ohne äußerst schwere CC oder Beschwerden und Symptome der Atmung mit komplexer Diagnose	0,499		4,8	1	0,269	11	0,066	0,078			0,8504
E76B	M	Tuberkulose bis 14 Belegungstage oder Alter < 18 Jahre mit äußerst schweren oder schweren CC	1,030		9,1	2	0,326	18	0,076	0,097			0,8419
E76C	M	Tuberkulose bis 14 Belegungstag, Alter > 17 Jahre oder ohne äußerst schwere oder schwere CC oder Pneumothorax	0,692		6,4	1	0,453	14	0,073	0,089			0,9491
E77A	M	Bestimmte andere Infektionen und Entzündungen der Atmungsorgane mit intensivmedizinischer Komplexbehandlung > 392 / 368 / - Aufwandspunkte	3,692		19,8	6	0,513	36	0,127	0,173			2,1467
E77B	M	Bestimmte andere Infektionen und Entzündungen der Atmungsorgane mit bestimmter komplizierender Konstellation oder hochkomplexer Diagnose oder intensivmedizinischer Komplexbehandlung > 196 / - / - Aufwandspunkte	2,741		20,5	6	0,383	38	0,091	0,125			1,3713
E77C	M	Bestimmte andere Infektionen und Entzündungen der Atmungsorgane m. and. kompliz. Konst. od. schwersten CC od. kompl. Diagn. m. äuß. schw. CC od. bei Z.n. Tx od. m. Komplexbeh. MRE od. best. hochaufwend. Beh. od. angeb. Fehlbildungssynd. od. Alter < 10 J.	1,723		14,9	4	0,330	30	0,078	0,104			1,1843
E77D	M	Bestimmte andere Infektionen und Entzündungen der Atmungsorgane, Alter > 9 Jahre	1,404		11,8	3	0,337	24	0,080	0,105			1,1549
E78Z	M	Kontrolle oder Optimierung einer bestehenden häuslichen Beatmung, bis 2 Belegungstage	0,275		2,0	1	0,105	3	0,092	0,087			1,0602
E79A	M	Infektionen und Entzündungen der Atmungsorgane mit komplexer Diagnose oder äußerst schweren CC, mehr als ein Belegungstag oder mit äußerst schweren CC mit bestimmten Infektionen oder Entzündungen	1,059		11,5	3	0,252	23	0,062	0,081			0,9624
E79B	M	Infektionen und Entzündungen der Atmungsorgane ohne komplexe Diagnose, ohne äußerst schwere CC oder ein Belegungstag, bei Para- / Tetraplegie oder mit bestimmter mäßig aufwendiger Behandlung oder mit bestimmter Pneumonie, mehr als ein Belegungstag	0,747		8,0	2	0,242	16	0,064	0,081			1,1471
E79C	M	Infektionen und Entzündungen der Atmungsorgane ohne komplexe Diagnose, ohne äußerst schwere CC oder ein Belegungstag, außer bei Para- / Tetraplegie, ohne bestimmte mäßig aufwendige Behandlung	0,593		6,9	1	0,384	14	0,059	0,073			0,8913

Fallpauschalen-Katalog und Pflegeerlöskatalog

Teil a) Bewertungsrelationen bei Versorgung durch Hauptabteilungen

DRG	Partition	Bezeichnung [6]	Bewertungsrelation bei Hauptabteilung	Bewertungsrelation bei Hauptabteilung und Beleghebamme	Mittlere Verweildauer [1]	Untere Grenzverweildauer: Erster Tag mit Abschlag [2], [5]	Untere Grenzverweildauer: Bewertungsrelation/Tag	Obere Grenzverweildauer: Erster Tag zus. Entgelt [3], [5]	Obere Grenzverweildauer: Bewertungsrelation/Tag	Externe Verlegung Abschlag/Tag (Bewertungsrelation)	Verlegungsfallpauschale	Ausnahme von Wiederaufnahme [4]	Pflegeerlös Bewertungsrelation/Tag
1	2	3	4	5	6	7	8	9	10	11	12	13	
MDC 05 Krankheiten und Störungen des Kreislaufsystems													
F01A	O	Implantation Kardioverter / Defibrillator (AICD), Dreikammer-Stim. od. Defibrillator mit subk. Elektrode od. intrak. Pulsgen. mit kompliz. Fakt. od. myokardstim. Sys. od. aufwendige Sondenentf. mit kompliz. Fakt. od. Zweikammer-Stim. mit kompliz. Fakt.	5,187		14,2	4	0,308	29	0,076	0,101			1,1923
F01B	O	Implantation Kardioverter / Defibrillator (AICD), Zweikammer-Stimulation mit komplizierenden Faktoren oder neurologische Komplexbehandlung des akuten Schlaganfalls mehr als 24 Stunden mit komplizierenden Faktoren	4,043		12,4	3	0,334	24	0,076	0,100			1,1511
F01C	O	Implantation Kardioverter / Defibrillator (AICD), Dreikammer-Stimulation oder Defibrillator mit subkutaner Elektrode oder intrakardialer Pulsgenerator, ohne komplizierende Faktoren oder Implantation eines Drucksensors in die Pulmonalarterie	3,346		6,2	1	0,706	16	0,062	0,077			0,8698
F01D	O	Implantation Kardioverter / Defibrillator (AICD), Zwei- oder Einkammer-Stim. mit äußerst schweren CC oder Einkammer-Stim. mit zusätzlichem Herz- oder Gefäßeingriff oder mit IntK > 392 / 368 / - AP oder best. Sondenentfernung oder Alter < 18 Jahre	3,780		13,9	4	0,299	28	0,076	0,100			1,1368
F01E	O	Impl. Kardioverter / Defibrillator (AICD), Zweikammer-Stimulation od. aufwendige Sondenentfernung od. Aggregatwechsel S-ICD ohne Änderung der Sonde, ohne Impl. Drucksens. in Pulmonalarterie, ohne Impl. eines intrakardialen Pulsgenerators, Alter > 17 J.	2,599		6,0	1	0,594	14	0,066	0,080			0,8656
F01F	O	Impl. Kardioverter / Defibrillator (AICD), Einkammer-Stimulation, ohne zusätzl. Herz- od. Gefäßeingriff, ohne IntK > 392 / 368 / - P., ohne äuß. schw. CC, ohne aufw. Sondenentf., ohne Impl. Drucksens. in Pulmonalart., ohne Impl. Pulsgen., Alter > 17 J.	2,106		5,2	1	0,473	13	0,064	0,077			0,8428
F02A	O	Aggregatwechsel eines Kardioverters / Defibrillators (AICD), Zwei- oder Dreikammer-Stimulation	1,974		2,8	1	0,259	7	0,067	0,071			0,9142
F02B	O	Aggregatwechsel eines Kardioverters / Defibrillators (AICD), Einkammer-Stimulation	1,685		2,9	1	0,236	7	0,065	0,069			0,8931
F03A	O	Herzklappeneingriff mit Herz-Lungen-Maschine, mit bestimmter komplizierender Konstellation oder bestimmtem Zweifacheingriff	8,834		20,2	6	0,612	37	0,271	0,202			2,0551
F03B	O	Herzklappeneingriff mit Herz-Lungen-Maschine, mit Mehrfacheingriff oder Alter < 1 Jahr oder Eingriff in tiefer Hypothermie oder IntK > 392 / 368 / - Aufwandspunkte oder bestimmter anderer komplizierender Konstellation oder pulmonale Endarteriektomie	7,110		16,9	5	0,506	32	0,242	0,170			1,9396
F03C	O	Herzklappeneingriff mit Herz-Lungen-Maschine, Alter > 0 J., IntK > 196 / 184 / - P. und IntK < 393 / 369 / - P., mit Zweifacheingriff od. bei angeborenem Herzfehler, mit kompl. Eingr. od. best. Herzklappeneingriff oder andere komplizierende Konstellation	5,850		16,4	4	0,526	29	0,220	0,151			1,6829
F03D	O	Herzklappeneingriff mit HLM, Alter > 0 J., IntK < 197 / 185 / - P., mit Zweifacheingr. od. bei angeb. Herzfehler, oh. kompl. Eingr. oder Alter < 16 J. od. oh. Zweifacheingr., auß. bei angeb. Herzfehler, Alter > 15 J. mit Impl. klappentr. Gefäßprothese	4,633		13,4	3	0,450	24	0,212	0,124			1,3885
F03E	O	Herzklappeneingriff mit Herz-Lungen-Maschine, ohne kompliz. Konst., Alter > 15 J., ohne Eingr. in tiefer Hypoth., IntK < 197 / 185 / - P., ohne Zweifacheingr., auß. bei Endokarditis, auß. b. angeb. Herzfehler, ohne Impl. klappentr. Gefäßpr.	3,823		11,4	3	0,364	19	0,205	0,118			1,3291
F05Z	O	Koronare Bypass-Operation mit invasiver kardiologischer Diagnostik oder intraoperativer Ablation, mit komplizierender Konstellation oder Karotiseingriff oder bestimmte Eingriffe mit Herz-Lungen-Maschine in tiefer Hypothermie	5,726		13,7	4	0,509	24	0,243		x		1,8004
F06A	O	Koronare Bypass-Operation mit bestimmten mehrzeitigen komplexen OR-Prozeduren, mit komplizierender Konstellation oder Karotiseingriff oder intensivmedizinischer Komplexbehandlung > 392 / 368 / - Aufwandspunkte	11,663		25,0	7	0,765	43	0,253	0,236			2,4319
F06B	O	Koronare Bypass-Operation mit anderen mehrzeitigen komplexen OR-Prozeduren, ohne komplizierende Konstellation, ohne Karotiseingriff, ohne intensivmedizinische Komplexbehandlung > 392 / 368 / - Aufwandspunkte	7,471		25,5	8	0,372	44	0,188	0,126			1,3272
F06C	O	Koronare Bypass-Operation ohne mehrzeitige komplexe OR-Prozeduren, mit komplizierender Konstellation oder IntK > 392 / 368 / - Aufwandspunkte oder Karotiseingriff	5,880		16,9	5	0,536	32	0,206		x		1,9985
F06D	O	Koronare Bypass-Operation ohne mehrzeitige komplexe OR-Prozeduren, ohne komplizierende Konstellation, mit invasiver kardiologischer Diagnostik oder mit intraoperativer Ablation oder schwersten CC oder Implantation eines herzunterstützenden Systems	4,286		13,5	3	0,479	24	0,206		x		1,5269
F06E	O	Koronare Bypass-Operation ohne mehrzeitige komplexe OR-Prozeduren, ohne komplizierende Konstellation, ohne invasive kardiologische Diagnostik, ohne intraoperative Ablation, ohne schwerste CC, ohne Implantation eines herzunterstützenden Systems	3,526		11,0	3	0,372	18	0,214		x		1,4130
F07A	O	Andere Eingriffe mit Herz-Lungen-Maschine, Alter < 1 Jahr oder mit best. kompliz. Konstellation od. kompl. Operation oder IntK > - / 368 /- P. oder Alter < 18 Jahre mit Reop. Herz od. Perikard oder and. kompliz. Konstellation, mit best. kompl. Eingriffen	6,667		15,3	4	0,648	30	0,275	0,199			2,2028

Fallpauschalen-Katalog und Pflegeerlöskatalog
Teil a) Bewertungsrelationen bei Versorgung durch Hauptabteilungen

DRG	Partition	Bezeichnung [6)]	Bewertungsrelation bei Hauptabteilung	Bewertungsrelation bei Hauptabteilung und Beleghebamme	Mittlere Verweildauer [1)]	Untere Grenzverweildauer: Erster Tag mit Abschlag [2), 5)]	Untere Grenzverweildauer: Bewertungsrelation/Tag	Obere Grenzverweildauer: Erster Tag zus. Entgelt [3), 5)]	Obere Grenzverweildauer: Bewertungsrelation/Tag	Externe Verlegung Abschlag/Tag (Bewertungsrelation)	Verlegungsfallpauschale	Ausnahme von Wiederaufnahme [4)]	Pflegeerlös Bewertungsrelation/Tag
1	2	3	4	5	6	7	8	9	10	11	12	13	
F07B	O	And. Eingr. mit HLM, Alter < 1 J. od. mit best. kompl. Konst. od. IntK > -/368 /- P., oh. best. kompl. Eingr. od. Alter > 0 J., IntK < -/369/- P., m. and. kompl. Eingr. mit Reop. Herz od. Perik. od. mit best. and. kompliz. Konst. od. mit best. Aortklers.	5,300		15,1	4	0,468	29	0,236	0,146			1,5948
F07C	O	Andere Eingr. mit HLM, Alter > 0 J., IntK < - / 369/- P. oder Alter > 17 J. od. ohne Reop. od. ohne and. kompliz. Konst., ohne and. kompl. Eingriffe od. ohne Reop. an Herz od. Perikard od. ohne best. and. kompliz. Konst. od. ohne best. Aortklers.	4,193		12,0	3	0,424	21	0,223	0,130			1,4689
F08A	O	Rekonstruktive Gefäßeingriffe mit komplizierender Konstellation oder komplexe Vakuumbehandlung oder komplexer Aorteneingriff	8,343		36,4	11	0,355	54	0,082	0,114			1,1213
F08B	O	Rekonstruktive Gefäßeingriffe ohne komplizierende Konstellationen, ohne komplexe Vakuumbehandlung, ohne komplexen Aorteneingriff, mit komplexem Eingriff mit Mehretagen- oder Aorteneingriff oder Re-OP oder bestimmten Bypässen, mit äußerst schweren CC	5,228		23,8	7	0,327	42	0,077	0,105			1,0501
F08C	O	Rekonstruktive Gefäßeingriffe ohne kompl. Konst., ohne kompl. Vakuumbeh., ohne kompl. Aorteneingriff, mit kompl. Eingriff ohne Mehretagen- od. Aorteneingriff, ohne Reop., ohne bestimmten Bypass, mit äußerst schweren CC oder mit bestimmtem Aorteneingriff	4,088		19,4	5	0,331	37	0,072	0,097			0,9103
F08D	O	Rekonstruktive Gefäßeingriffe ohne kompl. Konst., ohne kompl. Aorteneingriff, mit kompl. Eingr. mit Mehretagen- oder Aorteneingriff oder Reop. oder best. Byp., ohne äuß. schw. CC, ohne best. Aorteneingriff oder bestimmter Bypass mit äußerst schweren CC	3,009		14,1	4	0,261	27	0,065	0,087			0,8820
F08E	O	Rekonstruktive Gefäßeingriffe ohne kompl. Konst., ohne kompl. Vakuumbeh., ohne kompl. Aorteneingriff, mit komplex. Eingriff, ohne Mehretagen- oder Aorteneingriff, ohne Reop., ohne bestimmten Bypass, ohne äußerst schwere CC, ohne bestimmten Aorteneingriff	2,430		11,1	3	0,237	22	0,060	0,079			0,7526
F08F	O	Rekonstruktive Gefäßeingriffe ohne komplizierende Konstellation, ohne komplexe Vakuumbehandlung, ohne komplexen Aorteneingriff, ohne komplexen Eingriff, ohne bestimmten Aorteneingriff, mit bestimmtem Eingriff	1,977		9,7	2	0,259	19	0,056	0,073			0,6981
F08G	O	Rekonstruktive Gefäßeingriffe ohne komplizierende Konstellation, ohne komplexe Vakuumbehandlung, ohne komplexen Aorteneingriff, ohne komplexen Eingriff, ohne bestimmten Aorteneingriff, ohne bestimmten Eingriff	1,753		7,7	2	0,212	14	0,058	0,074			0,7201
F09A	O	Andere kardiothorakale Eingriffe, Alter < 16 Jahre, mit komplizierender Konstellation oder Exzision am Vorhof	3,381		9,6	2	0,519	19	0,163	0,148			1,7424
F09B	O	Andere kardiothorakale Eingriffe, Alter > 15 Jahre, ohne komplizierende Konstellation, ohne Exzision am Vorhof, mit mäßig komplexen kardiothorakalen Eingriffen mit äußerst schweren CC oder bestimmtem kardiologischem Eingriff	3,437		11,8	3	0,391	23	0,093	0,122			1,4240
F09C	O	Andere kardiothorakale Eingriffe, Alter > 15 Jahre, ohne komplizierende Konstellation, ohne Exzision am Vorhof, ohne äußerst schwere CC oder ohne mäßig komplexe kardiothorakale Eingriffe, ohne bestimmten kardiologischen Eingriff	2,138		8,6	2	0,360	19	0,088	0,112			1,2560
F12A	O	Implantation eines Herzschrittmachers, Dreikammersystem mit äuß. schw. CC oder ablativ. Maßnahmen oder PTCA oder mit aufwendiger Sondenentfernung mit kompliz. Faktoren oder mit Revision eines Herzschrittm. oder AICD ohne Aggregatw. mit kompliz. Faktoren	3,431		13,4	3	0,307	27	0,065	0,086			1,0072
F12B	O	Implantation eines Herzschrittmachers, Dreikammersystem ohne äußerst schwere CC, ohne ablative Maßnahme, ohne PTCA oder Implantation eines Herzschrittmachers ohne aufwendige Sondenentfernung mit komplizierenden Faktoren	2,321		5,8	1	0,674	14	0,063	0,077			0,8481
F12C	O	Implantation eines Herzschrittmachers, Zweikammersystem, mit komplexem Eingriff oder Alter < 16 Jahre	2,461		9,1	2	0,299	19	0,070	0,089			1,0989
F12D	O	Implantation eines Herzschrittmachers, Zweikammersystem, ohne komplexen Eingriff, Alter > 15 Jahre, mit äußerst schweren CC oder isolierter offen chirurgischer Sondenimplantation oder aufwendiger Sondenentfernung oder mäßig komplexer PTCA	2,239		11,9	3	0,313	25	0,074	0,097			1,1626
F12E	O	Implantation eines Herzschrittmachers, Einkammersystem oder Implantation eines Ereignisrekorders, Alter > 15 Jahre, mit invasiver kardiologischer Diagnostik bei bestimmten Eingriffen	1,706		7,9	2	0,233	17	0,063	0,079			0,7734
F12F	O	Impl. HSM, Zweikammersys., oh. äuß. schwere CC, oh. isol. offen chir. Sondenimpl., oh. aufw. Sondenentf., oh. mäßig kompl. PTCA od. Impl. HSM, Einkammersys. od. Impl. Ereignisrekorder, oh. invasive kardiol. Diagnostik bei best. Eingriffen, Alter > 15 J.	1,223		5,5	1	0,401	13	0,067	0,081			0,8834
F13A	O	Amputation bei Kreislauferkrankungen an oberer oder unterer Extremität oder Revisionseingriff mit äußerst schweren CC und mehrzeitigen Revisions- oder Rekonstruktionseingriffen	4,778		38,1	12	0,240	56	0,058	0,080			0,8761
F13B	O	Amputation bei Kreislauferkrankungen an oberer oder unterer Extremität oder Revisionseingriff mit äußerst schweren CC, ohne mehrzeitige Revisions- oder Rekonstruktionseingriffe	1,889		17,7	5	0,241	33	0,058	0,078			0,8366
F13C	O	Amputation bei Kreislauferkrankungen an oberer oder unterer Extremität oder Revisionseingriff ohne äußerst schwere CC	1,308		12,3	3	0,237	25	0,054	0,071			0,7021

Fallpauschalen-Katalog und Pflegeerlöskatalog
Teil a) Bewertungsrelationen bei Versorgung durch Hauptabteilungen

DRG	Partition	Bezeichnung [6]	Bewertungsrelation bei Hauptabteilung	Bewertungsrelation bei Hauptabteilung und Beleghebamme	Mittlere Verweildauer [1]	Untere Grenzverweildauer: Erster Tag mit Abschlag [2), 5)]	Untere Grenzverweildauer: Bewertungsrelation/Tag	Obere Grenzverweildauer: Erster Tag zus. Entgelt [3), 5)]	Obere Grenzverweildauer: Bewertungsrelation/Tag	Externe Verlegung Abschlag/Tag (Bewertungsrelation)	Verlegungsfallpauschale	Ausnahme von Wiederaufnahme [4]	Pflegeerlös Bewertungsrelation/Tag
1	2	3	4	5	6	7	8	9	10	11	12	13	
F14A	O	Komplexe oder mehrfache Gefäßeingriffe außer große rekonstruktive Eingriffe mit äußerst schweren CC	3,853		22,1	6	0,297	40	0,067	0,090			0,9057
F14B	O	Komplexe oder mehrfache Gefäßeingriffe außer große rekonstruktive Eingriffe, ohne äußerst schwere CC	2,228		11,9	3	0,261	24	0,062	0,082			0,7462
F15Z	O	Perkutane Koronarangioplastie mit komplizierender Konstellation oder komplexer Diagn. u. hochkompl. Intervention od. m. best. Rekanalisationsverf., Alt. < 16 J. od. inv. kardiolog. Diagnostik, m. kompliz. Konst. od. Endokarditis, mehr als 2 Belegungstage	2,871		17,6	5	0,362	34	0,087	0,116			1,3338
F17A	O	Wechsel eines Herzschrittmachers, Dreikammersystem oder Alter < 16 Jahre	1,388		2,9	1	0,209	7	0,071	0,075			0,9622
F17B	O	Wechsel eines Herzschrittmachers, Einkammer- oder Zweikammersystem, Alter > 15 Jahre	0,713		2,8	1	0,088	6	0,063	0,066			0,8653
F18A	O	Revision eines Herzschrittmachers oder Kardioverters / Defibrillators (AICD) ohne Aggregatwechsel, Alter < 16 Jahre oder mit äußerst schweren CC, mit komplexem Eingriff oder mit aufwendiger Sondenentfernung	2,770		11,5	3	0,278	26	0,096	0,088			1,0704
F18B	O	Revision Herzschrittmacher od. Kardioverter / Defibrillator (AICD) oh. Aggregatw., Alt. < 16 J. od. mit äuß. schw. CC, oh. kompl. Eingr., oh. aufwend. Sondenentf. od. Alt. > 15 J., oh. äuß. schw. CC mit kompl. Eingr., mit intralum. exp. Extraktionshilfe	1,747		10,1	2	0,318	22	0,066	0,086			0,9272
F18C	O	Revision eines Herzschrittmachers oder Kardioverters / Defibrillators (AICD) ohne Aggregatwechsel, Alter > 15 Jahre, ohne äußerst schwere CC, ohne aufwendige Sondenentfernung, mit komplexem Eingriff, ohne intraluminale expandierende Extraktionshilfe	1,163		4,4	1	0,382	11	0,068	0,079			0,9056
F18D	O	Revision eines Herzschrittmachers oder Kardioverters / Defibrillators (AICD) ohne Aggregatwechsel, Alter > 15 Jahre, ohne äußerst schwere CC, ohne aufwendige Sondenentfernung, ohne komplexen Eingriff	0,641		3,3	1	0,349	8	0,065	0,071			0,8872
F19A	O	Andere transluminale Intervention an Herz, Aorta und Lungengefäßen mit äußerst schweren CC	3,156		12,3	3	0,410	26	0,092	0,123			1,3375
F19B	O	Andere transluminale Intervention an Herz, Aorta und Lungengefäßen ohne äußerst schwere CC	1,587		4,3	1	0,379	11	0,074	0,086			1,0544
F20Z	O	Beidseitige Unterbindung und Stripping von Venen mit bestimmter Diagnose oder äußerst schweren oder schweren CC	0,966		4,7	1	0,197	14	0,059	0,070			0,6262
F21A	O	Andere OR-Prozeduren bei Kreislauferkrankungen mit hochkomplexem Eingriff oder komplizierender Konstellation	5,122		30,5	9	0,275	48	0,064	0,087			0,9620
F21B	O	Andere OR-Prozeduren bei Kreislauferkrankungen ohne hochkomplexen Eingriff, mit komplexem Eingriff oder bestimmter komplizierender Konstellation	3,419		23,7	7	0,261	42	0,062	0,085			0,9076
F21C	O	Andere OR-Prozeduren bei Kreislauferkrankungen ohne komplexen Eingriff, mit mäßig komplexem Eingriff oder anderer komplizierender Konstellation oder IntK > 196 / 184 / 368 Punkte	2,016		18,7	5	0,221	36	0,050	0,068			0,7450
F21D	O	Andere OR-Prozeduren bei Kreislauferkrankungen ohne komplexen Eingriff, ohne komplizierende Konstellationen, ohne IntK > 196 / 184 / 368 Punkte, ohne mäßig komplexen Eingriff, mit bestimmtem anderen Eingriff	1,372		13,5	4	0,198	27	0,052	0,069			0,7809
F21E	O	Andere OR-Prozeduren bei Kreislauferkrankungen ohne komplexen Eingriff, ohne komplizierende Konstellationen, ohne IntK > 196 / 184 / 368 Punkte, ohne mäßig komplexen Eingriff, ohne bestimmten anderen Eingriff	0,871		9,7	2	0,247	20	0,054	0,069			0,7008
F24A	O	Perkutane Koronarangioplastie mit komplexer Diagnose und hochkomplexer Intervention oder mit bestimmten Rekanalisationsverfahren, Alter > 15 Jahre, mit äußerst schweren CC	2,598		13,8	4	0,338	27	0,086	0,114			1,3970
F24B	O	Perkutane Koronarangioplastie mit komplexer Diagnose und hochkomplexer Intervention oder mit bestimmten Rekanalisationsverfahren, Alter > 15 Jahre, ohne äußerst schwere CC	1,392		5,8	1	0,554	12	0,076	0,091			1,0466
F27A	O	Verschiedene Eingriffe bei Diabetes mellitus mit Komplikationen, mit äußerst schweren CC oder Gefäßeingriff oder bestimmter Amputation oder komplexer Arthrodese des Fußes oder komplexem Hauteingriff oder Ringfixateur	2,344		21,2	6	0,226	39	0,053	0,072			0,7905
F27B	O	Verschiedene Eingriffe bei Diabetes mellitus mit Komplikationen, ohne äußerst schwere CC, ohne Gefäßeingriff, ohne bestimmte Amputation, ohne komplexe Arthrodese des Fußes, ohne komplexen Hauteingriff, ohne Rngfixateur, mit mäßig komplexem Eingriff	1,353		13,7	4	0,202	27	0,052	0,069			0,6696
F27C	O	Verschiedene Eingriffe bei Diabetes mellitus mit Komplikationen, ohne äußerst schwere CC, ohne Gefäßeingriff, ohne best. Amputation, ohne komplexe Arthrodese des Fußes, ohne Ringfixateur, ohne mäßig komplexen Eingriff, mit bestimmtem aufwendigen Eingriff	1,231		12,6	3	0,253	25	0,056	0,075			0,7636
F28A	O	Bestimmte Amputation bei Kreislauferkrankungen an unterer Extremität mit zusätzlichem Gefäßeingriff oder mit Hauttransplantation mit äußerst schweren oder schweren CC	3,466		24,0	7	0,260	42	0,061	0,084			0,8314
F28B	O	Bestimmte Amputation bei Kreislauferkrankungen an unterer Extremität ohne zusätzlichen Gefäßeingriff, ohne Hauttransplantation, mit äußerst schweren oder schweren CC	1,959		18,9	5	0,238	36	0,053	0,072			0,8434

Fallpauschalen-Katalog und Pflegeerlöskatalog
Teil a) Bewertungsrelationen bei Versorgung durch Hauptabteilungen

DRG	Partition	Bezeichnung [6]	Bewertungsrelation bei Hauptabteilung	Bewertungsrelation bei Hauptabteilung und Beleghebamme	Mittlere Verweildauer [1]	Untere Grenzverweildauer: Erster Tag mit Abschlag [2], [5]	Untere Grenzverweildauer: Bewertungsrelation/Tag	Obere Grenzverweildauer: Erster Tag zus. Entgelt [3], [5]	Obere Grenzverweildauer: Bewertungsrelation/Tag	Externe Verlegung Abschlag/Tag (Bewertungsrelation)	Verlegungsfallpauschale	Ausnahme von Wiederaufnahme [4]	Pflegeerlös Bewertungsrelation/Tag
1	2	3	4	5	6	7	8	9	10	11	12	13	
F28C	O	Bestimmte Amputation bei Kreislauferkrankungen an unterer Extremität, ohne zusätzlichen Gefäßeingriff, ohne äußerst schwere oder schwere CC	1,704		16,3	4	0,247	32	0,053	0,072			0,8040
F30Z	O	Operation bei komplexem angeborenen Herzfehler oder Hybridchirurgie bei Kindern	5,457		13,1	3	0,678	24	0,272	0,193			2,4922
F36A	O	Intensivmedizinische Komplexbehandlung bei Krankheiten und Störungen des Kreislaufsystems mit komplizierenden Faktoren, > 1176 / 1380 / - Aufwandspunkte oder > 588 / 828 / 1104 Aufwandspunkte mit aufwendigem Eingriff	13,892		35,4	11	0,850	53	0,288		x	x	3,1781
F36B	O	Intensivmed. Komplexbeh. bei Krankh. und Störungen d. Kreislaufsyst. m. kompliz. Fakt., > 588 / 828 / - P. od. > - / - / 1104 P. m. best. OR-Proz., ohne aufwend. Eingr. od. > - / 552 / 552 P. m. best. Aortenstent od. minimalinv. Eingr. an mehrer. Herzkl.	10,464		25,5	7	0,867	43	0,272		x	x	2,9420
F36C	O	Intensivmedizinische Komplexbehandlung bei Krankheiten und Störungen des Kreislaufsystems mit komplizierenden Faktoren, > - / 552 / 552 Aufwandspunkte ohne bestimmte OR-Prozedur, ohne bestimmten Aortenstent oder bestimmter mehrzeitiger komplexer Eingriff	8,194		23,4	7	0,680	41	0,233		x	x	2,5383
F39A	O	Unterbindung und Stripping von Venen mit beidseitigem Eingriff oder bestimmter Diagnose oder äußerst schweren oder schweren CC	0,633		2,7	1	0,060	7	0,076	0,079			0,7630
F39B	O	Unterbindung und Stripping von Venen ohne beidseitigen Eingriff, ohne bestimmte Diagnose, ohne äußerst schwere oder schwere CC	0,562		2,1	1	0,044	4	0,091	0,087			1,0631
F41A	A	Invasive kardiologische Diagnostik bei akutem Myokardinfarkt mit äußerst schweren CC	2,195		17,3	5	0,303	30	0,074	0,099			1,0800
F41B	A	Invasive kardiologische Diagnostik bei akutem Myokardinfarkt ohne äußerst schwere CC	0,779		5,3	1	0,326	12	0,072	0,086			0,9433
F42Z	O	Operation b. kompl. angeb. Herzfehler, Hybridchirurgie, best. Herzklappeneingriffe od. and. Eingriffe m. Herz-Lungen-Maschine m. invas. kardiolog. Diagnostik bei Kindern od. best. rekonstruktive Gefäßeingriffe oh. Herz-Lungen-Maschine m. kompl. Eingriff	6,824		13,5	3	0,576	28	0,265	0,159			1,7581
F43A	A	Beatmung > 24 Stunden bei Krankheiten und Störungen des Kreislaufsystems, Alter < 6 Jahre oder intensivmedizinische Komplexbehandlung > 392 / 552 / 552 Aufwandspunkte oder best. Impl. herzunterst. System	5,129		24,4	7	0,570	42	0,187	0,179		x	2,2686
F43B	A	Beatmung > 24 Stunden bei Krankheiten und Störungen des Kreislaufsystems oh. IntK > 392 / 552 / 552 Pkte, Alter > 5 J. und Alter < 16 J. od. mit kompl. Konstell. od. best. OR-Prozedur od. IntK > - / 368 / - Punkte, ohne best. Impl. herzunterst. System	4,385		15,5	4	0,524	30	0,118	0,158		x	1,8728
F43C	A	Beatmung > 24 Stunden bei Krankheiten und Störungen des Kreislaufsystems, Alter > 15 ., ohne intensivmed. Komplexbehandlung > 392 / 368 / 552 Aufwandspunkte, ohne komplizierende Konstellation, ohne best. OR-Prozedur, ohne best. Impl. herzunterst. System	1,951		10,7	3	0,448	24	0,117	0,153		x	2,0263
F48Z	A	Geriatrische frührehabilitative Komplexbehandlung bei Krankheiten und Störungen des Kreislaufsystems	1,466		20,3			31	0,050	0,068			0,7278
F49A	A	Invasive kardiologische Diagnostik außer bei akutem Myokardinfarkt, mit äußerst schweren CC oder IntK > 196 / 184 / 368 Aufwandspunkten, mit komplexem Eingriff oder Alter < 10 Jahre	2,863		17,0	5	0,412	33	0,101	0,137			1,3385
F49B	A	Invasive kardiologische Diagnostik außer bei akutem Myokardinfarkt, mit äußerst schweren CC oder IntK > 196 / 184 / 368 Aufwandspunkten, ohne komplexen Eingriff, Alter > 9 Jahre	2,450		18,2	5	0,356	34	0,083	0,111			1,3189
F49C	A	Invasive kardiologische Diagnostik außer bei akutem Myokardinfarkt, ohne äußerst schwere CC, ohne IntK > 196 / 184 / 368 Aufwandspunkte, Alter < 18 Jahre	1,013		2,5	1	0,093	6	0,136	0,097			1,7682
F49D	A	Invasive kardiologische Diagnostik außer bei akutem Myokardinfarkt, ohne äußerst schwere CC, ohne IntK > 196 / 184 / 368 Aufwandspunkte, Alter > 17 Jahre, mit schweren CC, mehr als ein Belegungstag	1,490		13,2	3	0,297	26	0,064	0,084			0,8639
F49E	A	Invasive kardiologische Diagnostik außer bei akutem Myokardinfarkt, ohne IntK > 196 / 184 / 368 Aufwandspunkte, Alter > 17 Jahre, ohne schwere CC bei BT > 1, mit kardialem Mapping oder bestimmter komplexer Diagnose	0,977		4,5	1	0,362	11	0,078	0,090			0,8580
F49F	A	Invasive kardiologische Diagnostik außer bei akutem Myokardinfarkt, ohne äußerst schwere CC, ohne IntK > 196 / 184 / 368 Aufwandspunkte, Alter > 17 Jahre, ohne kardiales Mapping, ohne schwere CC bei BT > 1, ohne best. kompl. Diagnose, mit best. Eingr.	0,821		5,9	1	0,297	14	0,061	0,075			0,7130
F49G	A	Invasive kardiologische Diagnostik außer bei akutem Myokardinfarkt, ohne äußerst schwere CC, ohne IntK > 196 / 184 / 368 Aufwandspunkte, Alter > 17 Jahre, ohne kardiales Mapping, ohne schwere CC bei BT > 1, ohne komplexe Diagnose, ohne best. Eingriff	0,548		3,7	1	0,206	8	0,064	0,072			0,7232
F50A	O	Ablative Maßnahmen bei Herzrhythmusstörungen mit hochkomplexer Ablation im linken Vorhof, Ventrikel oder Pulmonalvenen oder Implantation eines Ereignisrekorders oder Alter < 16 Jahre	2,156		3,5	1	0,308	8	0,071	0,079			0,9088
F50B	O	Ablative Maßnahmen bei Herzrhythmusstörungen ohne hochkomplexe Ablation im linken Vorhof, Ventrikel oder Pulmonalvenen, ohne Implantation eines Ereignisrekorders, mit komplexer Ablation, Alter > 15 Jahre	1,544		3,5	1	0,187	8	0,065	0,072			0,8707

Fallpauschalen-Katalog und Pflegeerlöskatalog
Teil a) Bewertungsrelationen bei Versorgung durch Hauptabteilungen

DRG	Partition	Bezeichnung [6]	Bewertungsrelation bei Hauptabteilung	Bewertungsrelation bei Hauptabteilung und Beleghebamme	Mittlere Verweildauer [1]	Untere Grenzverweildauer: Erster Tag mit Abschlag [2, 5]	Untere Grenzverweildauer: Bewertungsrelation/Tag	Obere Grenzverweildauer: Erster Tag zus. Entgelt [3, 5]	Obere Grenzverweildauer: Bewertungsrelation/Tag	Externe Verlegung Abschlag/Tag (Bewertungsrelation)	Verlegungsfallpauschale	Ausnahme von Wiederaufnahme [4]	Pflegeerlös Bewertungsrelation/Tag
1	2	3	4	5	6	7	8	9	10	11	12	13	
F50C	O	Ablative Maßnahmen bei Herzrhythmusstörungen ohne hochkomplexe Ablation im linken Vorhof, Ventrikel oder Pulmonalvenen, ohne Implantation eines Ereignisrekorders, ohne komplexe Ablation, Alter > 15 Jahre	1,081		3,2	1	0,218	8	0,064	0,070			0,9252
F51A	O	Endovaskuläre Implantation von Stent-Prothesen an der Aorta, thorakal oder mit bestimmter Aortenprothesenkombination	5,557		9,6	2	0,438	21	0,137	0,124			1,2092
F51B	O	Endovaskuläre Implantation von Stent-Prothesen an der Aorta, nicht thorakal, ohne bestimmte Aortenprothesenkombination	3,812		6,9	1	0,407	13	0,083	0,103			0,8668
F52A	O	Perkutane Koronarangioplastie mit komplexer Diagnose, mit äußerst schweren CC	2,469		15,3	4	0,365	30	0,084	0,112			1,3391
F52B	O	Perkutane Koronarangioplastie mit komplexer Diagnose, ohne äußerst schwere CC oder mit intrakoronarer Brachytherapie oder bestimmte Intervention	1,064		5,3	1	0,348	11	0,075	0,089			1,0171
F56A	O	Perkutane Koronarangioplastie mit bestimmter hochkomplexer Intervention, mit äußerst schweren CC	2,083		10,7	3	0,296	22	0,078	0,101			1,1816
F56B	O	Perkutane Koronarangioplastie mit hochkomplexer Intervention, ohne bestimmte hochkomplexe Intervention oder ohne äußerst schwere CC oder Kryoplastie	1,004		3,6	1	0,287	8	0,063	0,070			0,8319
F58A	O	Perkutane Koronarangioplastie oder bestimmte kardiologische Diagnostik mit Gefäßeingriff, mit äußerst schweren CC	1,718		11,0	3	0,280	22	0,072	0,093			1,0677
F58B	O	Perkutane Koronarangioplastie oder bestimmte kardiologische Diagnostik mit Gefäßeingriff, ohne äußerst schwere CC	0,774		3,4	1	0,228	8	0,065	0,072			0,8283
F59A	O	Mäßig komplexe Gefäßeingriffe mit äußerst schweren CC	2,896		18,1	5	0,336	35	0,079	0,105			0,9766
F59B	O	Mäßig komplexe Gefäßeingriffe mit aufwendiger Gefäßintervention, ohne äußerst schwere CC	1,960		5,0	1	0,674	12	0,165	0,197			0,8098
F59C	O	Mäßig komplexe Gefäßeingriffe ohne äußerst schwere CC, ohne aufwendige Gefäßintervention, mit aufwendigem Eingriff oder Mehrfacheingriff oder bestimmter Diagnose oder Alter < 16 Jahre, mehr als ein Belegungstag	1,598		6,3	1	0,417	14	0,092	0,114			0,8070
F59D	O	Mäßig komplexe Gefäßeingriffe ohne äußerst schwere CC, ohne aufwendige Gefäßintervention, mit bestimmtem Eingriff oder anderem Mehrfacheingriff, Alter > 15 Jahre oder ein Belegungstag oder mit pAVK mit Gangrän, mehr als ein Belegungstag	1,164		5,5	1	0,270	14	0,084	0,101			0,7781
F59E	O	Mäßig komplexe Gefäßeingriffe ohne äußerst schwere CC, ohne aufwend. Gefäßinterv., mit best. anderen Eingriff oder best. Mehrfacheingriff oder PTA, mehr als ein Belegungstag, ohne aufwendigen oder bestimmten Eingr., Alter > 15 Jahre oder ein Belegungstag	0,928		4,0	1	0,227	10	0,103	0,118			0,7779
F59F	O	Mäßig komplexe Gefäßeingriffe ohne äußerst schwere CC, ohne aufwendige Gefäßintervention, ohne aufwendigen, bestimmten oder bestimmten anderen Eingriff, ohne Mehrfacheingriff, Alter > 15 Jahre oder ein Belegungstag	0,710		2,9	1	0,175	7	0,118	0,126			0,8362
F60A	M	Akuter Myokardinfarkt ohne invasive kardiologische Diagnostik mit äußerst schweren CC	1,255		12,7	3	0,299	26	0,067	0,087			1,0770
F60B	M	Akuter Myokardinfarkt ohne invasive kardiologische Diagnostik ohne äußerst schwere CC	0,541		5,7	1	0,377	13	0,065	0,079			0,8996
F61A	M	Infektiöse Endokarditis mit komplizierender Diagnose oder mit komplizierender Konstellation	2,722		28,6	9	0,257	47	0,063	0,087			0,9625
F61B	M	Infektiöse Endokarditis ohne komplizierende Diagnose, ohne komplizierende Konstellation	2,198		26,3	8	0,232	44	0,056	0,077			0,7604
F62A	M	Herzinsuffizienz und Schock mit äußerst schweren CC, mit Dialyse oder komplizierender Diagnose oder mit bestimmter hochaufwendiger Behandlung mit intensivmedizinischer Komplexbehandlung > 196 / 184 / 368 Punkte oder komplizierender Konstellation	2,644		20,7	6	0,358	39	0,085	0,115			1,3362
F62B	M	Herzinsuff. und Schock mit äuß. schw. CC, mit Dialyse oder kompliz. Diag. od. mit best. hochaufw. Beh. od. ohne kompliz. Konst., ohne best. hochaufw. Beh., mehr als 1 BT bei best. akuten Nierenvers. mit äuß. schw. CC od. Komplexbeh. des akut. Schlaganf.	1,776		18,9	5	0,273	35	0,067	0,083			0,9599
F62C	M	Herzinsuffizienz und Schock ohne äuß. schw. CC od. ohne Dialyse, ohne kompliz. Diagnose, ohne kompliz. Konst., ohne best. hochaufw. Beh., mehr als 1 Belegungstag, ohne best. akut. Nierenvers. od. ohne äuß. schw. CC. ohne Komplexbeh. des akut. Schlaganf.	0,653		8,1	2	0,211	17	0,055	0,070			0,7691
F62D	M	Herzinsuffizienz und Schock ohne äußerst schwere CC oder ohne Dialyse, ohne komplizierende Diagnose, ohne komplizierende Konstellation, ohne bestimmte hochaufwendige Behandlung, ein Belegungstag	0,187		1,0								1,1772
F63A	M	Venenthrombose mit äußerst schweren CC	1,117		12,1	3	0,259	25	0,060	0,079			0,8700
F63B	M	Venenthrombose ohne äußerst schwere CC	0,429		4,5	1	0,244	10	0,063	0,073			0,7094
F64Z	M	Hautulkus bei Kreislauferkrankungen	0,639		8,1	2	0,208	16	0,054	0,069			0,7105
F65A	M	Periphere Gefäßkrankheiten mit komplexer Diagnose und äußerst schweren CC oder intensivmedizinische Komplexbehandlung > 196 / 184 / 184 Aufwandspunkte	1,565		15,1	4	0,301	28	0,070	0,093			1,0568

Fallpauschalen-Katalog und Pflegeerlöskatalog
Teil a) Bewertungsrelationen bei Versorgung durch Hauptabteilungen

DRG	Partition	Bezeichnung [6]	Bewertungsrelation bei Hauptabteilung	Bewertungsrelation bei Hauptabteilung und Beleghebamme	Mittlere Verweildauer [1]	Untere Grenzverweildauer: Erster Tag mit Abschlag [2], [5]	Untere Grenzverweildauer: Bewertungsrelation/Tag	Obere Grenzverweildauer: Erster Tag zus. Entgelt [3], [5]	Obere Grenzverweildauer: Bewertungsrelation/Tag	Externe Verlegung Abschlag/Tag (Bewertungsrelation)	Verlegungsfallpauschale	Ausnahme von Wiederaufnahme [4]	Pflegeerlös Bewertungsrelation/Tag
1	2	3	4	5	6	7	8	9	10	11	12	13	
F65B	M	Periphere Gefäßkrankheiten ohne komplexe Diagnose oder ohne äußerst schwere CC, ohne intensivmedizinische Komplexbehandlung > 196 / 184 / 184 Aufwandspunkte	0,530		5,5	1	0,276	13	0,064	0,077			0,7613
F66A	M	Koronararteriosklerose mit äußerst schweren CC	1,177		14,5	4	0,225	24	0,055	0,073			0,8288
F66B	M	Koronararteriosklerose ohne äußerst schwere CC	0,414		4,2	1	0,222	10	0,066	0,077			0,6488
F67A	M	Hypertonie mit komplizierender Diagnose oder äußerst schweren oder schweren CC oder bestimmter hochaufwendiger / mäßig aufwendiger / aufwendiger Behandlung	0,786		8,8	2	0,251	19	0,060	0,077			0,7986
F67B	M	Hypertonie ohne komplizierende Diagnose, ohne äußerst schwere oder schwere CC, ohne bestimmte hochaufwendige / mäßig aufwendige / aufwendige Behandlung, Alter < 18 Jahre	0,413		3,4	1	0,204	7	0,085	0,093			1,1111
F67C	M	Hypertonie ohne komplizierende Diagnose, ohne äußerst schwere oder schwere CC, ohne bestimmte hochaufwendige / mäßig aufwendige / aufwendige Behandlung, Alter > 17 Jahre	0,370		3,9	1	0,204	9	0,064	0,073			0,6283
F68A	M	Angeborene Herzkrankheit, Alter < 6 Jahre oder intensivmedizinische Komplexbehandlung > 196 / - / - Aufwandspunkte oder Alter < 16 Jahre mit äußerst schweren oder schweren CC	0,670		5,2	1	0,399	13	0,126	0,105			1,6953
F68B	M	Angeborene Herzkrankheit ohne intensivmedizinische Komplexbehandlung > 196 / - / - Aufwandspunkte, Alter > 5 Jahre und Alter < 16 Jahre, ohne äußerst schwere oder schwere CC oder Alter > 15 Jahre	0,451		3,0	1	0,219	7	0,094	0,101			0,9869
F69A	M	Herzklappenerkrankungen mit äußerst schweren oder schweren CC	1,132		13,0	3	0,263	25	0,057	0,076			0,7944
F69B	M	Herzklappenerkrankungen ohne äußerst schwere oder schwere CC	0,462		5,4	1	0,270	12	0,059	0,071			0,6811
F70A	M	Schwere Arrhythmie und Herzstillstand mit äußerst schweren CC	1,176		10,2	2	0,376	21	0,078	0,100			1,3284
F70B	M	Schwere Arrhythmie und Herzstillstand ohne äußerst schwere CC	0,530		5,0	1	0,376	11	0,072	0,086			0,9423
F71A	M	Nicht schwere kardiale Arrhythmie und Erregungsleitungsstörungen mit äußerst schweren CC, mehr als ein Belegungstag oder mit kathetergestützter elektrophysiologischer Untersuchung des Herzens oder bestimmter hochaufwendiger Behandlung	1,154		12,5	3	0,274	25	0,062	0,082			0,9749
F71B	M	Nicht schwere kardiale Arrhythmie und Erregungsleitungsstörungen ohne äußerst schwere CC oder ein Belegungstag, ohne kathetergestützte elektrophysiologische Untersuchung des Herzens, ohne bestimmte hochaufwendige Behandlung	0,380		3,8	1	0,208	9	0,067	0,076			0,7608
F72A	M	Angina pectoris mit äußerst schweren CC	1,021		10,1	2	0,306	20	0,064	0,083			0,8731
F72B	M	Angina pectoris ohne äußerst schwere CC	0,367		3,6	1	0,191	8	0,070	0,078			0,6864
F73A	M	Synkope und Kollaps, Alter < 14 Jahre, ein Belegungstag	0,207		1,0								1,5464
F73B	M	Synkope und Kollaps, Alter > 13 Jahre oder mehr als ein Belegungstag	0,423		3,9	1	0,240	9	0,073	0,084			0,7329
F74Z	M	Thoraxschmerz und sonstige und nicht näher bezeichnete Krankheiten des Kreislaufsystems	0,320		2,8	1	0,156	6	0,078	0,082			0,7251
F75A	M	Andere Krankheiten des Kreislaufsystems mit äußerst schweren CC, mehr als ein Belegungstag	1,697		14,9	4	0,306	30	0,073	0,096			0,9979
F75B	M	Andere Krankheiten des Kreislaufsystems ohne äußerst schwere CC oder ein Belegungstag, Alter < 10 Jahre oder Alter < 16 Jahre mit schweren CC	0,816		4,7	1	0,521	12	0,148	0,122			1,7865
F75C	M	Andere Krankheiten des Kreislaufsystems ohne äußerst schwere CC oder ein Belegungstag, Alter > 9 Jahre und Alter < 16 Jahre, ohne schwere CC oder Alter > 15, bei bestimmter kardiovaskulärer Erkrankung	0,696		5,4	1	0,461	13	0,076	0,091			0,7823
F75D	M	Andere Krankheiten des Kreislaufsystems ohne äußerst schwere CC oder ein Belegungstag, Alter > 9 Jahre und Alter < 16 Jahre, ohne schwere CC oder Alter > 15, ohne bestimmte kardiovaskuläre Erkrankung	0,642		5,6	1	0,378	13	0,068	0,083			0,7878
F77K	M	Komplexbehandlung bei isolationspflichtigen Erregern bei Krankheiten und Störungen des Kreislaufsystems, COVID-19, Virus nachgewiesen	2,490		27,3			45	0,057	0,079			0,9645
F77Z	M	Komplexbehandlung bei isolationspflichtigen Erregern bei Krankheiten und Störungen des Kreislaufsystems	2,135		23,9			41	0,057	0,079			1,0000
F95A	O	Interventioneller Septumverschluss, Alter < 18 Jahre oder Vorhofohrverschluss	2,181		4,2	1	0,465	11	0,070	0,080			0,9546
F95B	O	Interventioneller Septumverschluss, Alter > 17 Jahre, ohne Vorhofohrverschluss	1,591		2,5	1	0,171	5	0,076	0,077			0,9474
F98A	O	Komplexe minimalinvasive Operationen an Herzklappen ohne minimalinvasiven Eingriff an mehreren Herzklappen, mit hochkomplexem Eingriff oder komplexer Diagnose oder Alter < 30 Jahre oder Implantation eines Wachstumsstents	7,254		14,1	4	0,362	27	0,090	0,120			1,4560
F98B	O	Komplexe minimalinvasive Operationen an Herzklappen ohne minimalinvasiven Eingriff an mehreren Herzklappen, ohne hochkomplexen Eingriff, ohne komplexe Diagnose, Alter > 29 Jahre, ohne Implantation eines Wachstumsstents, mit sehr komplexem Eingriff	6,138		11,1	3	0,315	22	0,080	0,104			1,1629

Fallpauschalen-Katalog und Pflegeerlöskatalog
Teil a) Bewertungsrelationen bei Versorgung durch Hauptabteilungen

DRG	Partition	Bezeichnung [6]	Bewertungsrelation bei Hauptabteilung	Bewertungsrelation bei Hauptabteilung und Beleghebamme	Mittlere Verweildauer [1]	Untere Grenzverweildauer: Erster Tag mit Abschlag [2), 5)]	Untere Grenzverweildauer: Bewertungsrelation/Tag	Obere Grenzverweildauer: Erster Tag zus. Entgelt [3), 5)]	Obere Grenzverweildauer: Bewertungsrelation/Tag	Externe Verlegung Abschlag/Tag (Bewertungsrelation)	Verlegungsfallpauschale	Ausnahme von Wiederaufnahme [4]	Pflegeerlös Bewertungsrelation/Tag
1	2	3	4	5	6	7	8	9	10	11	12	13	
F98C	O	Komplexe minimalinvasive Operationen an Herzklappen ohne minimalinvasiven Eingriff an mehreren Herzklappen, ohne hochkomplexen Eingriff, ohne komplexe Diagnose, Alter > 29 Jahre, ohne Implantation eines Wachstumsstents, ohne sehr komplexen Eingriff	8,191		10,5	2	0,329	23	0,066	0,087			1,0165
MDC 06 Krankheiten und Störungen der Verdauungsorgane													
G01Z	O	Eviszeration des kleinen Beckens	6,313		21,9	6	0,426	39	0,136	0,130			1,2594
G02A	O	Bestimmte Eingriffe an den Verdauungsorganen bei angeb. Fehlbildung, Alter < 2 Jahre oder sehr komplexe Eingriffe an Dünn- und Dickdarm, Alter < 10 Jahre oder best. Eingriffe an Dünn- und Dickdarm mit kompliz. Diagnose, mit bestimmten kompliz. Faktoren	3,865		18,9	5	0,355	36	0,079	0,106			1,2169
G02B	O	Bestimmte komplexe Eingriffe an Dünn- und Dickdarm oder andere Eingriffe an den Verdauungsorganen bei angeb. Fehlbildung, Alter < 2 Jahre oder bestimmte Eingriffe an Dünn- und Dickdarm mit komplizierender Diagnose, ohne bestimmte komplizierende Faktoren	2,801		14,3	4	0,288	27	0,071	0,094			0,9504
G02C	O	Andere komplexe Eingriffe an Dünn- und Dickdarm oder andere Eingriffe an Dünn- und Dickdarm mit komplizierender Diagnose, ohne Eingriffe an den Verdauungsorganen bei angeborener Fehlbildung, Alter < 2 Jahre	2,282		12,4	3	0,290	24	0,066	0,087			0,9139
G03A	O	Große Eingriffe an Magen, Ösophagus und Duodenum oder bestimmte Eingriffe an Dünn- und Dickdarm oder an Magen, Ösophagus und Duodenum mit komplexer Prozedur mit hochkomplexem Eingriff oder intensivmedizinischer Komplexbehandlung > - / 368 / - Aufwandsp.	5,691		19,8	6	0,399	36	0,141	0,134			1,4754
G03B	O	Große Eingriffe an Magen, Ösophagus und Duodenum oder bestimmte Eingriffe an Magen, Ösophagus und Duodenum mit komplexer Prozedur ohne hochkomplexen Eingriff, ohne intensivmedizinische Komplexbehandlung > - / 368 / - Aufwandspkt., mit komplexem Eingriff	4,924		19,3	5	0,406	35	0,088	0,119			1,1934
G03C	O	Große Eingriffe an Magen, Ösophagus und Duodenum oder bestimmte Eingriffe an Magen, Ösophagus und Duodenum mit komplexer Prozedur ohne hochkomplexen Eingriff, ohne intensivmedizinische Komplexbehandlung > - / 368 / - Aufwandspkt., ohne komplexen Eingriff	3,848		16,3	4	0,378	31	0,081	0,109			1,1119
G04Z	O	Adhäsiolyse am Peritoneum, Alter < 4 Jahre od. mit äuß. schw. od. schw. CC oder kleine Eingriffe an Dünn- und Dickdarm oder best. Eingriffe an abd. Gefäßen mit äuß. schw. CC oder Implantation eines Antireflux-Stimulationssystems od. best. Gastrektomie	3,356		18,4	5	0,329	35	0,075	0,101			1,1277
G07A	O	Appendektomie oder laparoskopische Adhäsiolyse bei Peritonitis mit äuß. schw. od. schw. CC od. kl. Eingr. an Dünn- / Dickdarm od. an abdom. Gefäßen, oh. äuß. schw. CC od. best. Anorektoplastik, Alter < 3 Jahre od. mit best. Eingr. an abdominalen Gefäßen	1,861		8,3	2	0,390	18	0,098	0,125			1,3461
G07B	O	Appendekt. od. laparoskop. Adhäsiolyse bei Peritonitis mit äuß. schw. od. schw. CC od. kl. Eingriffe an Dünn- / Dickdarm, oh. äußerst schwere CC od. best. Anorektoplastik, Alt. > 2 Jahre u. Alter < 14 Jahre od. mit laparoskop. Adhäsiolyse od. Rektopexie	1,640		8,2	2	0,246	16	0,063	0,080			0,9873
G07C	O	Appendektomie bei Peritonitis mit äußerst schweren oder schweren CC oder kleine Eingriffe an Dünn- und Dickdarm ohne äußerst schwere CC oder bestimmte Anorektoplastik, Alter > 13 Jahre, ohne laparoskopische Adhäsiolyse, ohne Rektopexie	1,240		7,9	2	0,214	15	0,057	0,073			0,7396
G08A	O	Komplexe Rekonstruktion der Bauchwand, Alter > 0 Jahre, mit äußerst schweren CC	3,013		16,5	4	0,351	33	0,075	0,100			1,0484
G08B	O	Komplexe Rekonstruktion der Bauchwand, Alter > 0 Jahre, ohne äußerst schwere CC	1,102		4,6	1	0,450	10	0,056	0,066			0,7244
G09Z	O	Beidseitige Eingriffe bei Leisten- und Schenkelhernien, Alter > 55 Jahre oder komplexe Herniotomien oder Operation einer Hydrocele testis oder andere kleine Eingriffe an Dünn- und Dickdarm	0,888		2,7	1	0,172	6	0,066	0,068			0,9294
G10Z	O	Bestimmte Eingriffe an hepatobiliärem System, Pankreas, Niere und Milz	2,929		13,3	3	0,355	26	0,075	0,099			0,9658
G11A	O	Pyloromyotomie oder Anoproktoplastik und Rekonstruktion von Anus und Sphinkter außer bei Analfissuren und Hämorrhoiden, Alter < 6 Jahre	1,063		5,5	1	0,277	11	0,071	0,086			1,4536
G11B	O	Pyloromyotomie oder Anoproktoplastik und Rekonstruktion von Anus und Sphinkter außer bei Analfissuren und Hämorrhoiden, Alter > 5 Jahre	0,621		3,6	1	0,237	8	0,057	0,063			0,7626
G12A	O	Andere OR-Prozeduren an den Verdauungsorganen mit komplexer OR-Prozedur oder mit mäßig komplexer OR-Prozedur, mehr als ein Belegungstag, Alter < 16 Jahre	2,531		11,8	3	0,317	27	0,073	0,099			1,0784
G12B	O	Andere OR-Prozeduren an den Verdauungsorganen mit mäßig komplexer OR-Prozedur, mehr als ein Belegungstag, Alter > 15 Jahre	1,758		13,1	3	0,272	28	0,053	0,078			0,8420
G12C	O	Andere OR-Prozeduren an den Verdauungsorganen mit wenig komplexer OR-Prozedur, mehr als ein Belegungstag	1,377		8,1			20	0,063	0,083			0,7555
G12D	O	Andere OR-Prozeduren an den Verdauungsorganen ohne komplexe OR-Prozedur, ein Belegungstag oder ohne mäßig komplexe OR-Prozedur, mit bestimmtem Eingriff oder Alter < 14 Jahre oder bei bösartiger Neubildung der Verdauungsorgane	1,200		8,8	2	0,276	20	0,066	0,085			0,7662

Fallpauschalen-Katalog und Pflegeerlöskatalog

Teil a) Bewertungsrelationen bei Versorgung durch Hauptabteilungen

DRG	Partition	Bezeichnung [6]	Bewertungsrelation bei Hauptabteilung	Bewertungsrelation bei Hauptabteilung und Beleghebamme	Mittlere Verweildauer [1]	Untere Grenzverweildauer: Erster Tag mit Abschlag [2], [5]	Untere Grenzverweildauer: Bewertungsrelation/Tag	Obere Grenzverweildauer: Erster Tag zus. Entgelt [3], [5]	Obere Grenzverweildauer: Bewertungsrelation/Tag	Externe Verlegung Abschlag/Tag (Bewertungsrelation)	Verlegungsfallpauschale	Ausnahme von Wiederaufnahme [4]	Pflegeerlös Bewertungsrelation/Tag
1	2	3	4	5	6	7	8	9	10	11	12	13	
G12E	O	Andere OR-Prozeduren an den Verdauungsorganen ohne komplexe OR-Prozedur, ein Belegungstag oder ohne mäßig komplexe OR-Prozedur, ohne bestimmten Eingriff, Alter > 13 Jahre, außer bei bösartiger Neubildung der Verdauungsorgane	0,783		4,2	1	0,258	10	0,065	0,075			0,8439
G13A	O	Implantation und Wechsel von Neurostimulatoren und Neurostimulationselektroden bei Krankheiten und Störungen der Verdauungsorgane ohne Implantation oder Wechsel eines permanenten Elektrodensystems	1,040		2,5	1	0,114	5	0,064	0,065			0,8190
G13B	O	Implantation und Wechsel von Neurostimulatoren und Neurostimulationselektroden bei Krankheiten und Störungen der Verdauungsorgane mit Implantation oder Wechsel eines permanenten Elektrodensystems	1,320		2,9	1	0,124	6	0,061	0,064			0,7854
G14Z	O	Geriatrische frührehabilitative Komplexbehandlung mit bestimmter OR-Prozedur bei Krankheiten und Störungen der Verdauungsorgane	3,719		30,0			48	0,061	0,084			0,9167
G15Z	O	Strahlentherapie mit großem abdominellen Eingriff	4,366		25,9	8	0,333	44	0,115	0,111			0,8635
G16A	O	Komplexe Rektumresektion od. and. Rektumres. m. best. Eingr. od. kompl. Diagnose od. mehrz. Enterostomaanlage und -rückverlagerung, m. kompliz. Konstell. od. plast. Rekonstruktion m. myokut. Lappen od. IntK > 196/ 368/ - P. od. endorektale Vakuumtherapie	6,394		27,6	8	0,371	46	0,085	0,116			1,1807
G16B	O	Komplexe Rektumresektion od. andere Rektumres. mit best. Eingr. od. kompl. Diag. od. mehrz. Enterostomaanlage u. -rückverlagerung, ohne kompliz. Konstell. od. plast. Rekonstruktion m. myokut. Lappen od. IntK > 196/ 368/ - P. ohne endorekt. Vakuumtherapie	3,768		17,4	5	0,288	34	0,070	0,093			0,9710
G17A	O	Andere Rektumresektion ohne bestimmten Eingriff oder Implantation eines künstlichen Analsphinkters, bei bösartiger Neubildung oder Alter < 16 Jahre	3,064		12,5	3	0,314	24	0,071	0,093			0,9018
G17B	O	Andere Rektumresektion ohne bestimmten Eingriff oder Implantation eines künstlichen Analsphinkters, außer bei bösartiger Neubildung, Alter > 15 Jahre	2,489		11,3	3	0,247	22	0,062	0,081			0,8809
G18A	O	Best. Eingr. an Dünn-/Dickdarm od. Anlegen Stoma od. andere Eingr. am Darm m. äuß. schw. CC od. Leberkeilexz. m. hochkompl. Eingr. od. kompliz. Diag. od. m. sehr kompl. Eingr. od. aufw. Eingr. m. äuß. schw. CC, m. Komplexbeh. MRE od. m. endorekt. Vak.th.	3,635		17,1	5	0,297	33	0,074	0,098			1,0033
G18B	O	Bestimmte Eingriffe an Dünn-/ Dickdarm od. Anlegen Enterostoma od. andere Eingr. am Darm m. äußerst schweren CC od. Leberkeilexzision m. sehr komplexem Eingr. od. aufwendigem Eingr. m. äußerst schweren CC, oh. Komplexbeh. MRE, oh. endorektale Vakuumth.	2,362		11,7	3	0,273	23	0,066	0,087			0,8731
G18C	O	Bestimmte Eingriffe an Dünn- und Dickdarm ohne hochkomplexen oder sehr komplexen Eingriff, ohne aufwendigen Eingriff oder ohne äußerst schwere CC, ohne komplizierende Diagnose, mit komplexem Eingriff, ohne endorektale Vakuumtherapie	1,958		11,0	3	0,240	22	0,061	0,080			0,8478
G18D	O	Bestimmte Eingriffe an Dünn- und Dickdarm ohne komplexen Eingriff, ohne komplizierende Diagnose	1,305		6,6	1	0,289	15	0,061	0,076			0,8306
G19A	O	Andere Eingriffe an Magen, Ösophagus und Duodenum außer bei angeborener Fehlbildung oder Alter > 1 Jahr, mit komplizierender Konstellation oder bei bösartiger Neubildung oder Alter < 16 Jahre ohne bestimmte Operationen an Pharynx oder Magenband	3,203		15,6	4	0,330	31	0,074	0,099			1,0387
G19B	O	Andere Eingriffe an Magen, Ösophagus und Duodenum außer bei angeborener Fehlbildung oder Alter > 1 Jahr, ohne komplizierende Konstellation, außer bei bösartiger Neubildung, Alter > 15 Jahre, mit komplexem Eingriff	1,992		9,6	2	0,316	21	0,069	0,089			0,9957
G19C	O	Andere Eingriffe an Magen, Ösophagus und Duodenum außer bei angeborener Fehlbildung oder Alter > 1 Jahr, ohne komplizierende Konstellation, außer bei bösartiger Neubildung, Alter > 15 Jahre, ohne komplexen Eingriff	1,423		5,7	1	0,241	12	0,059	0,072			0,7749
G21A	O	Komplexe Adhäsiolyse am Peritoneum, Alter > 3 J., ohne äußerst schw. oder schw. CC od. andere Eingriffe an Darm u. Enterostoma od. best. Eingriffe am Pharynx od. Verschluss Darmfistel m. äußerst schw. CC od. aufw. Eingriff am Darm oder Alter < 16 Jahre	1,553		8,4	2	0,246	17	0,062	0,079			0,8310
G21B	O	Andere Eingriffe an Darm und Enterostoma oder bestimmte Eingriffe am Pharynx oder Verschluss Darmfistel ohne äußerst schwere CC, ohne aufwendigen Eingriff am Darm, Alter > 15 Jahre	0,833		5,0	1	0,425	12	0,057	0,068			0,7236
G22A	O	Appendektomie oder laparoskopische Adhäsiolyse bei Peritonitis oder mit äußerst schweren oder schweren CC, Alter < 10 Jahre oder bei bösartiger Neubildung	1,404		7,4	1	0,359	15	0,068	0,086			1,1117
G22B	O	Appendektomie oder laparoskopische Adhäsiolyse bei Peritonitis oder mit äußerst schweren oder schweren CC, Alter > 9 Jahre, mit laparoskopischer Adhäsiolyse oder Alter < 16 Jahre, außer bei bösartiger Neubildung	1,333		7,1	1	0,321	15	0,063	0,079			0,9778
G22C	O	Appendektomie oder laparoskopische Adhäsiolyse bei Peritonitis oder mit äußerst schweren oder schweren CC, Alter > 15 Jahre, außer bei bösartiger Neubildung	1,007		5,2	1	0,232	10	0,063	0,075			0,6963

Fallpauschalen-Katalog und Pflegeerlöskatalog

Teil a) Bewertungsrelationen bei Versorgung durch Hauptabteilungen

DRG	Partition	Bezeichnung [6]	Bewertungsrelation bei Hauptabteilung	Bewertungsrelation bei Hauptabteilung und Beleghebamme	Mittlere Verweildauer [1]	Untere Grenzverweildauer: Erster Tag mit Abschlag [2], [5]	Untere Grenzverweildauer: Bewertungsrelation/Tag	Obere Grenzverweildauer: Erster Tag zus. Entgelt [3], [5]	Obere Grenzverweildauer: Bewertungsrelation/Tag	Externe Verlegung Abschlag/Tag (Bewertungsrelation)	Verlegungsfallpauschale	Ausnahme von Wiederaufnahme [4]	Pflegeerlös Bewertungsrelation/Tag
1	2	3	4	5	6	7	8	9	10	11	12	13	
G23A	O	Appendektomie oder laparoskopische Adhäsiolyse außer bei Peritonitis oder Exzision erkranktes Gewebe Dickdarm ohne äußerst schwere oder schwere CC, Alter < 10 Jahre oder bei bösartiger Neubildung	0,920		3,9	1	0,197	8	0,071	0,081			1,0564
G23B	O	Appendektomie oder laparoskopische Adhäsiolyse außer bei Peritonitis oder Exzision erkranktes Gewebe Dickdarm ohne äußerst schwere oder schwere CC, Alter > 9 Jahre, außer bei bösartiger Neubildung	0,786		3,3	1	0,163	7	0,068	0,075			0,7763
G24A	O	Eingriffe bei Hernien mit plastischer Rekonstruktion der Bauchwand	1,221		5,0	1	0,202	11	0,056	0,067			0,7329
G24B	O	Eingriffe bei Hernien ohne plastische Rekonstruktion der Bauchwand, mit beidseitigem oder komplexem Eingriff oder Alter < 14 Jahre mit äußerst schweren oder schweren CC	0,833		2,2	1	0,122	4	0,069	0,068			1,0288
G24C	O	Eingriffe bei Hernien ohne plastische Rekonstruktion der Bauchwand, ohne beidseitigen Eingriff, ohne komplexen Eingriff, Alter > 13 Jahre oder ohne äußerst schwere oder schwere CC	0,744		2,8	1	0,172	6	0,062	0,065			0,8975
G26A	O	Andere Eingriffe am Anus oder Anoproktoplastik und Rekonstruktion von Anus und Sphinkter bei Analfissuren und Hämorrhoiden, Alter < 16 Jahre oder bei bestimmter bösartiger Neubildung oder mit kleinem Eingriff am Rektum	0,677		3,6	1	0,261	9	0,067	0,075			0,9495
G26B	O	Andere Eingriffe am Anus oder Anoproktoplastik und Rekonstruktion von Anus und Sphinkter bei Analfissuren und Hämorrhoiden, Alter > 15 Jahre, außer bei bestimmter bösartiger Neubildung, ohne kleinen Eingriff am Rektum	0,507		2,8	1	0,150	6	0,063	0,067			0,8304
G27A	O	Strahlentherapie bei Krankheiten und Störungen der Verdauungsorgane, Bestrahlungen an mindestens 8 Tagen, mit äußerst schweren CC	4,108		30,5	9	0,386	48	0,126	0,122		x	0,9011
G27B	O	Strahlentherapie bei Krankheiten und Störungen der Verdauungsorgane, Bestrahlungen an mindestens 8 Tagen, ohne äußerst schwere CC	2,404		19,1	5	0,385	37	0,121	0,115		x	0,7355
G29A	O	Strahlentherapie bei Krankheiten und Störungen der Verdauungsorgane, mehr als ein Belegungstag, Bestrahlungen an mindestens 5 Tagen	0,991		6,4			13	0,152	0,131		x	0,7553
G29B	O	Strahlentherapie bei Krankheiten und Störungen der Verdauungsorgane, mehr als ein Belegungstag, Bestrahlungen an weniger als 5 Tagen	0,666		4,2			11	0,152	0,123		x	0,8476
G33Z	O	Mehrzeitige komplexe OR-Prozeduren oder hochaufwendiges Implantat bei Krankheiten und Störungen der Verdauungsorgane	7,069		30,1	9	0,367	48	0,178	0,118			1,2906
G35Z	O	Komplexe Vakuumbehandlung bei Krankheiten und Störungen der Verdauungsorgane	9,302		44,4	14	0,345	62	0,116	0,114			1,3904
G36A	O	Intensivmedizinische Komplexbehandlung > 1470 / 1380 / - Aufwandspunkte bei Krankheiten und Störungen der Verdauungsorgane	12,942		41,3	13	0,763	59	0,259		x	x	2,9807
G36B	O	Intensivmedizinische Komplexbehandlung > 1176 / 1104 / 1104 Aufwandspunkte und < 1471 / 1381 / - Aufwandspunkte bei Krankheiten und Störungen der Verdauungsorgane	10,849		34,8	11	0,710	53	0,245		x	x	2,8498
G36C	O	Intensivmedizinische Komplexbehandlung > 392 / 552 / - Aufwandspunkte und < 1177 / 1105 / - Aufwandspunkte bei Krankheiten und Störungen der Verdauungsorgane	7,301		27,1	8	0,630	45	0,210		x	x	2,4310
G37Z	O	Multiviszeraleingriff bei Krankheiten und Störungen der Verdauungsorgane	4,876		17,3	5	0,369	33	0,089	0,120			1,1663
G38Z	O	Komplizierende Konstellation mit bestimmtem operativen Eingriff bei Krankheiten und Störungen der Verdauungsorgane oder mehrzeitiger komplexer Eingriff am Gastrointestinaltrakt und anderem Organsystem	6,066		24,6	7	0,481	43	0,156	0,150			1,3679
G40A	A	Bestimmte komplizierende Konstellation mit bestimmtem endoskopischen Eingriff bei Krankheiten und Störungen der Verdauungsorgane	3,880		25,2	7	0,400	43	0,089	0,122			1,1399
G40B	A	Andere komplizierende Konstellation mit bestimmtem endoskopischen Eingriff bei Krankheiten und Störungen der Verdauungsorgane	2,698		15,9	4	0,468	32	0,103	0,138			1,2668
G46A	A	Komplexe therapeutische Gastroskopie bei schweren Krankheiten der Verdauungsorgane, mit äußerst schweren CC oder mit schweren CC oder andere Gastroskopie bei schw. Krankh. der Verd.organe, mit äußerst schweren CC, Alter < 15 Jahre, mehr als ein BT	2,205		17,0	5	0,299	32	0,074	0,099			1,0471
G46B	A	Komplexe therapeutische Gastroskopie mit schw. CC od. and. Gastroskopie mit äuß. schw. CC, bei schw. Krankh. der Verd.organe, Alter > 14 J., mehr als 1 BT od. best. Gastroskopie, Alter < 15 J. od. mit kompliz. Faktoren od. ERCP mit and. endoskop. Eingr.	1,570		13,4	3	0,319	27	0,067	0,088			0,9495
G46C	A	Verschiedenartige komplexe und andere Gastroskopie, ohne komplexe therapeutische Gastroskopie bei schw. Krankheiten der Verdauungsorgane und äuß. schw. oder schw. CC, ohne bestimmte Gastroskopie mit kompliz. Faktoren, ohne ERCP mit and. endoskop. Eingr.	0,890		6,3	1	0,464	14	0,062	0,077			0,7247
G47A	A	Andere Gastroskopie oder bestimmte koloskopische Eingriffe, Alter < 16 Jahre oder mit endoskopischer submukosaler Dissektion am Dickdarm, ein Belegungstag	0,686		2,9	1	0,246	7	0,130	0,096			1,4030
G47B	A	Andere Gastroskopie oder bestimmte koloskopische Eingriffe, Alter > 15 Jahre, ohne endoskopische submukosale Dissektion am Dickdarm oder mehr als ein Belegungstag	0,712		5,4	1	0,374	13	0,067	0,081			0,6705

Fallpauschalen-Katalog und Pflegeerlöskatalog
Teil a) Bewertungsrelationen bei Versorgung durch Hauptabteilungen

DRG	Partition	Bezeichnung [6]	Bewertungsrelation bei Hauptabteilung	Bewertungsrelation bei Hauptabteilung und Beleghebamme	Mittlere Verweildauer [1]	Untere Grenzverweildauer: Erster Tag mit Abschlag [2), 5)]	Untere Grenzverweildauer: Bewertungsrelation/Tag	Obere Grenzverweildauer: Erster Tag zus. Entgelt [3), 5)]	Obere Grenzverweildauer: Bewertungsrelation/Tag	Externe Verlegung Abschlag/Tag (Bewertungsrelation)	Verlegungsfallpauschale	Ausnahme von Wiederaufnahme [4]	Pflegeerlös Bewertungsrelation/Tag
1	2	3	4	5	6	7	8	9	10	11	12	13	
G48A	A	Koloskopie mit äußerst schweren oder schweren CC, komplizierendem Eingriff oder Alter < 15 Jahre oder mehrzeitige endoskopische Blutstillung, mit schwerer Darminfektion oder bei bösartiger Neubildung mit äußerst schweren CC	1,562		15,1	4	0,272	30	0,064	0,085			0,9239
G48B	A	Koloskopie mit äußerst schweren oder schweren CC, komplizierendem Eingriff oder Alter < 15 Jahre oder mehrzeitige endoskopische Blutstillung, ohne schwere Darminfektion, außer bei bösartiger Neubildung oder ohne äußerst schwere CC	1,201		9,3	2	0,295	20	0,067	0,087			0,8511
G50Z	A	Komplexe therapeutische Gastroskopie und bestimmte andere Gastroskopie bei nicht schweren Krankheiten der Verdauungsorgane, mit äußerst schweren oder schweren CC, mehr als ein Belegungstag, Alter > 14 Jahre	1,309		11,9	3	0,260	25	0,062	0,081			0,9432
G52Z	A	Geriatrische frührehabilitative Komplexbehandlung bei Krankheiten und Störungen der Verdauungsorgane	1,492		20,7			32	0,048	0,066			0,7497
G60A	M	Bösartige Neubildung der Verdauungsorgane, mehr als ein Belegungstag mit äußerst schweren CC oder bestimmte hochaufwendige Behandlung	1,228		12,5	3	0,286	26	0,065	0,085		x	0,9472
G60B	M	Bösartige Neubildung der Verdauungsorgane, ein Belegungstag oder ohne äußerst schwere CC, ohne bestimmte hochaufwendige Behandlung	0,398		3,7	1	0,148	9	0,068	0,077		x	0,8339
G64A	M	Entzündliche Darmerkrankung oder andere schwere Erkrankungen der Verdauungsorgane, mit äußerst schweren CC oder Alter < 16 Jahre mit schweren CC	1,418		13,8	4	0,262	27	0,067	0,088			0,8924
G64B	M	Entzündliche Darmerkrankung oder andere schwere Erkrankungen der Verdauungsorgane, ohne äußerst schwere CC, Alter > 15 Jahre oder ohne schwere CC	0,540		5,2	1	0,338	12	0,064	0,077			0,6594
G66Z	M	Abdominalschmerz oder mesenteriale Lymphadenitis, Alter > 55 Jahre und mit CC	0,548		5,6	1	0,336	12	0,062	0,075			0,7723
G67A	M	Ösophagitis, Gastroenteritis, gastrointestinale Blutung, Ulkuserkrankung und verschiedene Erkrankungen der Verdauungsorgane oder Obstruktion des Verdauungstraktes mit bestimmten komplizierenden Faktoren	0,582		5,7	1	0,310	13	0,062	0,075			0,8662
G67B	M	Ösophagitis, Gastroenteritis, gastrointestinale Blutung, Ulkuserkrankung und verschiedene Erkrankungen der Verdauungsorgane oder Obstruktion des Verdauungstraktes mit anderen komplizierenden Faktoren oder mit äußerst schweren CC	0,440		4,1	1	0,224	9	0,065	0,075			0,8082
G67C	M	Ösophagitis, Gastroenteritis, gastrointestinale Blutung, Ulkuserkrankung und verschiedene Erkrankungen der Verdauungsorgane ohne bestimmte oder andere komplizierende Faktoren, ohne äußerst schwere CC	0,392		3,4	1	0,192	8	0,067	0,074			0,7715
G70A	M	Andere schwere Erkrankungen der Verdauungsorgane ohne äußerst schwere CC, Alter < 18 Jahre	0,638		4,2	1	0,358	10	0,120	0,097			1,3632
G70B	M	Andere schwere Erkrankungen der Verdauungsorgane ohne äußerst schwere CC, Alter > 17 Jahre	0,620		5,9	1	0,362	13	0,063	0,077			0,7460
G71Z	M	Andere mäßig schwere Erkrankungen der Verdauungsorgane	0,454		3,2	1	0,150	8	0,064	0,069			0,7640
G72A	M	Andere leichte bis moderate Erkrankungen der Verdauungsorgane oder Abdominalschmerz oder mesenteriale Lymphadenitis, Alter < 3 Jahre	0,298		2,3	1	0,084	4	0,119	0,083			1,4950
G72B	M	Andere leichte bis moderate Erkrankungen der Verdauungsorgane, Alter > 2 Jahre oder Abdominalschmerz oder mesenteriale Lymphadenitis, Alter > 2 Jahre und Alter < 56 Jahre oder ohne CC	0,315		2,6	1	0,136	5	0,075	0,078			0,8040
G73Z	M	Gastrointestinale Blutung oder Ulkuserkrankung mit äußerst schweren CC, mehr als ein Belegungstag	0,659		5,7			13	0,065	0,079			0,8267
G74Z	M	Hämorrhoiden oder andere wenig schwere Erkrankungen der Verdauungsorgane	0,389		3,1	1	0,177	7	0,066	0,071			0,7478
G77A	M	Bestimmte Komplexbehandlung bei isolationspflichtigen Erregern bei Krankheiten und Störungen der Verdauungsorgane	1,604		19,0	5	0,254	34	0,056	0,076			1,0853
G77B	M	Andere Komplexbehandlung bei isolationspflichtigen Erregern bei Krankheiten und Störungen der Verdauungsorgane	0,991		11,8			19	0,056	0,074			0,9902
MDC 07 Krankheiten und Störungen an hepatobiliärem System und Pankreas													
H01A	O	Eingriffe an Pankreas und Leber und portosystemische Shuntoperationen mit großem Eingriff oder Strahlentherapie oder komplexer Eingriff an Gallenblase und Gallenwegen, Alter < 14 J., mit kompl. Eingriff oder intensivmed. Komplexbeh. > 392 / 368 / - P.	5,545		20,5	6	0,402	38	0,174	0,130			1,2029
H01B	O	Eingriffe an Pankreas und Leber und portosystemische Shuntoperationen mit großem Eingriff oder Strahlentherapie oder komplexer Eingriff an Gallenblase und Gallenwegen, Alter < 14 J., ohne kompl. Eingriff, ohne intensivmed. Komplexbeh. > 392 / 368 / - P.	4,282		16,9	5	0,341	32	0,164	0,114			1,1004
H02A	O	Komplexe Eingriffe an Gallenblase und Gallenwegen, Alter > 13 Jahre, bei bösartiger Neubildung oder mit bestimmter biliodigestiver Anastomose	3,784		19,1	5	0,315	36	0,070	0,094			0,8996

Fallpauschalen-Katalog und Pflegeerlöskatalog
Teil a) Bewertungsrelationen bei Versorgung durch Hauptabteilungen

DRG	Partition	Bezeichnung [6]	Bewertungsrelation bei Hauptabteilung	Bewertungsrelation bei Hauptabteilung und Beleghebamme	Mittlere Verweildauer [1]	Untere Grenzverweildauer: Erster Tag mit Abschlag [2), 5)]	Untere Grenzverweildauer: Bewertungsrelation/Tag	Obere Grenzverweildauer: Erster Tag zus. Entgelt [3), 5)]	Obere Grenzverweildauer: Bewertungsrelation/Tag	Externe Verlegung Abschlag/Tag (Bewertungsrelation)	Verlegungsfallpauschale	Ausnahme von Wiederaufnahme [4]	Pflegeerlös Bewertungsrelation/Tag
1	2	3	4	5	6	7	8	9	10	11	12	13	
H02B	O	Komplexe Eingriffe an Gallenblase und Gallenwegen, Alter > 13 Jahre, außer bei bösartiger Neubildung, ohne bestimmte biliodigestive Anastomose	3,272		17,0	5	0,260	33	0,065	0,087			0,9124
H05Z	O	Laparotomie und mäßig komplexe Eingriffe an Gallenblase und Gallenwegen	2,232		12,6	3	0,293	26	0,065	0,087			0,9035
H06A	O	Andere OR-Prozeduren an hepatobiliärem System und Pankreas mit aufwendigem Eingriff und bestimmten komplizierenden Faktoren	3,212		14,9	4	0,335	30	0,079	0,105			1,0219
H06B	O	Andere OR-Prozeduren an hepatobiliärem System und Pankreas mit bestimmtem Eingriff und komplexer Diagnose, Dialyse, komplexer OR-Prozedur oder komplizierender Konstellation	1,669		13,8	4	0,302	28	0,077	0,102			0,9235
H06C	O	Andere OR-Prozeduren an hepatobiliärem System und Pankreas ohne bestimmten Eingriff und komplexe Diagnose, Dialyse, komplexe OR-Prozedur oder komplizierende Konstellation	0,944		6,1	1	0,428	16	0,092	0,114			0,7267
H07A	O	Cholezystektomie und wenig komplexe Eingriffe an Gallenblase, Gallenwegen, Leber mit sehr komplexer Diagnose oder komplizierender Konstellation	2,616		12,4	3	0,316	24	0,072	0,094			0,9491
H07B	O	Cholezystektomie und wenig komplexe Eingriffe an Gallenblase, Gallenwegen, Leber ohne sehr komplexe Diagnose, ohne komplizierende Konstellation	1,599		9,2	2	0,269	20	0,062	0,080			0,8420
H08A	O	Laparoskopische Cholezystektomie mit komplexer Diagnose oder komplizierender Konstellation	1,618		9,1	2	0,264	19	0,061	0,079			0,7704
H08B	O	Laparoskopische Cholezystektomie ohne komplexe Diagnose, ohne komplizierende Konstellation, Alter < 12 Jahre oder mit laparoskopischer Steinentfernung	1,602		8,5	2	0,229	17	0,057	0,073			0,6772
H08C	O	Laparoskopische Cholezystektomie ohne komplexe Diagnose, ohne komplizierende Konstellation, Alter > 11 Jahre, ohne laparoskopische Steinentfernung	0,838		3,6	1	0,188	8	0,062	0,070			0,7355
H09A	O	Eingriffe an Pankreas und Leber und portosystemische Shuntoperationen, ohne großen Eingriff, ohne Strahlentherapie, mit bestimmtem Eingriff mit äußerst schweren CC oder aufwendiger Eingriff am Dünndarm mit bestimmten komplizierenden Faktoren	5,232		25,3	7	0,380	43	0,153	0,115			1,1106
H09B	O	Eingriffe an Pankreas und Leber und portosystemische Shuntoperationen, ohne großen Eingriff, ohne Strahlentherapie, ohne bestimmten Eingriff oder ohne äußerst schwere CC, ohne aufwendigen Eingriff am Dünndarm mit bestimmten komplizierenden Faktoren	2,459		10,2	2	0,392	21	0,081	0,104			0,9570
H12A	O	Verschiedene Eingriffe am hepatobiliären System oder Eingriffe an abdominalen oder pelvinen Gefäßen mit äußerst schweren CC	3,634		24,5	7	0,324	43	0,074	0,101			0,9647
H12B	O	Verschiedene Eingriffe am hepatobiliären System oder Eingriffe an abdominalen oder pelvinen Gefäßen ohne äußerst schwere CC, mit komplexem Eingriff	2,474		15,3	4	0,277	29	0,064	0,086			0,8326
H12C	O	Verschiedene Eingriffe am hepatobiliären System oder Eingriffe an abdominalen oder pelvinen Gefäßen ohne äußerst schwere CC, ohne komplexen Eingriff	1,378		9,9	2	0,301	23	0,064	0,083			0,7174
H15Z	O	Strahlentherapie bei Krankheiten und Störungen an hepatobiliärem System und Pankreas, Bestrahlungen an mindestens 8 Tagen	2,808		21,0	6	0,389	38	0,130	0,124		x	0,6970
H16A	O	Strahlentherapie bei Krankheiten und Störungen an hepatobiliärem System und Pankreas, mehr als ein Belegungstag, Bestrahlungen an mindestens 5 Tagen	1,285		9,3	2	0,411	20	0,133	0,120		x	0,7077
H16B	O	Strahlentherapie bei Krankheiten und Störungen an hepatobiliärem System und Pankreas, mehr als ein Belegungstag, Bestrahlungen an weniger als 5 Tagen	0,696		3,5	1	0,341	10	0,194	0,151		x	0,8642
H29Z	O	Bestimmte selektive Embolisation oder SIRT	1,180		3,4	1	0,282	8	0,229	0,253			0,9837
H33Z	O	Mehrzeitige komplexe OR-Prozeduren bei Krankheiten und Störungen an hepatobiliärem System und Pankreas	7,679		30,9	9	0,418	49	0,183	0,131			1,3414
H36A	O	Intensivmedizinische Komplexbehandlung > 980 / 828 / - Aufwandspunkte bei Krankheiten und Störungen an hepatobiliärem System und Pankreas	8,587		29,4	9	0,753	47	0,257		x	x	2,7221
H36B	O	Intensivmedizinische Komplexbehandlung > 588 / 552 / 552 und < 981 / 829 / - Aufwandspunkte bei Krankheiten und Störungen an hepatobiliärem System und Pankreas	6,076		24,5	7	0,654	42	0,214		x	x	2,3061
H38A	O	Bestimmte komplizierende Konstellation mit bestimmtem operativen Eingriff bei Krankheiten und Störungen an hepatobiliärem System und Pankreas	10,104		26,9	8	0,666	45	0,224	0,216			1,9289
H38B	O	Andere komplizierende Konstellation mit bestimmtem operativen Eingriff bei Krankheiten und Störungen an hepatobiliärem System und Pankreas	7,120		25,3	7	0,544	43	0,120	0,165			1,4298
H40A	A	Endoskopische Eingriffe bei Ösophagusvarizenblutung mit äußerst schweren CC	2,346		15,8	4	0,409	31	0,090	0,121			1,2875
H40B	A	Endoskopische Eingriffe bei Ösophagusvarizenblutung ohne äußerst schwere CC	1,000		7,2	1	0,626	16	0,079	0,098			0,9812
H41A	A	Bestimmte ERCP mit äußerst schweren CC oder mit schweren CC oder komplexer Eingriff oder Alter < 16 Jahre, mit komplexer Prozedur, mit Zugang durch retrograde Endoskopie	2,977		20,2	6	0,298	37	0,073	0,098			0,9900
H41B	A	Bestimmte ERCP mit schweren CC oder komplexer Eingriff oder Alter < 16 Jahre, mit komplexer Prozedur, ohne Zugang durch retrograde Endoskopie	2,432		17,4	5	0,277	33	0,067	0,090			0,7846

Fallpauschalen-Katalog und Pflegeerlöskatalog
Teil a) Bewertungsrelationen bei Versorgung durch Hauptabteilungen

DRG	Partition	Bezeichnung [6]	Bewertungsrelation bei Hauptabteilung	Bewertungsrelation bei Hauptabteilung und Beleghebamme	Mittlere Verweildauer [1]	Untere Grenzverweildauer: Erster Tag mit Abschlag [2], [5]	Untere Grenzverweildauer: Bewertungsrelation/Tag	Obere Grenzverweildauer: Erster Tag zus. Entgelt [3], [5]	Obere Grenzverweildauer: Bewertungsrelation/Tag	Externe Verlegung Abschlag/Tag (Bewertungsrelation)	Verlegungsfallpauschale	Ausnahme von Wiederaufnahme [4]	Pflegeerlös Bewertungsrelation/Tag
1	2	3	4	5	6	7	8	9	10	11	12	13	
H41C	A	Best. ERCP mit schw. CC od. kompl. Eingriff oder Alter < 16 J., oh. kompl. Proz. od. and. ERCP, oh. äuß. schw. od. schw. CC, oh. kompl. Eingriff, mit Radiofrequenzabl. und endoskop. Stentimpl. od. and. aufwend. ERCP / best. endoskop. Eingr. m. best. BNB	1,378		10,1	2	0,293	22	0,061	0,079			0,7215
H41D	A	Andere aufwendige ERCP oh. best. ERCP, oh. äuß. schwere oder schwere CC, Alter > 15 Jahre, ohne kompl. Eingr., oh. Radiofrequenzabl. mit endoskop. Stentimpl., ohne and. aufwend. ERCP / best. endoskop. Eingr. m. best. BNB oder best. endoskop. Eingriffe	0,896		6,1	1	0,428	14	0,059	0,072			0,6560
H41E	A	Andere ERCP ohne bestimmte ERCP, ohne äußerst schwere oder schwere CC, Alter > 15 Jahre, ohne komplexen Eingriff, ohne Radiofrequenzablation mit endoskopischer Stentimplantation	0,612		4,5	1	0,260	11	0,063	0,074			0,6525
H44Z	A	Geriatrische frührehabilitative Komplexbehandlung bei Krankheiten und Störungen an hepatobiliärem System und Pankreas	1,555		21,4	6	0,210	33	0,048	0,066			0,7535
H60Z	M	Leberzirrhose und bestimmte nichtinfektiöse Hepatitiden mit äußerst schweren CC oder komplizierende Konstellation bei bestimmten Krankheiten und Störungen an hepatobiliärem System und Pankreas	1,537		14,2	4	0,288	28	0,072	0,095			0,9989
H61A	M	Bösartige Neubildung an hepatobiliärem System und Pankreas, mehr als ein Belegungstag, mit komplexer Diagnose, mit äußerst schweren CC oder Pfortaderthrombose	1,139		11,6	3	0,262	24	0,064	0,084		x	0,8628
H61B	M	Bösartige Neubildung an hepatobiliärem System und Pankreas, ein Belegungstag oder ohne komplexe Diagnose oder ohne äußerst schwere CC, ohne Pfortaderthrombose, Alter < 17 Jahre	0,609		3,0	1	0,295	6	0,197	0,148		x	1,7653
H61C	M	Bösartige Neubildung an hepatobiliärem System und Pankreas, ein Belegungstag oder ohne komplexe Diagnose oder ohne äußerst schwere CC, ohne Pfortaderthrombose, Alter > 16 Jahre	0,492		4,6	1	0,257	12	0,069	0,081		x	0,8058
H62A	M	Erkrankungen des Pankreas außer bösartige Neubildung oder Leberzirrhose und bestimmte nichtinfektiöse Hepatitiden ohne äußerst schwere CC, Alter < 16 Jahre	0,660		4,7	1	0,301	11	0,128	0,105			1,3451
H62B	M	Erkrankungen des Pankreas außer bösartige Neubildung, mit akuter Pankreatitis oder Leberzirrhose oder bestimmter nichtinfektiöser Hepatitis, Alter > 15 Jahre	0,575		6,2	1	0,353	14	0,059	0,073			0,6941
H62C	M	Erkrankungen des Pankreas außer bösartige Neubildung, ohne akute Pankreatitis, ohne Leberzirrhose, ohne bestimmte nichtinfektiöse Hepatitis, Alter > 15 Jahre	0,473		4,6	1	0,254	11	0,063	0,074			0,6670
H63A	M	Erkrankungen der Leber auß. bösart. Neubild., Leberzirr. u. best. nichtinfekt. Hepatitiden u. best. Erkrank. der Gallenwege, mehr als ein Belegungstag, mit kompl. Diag. u. äuß. schw. o. schw. CC od. kompl. Diag. od. äuß. schw. od. schw. CC, Alter < 1 J.	1,364		11,7	3	0,321	25	0,077	0,101			1,0411
H63B	M	Erkrankungen der Leber außer bösartige Neubildung, Leberzirrhose und bestimmte nichtinfektiöse Hepatitiden und best. Erkrankungen der Gallenwege, mehr als ein Belegungstag, mit komplexer Diagnose oder äußerst schweren oder schweren CC, Alter > 0 Jahre	0,909		8,5	2	0,266	18	0,066	0,085			0,7660
H63C	M	Erkrankungen der Leber außer bösartige Neubildung, Leberzirrhose und bestimmte nichtinfektiöse Hepatitiden und bestimmte Erkrankungen der Gallenwege, ein Belegungstag oder ohne komplexe Diagnose und ohne äußerst schwere oder schwere CC	0,527		5,1	1	0,296	11	0,067	0,080			0,6740
H64Z	M	Erkrankungen von Gallenblase und Gallenwegen	0,442		4,6	1	0,260	10	0,062	0,073			0,7341
H77Z	M	Komplexbehandlung bei isolationspflichtigen Erregern bei Krankheiten und Störungen an hepatobiliärem System und Pankreas	1,572		15,4			31	0,063	0,085			0,9880
H78Z	M	Bestimmte komplizierende Konstellation bei bestimmten Krankheiten und Störungen an hepatobiliärem System und Pankreas	4,285		25,2	7	0,457	43	0,145	0,140			1,2507
MDC 08 Krankheiten und Störungen an Muskel-Skelett-System und Bindegewebe													
I01Z	O	Beidseitige Eingriffe oder mehrere große Eingriffe an Gelenken der unteren Extremität mit komplexer Diagnose	4,485		28,6	9	0,228	47	0,056	0,077			0,8152
I02A	O	Großflächige Gewebe- / Hauttransplantation außer an der Hand, mit komplizierender Konstellation, Eingriff an mehreren Lokalisationen oder mit schwerem Weichteilschaden, mit äußerst schweren CC und komplexer OR-Prozedur	12,135		53,1	17	0,345	71	0,178	0,114			1,3129
I02B	O	Großfl. Gewebe- / Hauttransplantation m. kompliz. Konst., Eingr. an mehr. Lokal. od. schw. Weichteilsch., m. äuß. schw. CC od. kompl. OR-Proz. od. mit hochkompl. Gewebe-Tx od. Vakuumbeh. od. BNB u. kompl. OR-Proz. od. kompl. Gewebe-Tx m. äuß. schw. CC	8,052		41,3	13	0,278	59	0,066	0,092			1,0579
I02C	O	Großfl. Gewebe- / Hauttransplantation außer an der Hand, mit kompliz. Konst., Eingriff an mehreren Lokalisationen oder schw. Weichteilschaden, bei BNB und kompl. OR-Proz. m. äußerst schweren oder schweren CC od. komplexer Gewebe-Tx m. äußerst schweren CC	5,565		33,5	10	0,285	52	0,066	0,090			1,0105
I02D	O	Kleinflächige oder großflächige Gewebe- / Hauttransplantation außer an der Hand, mit äußerst schweren CC	4,163		29,3	9	0,254	47	0,061	0,084			0,9511

Fallpauschalen-Katalog und Pflegeerlöskatalog
Teil a) Bewertungsrelationen bei Versorgung durch Hauptabteilungen

DRG	Partition	Bezeichnung [6]	Bewertungsrelation bei Hauptabteilung	Bewertungsrelation bei Hauptabteilung und Beleghebamme	Mittlere Verweildauer [1]	Untere Grenzverweildauer: Erster Tag mit Abschlag [2), 5)]	Untere Grenzverweildauer: Bewertungsrelation/Tag	Obere Grenzverweildauer: Erster Tag zus. Entgelt [3), 5)]	Obere Grenzverweildauer: Bewertungsrelation/Tag	Externe Verlegung Abschlag/Tag (Bewertungsrelation)	Verlegungsfallpauschale	Ausnahme von Wiederaufnahme [4]	Pflegeerlös Bewertungsrelation/Tag
1	2	3	4	5	6	7	8	9	10	11	12	13	
I03A	O	Revision oder Ersatz des Hüftgelenkes mit kompl. Diagnose od. Arthrodese od. Alter < 16 Jahre oder beidseitige od. mehrere gr. Eingr. an Gelenken der unt. Extr. mit kompl. Eingriff, mit äuß. schw. CC oder mehrzeitigem Wechsel oder Eingr. an mehr. Lok.	5,916		36,9	11	0,274	55	0,063	0,087			1,0193
I03B	O	Revision oder Ersatz des Hüftgelenkes mit kompl. Diagnose od. Arthrodese od. Alter < 16 Jahre oder beidseitige od. mehrere gr. Eingr. an Gelenken der unt. Extr. mit kompl. Eingriff, ohne äuß. schw. CC, ohne mehrzeit. Wechsel, ohne Eingr. an mehr. Lok.	2,931		17,2	5	0,236	32	0,058	0,078			0,8092
I04Z	O	Implantation, Wechsel oder Entfernung einer Endoprothese am Kniegelenk mit komplizierender Diagnose oder Arthrodese oder Implantation einer Endoprothese nach vorheriger Explantation oder periprothetische Fraktur an der Schulter oder am Knie	3,206		16,6	5	0,232	30	0,059	0,080			0,8085
I05A	O	Revision oder Ersatz des Hüftgelenkes ohne komplizierende Diagnose, ohne Arthrodese, ohne komplexen Eingriff, mit äußerst schweren CC	3,351		21,0	6	0,307	38	0,072	0,097			1,1627
I05B	O	Implantation oder Wechsel einer inversen Endoprothese am Schultergelenk oder Implantation einer Sprunggelenkendoprothese	2,364		9,0	2	0,244	17	0,057	0,074			0,7949
I05C	O	Anderer großer Gelenkersatz ohne Implantation oder Wechsel einer inversen Endoprothese am Schultergelenk, ohne Implantation einer Sprunggelenkendoprothese	1,975		7,4	1	0,302	14	0,058	0,072			0,7816
I06A	O	Komplexe Eingriffe an der Wirbelsäule mit hochkomplexem Korrektureingriff oder bestimmtem mehrzeitigen Eingriff oder mit Eingriff an mehreren Lokalisationen oder mit komplizierender Konstellation oder bei Para- / Tetraplegie mit äußerst schweren CC	7,170		24,4	7	0,366	42	0,084	0,115			1,1907
I06B	O	Komplexe Eingriffe an Wirbelsäule, Kopf und Hals mit sehr komplexem Eingriff bei schwerer entzündlicher Erkrankung oder bestimmte bösartige Neubildung am Knochen oder Alter < 19 Jahre	4,856		13,3	3	0,378	27	0,113	0,105			1,1301
I06C	O	Komplexe Eingriffe an Wirbelsäule, Kopf und Hals, Alter > 18 Jahre, ohne Para- / Tetraplegie oder ohne äußerst schwere CC, ohne bösartige Neubildung am Knochen, mit bestimmtem Eingriff ohne schwere entzündliche Erkrankung oder ohne bestimmten Eingriff	4,708		15,0	4	0,307	28	0,072	0,095			1,0181
I07A	O	Amputation bei Krankheiten und Störungen an Muskel-Skelett-System und Bindegewebe	2,108		16,7	5	0,225	33	0,057	0,076			0,8266
I07B	O	Bestimmte Amputation am Fuß	1,498		13,2	3	0,256	25	0,055	0,072			0,7033
I08A	O	Andere Eingriffe an Hüftgelenk und Femur mit hochkomplexem Eingriff bei Beckenfraktur, mit bösartiger Neubildung, mit äußerst schweren CC oder mit weiteren komplizierenden Faktoren	4,421		21,0	6	0,336	39	0,079	0,107			1,2030
I08B	O	Andere Eingriffe an Hüftgelenk und Femur mit sehr komplexem Eingriff bei komplexer Diagnose oder äußerst schweren CC oder Ersatz des Hüftgelenkes mit Eingriff an oberer Extremität oder Wirbelsäule mit bestimmten komplizierenden Faktoren	3,958		21,6	6	0,310	40	0,071	0,095			1,1272
I08C	O	Andere Eingriffe an Hüftgelenk und Femur mit Einbringen von Abstandshaltern oder and. komplexen Eingriffen bei kompl. Diagnose od. äuß. schw. CC oder Ersatz des Hüftgelenkes mit Eingriff an oberer Extremität oder Wirbelsäule ohne best. kompliz. Faktoren	3,042		16,9	5	0,258	31	0,065	0,087			0,9708
I08D	O	Andere Eingriffe an Hüftgelenk und Femur mit komplexer Diagnose oder Prozedur oder äußerst schweren CC	2,505		14,8	4	0,270	29	0,064	0,086			0,9988
I08E	O	Andere Eingriffe an Hüftgelenk und Femur ohne komplexe Diagnose oder Prozedur, ohne äußerst schwere CC, mit bestimmten Eingriffen an Becken und Femur oder mit bestimmten komplizierenden Diagnosen	2,205		11,7	3	0,254	21	0,061	0,080			0,8961
I08F	O	Andere Eingriffe an Hüftgelenk und Femur ohne komplexe Diagnose oder Prozedur, ohne äußerst schwere CC, mehr als ein Belegungstag, mit bestimmten anderen Eingriffen an Hüftgelenk und Femur	1,526		9,6	2	0,267	18	0,059	0,076			0,8838
I08G	O	Andere Eingriffe an Hüftgelenk und Femur ohne komplexe Diagnose oder Prozedur, ohne äußerst schwere CC, mehr als ein Belegungstag, mit mäßig komplexem Eingriff	1,166		5,0	1	0,221	12	0,062	0,073			0,8176
I08H	O	Andere Eingriffe an Hüftgelenk und Femur, ein Belegungstag oder ohne mäßig komplexen Eingriff, mit bestimmtem anderen Eingriff oder Alter < 12 Jahre oder Eingriff an der unteren Extremität	0,867		3,4	1	0,149	7	0,065	0,071			0,9308
I08I	O	Andere Eingriffe an Hüftgelenk und Femur, ein Belegungstag oder ohne mäßig komplexen Eingriff, ohne bestimmten anderen Eingriff, Alter > 11 Jahre, ohne Eingriff an der unteren Extremität	0,733		3,3	1	0,083	8	0,064	0,070			0,9927
I09A	O	Bestimmte Eingriffe an der Wirbelsäule mit sehr komplexer Osteosynthese und äußerst schweren CC oder aufwendiger intensivmedizinischer Komplexbehandlung ab 369 Punkten	5,980		25,4	7	0,367	43	0,081	0,111			1,2446
I09B	O	Bestimmte Eingriffe an der Wirbelsäule mit bestimmten expandierbaren Implantaten oder mehrzeitigen komplexen Eingriffen	5,512		20,1	6	0,262	36	0,064	0,087			0,8817

Fallpauschalen-Katalog und Pflegeerlöskatalog
Teil a) Bewertungsrelationen bei Versorgung durch Hauptabteilungen

DRG	Parti-tion	Bezeichnung [6]	Bewertungsrelation bei Hauptabteilung	Bewertungsrelation bei Hauptabteilung und Beleghebamme	Mittlere Verweil-dauer [1]	Untere Grenzverweildauer: Erster Tag mit Abschlag [2), 5)]	Untere Grenzverweildauer: Bewertungs-relation/Tag	Obere Grenzverweildauer: Erster Tag zus. Entgelt [3), 5)]	Obere Grenzverweildauer: Bewertungs-relation/Tag	Externe Verlegung Abschlag/Tag (Bewertungsrelation)	Verlegungs-fallpauschale	Ausnahme von Wieder-aufnahme [4]	Pflegeerlös Bewertungs-relation/Tag
1	2	3	4	5	6	7	8	9	10	11	12	13	
I09C	O	Bestimmte Eingriffe an der Wirbelsäule mit best. kompl. Faktoren, mit Wirbelkörperersatz oder komplexer Spondylodese oder andere mehrzeitige komplexe Eingriffe an der Wirbelsäule mit aufwendiger intensmed. Komplexbehandlung ab 185 Aufwandspunkten	4,695		18,4	5	0,301	33	0,069	0,093			0,9987
I09D	O	Bestimmte Eingriffe an der Wirbelsäule mit best. kompl. Faktoren, bei Frakturen der Halswirbelsäule oder sek. bösartiger Neub. des Knochens oder mit anderen mehrz. kompl. Eingriffen ohne aufwendige intensmed. Komplexbehandlung ab 185 Aufwandspunkten	4,124		18,1	5	0,303	35	0,071	0,095			0,9360
I09E	O	Bestimmte Eingriffe an der Wirbelsäule und best. komplizierende Faktoren oder best. Eingriffe an der WS mit best. anderen kompl. Faktoren und Eingriffe ZNS oder transpleuraler Zugang BWS oder best. langstreckige Spondylodese/Osteosynthese oder Diszitis	3,525		13,4	3	0,293	26	0,062	0,082			0,8194
I09F	O	Best. Eingriffe an der Wirbelsäule, best. kompl. Faktoren od. Alter < 16 J., oh. best. Eingriffe WS, oh. Diszitis oder knöcherne Dekompression Spinalkanal >3 Segm. oder Impl. e. Schrauben-Band-Systems od. Schrauben-Stab-Systems, 1 Segment, bei Diszitis	2,795		11,8	3	0,242	23	0,058	0,076			0,7595
I09G	O	Bestimmte Eingriffe an der Wirbelsäule mit bestimmten anderen territoriz. Faktoren oder mit anderen kompl. Faktoren und Frakturen Halswirbelsäule oder BNB der Wirbelsäule mit Kyphoplastie, mit Radiofrequenzablation oder komplexer Eingriff an der Wirbelsäule	2,469		8,7	2	0,243	17	0,059	0,075			0,7501
I09H	O	Bestimmte Eingriffe an der Wirbelsäule mit bestimmten anderen kompliz. Faktoren oder mit anderen kompliz. Faktoren, ohne Frakturen HWS, ohne BNB der Wirbelsäule oder ohne Kyphoplastie od. ohne Radiofrequenzabl., ohne komplexen Eingriff an der Wirbelsäule	1,796		7,9	2	0,226	17	0,060	0,076			0,7011
I09I	O	Bestimmte Eingriffe an der Wirbelsäule ohne komplizierende Faktoren	1,383		8,1	2	0,226	17	0,059	0,075			0,6931
I10A	O	Andere Eingriffe an der Wirbelsäule mit bestimmtem Eingriff an Rückenmark, Spinalkanal, Wirbelsäule, Rumpf mit äußerst schweren CC	3,893		19,9	6	0,294	37	0,073	0,098			1,0170
I10B	O	Andere Eingriffe WS m. best. kompl. Eingriffen od. Para- / Tetrapl. od. Wirbelfraktur m. best. Eingriffen oh. äuß. schw. CC od. best. andere Operationen WS m. äuß. schw. CC u. > 1 BT od. mäßig kompl. Eingriffe u. Diszitis od. Exzision spin. Tumorgewebe	2,236		11,5	3	0,247	25	0,061	0,080			0,7966
I10C	O	Andere Eingriffe an der Wirbelsäule bei Bandscheibeninfektion oder mit bestimmtem Eingriff an der Wirbelsäule	1,614		6,3	1	0,266	13	0,059	0,073			0,7506
I10D	O	Andere Eingriffe an der Wirbelsäule mit komplexem Eingriff an der Wirbelsäule ohne Bandscheibeninfektion, ohne Diszitis, ohne bestimmten anderen Eingriff an der Wirbelsäule	1,182		5,6	1	0,233	12	0,058	0,070			0,6917
I10E	O	Andere Eingriffe an der Wirbelsäule mit mäßig komplexem Eingriff, ohne komplexen Eingriff, ohne Diszitis, ohne Bandscheibeninfektion, mit bestimmtem kleinen Eingriff oder wenig komplexer Eingriff, mehr als 1 Belegungstag, Alter < 18 Jahre	0,985		5,6	1	0,441	12	0,058	0,070			0,6616
I10F	O	Andere Eingriffe an der Wirbelsäule ohne mäßig komplexen Eingriff an der Wirbelsäule mit bestimmtem kleinen Eingriff oder wenig komplexer Eingriff, mehr als ein Belegungstag, Alter > 17 Jahre	0,846		4,6	1	0,377	11	0,065	0,076			0,6780
I10G	O	Andere Eingriffe an der Wirbelsäule ohne mäßig komplexen Eingriff an der Wirbelsäule, ohne bestimmten kleinen Eingriff, ohne wenig komplexen Eingriff oder ein Belegungstag, mit anderem kleinen Eingriff	0,661		3,0	1	0,183	7	0,071	0,076			0,7805
I10H	O	Andere Eingriffe an der Wirbelsäule ohne mäßig komplexen Eingriff, ohne bestimmten kleinen Eingriff, ohne anderen kleinen Eingriff	0,578		3,0	1	0,238	7	0,062	0,067			0,8778
I11Z	O	Eingriffe zur Verlängerung einer Extremität	2,612		10,2	2	0,258	21	0,053	0,069			0,7674
I12A	O	Knochen- und Gelenkinfektion / -entzündung mit verschiedenen Eingriffen am Muskel-Skelett-System und Bindegewebe mit äußerst schweren CC	3,557		23,4	7	0,262	41	0,063	0,087			0,9633
I12B	O	Knochen- und Gelenkinfektion / -entzündung mit verschiedenen Eingriffen am Muskel-Skelett-System und Bindegewebe mit schweren CC, mit Revision des Kniegelenkes oder Osteomyelitis, Alter < 16 Jahre	2,187		16,6	5	0,218	31	0,055	0,074			0,7560
I12C	O	Knochen- und Gelenkinfektion / -entzündung mit verschiedenen Eingriffen am Muskel-Skelett-System und Bindegewebe mit schweren CC, ohne Revision des Kniegelenkes, ohne Osteomyelitis, Alter > 15 Jahre	1,332		10,1	2	0,251	22	0,052	0,068			0,6667
I13A	O	Bestimmte Eingriffe an den Extremitäten mit komplexem Mehrfacheingriff, mit komplizierendem Eingriff an Humerus und Tibia oder aufwendiger Osteosynthese	2,980		16,1	4	0,245	29	0,054	0,072			0,7144
I13B	O	Bestimmte Eingriffe an den Extremitäten mit best. Mehrfacheingriff oder kompliz. Diagnose oder bei Endoprothese der oberen Extremität oder mit Fixateur ext., mit best. BNB od. mit Einbringen von Abstandshalt od. Alter < 18 J. mit äuß. schw. od. schw. CC	2,580		13,5	4	0,207	25	0,054	0,071			0,7319
I13C	O	Bestimmte Eingriffe an den Extremitäten mit best. Mehrfacheingr. od. kompliz Diag. od. bei Endopr. der oberen Extrem. od. m. Fix. ext., m. kompl. Eingr. od. schw. Weichteilsch., m. best. kompl. Osteot. od. BNB od. Alter < 18 J. m. äuß. schw. od. schw. CC	1,945		9,3	2	0,249	19	0,057	0,073			0,7588

Fallpauschalen-Katalog und Pflegeerlöskatalog

Teil a) Bewertungsrelationen bei Versorgung durch Hauptabteilungen

DRG	Partition	Bezeichnung [6]	Bewertungsrelation bei Hauptabteilung	Bewertungsrelation bei Hauptabteilung und Beleghebamme	Mittlere Verweildauer [1]	Untere Grenzverweildauer: Erster Tag mit Abschlag [2), 5)]	Untere Grenzverweildauer: Bewertungsrelation/Tag	Obere Grenzverweildauer: Erster Tag zus. Entgelt [3), 5)]	Obere Grenzverweildauer: Bewertungsrelation/Tag	Externe Verlegung Abschlag/Tag (Bewertungsrelation)	Verlegungsfallpauschale	Ausnahme von Wiederaufnahme [4]	Pflegeerlös Bewertungsrelation/Tag
1	2	3	4	5	6	7	8	9	10	11	12	13	
I13D	O	Bestimmte Eingriffe an den Extremitäten mit bestimmtem anderen Mehrfacheingriff oder komplizierender Diagnose oder bei endoprothetischem Eingriff an der oberen Extremität oder mit Fixateur externe oder bestimmte geschlossene Reposition an der Tibia	1,561		8,1	2	0,211	17	0,055	0,070			0,6975
I13E	O	Bestimmte Eingriffe an den Extremitäten od. bei Endoproth. am Knie m. kompl. Eingr. od. schw. Weichteilsch. od. Pseudarthrose od. best. Osteotom. od. best. Eingr. Knieproth. od. Epiphyseodese od. bei BNB od. Alter > 17 J. od. ohne äuß. schw. od. schw. CC	1,355		6,4	1	0,533	14	0,057	0,070			0,7423
I13F	O	Bestimmte Eingriffe an den Extremitäten mit bestimmtem Eingriff an Unterschenkel und Humerus oder bei bösartiger Neubildung oder kleiner Eingriff bei Knochen- und Gelenkinfektion oder Alter < 18 Jahre mit äußerst schweren oder schweren CC	1,031		5,0	1	0,341	11	0,057	0,068			0,7289
I13G	O	Bestimmte Eingriffe an den Extremitäten ohne bestimmten Eingriff an Unterschenkel und Humerus, außer bei bösartiger Neubildung, ohne kleinen Eingriff bei Knochen- und Gelenkinfektion oder Alter > 17 Jahre oder ohne äußerst schwere oder schwere CC	0,917		4,4	1	0,260	10	0,057	0,066			0,7590
I14Z	O	Revision eines Amputationsstumpfes	1,097		10,4	2	0,230	22	0,047	0,061			0,6717
I15A	O	Operationen am Hirn- und Gesichtsschädel, mit bestimmtem intrakraniellen Eingriff oder komplexem Eingriff an der Mandibula, Alter < 16 Jahre	2,191		6,5	1	0,485	13	0,148	0,128			1,6858
I15B	O	Operationen am Hirn- und Gesichtsschädel, ohne bestimmten intrakraniellen Eingriff, ohne bestimmten Eingriff an der Mandibula oder Alter > 15 Jahre	1,576		6,4	1	0,326	15	0,071	0,087			1,0467
I16A	O	Andere Eingriffe an der Schulter und bestimmte Eingriffe an der oberen Extremität mit bestimmtem Eingriff an Schulter, Oberarm und Ellenbogen	0,849		2,7	1	0,133	6	0,068	0,071			0,8278
I16B	O	Andere Eingriffe an der Schulter und bestimmte Eingriffe an der oberen Extremität ohne bestimmten Eingriff an Schulter, Oberarm und Ellenbogen, mit bestimmtem anderem Eingriff an Klavikula, Schulter und Ellenbogen	0,755		2,8	1	0,156	6	0,068	0,072			0,8048
I16C	O	Andere Eingriffe an der Schulter und bestimmte Eingriffe an der oberen Extremität ohne bestimmten Eingriff an Schulter, Oberarm und Ellenbogen, ohne bestimmten anderen Eingriff an Klavikula, Schulter und Oberarm	0,633		2,3	1	0,112	5	0,076	0,076			0,8466
I17A	O	Aufwendige Operationen am Gesichtsschädel oder Alter < 16 Jahre	1,942		7,9	2	0,250	17	0,066	0,084			0,8979
I17B	O	Operationen am Gesichtsschädel ohne aufwendige Operationen, Alter > 15 Jahre	0,980		4,2	1	0,228	9	0,077	0,088			0,7994
I18A	O	Wenig komplexe Eingriffe an Kniegelenk, Ellenbogengelenk und Unterarm, Alter < 16 Jahre oder mit mäßig komplexem Eingriff oder mit beidseitigem Eingriff am Kniegelenk	0,795		3,4	1	0,189	8	0,062	0,069			0,8038
I18B	O	Wenig komplexe Eingriffe an Kniegelenk, Ellenbogengelenk und Unterarm, Alter > 15 Jahre, ohne mäßig komplexen Eingriff, ohne beidseitigen Eingriff am Kniegelenk	0,556		2,4	1	0,089	5	0,075	0,076			0,8670
I19A	O	Implantation und Wechsel von Neurostimulatoren und Neurostimulationselektroden bei Krankheiten und Störungen an Muskel-Skelett-System und Bindegewebe ohne Implantation oder Wechsel eines permanenten Elektrodensystems	1,236		3,9	1	0,389	10	0,052	0,059			0,6981
I19B	O	Implantation und Wechsel von Neurostimulatoren und Neurostimulationselektroden bei Krankheiten und Störungen an Muskel-Skelett-System und Bindegewebe mit Implantation oder Wechsel eines permanenten Elektrodensystems	1,485		3,6	1	0,115	9	0,057	0,064			0,7398
I20A	O	Eingriffe am Fuß mit mehreren hochkomplexen Eingriffen oder Teilwechsel Endoprothese des unteren Sprunggelenks, mit hochkomplexem Eingriff und komplexer Diagnose oder bestimmter Arthrodese	2,089		10,8	3	0,197	22	0,05[illegible]	0,067			0,7187
I20B	O	Eingriffe am Fuß mit mehreren komplexen Eingriffen oder hochkomplexem Eingriff oder Teilwechsel Endoprothese d. unteren Sprunggelenks oder bei Zerebralparese oder mit komplexem Eingriff und komplexer Diagnose oder mit Eingriff an Sehnen des Rückfußes	1,656		8,6	2	0,216	19	0,053	0,068			0,6852
I20C	O	Eingriffe am Fuß ohne mehrere komplexe Eingriffe, ohne hochkomplexen Eingriff, mit bestimmten komplizierenden Faktoren	1,193		7,4	1	0,596	17	0,049	0,061			0,7098
I20D	O	Eingriffe am Fuß ohne bestimmte komplizierende Faktoren, mit Knochentransplantation oder schwerem Weichteilschaden oder bestimmtem Eingriff am Fuß oder Implantation einer Vorfuß- oder Zehenendoprothese oder Kalkaneusfraktur	1,065		3,7	1	0,352	8	0,061	0,068			0,7711
I20E	O	Andere Eingriffe am Fuß oder chronische Polyarthritis oder Diabetes Mellitus mit Komplikationen oder Alter < 16 Jahre	0,828		3,3	1	0,232	7	0,06[illegible]	0,066			0,8232
I20F	O	Eingriffe am Fuß ohne komplexe Eingriffe oder komplizierende Faktoren, Alter > 15 Jahre	0,657		2,8	1	0,167	6	0,065	0,069			0,8183
I21Z	O	Lokale Exzision und Entfernung von Osteosynthesematerial an Hüftgelenk, Femur und Wirbelsäule oder komplexe Eingriffe an Ellenbogengelenk und Unterarm oder bestimmte Eingriffe an der Klavikula	0,866		3,3	1	0,188	8	0,063	0,069			0,8014

Fallpauschalen-Katalog und Pflegeerlöskatalog
Teil a) Bewertungsrelationen bei Versorgung durch Hauptabteilungen

DRG	Partition	Bezeichnung [6]	Bewertungsrelation bei Hauptabteilung	Bewertungsrelation bei Hauptabteilung und Beleghebamme	Mittlere Verweildauer [1]	Untere Grenzverweildauer: Erster Tag mit Abschlag [2), 5)]	Untere Grenzverweildauer: Bewertungsrelation/Tag	Obere Grenzverweildauer: Erster Tag zus. Entgelt [3), 5)]	Obere Grenzverweildauer: Bewertungsrelation/Tag	Externe Verlegung Abschlag/Tag (Bewertungsrelation)	Verlegungsfallpauschale	Ausnahme von Wiederaufnahme [4]	Pflegeerlös Bewertungsrelation/Tag
1	2	3	4	5	6	7	8	9	10	11	12	13	
I22A	O	Gewebe- / Hauttransplantation, außer an der Hand, mit großfläch. Gewebetransplantation, mit komplizierender Konstellation, Eingriff an mehreren Lokalisationen, schwerem Weichteilschaden oder komplexer Gewebetransplantation mit schweren CC	4,008		24,5	7	0,244	43	0,056	0,077			0,7853
I22B	O	Gewebe- / Hauttransplantation, außer an der Hand, mit kleinflächiger Gewebetransplantation od. mit großflächiger Gewebetransplantation ohne kompliz. Konst., oh. Eingr. an mehreren Lokal., oh. schw. Weichteilschaden, oh. kompl. Gewebetranspl. m. schw. CC	2,883		22,2	6	0,242	40	0,054	0,073			0,8057
I23A	O	Andere kleine Eingriffe an Knochen und Weichteilen mit bestimmten kleinen Eingriffen am Knochen oder Alter < 18 Jahre mit äußerst schweren oder schweren CC	0,819		4,0	1	0,261	9	0,061	0,070			0,8670
I23B	O	Andere kleine Eingriffe an Knochen und Weichteilen mit bestimmten kleinen Eigriffen an Knochen und Weichteilen, Alter > 17 Jahre oder ohne äußerst schwere oder schwere CC	0,702		2,7	1	0,165	6	0,064	0,066			0,8808
I23C	O	Andere kleine Eingriffe an Knochen und Weichteilen ohne bestimmte kleine Eingriffe an Knochen und Weichteilen, Alter > 17 Jahre oder ohne äußerst schwere oder schwere CC	0,576		2,4	1	0,126	5	0,066	0,067			0,9215
I24A	O	Arthroskopie oder andere Eingriffe an den Extremitäten oder Eingriffe am Weichteilgewebe mit komplexem Eingriff oder Alter < 16 Jahre	0,674		3,0	1	0,183	7	0,067	0,071			0,9860
I24B	O	Arthroskopie oder andere Eingriffe an den Extremitäten oder Eingriffe am Weichteilgewebe ohne komplexen Eingriff, Alter > 15 Jahre	0,557		2,4	1	0,108	5	0,066	0,067			0,9881
I26Z	O	Intensivmedizinische Komplexbehandlung > 588 / 552 / 552 Aufwandspunkte bei Krankheiten und Störungen an Muskel-Skelett-System und Bindegewebe oder hochaufwendiges Implantat bei hochkomplexer Gewebe- / Hauttransplantation	7,952		29,1	9	0,615	47	0,211		x	x	2,4321
I27A	O	Eingriffe am Weichteilgew. od. kleinfl. Gewebe-Tx m. best. Diagn. u. best. Eingr. od. m. äuß. schw. CC od. b. BNB m. schw. CC, m. best. Diagn. u. kompl. Eingr. od. Nephrekt. od. best. BNB m. best. Eingr. Abdomen od. Thorax od. Tx e. Zehe als Fingerersatz	3,466		13,6	4	0,328	28	0,120	0,112			1,1264
I27B	O	Eingriffe am Weichteilgewebe oder kleinflächige Gewebe-Tx mit äußerst schweren CC oder bei BNB mit schweren CC oder mit kompliz. Faktoren, mit schweren CC oder bei BNB oder mit best. Eingr. am Weichteilgewebe, > 1 Belegungstag oder best. Eingriff	2,861		16,7	5	0,274	33	0,069	0,093			0,9621
I27C	O	Eingriffe am Weichteilgewebe oder kleinflächige Gewebetransplantationen mit schweren CC oder bei BNB oder mit bestimmtem Eingriff am Weichteilgewebe, mehr als ein Belegungstag oder bestimmter Eingriff ohne komplizierende Faktoren	1,316		7,7	2	0,231	18	0,063	0,080			0,8149
I27D	O	Bestimmte andere Eingriffe am Weichteilgewebe oder ein Belegungstag	1,015		4,6	1	0,370	11	0,063	0,074			0,7362
I27E	O	Bestimmte kleine Eingriffe am Weichteilgewebe oder ein Belegungstag	0,737		3,5	1	0,199	8	0,063	0,070			0,7944
I28A	O	Andere Eingriffe an Muskel-Skelett-System und Bindegewebe mit bestimmter offen chirurgischer Stabilisierung der Thoraxwand oder bestimmtem Eingriff am Zwerchfell oder Alter < 18 Jahre bei bösartiger Neubildung	2,087		7,9	2	0,315	17	0,119	0,105			1,3168
I28B	O	Andere Eingriffe an Muskel-Skelett-System und Bindegewebe mit komplexem Eingriff an Thorax und Abdomen oder Implantation/Wechsel best. Medikamentenpumpen oder Eingriff bei bösartiger Neubildung an Knochen und Gelenken, mehr als ein Belegungstag	1,675		9,2	2	0,294	21	0,068	0,087			0,8036
I28C	O	Andere Eingriffe an Muskel-Skelett-System und Bindegewebe mit bestimmtem Eingriff an Knochen, Weichteilen oder Bindegewebe, mehr als ein Belegungstag oder Alter < 10 Jahre	1,596		12,0	3	0,282	26	0,066	0,087			0,7938
I28D	O	Andere Eingriffe an Muskel-Skelett-System und Bindegewebe mit mäßig komplexem Eingriff, mehr als ein Belegungstag, Alter > 9 Jahre	1,076		8,5	2	0,254	18	0,063	0,080			0,6628
I28E	O	Andere Eingriffe an Muskel-Skelett-System und Bindegewebe, ohne bestimmte, mäßig komplexe und komplexe Eingriffe, Alter > 9 Jahre oder ein Belegungstag	0,827		4,5	1	0,280	11	0,061	0,071			0,8036
I29A	O	Komplexe Eingriffe am Schultergelenk oder bestimmte Osteosynthesen an der Klavikula, bei komplizierender Diagnose oder Eingriff an mehreren Lokalisationen	1,279		4,3	1	0,406	10	0,061	0,071			0,7703
I29B	O	Komplexe Eingriffe am Schultergelenk oder best. Osteosynthesen an der Klavikula ohne kompliz. Diagnose, ohne Eingriff an mehreren Lokalisationen oder sonst. arthroskopische Rekonstruktion der Rotatorenmanschette mit bestimmten Eingriffen an der Schulter	1,017		3,0	1	0,183	6	0,066	0,071			0,8298
I29C	O	Sonstige arthroskopische Rekonstruktion der Rotatorenmanschette ohne bestimmte Eingriffe an der Schulter	0,835		2,7	1	0,205	5	0,066	0,069			0,8460
I30A	O	Arthroskopischer Eingriff am Hüftgelenk, Alter < 16 Jahre oder komplexe Eingriffe am Kniegelenk mit sehr komplexem Eingriff oder bestimmte komplexe Eingriffe am Kniegelenk, Alter < 18 Jahre, mit äußerst schweren oder schweren CC	1,287		4,1	1	0,185	10	0,063	0,072			0,7105
I30B	O	Arthroskopischer Eingriff am Hüftgelenk, Alter > 15 Jahre oder bestimmte komplexe Eingriffe am Kniegelenk, Alter > 17 Jahre oder ohne äußerst schwere oder schwere CC	0,956		3,0	1	0,162	6	0,067	0,072			0,7991

Fallpauschalen-Katalog und Pflegeerlöskatalog

Teil a) Bewertungsrelationen bei Versorgung durch Hauptabteilungen

DRG	Partition	Bezeichnung [6]	Bewertungsrelation bei Hauptabteilung	Bewertungsrelation bei Hauptabteilung und Beleghebamme	Mittlere Verweildauer [1]	Untere Grenzverweildauer: Erster Tag mit Abschlag [2], [5]	Untere Grenzverweildauer: Bewertungsrelation/Tag	Obere Grenzverweildauer: Erster Tag zus. Entgelt [3], [5]	Obere Grenzverweildauer: Bewertungsrelation/Tag	Externe Verlegung Abschlag/Tag (Bewertungsrelation)	Verlegungsfallpauschale	Ausnahme von Wiederaufnahme [4]	Pflegeerlös Bewertungsrelation/Tag
1	2	3	4	5	6	7	8	9	10	11	12	13	
I30C	O	Komplexe Eingriffe am Kniegelenk ohne bestimmte komplexe Eingriffe am Kniegelenk, Alter > 17 Jahre oder ohne äußerst schwere oder schwere CC oder bestimmte arthroskopische Eingriffe am Hüftgelenk, Alter > 15 Jahre	0,742		3,1	1	0,172	7	0,063	0,068			0,7967
I31A	O	Mehrere komplexe Eingriffe an Ellenbogengelenk und Unterarm oder gelenkübergreifende Weichteildistraktion bei angeborenen Anomalien der Hand, mit aufwendigen Eingriffen am Unterarm	2,150		9,2	2	0,252	18	0,058	0,075			0,7131
I31B	O	Mehrere komplexe Eingriffe an Ellenbogengelenk und Unterarm oder gelenkübergreifende Weichteildistraktion bei angeborenen Anomalien der Hand oder bestimmte Eingriffe bei Mehrfragmentfraktur der Patella, mit bestimmten komplexen Eingriffen am Unterarm	1,427		6,0	1	0,461	14	0,058	0,071			0,7495
I31C	O	Mehrere komplexe Eingriffe an Ellenbogengelenk und Unterarm ohne gelenkübergreifende Weichteildistraktion bei angeborenen Anomalien der Hand, ohne bestimmte Eingriffe bei Mehrfragmentfraktur der Patella, ohne bestimmte komplexe Eingriffe am Unterarm	1,129		3,8	1	0,282	9	0,063	0,072			0,7632
I32A	O	Eingr. an Handgelenk u. Hand mit mehrzeitigem kompl. od. mäßig kompl. Eingr. od. mit Komplexbehandl. Hand od. mit aufwendigem rekonstruktivem Eingr. bei angeborener Fehlbildung der Hand oder mit best. gefäßgestielten Knochentx. bei Pseudarthrose der Hand	1,804		9,8	2	0,241	21	0,137	0,067			0,7169
I32B	O	Eingr. an Handgel. und Hand ohne mehrz. Eingr., oh. Komplexb. Hand, ohne aufw. rekonstr. Eingr., mit kompl. Eingr. od. bei angeb. Anomalie d. Hand od. Pseudarthr., Alter < 6 J. od. mit kompl. Eingr. bei angeb. Fehlb. d. Hand, Alter < 16 J.	1,043		3,9	1	0,503	7	0,105	0,085			1,2018
I32C	O	Eingr. an Handgel. und Hand oh. mehrz. Eingr., oh. Komplexb. Hand, mit kompl. Eingr. od. bei angeb. Anomalie d. Hand od. Pseudarthr., Alter > 5 J. od. mit hochkompl. Eingr. bei angeb. Fehlb. d. Hand, Alter < 16 J. oder mit best. Eingr. od. kompl. Diagn.	1,432		6,0	1	0,226	15	0,053	0,065			0,7532
I32D	O	Eingriffe an Handgelenk und Hand mit komplexem Eingriff, ohne komplexe Diagnose oder ohne sehr komplexen Eingriff oder mit komplexer Diagnose oder mit bestimmtem oder beidseitigem Eingriff	0,968		3,2	1	0,258	8	0,064	0,070			0,7675
I32E	O	Bestimmte mäßig komplexe Eingriffe an Handgelenk und Hand, mehr als ein Belegungstag oder Mehrfacheingriff an 3 Strahlen oder Alter < 6 Jahre	0,771		3,0	1	0,194	7	0,064	0,069			0,7587
I32F	O	Eingriffe an Handgelenk und Hand ohne komplexe oder mäßig komplexe Eingriffe oder ohne bestimmtem mäßig komplexen Eingriff, Alter > 5 Jahre, ein Belegungstag	0,608		2,6	1	0,071	5	0,066	0,068			0,9207
I33Z	O	Rekonstruktion von Extremitätenfehlbildungen	1,599		6,0	1	0,279	13	0,066	0,080			0,8984
I34Z	O	Geriatrische frührehabilitative Komplexbehandlung mit bestimmter OR-Prozedur bei Krankheiten und Störungen an Muskel-Skelett-System und Bindegewebe	2,636		24,0	7	0,221	36	0,052	0,071			0,8099
I36Z	O	Beidseitige oder kombinierte Implantation oder Wechsel einer Endoprothese an Hüft-, Kniegelenk und/oder an der oberen Extremität	2,654		10,6	3	0,212	19	0,056	0,073			0,7960
I37Z	O	Resezierender Eingriff am Becken bei bösartiger Neubildung des Beckens oder Mehretageneingriffe an der unteren Extremität	3,622		14,6	4	0,320	28	0,220	0,102			1,3137
I39Z	O	Strahlentherapie bei Krankheiten und Störungen an Muskel-Skelett-System und Bindegewebe, Bestrahlungen an mindestens 8 Tagen	2,545		19,6	6	0,351	35	0,125		x	x	0,7789
I41Z	A	Geriatrische frührehabilitative Komplexbehandlung bei Krankheiten und Störungen an Muskel-Skelett-System und Bindegewebe	1,387		19,8	6	0,194	29	0,043	0,066			0,7112
I42A	A	Multimodale Schmerztherapie bei Krankheiten und Störungen an Muskel-Skelett-System und Bindegewebe, mindestens 14 Tage	1,226		16,3			20	0,057	0,070		x	0,4138
I42B	A	Multimodale Schmerztherapie bei Krankheiten und Störungen an Muskel-Skelett-System und Bindegewebe, weniger als 14 Tage	0,874		9,9			16	0,057	0,079		x	0,4526
I43A	O	Implantation oder Wechsel bestimmter Endoprothesen am Knie- oder am Ellenbogengelenk oder Prothesenwechsel am Schulter- oder am Sprunggelenk oder Entfernung bestimmter Endoprothesen am Kniegelenk, mit äußerst schweren CC	5,164		28,5	8	0,268	46	0,060	0,082			0,9499
I43B	O	Implantation oder Wechsel bestimmter Endoprothesen am Knie- oder am Ellenbogengelenk oder Prothesenwechsel am Schulter- oder am Sprunggelenk oder Entfernung bestimmter Endoprothesen am Kniegelenk, ohne äußerst schwere CC	2,802		10,7	3	0,213	19	0,056	0,074			0,7488
I44A	O	Bestimmte Endoprotheseneingriffe am Kniegelenk mit äußerst schweren CC oder Implantation bestimmter schaftverankerten Prothese am Knie oder Korrektur einer Brustkorbdeformität	2,468		11,2	3	0,219	21	0,055	0,072			0,7351
I44B	O	Bestimmte Endoprotheseneingriffe am Kniegelenk ohne äußerst schwere CC, mit bestimmtem Wechsel von Endoprothesen oder Implantation einer patientenindividuell angefertigten Endoprothese am Kniegelenk ohne Defekt oder Deformität der Knochen	2,268		12,1	3	0,241	23	0,056	0,074			0,7482

Fallpauschalen-Katalog und Pflegeerlöskatalog
Teil a) Bewertungsrelationen bei Versorgung durch Hauptabteilungen

DRG	Partition	Bezeichnung [6]	Bewertungsrelation bei Hauptabteilung	Bewertungsrelation bei Hauptabteilung und Beleghebamme	Mittlere Verweildauer [1]	Untere Grenzverweildauer: Erster Tag mit Abschlag [2], [5]	Untere Grenzverweildauer: Bewertungsrelation/Tag	Obere Grenzverweildauer: Erster Tag zus. Entgelt [3], [5]	Obere Grenzverweildauer: Bewertungsrelation/Tag	Externe Verlegung Abschlag/Tag (Bewertungsrelation)	Verlegungsfallpauschale	Ausnahme von Wiederaufnahme [4]	Pflegeerlös Bewertungsrelation/Tag
1	2	3	4	5	6	7	8	9	10	11	12	13	
I44C	O	Bestimmte Endoprotheseneingriffe am Kniegelenk ohne äußerst schwere CC, ohne bestimmten Wechsel von Endoprothesen oder Prothesenkomponenten, ohne Implantation einer patientenindividuell angefertigten Endoprothese am Kniegelenk	1,770		8,6	2	0,232	14	0,057	0,073			0,7171
I44D	O	Bestimmte Endoprotheseneingriffe am Kniegelenk oder Einbringen einer Entlastungsfeder am Kniegelenk	1,598		7,1	1	0,300	12	0,060	0,075			0,7035
I44E	O	Andere Endoprotheseneingriffe am Kniegelenk	1,359		8,3	2	0,229	15	0,058	0,074			0,6836
I45A	O	Implantation und Ersatz einer Bandscheibenendoprothese, mehr als ein Segment	2,420		4,6	1	0,210	10	0,064	0,075			0,7688
I45B	O	Implantation und Ersatz einer Bandscheibenendoprothese, weniger als 2 Segmente	1,741		4,4	1	0,201	9	0,064	0,075			0,7303
I46A	O	Prothesenwechsel am Hüftgelenk mit äußerst schweren CC oder Eingriff an mehreren Lokalisationen	4,450		24,1	7	0,301	42	0,071	0,096			1,1149
I46B	O	Prothesenwechsel am Hüftgelenk ohne äußerst schwere CC, ohne Eingriff an mehreren Lokalisationen, mit periprothetischer Fraktur	3,216		17,2	5	0,256	31	0,063	0,085			0,9817
I46C	O	Prothesenwechsel am Hüftgelenk ohne äußerst schwere CC, ohne Eingriff an mehreren Lokalisationen, ohne periprothetische Fraktur	2,498		11,9	3	0,248	23	0,059	0,077			0,8120
I47A	O	Revision oder Ersatz des Hüftgelenkes ohne komplizierende Diagnose, ohne Arthrodese, ohne äußerst schwere CC, Alter > 15 Jahre, mit komplizierendem Eingriff	2,248		11,7	3	0,238	22	0,057	0,075			0,7975
I47B	O	Revision oder Ersatz des Hüftgelenkes ohne best. kompliz. Faktoren, mit kompl. Diagnose an Becken/Oberschenkel, mit best. endoproth. oder gelenkplast. Eingr. od. m. Impl. od. Wechsel Radiuskopfproth. od. m. kompl. Erstimpl. od. m. Entf. Osteosynthesemat.	1,850		10,6	3	0,222	19	0,059	0,077			0,8804
I47C	O	Revision oder Ersatz des Hüftgelenkes ohne best. kompliz. Faktoren, ohne komplexe Diagnose an Becken/OS, ohne best. endoproth. Eingriff, ohne gelenkpl. Eingriff am Hüftgelenk, ohne Impl. oder Wechsel einer Radiuskopfprothese, ohne Entf. Osteosynthesemat.	1,524		8,3	2	0,216	14	0,055	0,070			0,7279
I50A	O	Gewebe- / Haut-Transplantation außer an der Hand, ohne bestimmte komplizierende Faktoren, mit bestimmtem Eingriff oder bestimmter Vakuumbehandlung mit kontinuierlicher Sogbehandlung ab 8 Tagen	2,524		17,8	5	0,217	34	0,051	0,069			0,6689
I50B	O	Gewebe- / Haut-Transplantation außer an der Hand, ohne bestimmte komplizierende Faktoren, ohne bestimmten Eingriff, mit bestimmter Vakuumbehandlung oder Alter < 16 Jahre	1,521		11,0	3	0,195	22	0,050	0,065			0,6828
I50C	O	Gewebe- / Haut-Transplantation außer an der Hand, ohne bestimmte komplizierende Faktoren, ohne bestimmten Eingriff, ohne bestimmte Vakuumbehandlung, Alter > 15 Jahre	0,766		4,9	1	0,215	11	0,062	0,073			0,6842
I54A	O	Strahlentherapie bei Krankheiten und Störungen an Muskel-Skelett-System und Bindegewebe, bei bösartiger Neubildung, Bestrahlungen an mindestens 5 Tagen oder Alter < 18 Jahre	1,175		8,5	2	0,383	19	0,094	0,121		x	0,8363
I54B	O	Strahlentherapie bei Krankheiten und Störungen an Muskel-Skelett-System und Bindegewebe, bei bösartiger Neubildung, Bestrahlungen an weniger als 5 Tagen, Alter > 17 Jahre	0,814		5,7	1	0,398	15	0,139	0,118		x	0,8299
I59Z	O	Andere Eingriffe an den Extremitäten oder am Gesichtsschädel	0,705		2,7	1	0,152	6	0,071	0,074			0,9981
I64A	M	Osteomyelitis, Alter < 16 Jahre	1,252		10,5	3	0,301	23	0,114	0,104			1,1699
I64B	M	Osteomyelitis, Alter > 15 Jahre, mit äußerst schweren oder schweren CC	1,172		11,8	3	0,277	25	0,066	0,087			0,9212
I64C	M	Osteomyelitis, Alter > 15 Jahre, ohne äußerst schwere oder schwere CC	0,581		6,7	1	0,381	15	0,059	0,073			0,6783
I65A	M	Bösartige Neubildung des Bindegewebes einschließlich pathologischer Fraktur, Alter < 17 Jahre oder mit äußerst schweren CC, mit hochkomplexer Chemotherapie oder Alter < 16 Jahre mit äußerst schweren oder schweren CC	1,051		6,5	1	0,508	15	0,160	0,136		x	1,6902
I65B	M	Bösartige Neubildung des Bindegewebes einschließlich pathologischer Fraktur, Alter < 17 Jahre oder mit äußerst schweren CC, ohne hochkomplexe Chemotherapie, Alter > 15 Jahre oder ohne äußerst schwere oder schwere CC	0,821		5,7	1	0,469	15	0,137	0,117		x	1,2816
I65C	M	Bösartige Neubildung des Bindegewebes einschließlich pathologischer Fraktur, Alter > 16 Jahre, ohne äußerst schwere CC	0,606		5,2	1	0,334	12	0,078	0,093		x	0,7794
I66A	M	Andere Erkrankungen des Bindegewebes oder Frakturen an Becken und Schenkelhals, mehr als ein Belegungstag, mit komplizierender Konstellation oder intensivmedizinischer Komplexbehandlung > 392 / 368 / 368 Aufwandspunkte	3,097		21,9	6	0,426	40	0,095	0,130			1,1337
I66B	M	Andere Erkrankungen des Bindegewebes, mehr als ein Belegungstag, mit äußerst schweren CC oder intensivmedizinischer Komplexbehandlung > 196 / 184 / - Aufwandspunkte oder anderen komplizierenden Konstellationen	1,899		17,6	5	0,299	34	0,072	0,096			0,8519
I66C	M	Frakturen Becken und Schenkelhals, > 1 Bel.-Tag, mit äußerst schweren CC oder int.-med. Komplexbeh. > 196 / 184 / - AP oder Alter < 1 J. mit kinder-und jugendrheumatol. Kompl.-beh. 7 bis 13 Beh.-Tage oder mit best. syst. rheumatologischen Erkrankungen	1,428		14,8	4	0,277	29	0,066	0,088			1,0924

Fallpauschalen-Katalog und Pflegeerlöskatalog
Teil a) Bewertungsrelationen bei Versorgung durch Hauptabteilungen

DRG	Partition	Bezeichnung [6]	Bewertungsrelation bei Hauptabteilung	Bewertungsrelation bei Hauptabteilung und Beleghebamme	Mittlere Verweildauer [1]	Untere Grenzverweildauer: Erster Tag mit Abschlag [2), 5)]	Untere Grenzverweildauer: Bewertungsrelation/Tag	Obere Grenzverweildauer: Erster Tag zus. Entgelt [3), 5)]	Obere Grenzverweildauer: Bewertungsrelation/Tag	Externe Verlegung Abschlag/Tag (Bewertungsrelation)	Verlegungsfallpauschale	Ausnahme von Wiederaufnahme [4]	Pflegeerlös Bewertungsrelation/Tag
1	2	3	4	5	6	7	8	9	10	11	12	13	
I66D	M	Andere Erkrankungen des Bindegewebes, > 1 Bel.-Tag, Alter > 0 Jahre, mit kinder-und jugendrheumatologischer Komplexbehandlung 7 bis 13 Behandlungstage oder Alter < 16 Jahre mit bestimmten Vaskulitiden oder systemischen rheumatologischen Erkrankungen	0,869		8,7	2	0,281	15	0,069	0,087			0,9355
I66E	M	Andere Erkrankungen des Bindegewebes oder Amyloidose oder Arthropathie, Alter > 15 Jahre, mehr als ein Belegungstag	0,707		6,7	1	0,336	15	0,070	0,087			0,5998
I66F	M	Frakturen an Becken und Schenkelhals oder systemischer Lupus erythematodes, mehr als ein Belegungstag, ohne äußerst schwere CC, ohne intensivmedizinische Komplexbehandlung > 196 / 184 / - Aufwandspunkte	0,597		6,9	1	0,293	15	0,060	0,075			0,7621
I66G	M	Andere Erkrankungen des Bindegewebes, mehr als ein Belegungstag, oh. Amyloidose, oh. best. Vaskulitiden, oh. best. syst. Erkr., oh. äußerst schwere CC, ohne intensivmed. Komplexbeh. > 196 / 184 / - Aufwandsp., oh. kinder-und jugendrheumat. Komplexbeh.	0,536		5,8	1	0,259	13	0,062	0,076			0,5840
I66H	M	Andere Erkrankungen des Bindegewebes oder Frakturen an Becken und Schenkelhals, ein Belegungstag, ohne bestimmte Biopsie am Herzen	0,179		1,0								1,0693
I68A	M	Nicht operativ behandelte Erkrankungen und Verletzungen im Wirbelsäulenbereich, mehr als ein Belegungstag, mit äußerst schweren oder schweren CC oder bei Para- / Tetraplegie, bei Diszitis oder infektiöser Spondylopathie	2,280		23,5	7	0,275	42	0,066	0,089			0,9734
I68B	M	Nicht operativ behandelte Erkrankungen und Verletzungen im Wirbelsäulenbereich, mehr als 1 BT, mit äuß. schw. oder schw. CC od. bei Para- / Tetraplegie, mit kompl. Diagn. oder ohne äuß. schw. oder schw. CC, ohne Para- / Tetraplegie bei Diszitis	1,233		13,6	4	0,240	27	0,062	0,083			0,8771
I68C	M	Nicht operativ behandelte Erkrankungen und Verletzungen WS, > 1 BT od. and. Femurfraktur, bei Para- / Tetraplegie od. mit äuß. schw. CC od. schw. CC od. Alter > 65 J., oh. kompl. Diagn. od. Kreuzbeinfraktur od. best. mäßig aufw., aufw. od. hochaufw. Beh.	0,794		8,8	2	0,258	19	0,062	0,079			0,8041
I68D	M	Nicht operativ behandelte Erkrankungen und Verletzungen WS, > 1 Belegungstag oder andere Femurfraktur, außer bei Diszitis oder infektiöser Spondylopathie, ohne Kreuzbeinfraktur, ohne best. mäßig aufw., aufw. od. hochaufw. Beh., mit Wirbelsäulenfraktur	0,535		5,5	1	0,262	12	0,067	0,081			0,7501
I68E	M	Nicht operativ behandelte Erkrankungen und Verletzungen WS, > 1 Belegungstag oder andere Femurfraktur, außer bei Diszitis oder infektiöser Spondylopathie, ohne Kreuzbeinfraktur, ohne best. mäßig aufw., aufw. od. hochaufw. Beh., oh. Wirbelsäulenfraktur	0,433		4,1	1	0,229	10	0,069	0,079			0,6336
I68F	M	Nicht operativ behandelte Erkrankungen und Verletzungen im Wirbelsäulenbereich, ein Belegungstag oder Prellung am Oberschenkel	0,199		1,0								1,0087
I69A	M	Knochenkrankheiten und spezifische Arthropathie mit bestimmter Arthropathie oder Muskel- / Sehnenerkrankung bei Para- /Tetraplegie	0,575		6,9	1	0,391	15	0,057	0,072			0,5861
I69B	M	Knochenkrankheiten und spezifische Arthropathie ohne bestimmte Arthropathie, ohne Muskel- / Sehnenerkrankung bei Para- /Tetraplegie	0,497		5,8	1	0,319	13	0,058	0,071			0,6274
I71A	M	Muskel- und Sehnenerkrankungen außer bei Para- / Tetraplegie oder Verstauchung, Zerrung, Luxation an Hüftgelenk, Becken und Oberschenkel, mit Zerebralparese oder Kontraktur	0,540		4,3	1	0,223	11	0,073	0,085			0,9462
I71B	M	Muskel- und Sehnenerkrankungen außer bei Para- / Tetraplegie oder Verstauchung, Zerrung, Luxation an Hüftgelenk, Becken und Oberschenkel, ohne Zerebralparese, ohne Kontraktur	0,433		4,3	1	0,238	10	0,067	0,077			0,7109
I72Z	M	Entzündung von Sehnen, Muskeln und Schleimbeuteln mit äußerst schweren oder schweren CC oder Frakturen am Femurschaft	0,934		9,8	2	0,295	22	0,064	0,083			0,9463
I73Z	M	Nachbehandlung bei Erkrankungen des Bindegewebes	0,576		6,6	1	0,355	15	0,058	0,072			0,7833
I74A	M	Verletzungen an Unterarm, Handgelenk, Hand oder Fuß oder leichte bis moderate Verletzungen von Schulter, Arm, Ellenbogen, Knie, Bein und Sprunggelenk mit äußerst schweren oder schweren CC oder unspezifische Arthropathien	0,529		5,8	1	0,337	13	0,062	0,076			0,6493
I74B	M	Verletzungen an Unterarm, Handgelenk, Hand oder Fuß oder leichte bis moderate Verletzungen von Schulter, Arm, Ellenbogen, Knie, Bein und Sprunggelenk ohne äußerst schwere oder schwere CC, Alter < 10 Jahre	0,442		2,3	1	0,112	4	0,086	0,085			1,3383
I74C	M	Verletzungen an Unterarm, Handgelenk, Hand oder Fuß oder leichte bis moderate Verletzungen von Schulter, Arm, Ellenbogen, Knie, Bein und Sprunggelenk ohne äußerst schwere oder schwere CC, Alter > 9 Jahre	0,378		3,4	1	0,158	8	0,073	0,081			0,8079
I75A	M	Schwere Verletzungen von Schulter, Arm, Ellenbogen, Knie, Bein und Sprunggelenk mit CC	0,926		10,1	2	0,300	21	0,063	0,081			1,0176
I75B	M	Schwere Verletzungen von Schulter, Arm, Ellenbogen, Knie, Bein und Sprunggelenk ohne CC oder Entzündungen von Sehnen, Muskeln und Schleimbeuteln ohne äußerst schwere oder schwere CC	0,456		4,8	1	0,259	11	0,065	0,077			0,7479
I76A	M	Andere Erkrankungen des Bindegewebes mit komplizierender Diagnose oder äußerst schweren CC oder septische Arthritis mit äußerst schweren CC oder Alter < 16 Jahre	1,077		13,3	3	0,255	28	0,054	0,072			0,6759

Fallpauschalen-Katalog und Pflegeerlöskatalog
Teil a) Bewertungsrelationen bei Versorgung durch Hauptabteilungen

DRG	Parti-tion	Bezeichnung [6]	Bewertungsrelation bei Hauptabteilung	Bewertungsrelation bei Hauptabteilung und Beleghebamme	Mittlere Verweil-dauer [1]	Untere Grenzverweildauer: Erster Tag mit Abschlag [2], [5]	Untere Grenzverweildauer: Bewertungs-relation/Tag	Obere Grenzverweildauer: Erster Tag zus. Entgelt [3], [5]	Obere Grenzverweildauer: Bewertungs-relation/Tag	Externe Verlegung Abschlag/Tag (Bewertungsrelation)	Verlegungs-fallpauschale	Ausnahme von Wieder-aufnahme [4]	Pflegeerlös Bewertungs-relation/Tag
1	2	3	4	5	6	7	8	9	10	11	12	13	
I76B	M	Andere Erkrankungen des Bindegewebes ohne komplizierende Diagnose, ohne äußerst schwere CC oder septische Arthritis ohne äußerst schwere CC, Alter > 15 Jahre	0,497		4,6	1	0,247	11	0,067	0,079			0,8226
I77Z	M	Mäßig schwere Verletzungen von Schulter, Arm, Ellenbogen, Knie, Bein und Sprunggelenk	0,423		4,3	1	0,229	10	0,067	0,077			0,7840
I79Z	M	Fibromyalgie	0,685		8,9	2	0,224	16	0,053	0,068			0,4358
I87K	M	Komplexbehandlung bei isolationspflichtigen Erregern bei Krankheiten und Störungen an Muskel-Skelett-System und Bindegewebe, COVID-19, Virus nachgewiesen	1,817		25,9			41	0,062	0,083			0,9043
I87Z	M	Komplexbehandlung bei isolationspflichtigen Erregern bei Krankheiten und Störungen an Muskel-Skelett-System und Bindegewebe	1,306		14,6			29	0,062	0,083			0,8926
I95A	O	Implantation einer Tumorendoprothese mit Implantation oder Wechsel einer bestimmten Endoprothese oder Knochentotalersatz am Femur oder Alter < 18 Jahre	4,878		17,1	5	0,293	33	0,182	0,096			1,0695
I95B	O	Implantation einer Tumorendoprothese ohne Implantation oder Wechsel einer bestimmten Endoprothese, ohne Knochentotalersatz am Femur, Alter > 17 Jahre	3,241		11,6	3	0,263	24	0,150	0,084			0,8399
I97Z	A	Rheumatologische Komplexbehandlung bei Krankheiten und Störungen an Muskel-Skelett-System und Bindegewebe	1,165		15,4	4	0,230	18	0,075	0,071			0,4403
I98Z	O	Komplexe Vakuumbehandlung bei Krankheiten und Störungen an Muskel-Skelett-System und Bindegewebe	5,632		36,3	11	0,239	54	0,080	0,077			0,8586
MDC 09 Krankheiten und Störungen an Haut, Unterhaut und Mamma													
J01Z	O	Gewebetransplantation mit mikrovaskulärer Anastomosierung bei bösartiger Neubildung an Haut, Unterhaut und Mamma	3,396		8,8	2	0,286	15	0,069	0,087			0,8606
J02A	O	Hauttransplantation oder bestimmte Lappenplastik an der unteren Extremität bei Ulkus oder Infektion oder ausgedehnte Lymphadenektomie oder Gewebetransplantation mit mikrovaskulärer Anastomose, mit äußerst schweren CC, mit komplexem Eingriff	4,448		28,7	9	0,241	47	0,059	0,081			1,0086
J02B	O	Hauttransplantation oder bestimmte Lappenplastik an der unteren Extr. bei Ulkus od. Infektion od. ausgedehnte Lymphadenekt. oder Gewebetransplant. mit mikrovask. Anastomose, mit äuß. schw. CC, oh. kompl. Eingr. od. oh. äuß. schw. CC, m. kompl. Eingr.	3,148		21,6	6	0,251	40	0,057	0,078			0,9985
J02C	O	Hauttransplantation oder bestimmte Lappenplastik an der unteren Extremität bei Ulkus oder Infektion oder ausgedehnte Lymphadenektomie, ohne äußerst schwere CC, ohne komplexen Eingriff	1,700		16,0	4	0,221	31	0,049	0,065			0,8291
J03Z	O	Eingriffe an der Haut der unteren Extremität bei Ulkus oder Infektion / Entzündung	0,888		9,1	2	0,218	19	0,051	0,065			0,7748
J04Z	O	Eingriffe an der Haut der unteren Extremität außer bei Ulkus oder Infektion / Entzündung	0,566		3,6	1	0,196	9	0,067	0,075			0,6789
J06Z	O	Mastektomie mit Prothesenimplantation und plastischer Operation bei bösartiger Neubildung oder komplexe Prothesenimplantation	1,744		6,4	1	0,357	12	0,078	0,096			0,7201
J07A	O	Kleine Eingr. an der Mamma m. best. Lymphkn.-Exz. od. äuß. schw. od. schw. CC b. BNB od. große Eingr. an der Mamma b. BNB oh. kompl. od. best. Eingr. an weibl. Geschl.-Org. b. BNB mit beids. Eingr. od. best. Eingr. Ovar/Plexus brachialis od. an Lymphgef.	1,442		4,6	1	0,356	9	0,107	0,126			0,7477
J07B	O	Kleine Eingriffe an der Mamma mit bestimmter Lymphknotenexzision oder äußerst schweren oder schweren CC bei BNB, ohne beidseitigen Eingriff, ohne Eingriff an Ovar od. Plexus brachialis, ohne Eingriff an Lymphgefäßen	1,089		3,8	1	0,285	8	0,108	0,123			0,7697
J08A	O	Bestimmte Hauttransplantation oder Debridement mit Eingriff an Kopf und Hals oder mit bestimmtem Eingriff an Haut und Unterhaut oder Eingriffe an der Haut der unteren Extremität bei Ulkus oder Infektion / Entzündung, mit äußerst schweren CC	2,721		20,9	6	0,260	39	0,061	0,084			0,9756
J08B	O	Bestimmte Hauttransplantation oder Debridement ohne Eingriff an Kopf und Hals, ohne bestimmten Eingriff an Haut und Unterhaut oder ohne äußerst schwere CC	1,119		8,0	2	0,220	18	0,058	0,074			0,6721
J09A	O	Eingriffe bei Sinus pilonidalis und perianal, Alter < 16 Jahre	0,577		2,7	1	0,176	6	0,070	0,073			1,1327
J09B	O	Eingriffe bei Sinus pilonidalis und perianal, Alter > 15 Jahre	0,504		2,6	1	0,142	6	0,067	0,070			0,8747
J10A	O	Plastische Operationen an Haut, Unterhaut und Mamma mit äußerst schweren oder schweren CC oder mit komplexem Eingriff	0,953		5,9	1	0,250	13	0,059	0,072			0,6927
J10B	O	Plastische Operationen an Haut, Unterhaut und Mamma ohne äußerst schwere oder schwere CC, ohne komplexen Eingriff	0,632		3,7	1	0,153	8	0,060	0,068			0,6847
J11A	O	Andere Eingriffe an Haut, Unterhaut und Mamma mit komplexem Eingriff bei komplizierender Diagnose oder bei Para- / Tetraplegie oder selektive Embolisation bei Hämangiom	1,132		9,7	2	0,286	21	0,063	0,081			0,8172
J11B	O	Andere Eingriffe an Haut, Unterhaut und Mamma mit komplizierender Diagnose oder mit mäßig komplexer Prozedur oder Diagnose oder Alter < 18 Jahre mit äußerst schweren oder schweren CC oder mit bestimmtem Eingriff bei bösartiger Neubildung oder Pemphigoid	0,813		5,0	1	0,312	13	0,065	0,078			0,7894

Fallpauschalen-Katalog und Pflegeerlöskatalog

Teil a) Bewertungsrelationen bei Versorgung durch Hauptabteilungen

DRG	Partition	Bezeichnung [6]	Bewertungsrelation bei Hauptabteilung	Bewertungsrelation bei Hauptabteilung und Beleghebamme	Mittlere Verweildauer [1]	Untere Grenzverweildauer: Erster Tag mit Abschlag [2,5]	Untere Grenzverweildauer: Bewertungsrelation/Tag	Obere Grenzverweildauer: Erster Tag zus. Entgelt [3,5]	Obere Grenzverweildauer: Bewertungsrelation/Tag	Externe Verlegung Abschlag/Tag (Bewertungsrelation)	Verlegungsfallpauschale	Ausnahme von Wiederaufnahme [4]	Pflegeerlös Bewertungsrelation/Tag
1	2	3	4	5	6	7	8	9	10	11	12	13	
J11C	O	Andere Eingriffe an Haut, Unterhaut und Mamma ohne kompliz. Diag., ohne mäßig kompl. Proz. od. Diagn., Alter > 17 J. od. ohne äuß. schw. oder schw. CC, mit best. Eingr. od. mit Hidradenitis suppurativa od. bei BNB/Pemphigoid od. mit kl. Eingr. an d. Haut	0,532		3,3	1	0,146	7	0,063	0,069			0,7440
J11D	O	Andere Eingriffe an Haut, Unterhaut und Mamma ohne kompliz. Diag., ohne mäßig kompl. Proz. od. Diag., Alter > 17 J. od. ohne äuß. schw. oder schw. CC, ohne best. Eingr., ohne Hidradenitis suppurativa, auß. b. BNB od. Pemphigoid, oh. kl. Eingr. an d. Haut	0,471		2,9	1	0,141	6	0,064	0,069			0,8023
J12Z	O	Komplexe beidseitige plastische Rekonstruktion der Mamma	4,570		9,7	2	0,323	17	0,070	0,090			0,8711
J14Z	O	Plastische Rekonstruktion der Mamma bei BNB mit aufwend. Rekonstr. oder beidseit. Mastektomie bei BNB oder Strahlenther. mit operat. Proz. bei Krankh. und Störungen an Haut, Unterhaut und Mamma, mit beidseit. Prothesenimpl. oder Impl. eines Hautexpanders	2,253		7,5	1	0,396	14	0,074	0,093			0,7349
J16A	O	Beidseitige Mastektomie bei bösartiger Neubildung	1,624		6,7	1	0,416	14	0,087	0,108			0,7960
J16B	O	Strahlentherapie mit operativer Prozedur bei Krankheiten und Störungen an Haut, Unterhaut und Mamma	1,428		4,8	1	0,491	11	0,169	0,140			0,8392
J17Z	O	Strahlentherapie bei Krankheiten und Störungen an Haut, Unterhaut und Mamma, Bestrahlungen an mindestens 9 Tagen	3,280		25,5	8	0,352	44	0,124	0,119		x	0,8446
J18A	O	Strahlentherapie bei Krankheiten und Störungen an Haut, Unterhaut und Mamma, mehr als ein Belegungstag, Bestrahlungen an mindestens 5 Tagen	1,946		14,7	4	0,377	31	0,128	0,119		x	0,8531
J18B	O	Strahlentherapie bei Krankheiten und Störungen an Haut, Unterhaut und Mamma, mehr als ein Belegungstag, Bestrahlungen an weniger als 5 Tagen	1,125		9,3	2	0,362	23	0,117	0,105		x	0,8720
J21Z	O	Andere Hauttransplantation oder Debridement mit Lymphknotenexzision oder schweren CC	1,187		8,1	2	0,240	20	0,062	0,079			0,7231
J22Z	O	Andere Hauttransplantation oder Debridement ohne komplexen Eingriff, ohne komplexe Diagnose, ohne äußerst schwere oder schwere CC oder mit Weichteildeckung oder Mehrfachtumoren der Haut oder Erysipel	0,684		4,7	1	0,316	11	0,056	0,066			0,6584
J23Z	O	Große Eingriffe an der Mamma bei bösartiger Neubildung ohne komplexen Eingriff, ohne bestimmten Eingriff an den weiblichen Geschlechtsorganen bei bösartiger Neubildung	1,254		5,6	1	0,523	12	0,080	0,096			0,7531
J24A	O	Eingriffe an der Mamma außer bei bösartiger Neubildung mit ausgedehntem Eingriff, mit Prothesenimplantation oder bestimmter Mammareduktionsplastik	1,314		4,5	1	0,387	9	0,062	0,072			0,7449
J24B	O	Eingriffe an der Mamma außer bei bösartiger Neubildung mit ausgedehntem Eingriff, ohne Prothesenimplantation, ohne bestimmte Mammareduktionsplastik	1,180		3,9	1	0,469	8	0,077	0,087			0,7324
J24C	O	Eingriffe an der Mamma außer bei bösartiger Neubildung ohne ausgedehnten Eingriff, mit komplexem Eingriff	0,906		3,2	1	0,289	7	0,072	0,078			0,8432
J24D	O	Eingriffe an der Mamma außer bei bösartiger Neubildung ohne ausgedehnten Eingriff, ohne komplexen Eingriff	0,634		2,5	1	0,158	5	0,085	0,087			0,9841
J25Z	O	Kleine Eingriffe an der Mamma bei bösartiger Neubildung ohne äußerst schwere oder schwere CC	0,772		3,0	1	0,223	6	0,090	0,096			0,8425
J26Z	O	Plastische Rekonstruktion der Mamma mit komplexer Hauttransplantation oder große Eingriffe an der Mamma bei bösartiger Neubildung mit komplexem Eingriff oder bestimmtem Eingriff an den weiblichen Geschlechtsorganen bei bösartiger Neubildung	3,269		10,4	2	0,339	20	0,069	0,089			0,8722
J35Z	O	Komplexe Vakuumbehandlung bei Krankheiten und Störungen an Haut, Unterhaut und Mamma	3,443		25,2	7	0,235	43	0,075	0,072			0,8954
J44Z	A	Geriatrische frührehabilitative Komplexbehandlung bei Krankheiten und Störungen an Haut, Unterhaut und Mamma	1,450		20,5			31	0,049	0,066			0,7477
J61A	M	Schwere Erkrankungen der Haut, mehr als ein BT, Alter > 17 Jahre oder mit kompl. Diagn., mit äuß. schw. CC od. Hautulkus bei Para-/Tetraplegie od. hochkompl. Diagn. od. Epid. bullosa, Alter < 10 Jahre oder mit schwerer Erkr. der Haut, mit aufw. Behandl.	1,134		11,8	3	0,279	24	0,094	0,087			1,1157
J61B	M	Schwere Erkrankungen der Haut, mehr als ein Belegungstag, Alter > 17 Jahre, ohne äußerst schwere CC, ohne hochkomplexe Diagnose, mit schwerer Erkrankung der Haut, ohne aufwendige Behandlung	0,776		9,2	2	0,254	18	0,058	0,075			0,6005
J61C	M	Schwere Erkrankungen der Haut, mehr als ein Belegungstag, Alter < 18 Jahre, ohne hochkomplexe Diagnose oder mäßig schwere Hauterkrankungen, mehr als ein Belegungstag	0,487		5,7			12	0,058	0,071			0,6947
J62A	M	Bösartige Neubildungen der Mamma, mehr als ein Belegungstag, mit äußerst schweren CC	1,408		13,7	4	0,268	28	0,069	0,091		x	1,0182
J62B	M	Bösartige Neubildungen der Mamma, ein Belegungstag oder ohne äußerst schwere CC	0,611		6,0	1	0,380	14	0,069	0,085		x	0,8940
J64A	M	Infektion / Entzündung der Haut und Unterhaut oder Hautulkus mit äußerst schweren CC	1,395		15,0	4	0,267	29	0,063	0,084			1,0144
J64B	M	Bestimmte Infektion / Entzündung der Haut und Unterhaut oder Hautulkus ohne äußerst schwere CC oder Alter < 6 Jahre	0,493		6,4	1	0,313	13	0,053	0,066			0,7021

Fallpauschalen-Katalog und Pflegeerlöskatalog
Teil a) Bewertungsrelationen bei Versorgung durch Hauptabteilungen

DRG	Parti-tion	Bezeichnung [6]	Bewertungsrelation bei Hauptabteilung	Bewertungsrelation bei Hauptabteilung und Beleghebamme	Mittlere Verweil-dauer [1]	Untere Grenzverweildauer: Erster Tag mit Abschlag [2), 5)]	Untere Grenzverweildauer: Bewertungs-relation/Tag	Obere Grenzverweildauer: Erster Tag zus. Entgelt [3), 5)]	Obere Grenzverweildauer: Bewertungs-relation/Tag	Externe Verlegung Abschlag/Tag (Bewertungsrelation)	Verlegungs-fallpauschale	Ausnahme von Wieder-aufnahme [4]	Pflegeerlös Bewertungs-relation/Tag
1	2	3	4	5	6	7	8	9	10	11	12	13	
J64C	M	Andere Infektion / Entzündung der Haut und Unterhaut, Alter > 5 Jahre	0,434		4,6	1	0,165	11	0,058	0,068			0,7397
J65A	M	Verletzung der Haut, Unterhaut und Mamma, mehr als 1 Belegungstag	0,351		3,2			8	0,072	0,079			0,8391
J65B	M	Verletzung der Haut, Unterhaut und Mamma, ein Belegungstag	0,196		1,0								1,2355
J67A	M	Bestimmte Erkrankungen der Mamma außer bösartige Neubildung oder moderate Hauterkrankungen	0,459		4,8	1	0,204	11	0,060	0,070			0,7065
J67B	M	Andere Erkrankungen der Mamma außer bösartige Neubildung oder leichte Hauterkrankungen	0,329		3,5	1	0,041	8	0,062	0,068			0,8194
J68A	M	Erkrankungen der Haut, ein Belegungstag, mit komplexer Diagnose oder Alter < 16 Jahre	0,198		1,0							x	1,3603
J68B	M	Erkrankungen der Haut, ein Belegungstag, ohne komplexe Diagnose, Alter > 15 Jahre	0,165		1,0								0,9538
J77Z	M	Komplexbehandlung bei isolationspflichtigen Erregern bei Krankheiten und Störungen an Haut, Unterhaut und Mamma	1,291		13,7			27	0,058	0,078			1,0119
MDC 10 Endokrine, Ernährungs- und Stoffwechselkrankheiten													
K03A	O	Eingriffe an der Nebenniere bei bösartiger Neubildung oder Eingriff an der Hypophyse, Alter < 18 Jahre oder bestimmte zweizeitige Eingriffe an der Hypophyse	3,240		12,1	3	0,427	23	0,141	0,130			1,3389
K03B	O	Eingriffe an der Nebenniere bei bösartiger Neubildung oder Eingriff an der Hypophyse, Alter > 17 Jahre, ohne bestimmte zweizeitige Eingriffe an der Hypophyse	2,082		9,6	2	0,370	18	0,157	0,105			0,9651
K04Z	O	Große Eingriffe bei Adipositas	1,659		4,3	1	0,227	8	0,074	0,086			0,8928
K06A	O	Eingriffe an Schilddrüse, Nebenschilddrüse und Ductus thyreoglossus mit IntK > 392 / 368 / - Punkte oder bei BNB, mit äußerst schweren CC oder Parathyreoidektomie oder äußerst schwere oder schwere CC, mit Thyreoidektomie durch Sternotomie	3,509		14,6	4	0,360	31	0,087	0,115			1,2636
K06B	O	Eingriffe an Schilddrüse, Nebenschilddrüse und Ductus thyreoglossus ohne IntK > 392 / 368 / - Punkte, bei BNB oder mit äuß. schw. oder schw. CC oder Eingr. an der Schilddrüse außer kl. Eingr., mit Thyreoidektomie durch Sternotomie oder Alter < 16 Jahre	1,200		3,3	1	0,183	8	0,077	0,084			0,8620
K06C	O	Eingriffe an Schilddrüse, Nebenschilddrüse u. Ductus thyreoglossus ohne IntK > 392 / 368 / - Punkte, außer bei BNB, oh. äuß. schw. oder schw. CC, mit Eingr. an der Schilddrüse außer kl. Eingriffe, ohne Thyreoidektomie durch Sternotomie, Alter > 15 Jahre	1,023		2,9	1	0,075	6	0,073	0,078			0,8152
K06D	O	Kleine Eingriffe an Schilddrüse, Nebenschilddrüse und Ductus thyreoglossus ohne IntK > 392 / 368 / - Punkte, außer bei bösartiger Neubildung, ohne äußerst schwere oder schwere CC	0,841		2,6	1	0,152	5	0,074	0,077			0,7960
K07A	O	Andere Eingriffe bei Adipositas mit bestimmten größeren Eingriffen am Magen oder Darm	1,481		5,0	1	0,204	10	0,058	0,069			0,7985
K07B	O	Andere Eingriffe bei Adipositas ohne bestimmte größere Eingriffe am Magen oder Darm	1,101		3,7	1	0,155	8	0,059	0,067			0,9151
K09A	O	Andere Prozeduren bei endokrinen, Ernährungs- und Stoffwechselkrankheiten mit hochkomplexem Eingriff oder mit bestimmtem Eingriff, mit äußerst schweren CC oder Alter < 7 Jahre	3,280		22,4	6	0,332	40	0,073	0,099			1,1803
K09B	O	Andere Prozeduren bei endokrinen, Ernährungs- und Stoffwechselkrankheiten mit bestimmtem Eingriff, mit äußerst schweren CC oder Alter < 7 Jahre oder mit mäßig komplexem Eingriff, Alter < 16 Jahre	2,149		14,9	4	0,311	32	0,073	0,097			0,9277
K09C	O	Andere Prozeduren bei endokrinen, Ernährungs- und Stoffwechselkrankheiten mit mäßig komplexem Eingriff, Alter > 15 Jahre	1,380		8,1	2	0,258	20	0,067	0,085			0,8348
K09D	O	Andere Prozeduren bei endokrinen, Ernährungs- und Stoffwechselkrankheiten ohne mäßig komplexen Eingriff	0,884		4,3	1	0,343	12	0,060	0,070			0,7985
K14Z	O	Andere Eingriffe an der Nebenniere oder ausgedehnte Lymphadenektomie	1,646		5,8	1	0,282	14	0,069	0,084			0,8962
K15A	O	Strahlentherapie bei endokrinen, Ernährungs- und Stoffwechselkrankheiten, mehr als ein Belegungstag, mit hochkomplexer Radiojodtherapie	0,913		3,1			6	0,208	0,225		x	0,8472
K15B	O	Strahlentherapie bei endokrinen, Ernährungs- und Stoffwechselkrankheiten, mehr als ein Belegungstag, ohne hochkomplexe Radiojodtherapie	1,381		12,3	3	0,328	27	0,126	0,099		x	0,8235
K15C	O	Strahlentherapie bei endokrinen, Ernährungs- und Stoffwechselkrankheiten, mehr als ein Belegungstag, mit mäßig komplexer Radiojodtherapie bei bösartiger Neubildung oder mit bestimmter nuklearmedizinischer Therapie	0,719		3,3			6	0,215	0,165		x	1,1704
K15D	O	Strahlentherapie bei endokrinen, Ernährungs- und Stoffwechselkrankheiten, mehr als ein Belegungstag, mit mäßig komplexer Radiojodtherapie, außer bei bösartiger Neubildung, ohne bestimmte nuklearmedizinische Therapie	0,741		6,2			13	0,118	0,101		x	0,8355
K15E	O	Strahlentherapie bei endokrinen, Ernährungs- und Stoffwechselkrankheiten, mehr als ein Belegungstag, mit anderer Radiojodtherapie	0,449		3,2			7	0,141	0,107		x	0,9580

Fallpauschalen-Katalog und Pflegeerlöskatalog

Teil a) Bewertungsrelationen bei Versorgung durch Hauptabteilungen

DRG	Partition	Bezeichnung [6]	Bewertungsrelation bei Hauptabteilung	Bewertungsrelation bei Hauptabteilung und Beleghebamme	Mittlere Verweildauer [1]	Untere Grenzverweildauer: Erster Tag mit Abschlag [2), 5)]	Untere Grenzverweildauer: Bewertungsrelation/Tag	Obere Grenzverweildauer: Erster Tag zus. Entgelt [3), 5)]	Obere Grenzverweildauer: Bewertungsrelation/Tag	Externe Verlegung Abschlag/Tag (Bewertungsrelation)	Verlegungsfallpauschale	Ausnahme von Wiederaufnahme [4]	Pflegeerlös Bewertungsrelation/Tag
1	2	3	4	5	6	7	8	9	10	11	12	13	
K25Z	O	Komplexbehandlung bei multiresistenten Erregern mit bestimmter OR-Prozedur bei endokrinen, Ernährungs- und Stoffwechselkrankheiten	2,561		25,3			43	0,055	0,075			0,9297
K33Z	O	Mehrzeitige komplexe OR-Prozeduren bei endokrinen, Ernährungs- und Stoffwechselkrankheiten	5,578		24,9	7	0,349	43	0,160	0,108			1,1500
K38Z	O	Hämophagozytäre Erkrankungen	2,588		13,5	4	0,499	27	0,185	0,172			1,3173
K44Z	A	Geriatrische frührehabilitative Komplexbehandlung bei endokrinen, Ernährungs- und Stoffwechselkrankheiten	1,464		19,9	6	0,204	30	0,050	0,069			0,7783
K60A	M	Diabetes mellitus und schwere Ernährungsstörungen, Alter < 6 Jahre, mit multimodaler Komplexbehandlung bei Diabetes mellitus oder intensivmedizinischer Komplexbehandlung > 196 / 184 / - Aufwandspunkte	1,822		12,5	3	0,445	23	0,100	0,132			1,7115
K60B	M	Diabetes mellitus und schwere Ernährungsstörungen, Alter > 5 Jahre und Alter < 18 Jahre und multimodale Komplexbehandlung bei Diabetes mellitus, ohne intensivmedizinische Komplexbehandlung > 196 / 184 / - Aufwandspunkte	1,179		9,7	2	0,388	15	0,119	0,108			1,2500
K60C	M	Diabetes mellitus und schwere Ernährungsstörungen, Alter > 17 Jahre oder ohne multimodale Komplexbehandlung bei Diabetes mellitus oder schwerste Ernährungsstörungen oder äußerst schwere CC, mehr als ein Belegungstag	1,358		13,3	3	0,326	27	0,069	0,091			1,0763
K60D	M	Diabetes mellitus ohne äußerst schwere CC, Alter < 11 Jahre oder Alter < 16 Jahre mit schweren CC oder multiplen Komplikationen oder Ketoazidose oder Koma, ohne multimodale Komplexbehandlung bei Diabetes mellitus	0,441		3,8	1	0,247	8	0,080	0,090			1,3706
K60E	M	Diabetes mellitus mit schweren CC oder mit komplexer Diagnose, Alter > 15 Jahre, mehr als ein Belegungstag	0,762		8,8	2	0,248	16	0,059	0,076			0,6334
K60F	M	Diabetes mellitus, Alter > 10 Jahre, ein Belegungstag oder ohne äußerst schwere oder schwere CC oder ohne komplexe Diagnose	0,565		6,5	1	0,395	14	0,059	0,073			0,6298
K62A	M	Verschiedene Stoffwechselerkrankungen bei Para- / Tetrapleg. oder mit kompliz. Diagnose oder endoskopischer Einlage eines Magenballons oder Alter < 16 Jahre, mit äußerst schweren CC oder best. aufwendiger / hochaufw. Behandlung, mehr als ein Belegungstag	1,420		14,1	4	0,271	28	0,068	0,089			1,1410
K62B	M	Verschiedene Stoffwechselerkrankungen bei Para- / Tetrapleg. oder mit kompliz. Diagnose oder endoskop. Einlage eines Magenballons oder Alter < 16 Jahre, ein Belegungstag od. ohne äußerst schwere CC od. ohne best. aufwendige / hochaufwendige Behandlung	0,552		5,5	1	0,319	13	0,067	0,081			1,0688
K62C	M	Verschiedene Stoffwechselerkrankungen außer bei Para- / Tetraplegie, ohne kompliz. Diagnose, ohne endoskopische Einlage eines Magenballons, ohne äußerst schwere CC oder ein Belegungstag, ohne best. aufwendige / hochaufwendige Behandlung, Alter > 15 Jahre	0,483		5,2	1	0,296	12	0,062	0,074			0,8626
K63A	M	Angeborene Stoffwechselstörungen, mehr als ein Belegungstag, Alter < 6 Jahre oder mit komplexer Diagnose oder intensivmedizinischer Komplexbehandlung > 196 / 184 / - Aufwandspunkte	0,688		4,3			11	0,149	0,120			1,5477
K63B	M	Angeborene Stoffwechselstörungen, mehr als ein Belegungstag, Alter > 5 Jahre, ohne komplexe Diagnose, ohne intensivmedizinische Komplexbehandlung > 196 / 184 / - Aufwandspunkte	0,577		5,0			12	0,074	0,087			0,8112
K63C	M	Angeborene Stoffwechselstörungen, ein Belegungstag	0,197		1,0								1,2068
K64A	M	Endokrinopathien mit komplexer Diagnose und äußerst schweren CC oder intensivmedizinischer Komplexbehandlung > 196 / 184 / - Aufwandspunkte	1,886		12,6	3	0,462	26	0,146	0,136		x	1,4084
K64B	M	Endokrinopathien mit komplexer Diagnose oder äußerst schweren CC, Alter < 6 Jahre, ohne intensivmedizinische Komplexbehandlung > 196 / 184 / - Aufwandspunkte	1,268		7,0	1	0,609	14	0,174	0,152		x	1,9622
K64C	M	Endokrinopathien mit komplexer Diagnose oder äußerst schweren CC, Alter > 5 Jahre oder mit bestimmter komplexer Diagnose oder mit invasiver endokrinologischer Diagnostik oder Alter < 18 Jahre bei bösartiger Neubildung	0,746		7,0	1	0,483	17	0,072	0,089		x	0,9014
K64D	M	Endokrinopathien ohne komplexe Diagnose, ohne bestimmte Diagnose, ohne äußerst schwere CC, ohne invasive endokrinologische Diagnostik, Alter > 17 Jahre oder außer bei bösartiger Neubildung	0,490		4,8	1	0,280	11	0,069	0,081		x	0,7375
K77Z	M	Komplexbehandlung bei isolationspflichtigen Erregern bei endokrinen, Ernährungs- und Stoffwechselkrankheiten	1,945		20,8			34	0,064	0,087			1,0653

Fallpauschalen-Katalog und Pflegeerlöskatalog

Teil a) Bewertungsrelationen bei Versorgung durch Hauptabteilungen

DRG	Partition	Bezeichnung [6]	Bewertungsrelation bei Hauptabteilung	Bewertungsrelation bei Hauptabteilung und Beleghebamme	Mittlere Verweildauer [1]	Untere Grenzverweildauer: Erster Tag mit Abschlag [2], [5]	Untere Grenzverweildauer: Bewertungsrelation/Tag	Obere Grenzverweildauer: Erster Tag zus. Entgelt [3], [5]	Obere Grenzverweildauer: Bewertungsrelation/Tag	Externe Verlegung Abschlag/Tag (Bewertungsrelation)	Verlegungsfallpauschale	Ausnahme von Wiederaufnahme [4]	Pflegeerlös Bewertungsrelation/Tag
1	2	3	4	5	6	7	8	9	10	11	12	13	
MDC 11 Krankheiten und Störungen der Harnorgane													
L02A	O	Operatives Einbringen eines Peritonealdialysekatheters, Alter < 10 Jahre oder Blasenrekonstruktion und kontinenter Pouch bei Neubildung mit Multiviszeraleingriff oder Verschluss einer Blasenekstrophie	4,466		18,4	5	0,344	30	0,079	0,106			1,3918
L02B	O	Operatives Einbringen eines Peritonealdialysekatheters, Alter > 9 Jahre mit akuter Niereninsuffizienz oder mit chronischer Niereninsuffizienz mit Dialyse	1,514		13,2	3	0,242	28	0,051	0,068			0,6795
L02C	O	Operatives Einbringen eines Peritonealdialysekatheters, Alter > 9 Jahre, ohne akute Niereninsuffizienz, ohne chronische Niereninsuffizienz mit Dialyse	0,796		4,2	1	0,169	9	0,057	0,066			0,6903
L03Z	O	Bestimmte Nieren-, Ureter- und große Harnblaseneingriffe bei Neubildung, Alter < 19 Jahre oder mit äußerst schweren CC oder bestimmter Kombinationseingriff, ohne großen Eingriff am Darm	3,874		17,8	5	0,312	32	0,160	0,099			1,0557
L04A	O	Bestimmte komplexe Nieren-, Ureter- und große Harnblaseneingriffe außer bei Neubildung, ohne äußerst schwere CC, ohne Kombinationseingriff oder bestimmte Harnblaseneingriffe oder Alter < 16 Jahre	1,945		8,3	2	0,229	17	0,058	0,074			0,8625
L04B	O	Andere Nieren-, Ureter- und große Harnblaseneingriffe außer bei Neubildung, ohne äußerst schwere CC, ohne Kombinationseingriff, ohne bestimmte Harnblaseneingriffe oder Exzision und Resektion von retroperitonealem Gewebe, Alter > 15 Jahre	1,502		6,7	1	0,270	15	0,057	0,071			0,7364
L06A	O	Bestimmte kleine Eingriffe an den Harnorganen mit äußerst schweren CC	2,296		16,3	4	0,313	33	0,068	0,090			1,0378
L06B	O	Kleine Eingriffe an den Harnorganen ohne äußerst schwere CC oder ohne bestimmte Prozeduren oder Alter < 16 Jahre	0,922		5,6	1	0,425	13	0,059	0,071			0,7835
L06C	O	Andere kleine Eingriffe an den Harnorganen, Alter > 15 Jahre	0,569		2,7	1	0,114	6	0,068	0,071			0,8565
L07Z	O	Andere Nieren-, Ureter-, Prostata- und große Harnblaseneingriffe bei Neubildung, Alter < 19 Jahre oder mit äußerst schweren CC oder anderer Kombinationseingriff oder bestimmte Zystektomien, ohne großen Eingriff am Darm	3,219		16,0	4	0,340	30	0,075	0,100			1,0517
L08Z	O	Komplexe Eingriffe an der Urethra oder Ureter	1,299		6,5	1	0,261	14	0,056	0,070			0,9037
L09A	O	And. Eingr. bei Erkr. der Harnorg. mit Anl. Dialyseshunt bei akut. Nierenins. od. bei chron. Nierenins. mit Dialyse od. auß. Anl. Dialyseshunt, m. Kalziphylaxie od. best. Laparotomie od. m. kompl. OR-Proz. od. kompl. Eingr., Alt. < 2 J. od. äuß. schw. CC	3,736		23,2	7	0,297	41	0,072	0,098			1,0127
L09B	O	Andere Eingriffe bei Erkrankungen der Harnorgane mit Anlage Dialyseshunt bei akuter Niereninsuffizienz od. bei chronischer Niereninsuff. mit Dialyse od. außer Anlage Dialyseshunt, m. Kalziphylaxie od. best. Laparotomie, Alter > 1 Jahr, ohne äuß. schw. CC	1,803		12,1	3	0,250	26	0,058	0,077			0,7593
L09C	O	Andere Eingriffe bei Erkrankungen der Harnorgane auß. Anlage Dialyseshunt, ohne Kalziphylaxie, ohne best. Laparotomie, ohne best. Eingriff an Präputium od. Nebenschilddrüse, Alter < 2 J. od. mit äuß. schw. CC, ohne kompl. OR-Proz., ohne kompl. Eingriff	2,429		19,0	5	0,336	36	0,075	0,100			1,0286
L09D	O	Andere Eingriffe bei Erkrankungen der Harnorgane ohne Anlage eines Dialyseshunts bei akuter Niereninsuffizienz od. bei chronischer Niereninsuffizienz mit Dialyse, ohne Kalziphylaxie, ohne best. Laparotomie, mit best. anderen Eingriff od. Alter < 18 Jahre	1,238		6,3	1	0,583	16	0,067	0,083			0,7845
L09E	O	Andere Eingriffe bei Erkrankungen der Harnorgane ohne Anlage eines Dialyseshunts bei akuter Niereninsuffizienz oder bei chron. Niereninsuff. mit Dialyse, ohne Kalziphylaxie, ohne best. Laparotomie, ohne bestimmten anderen Eingriff, Alter > 17 Jahre	0,771		3,3	1	0,181	8	0,058	0,064			0,7554
L10Z	O	Blasenrekonstruktion und kontinenter Pouch bei Neubildung ohne Multiviszeraleingriff oder Nieren-, Ureter- und große Harnblaseneingriffe bei Neubildung, Alter < 19 Jahre oder mit äußerst schweren CC oder Kombinationseingriff, mit großem Eingriff am Darm	4,707		21,6	6	0,323	37	0,074	0,099			0,9378
L11Z	O	Komplexe transurethrale, perkutan-transrenale und andere retroperitoneale Eingriffe mit extrakorporaler Stoßwellenlithotripsie (ESWL), ohne äußerst schwere CC	1,533		7,5	2	0,247	14	0,070	0,087			0,7266
L12A	O	Strahlentherapie bei Krankheiten und Störungen der Harnorgane, mehr als ein Belegungstag, Bestrahlungen an mindestens 9 Tagen	3,043		24,5	7	0,366	42	0,119	0,115		x	0,7331
L12B	O	Strahlentherapie bei Krankheiten und Störungen der Harnorgane, mehr als ein Belegungstag, Bestrahlungen an weniger als 9 Tagen	1,139		9,0	2	0,356	22	0,119	0,107		x	0,8128
L13A	O	Nieren-, Ureter- und große Harnblaseneingriffe bei Neubildung, Alter > 18 Jahre, ohne Kombinationseingriff, mit bestimmtem Eingriff mit CC oder mit komplexem Eingriff	2,340		10,4	2	0,319	20	0,065	0,084			0,7970
L13B	O	Nieren-, Ureter- und große Harnblaseneingriffe bei Neubildung, Alter > 18 Jahre, ohne Kombinationseingriff, ohne CC, ohne komplexen Eingriff, mit anderem Eingriff	1,852		7,3	1	0,336	13	0,064	0,081			0,7817
L13C	O	Nieren-, Ureter- und große Harnblaseneingriffe bei Neubildung, Alter > 18 Jahre, ohne Kombinationseingriff, ohne äußerst schwere CC, ohne bestimmten Eingriff oder ohne CC, ohne komplexen Eingriff, ohne anderen Eingriff	0,772		3,7	1	0,180	9	0,068	0,076			0,7211

Fallpauschalen-Katalog und Pflegeerlöskatalog

Teil a) Bewertungsrelationen bei Versorgung durch Hauptabteilungen

DRG	Partition	Bezeichnung [6]	Bewertungsrelation bei Hauptabteilung	Bewertungsrelation bei Hauptabteilung und Beleghebamme	Mittlere Verweildauer [1]	Untere Grenzverweildauer		Obere Grenzverweildauer		Externe Verlegung Abschlag/Tag (Bewertungsrelation)	Verlegungsfallpauschale	Ausnahme von Wiederaufnahme [4]	Pflegeerlös Bewertungsrelation/Tag
						Erster Tag mit Abschlag [2), 5)]	Bewertungsrelation/Tag	Erster Tag zus. Entgelt [3), 5)]	Bewertungsrelation/Tag				
1	2	3	4	5	6	7	8	9	10	11	12	13	
L16A	O	Implantation und Wechsel von Neurostimulatoren und Neurostimulationselektroden bei Krankheiten und Störungen der Harnorgane mit Implantation oder Wechsel eines Neurostimulators	0,984		2,8	1	0,123	6	0,063	0,066			0,7703
L16B	O	Implantation und Wechsel von Neurostimulatoren und Neurostimulationselektroden bei Krankheiten und Störungen der Harnorgane mit Implantation oder Wechsel eines permanenten Elektrodensystems	1,502		2,8	1	0,133	6	0,066	0,070			0,7070
L16C	O	Implantation und Wechsel von Neurostimulatoren und Neurostimulationselektroden bei Krankheiten und Störungen der Harnorgane mit Implantation oder Wechsel eines temporären Elektrodensystems	1,151		2,2	1	0,119	4	0,076	0,075			0,6974
L17A	O	Andere Eingriffe an der Urethra außer bei Para- / Tetraplegie, kleine Eingriffe an den Harnorganen, mit bestimmten Eingriffen an der Urethra oder Alter < 16 Jahre	0,721		3,7	1	0,258	9	0,088	0,070			1,2334
L17B	O	Andere Eingriffe an der Urethra außer bei Para- / Tetraplegie, kleine Eingriffe an den Harnorganen, ohne bestimmte Eingriffe an der Urethra, Alter > 15 Jahre	0,502		3,1	1	0,101	7	0,064	0,069			0,7593
L18A	O	Komplexe transurethrale, perkutan-transrenale und andere retroperitoneale Eingriffe mit äußerst schweren CC	2,468		17,3	5	0,287	33	0,070	0,094			1,0335
L18B	O	Komplexe transurethrale, perkutan-transrenale / andere retroperitoneale Eingriffe oh. ESWL, oh. äußerst schwere CC od. best. Eingriffe Niere od. transurethrale Eingriffe auß. Prostatares. u. kompl. Ureterorenoskop., b. Para-/Tetrapl., m. äuß. schw. CC	1,127		6,0	1	0,592	14	0,062	0,076			0,7311
L19Z	O	Transurethrale Eingriffe außer Prostataresektion und komplexe Ureterorenoskopien mit extrakorporaler Stoßwellenlithotripsie (ESWL), ohne äußerst schwere CC oder perkutane Thermoablation der Niere	0,957		4,2	1	0,274	9	0,091	0,105			0,7066
L20A	O	Transurethrale Eingriffe außer Prostataresektion und komplexe Ureterorenoskopien oder bestimmte Eingriffe an den Harnorganen, mit äußerst schweren CC	1,581		12,2	3	0,264	25	0,061	0,081			0,8909
L20B	O	Transurethrale Eingriffe außer Prostataresektion und komplexe Ureterorenoskopien oder bestimmte Eingriffe an den Harnorganen, ohne äußerst schwere CC oder Alter < 16 Jahre oder Alter > 89 Jahre	0,742		3,1	1	0,146	7	0,076	0,082			0,7774
L20C	O	Transurethrale Eingriffe außer Prostataresektion und komplexe Ureterorenoskopien oder bestimmte Eingriffe an den Harnorganen, ohne äußerst schwere CC oder Alter > 15 Jahre oder Alter < 90 Jahre	0,572		3,3	1	0,122	7	0,064	0,070			0,7344
L33Z	O	Mehrzeitige komplexe OR-Prozeduren oder hochaufwendiges Implantat bei Krankheiten und Störungen der Harnorgane	6,835		28,8	9	0,335	47	0,184	0,112			1,2202
L36A	O	Intensivmedizinische Komplexbehandlung > 588 / 552 / 828 Aufwandspunkte bei Krankheiten und Störungen der Harnorgane	5,808		25,6	8	0,568	44	0,200		x	x	2,4456
L36B	O	Intensivmedizinische Komplexbehandlung > - / - / 552 Aufwandspunkte bei Krankheiten und Störungen der Harnorgane	4,878		28,0	8	0,502	46	0,113		x	x	2,0722
L37Z	O	Multiviszeraleingriff bei Krankheiten und Störungen der Harnorgane	3,894		17,5	5	0,301	31	0,073	0,097			1,0641
L38Z	O	Komplizierende Konstellation mit bestimmtem operativen Eingriff bei Krankheiten und Störungen der Harnorgane	5,464		26,9	8	0,400	45	0,136	0,129			1,3052
L40Z	A	Diagnostische Ureterorenoskopie	0,561		3,1	1	0,128	7	0,064	0,069			0,7516
L42A	A	Extrakorporale Stoßwellenlithotripsie (ESWL) bei Harnsteinen mit auxiliären Maßnahmen oder bei Para- / Tetraplegie	0,676		3,6	1	0,211	8	0,092	0,102			0,6631
L42B	A	Extrakorporale Stoßwellenlithotripsie (ESWL) bei Harnsteinen ohne auxiliäre Maßnahmen, außer bei Para- / Tetraplegie	0,550		2,9	1	0,198	6	0,110	0,117			0,7676
L44Z	A	Geriatrische frührehabilitative Komplexbehandlung bei Krankheiten und Störungen der Harnorgane	1,515		20,9	6	0,211	32	0,050	0,068			0,8078
L60A	M	Niereninsuffizienz, mehr als ein Belegungstag, mit intensivmedizinischer Komplexbehandlung > 392 / 368 / - Aufwandspunkte oder mit Dialyse und akutem Nierenversagen und äußerst schweren CC oder mit Dialyse und komplizierenden Faktoren, Alter < 16 Jahre	2,761		19,3	5	0,436	36	0,094	0,128		x	1,4264
L60B	M	Niereninsuffizienz, mehr als ein Belegungstag, mit Dialyse und komplizierenden Faktoren oder äußerst schweren CC, Alter > 15 Jahre	1,653		13,5	3	0,389	27	0,081	0,107		x	1,1970
L60C	M	Niereninsuffizienz, mehr als ein Belegungstag, mit Dialyse oder äußerst schweren CC oder Alter < 18 Jahre mit schweren CC oder mit intensivmedizinischer Komplexbehandlung > 196 / 184 / - Aufwandspunkte	1,116		9,8	2	0,342	22	0,073	0,094		x	1,0607
L60D	M	Niereninsuffizienz, mehr als ein Belegungstag, ohne Dialyse, ohne äußerst schwere CC, Alter > 17 Jahre oder ohne schwere CC, ohne intensivmedizinische Komplexbehandlung > 196 / 184 / - Aufwandspunkte	0,609		6,8	1	0,289	15	0,060	0,075		x	0,8054

Fallpauschalen-Katalog und Pflegeerlöskatalog
Teil a) Bewertungsrelationen bei Versorgung durch Hauptabteilungen

DRG	Partition	Bezeichnung [6]	Bewertungsrelation bei Hauptabteilung	Bewertungsrelation bei Hauptabteilung und Beleghebamme	Mittlere Verweildauer [1]	Untere Grenzverweildauer: Erster Tag mit Abschlag [2), 5)]	Untere Grenzverweildauer: Bewertungsrelation/Tag	Obere Grenzverweildauer: Erster Tag zus. Entgelt [3), 5)]	Obere Grenzverweildauer: Bewertungsrelation/Tag	Externe Verlegung Abschlag/Tag (Bewertungsrelation)	Verlegungsfallpauschale	Ausnahme von Wiederaufnahme [4]	Pflegeerlös Bewertungsrelation/Tag
1	2	3	4	5	6	7	8	9	10	11	12	13	
L62A	M	Neubildungen der Harnorgane mit äußerst schweren CC oder Alter < 16 Jahre mit schweren CC	1,473		14,1	4	0,273	28	0,069	0,090		x	1,0537
L62B	M	Neubildungen der Harnorgane ohne äußerst schwere CC od. Alter < 16 Jahre ohne schwere CC	0,778		4,1	1	0,413	10	0,184	0,130		x	2,0418
L62C	M	Neubildungen der Harnorgane ohne äußerst schwere CC, Alter > 15 Jahre	0,462		4,7	1	0,230	12	0,064	0,076		x	0,8401
L63A	M	Infektionen der Harnorgane mit bestimmter hochaufwendiger Behandlung oder mit äußerst schweren CC, mit Komplexbehandlung bei isolationspflichtigen Erregern	1,684		15,8	4	0,325	31	0,072	0,096			1,2299
L63B	M	Infektionen der Harnorgane ohne bestimmte hochaufwendige Behandlung, mit best. aufwendiger Behandlung od. mit äußerst schweren CC, ohne Komplexbeh. bei isolationspfl. Erregern oder mit Komplexbeh. bei isolationspfl. Erregern, ohne äußerst schwere CC	1,090		12,0	3	0,260	23	0,061	0,080			1,0653
L63C	M	Infektionen der Harnorgane ohne äußerst schwere CC, ohne Komplexbehandlung bei isolationspflichtigen Erregern, ohne bestimmte aufwendige / hochaufwendige Behandl., Alter < 3 Jahre oder best. schwere Infektionen oder best. mäßig aufwendige Behandlung	0,528		5,2	1	0,337	11	0,070	0,084			1,1926
L63D	M	Infektionen der Harnorgane oh. äuß. schwere CC, oh. best. mäßig aufwendige / aufwendige / hochaufw. Behandl., oh. Komplexbeh. b. isolationspfl. Erregern, oh. best. schw. Infektionen, Alter > 2 J. u. < 6 J. od. Alter < 18 J. mit schw. CC od. Alter > 89 J.	0,520		6,1	1	0,298	13	0,058	0,071			0,9746
L63E	M	Infektionen der Harnorgane ohne äußerst schwere CC, ohne best. mäßig aufw. / aufw. / hochaufw. Behandlung, ohne Komplexbeh. b. isolationspfl. Erregern, ohne best. schw. Infektionen, Alter > 5 und < 18 Jahre, ohne schwere CC od. Alter > 17 und < 90 Jahre	0,450		5,4	1	0,265	11	0,057	0,069			0,7867
L64A	M	Andere Erkrankungen der Harnorgane mit äußerst schweren oder schweren CC oder bestimmter Diagnose, mehr als ein Belegungstag oder Urethrozystoskopie, bei angeborener Fehlbildung oder Alter < 3 Jahre	0,520		2,7	1	0,065	6	0,084	0,087			1,3553
L64B	M	Andere Erkrankungen der Harnorgane mit äußerst schweren oder schweren CC oder bestimmter Diagnose, mehr als ein Belegungstag oder Urethrozystoskopie, außer bei angeborener Fehlbildung, Alter > 2 Jahre	0,481		3,7	1	0,124	9	0,064	0,072			0,7696
L64C	M	Andere Erkrankungen der Harnorgane ohne äußerst schwere oder schwere CC, ohne bestimmte Diagnose oder ein Belegungstag, bestimmte Eingriffe am Ureter oder Retroperitonealfibrose oder Alter < 16 Jahre	0,370		2,5	1	0,103	5	0,077	0,079			0,9116
L64D	M	Andere Erkrankungen der Harnorgane ohne äußerst schwere oder schwere CC, ohne bestimmte Diagnose oder ein Belegungstag, ohne bestimmte Eingriffe am Ureter, Alter > 15 Jahre	0,284		2,5	1	0,100	5	0,075	0,077			0,7573
L68A	M	Andere mäßig schwere Erkrankungen der Harnorgane, Alter < 16 Jahre	0,521		3,9	1	0,245	9	0,081	0,091			1,1917
L68B	M	Andere mäßig schwere Erkrankungen der Harnorgane, Alter > 15 Jahre	0,381		3,8	1	0,180	9	0,064	0,072			0,7581
L69A	M	Andere schwere Erkrankungen der Harnorgane, mehr als ein Belegungstag, Alter < 16 Jahre	0,754		6,6			15	0,109	0,095			1,2115
L69B	M	Andere schwere Erkrankungen der Harnorgane, mehr als ein Belegungstag, Alter > 15 Jahre	0,789		8,4	2	0,251	19	0,063	0,081			0,6613
L70A	M	Krankheiten und Störungen der Harnorgane, ein Belegungstag, Alter < 6 Jahre	0,247		1,0								1,7579
L70B	M	Krankheiten und Störungen der Harnorgane, ein Belegungstag, Alter > 5 Jahre	0,202		1,0								1,1147
L71Z	M	Niereninsuffizienz, ein Belegungstag mit Dialyse	0,314		1,0							x	1,9656
L72Z	M	Thrombotische Mikroangiopathie oder hämolytisch-urämisches Syndrom	1,999		11,5	3	0,494	25	0,172	0,158			1,1718
L73Z	M	Harnblasenlähmung, mehr als ein Belegungstag	0,681		6,3			15	0,070	0,086			1,0729
L74Z	M	Bestimmte Krankheiten und Störungen der Harnorgane bei Para- / Tetraplegie	0,559		5,6	1	0,289	12	0,063	0,077			1,1309
MDC 12 Krankheiten und Störungen der männlichen Geschlechtsorgane													
M01A	O	Große Eingriffe an den Beckenorganen beim Mann mit äußerst schweren CC	3,758		16,0	4	0,364	32	0,080	0,107			0,9907
M01B	O	Große Eingriffe an den Beckenorganen beim Mann ohne äußerst schwere CC oder bestimmte Eingriffe an den Beckenorganen beim Mann mit äußerst schweren CC	2,371		7,7	2	0,253	13	0,069	0,087			0,7106
M02A	O	Transurethrale Prostataresektion oder bestimmte andere Operationen an der Prostata mit äußerst schweren CC	1,919		14,1	4	0,252	28	0,063	0,084			0,9384
M02B	O	Transurethrale Prostataresektion oder bestimmte andere Operationen an der Prostata ohne äußerst schwere CC	0,773		4,9	1	0,311	10	0,054	0,064			0,6911
M03A	O	Bestimmte Eingriffe am Penis, Alter < 6 Jahre oder aufwendige plastische Rekonstruktion des Penis, Alter < 18 Jahre oder totale Amputation des Penis oder Amputation des Penis mit bestimmter Lymphadenektomie	1,426		7,0	1	0,288	14	0,082	0,072			1,3069
M03B	O	Bestimmte Eingriffe am Penis, Alter > 5 J. oder aufwendige plastische Rekonstruktion des Penis, Alter > 17 J., ohne totale Amputation des Penis, ohne Amputation des Penis mit best. Lymphadenektomie, mit mäßig komplexen Eingriffen am Penis, Alter < 18 J.	1,159		5,1	1	0,217	11	0,086	0,072			1,3239

Fallpauschalen-Katalog und Pflegeerlöskatalog
Teil a) Bewertungsrelationen bei Versorgung durch Hauptabteilungen

DRG	Parti-tion	Bezeichnung [6]	Bewertungsrelation bei Hauptabteilung	Bewertungsrelation bei Hauptabteilung und Beleghebamme	Mittlere Verweil-dauer [1]	Untere Grenzverweildauer: Erster Tag mit Abschlag [2), 5)]	Untere Grenzverweildauer: Bewertungs-relation/Tag	Obere Grenzverweildauer: Erster Tag zus. Entgelt [3), 5)]	Obere Grenzverweildauer: Bewertungs-relation/Tag	Externe Verlegung Abschlag/Tag (Bewertungsrelation)	Verlegungs-fallpauschale	Ausnahme von Wieder-aufnahme [4]	Pflegeerlös Bewertungs-relation/Tag
1	2	3	4	5	6	7	8	9	10	11	12	13	
M03C	O	Mäßig komplexe Eingriffe am Penis, Alter > 17 Jahre, ohne bestimmte Eingriffe am Penis, ohne aufwendige plastische Rekonstruktion des Penis, ohne totale Amputation des Penis, ohne Amputation des Penis mit bestimmter Lymphadenektomie	1,028		4,5	1	0,174	10	0,054	0,064			0,7219
M04A	O	Eingriffe am Hoden oder bestimmte Eingriffe an Urethra und Prostata bei bösartiger Neubildung mit äußerst schweren CC oder bei Fournier-Gangrän oder bestimmte radikale Prostatovesikulektomien oder bestimmte Lymphadenektomie	2,078		8,6	2	0,272	19	0,067	0,085			0,8004
M04B	O	Eingriffe am Hoden mit bestimmtem Eingriff bei Orchitis mit Abszess oder bösartiger Neubildung oder bestimmte Eingriffe am Hoden oder bestimmte Eingriffe an Urethra und Prostata bei bösartiger Neubildung	0,886		3,8	1	0,184	9	0,075	0,085			0,7676
M04C	O	Eingriffe am Hoden mit mäßig komplexem Eingriff, Alter < 3 Jahre oder mit schweren CC oder beidseitigem Hodenhochstand, Alter < 14 Jahre	0,768		2,3	1	0,151	4	0,073	0,072			1,4618
M04D	O	Eingriffe am Hoden ohne äußerst schwere CC, ohne bestimmten Eingriff, ohne mäßig komplexen Eingriff oder Alter > 2 Jahre, ohne schwere CC oder ohne beidseitigen Hodenhochstand oder Alter > 13 Jahre	0,624		2,9	1	0,130	6	0,061	0,064			0,8936
M05A	O	Zirkumzision oder bestimmte andere Eingriffe am Penis oder bestimmte großflächige Ablationen der Haut	0,569		2,9	1	0,151	7	0,064	0,068			0,9144
M05B	O	Zirkumzision, andere Eingriffe am Penis oder großflächige Ablationen der Haut, ohne Zirkumzision, ohne bestimmte andere Eingriffe am Penis, ohne bestimmte großflächige Ablationen der Haut	0,430		2,3	1	0,121	4	0,068	0,067			0,8538
M06Z	O	Andere OR-Prozeduren an den männlichen Geschlechtsorganen oder Stanzbiopsie an der Prostata, ein Belegungstag	0,724		3,0	1	0,358	7	0,140	0,149			0,8487
M07Z	O	Brachytherapie bei Krankheiten und Störungen der männlichen Geschlechtsorgane, Implantation von > 10 Seeds	1,987		2,0	1	0,371	3	0,215	0,204		x	1,0530
M09A	O	OR-Prozeduren an den männlichen Geschlechtsorganen bei bösartiger Neubildung mit äußerst schweren CC oder bestimmte Eingriffe an den Beckenorganen beim Mann ohne äußerst schwere CC oder BNB des Penis	1,512		9,3	2	0,247	17	0,056	0,072			0,7202
M09B	O	OR-Prozeduren an den männlichen Geschlechtsorganen bei bösartiger Neubildung, ohne äußerst schwere CC, ohne BNB des Penis	0,958		4,8	1	0,583	11	0,065	0,077			0,7052
M10A	O	Strahlentherapie bei Krankheiten und Störungen der männlichen Geschlechtsorgane, mehr als ein Belegungstag, Bestrahlungen an mindestens 8 Tagen	3,026		22,6	7	0,366	39	0,129	0,124		x	0,7951
M10B	O	Radioligandentherapie mit Lutetium-177-PSMA-Liganden	1,556		2,5	1	0,806	5	0,445	0,456			1,3930
M10C	O	Strahlentherapie bei Krankheiten und Störungen der männlichen Geschlechtsorgane, mehr als ein Belegungstag, Bestrahlungen an weniger als 8 Tagen oder interstitielle Brachytherapie	1,118		4,8	1	0,153	15	0,089	0,106		x	0,8247
M11Z	O	Transurethrale Laserdestruktion und -resektion der Prostata	0,886		4,1	1	0,172	9	0,059	0,068			0,7266
M37Z	O	Große Eingriffe an Darm oder Harnblase bei Erkrankungen und Störungen der männlichen Geschlechtsorgane oder Eingriffe am Hoden bei Fournier-Gangrän mit äußerst schweren CC	4,071		19,9	6	0,300	38	0,074	0,100			1,1139
M38Z	O	Komplizierende Konstellation mit operativem Eingriff bei Krankheiten und Störungen der männlichen Geschlechtsorgane	3,789		21,6	6	0,432	39	0,140	0,134			1,1625
M60A	M	Bösartige Neubildungen der männlichen Geschlechtsorgane, mehr als ein Belegungstag, Alter < 11 Jahre oder mit äußerst schweren CC	1,483		13,7	4	0,276	28	0,071	0,093		x	1,0261
M60B	M	Bösartige Neubildungen der männlichen Geschlechtsorgane, ein Belegungstag oder Alter > 10 Jahre, ohne äußerst schwere CC	0,571		5,3	1	0,264	13	0,067	0,080		x	0,8121
M61Z	M	Benigne Prostatahyperplasie	0,424		3,4	1	0,027	8	0,067	0,073			0,7846
M62Z	M	Infektion / Entzündung der männlichen Geschlechtsorgane	0,391		4,5	1	0,143	9	0,055	0,065			0,6841
M64Z	M	Andere Krankheiten der männlichen Geschlechtsorgane und Sterilisation beim Mann	0,351		3,0	1	0,160	7	0,067	0,072			0,8405

Fallpauschalen-Katalog und Pflegeerlöskatalog
Teil a) Bewertungsrelationen bei Versorgung durch Hauptabteilungen

DRG	Partition	Bezeichnung [6]	Bewertungsrelation bei Hauptabteilung	Bewertungsrelation bei Hauptabteilung und Beleghebamme	Mittlere Verweildauer [1]	Untere Grenzverweildauer: Erster Tag mit Abschlag [2], [5]	Untere Grenzverweildauer: Bewertungsrelation/Tag	Obere Grenzverweildauer: Erster Tag zus. Entgelt [3], [5]	Obere Grenzverweildauer: Bewertungsrelation/Tag	Externe Verlegung Abschlag/Tag (Bewertungsrelation)	Verlegungsfallpauschale	Ausnahme von Wiederaufnahme [4]	Pflegeerlös Bewertungsrelation/Tag
1	2	3	4	5	6	7	8	9	10	11	12	13	
MDC 13 Krankheiten und Störungen der weiblichen Geschlechtsorgane													
N01A	O	Beckeneviszeration bei der Frau und komplexe Vulvektomie oder bestimmte Lymphadenektomie mit äußerst schweren CC, ohne komplexen Eingriff, ohne komplizierende Konstellation, mit Multiviszeraleingriff	6,178		18,5	5	0,496	32	0,217	0,152			1,2553
N01B	O	Beckeneviszeration bei der Frau und komplexe Vulvektomie oder bestimmte Lymphadenektomie mit äußerst schweren CC, ohne komplexen Eingriff, ohne komplizierende Konstellation, ohne Multiviszeraleingriff	4,636		17,4	5	0,394	33	0,094	0,128			1,1343
N01C	O	Beckeneviszeration bei der Frau und komplexe Vulvektomie oder bestimmte Lymphadenektomie mit schweren CC	3,341		12,3	3	0,387	22	0,087	0,116			1,0145
N01D	O	Beckeneviszeration bei der Frau und komplexe Vulvektomie oder bestimmte Lymphadenektomie ohne äußerst schwere oder schwere CC	2,626		8,8	2	0,353	16	0,084	0,107			0,9281
N02A	O	Eingriffe an Uterus und Adnexen oder bestimmten Hernien und große operative Eingriffe an Vagina, Zervix und Vulva bei bösartiger Neubildung oder bestimmte Eingriffe am Darm oder Rekonstruktion von Vagina und Vulva, mit äußerst schweren CC	3,870		19,8	6	0,333	37	0,083	0,112			1,1847
N02B	O	Eingriffe an Uterus und Adnexen oder bestimmten Hernien und große operative Eingriffe an Vagina, Zervix und Vulva bei BNB oder bestimmte Eingriffe am Darm oder Rekonstruktion von Vagina und Vulva, ohne äußerst schwere CC, mit komplexem Eingriff	2,457		11,0	3	0,260	23	0,066	0,087			0,8596
N02C	O	Eingriffe an Uterus und Adnexen od. best. Hernien und große operative Eingriffe an Vagina, Zervix und Vulva bei BNB od. best. Eingriffe am Darm od. Rekonstruktion von Vagina und Vulva, ohne äuß. schw. CC, ohne kompl. Eingriff, mit mäßig kompl. Eingriff	1,738		7,8	2	0,259	16	0,070	0,088			0,8731
N02D	O	Eingriffe an Uterus und Adnexen oder bestimmten Hernien und große operative Eingriffe an Vagina, Zervix und Vulva bei bösartiger Neubildung, ohne äußerst schwere CC, ohne komplexen Eingriff, ohne mäßig komplexen Eingriff	1,205		4,5	1	0,562	10	0,077	0,089			0,7865
N04Z	O	Hysterektomie außer bei bösartiger Neubildung, mit äußerst schweren oder schweren CC oder mit komplexem Eingriff	1,878		9,1	2	0,272	20	0,063	0,081			0,9781
N05A	O	Ovariektomien und komplexe Eingriffe an den Tubae uterinae außer bei bösartiger Neubildung, mit äußerst schweren oder schweren CC oder bestimmter Eingriff an der Harnblase	2,298		11,2	3	0,291	23	0,073	0,095			1,0413
N05B	O	Ovariektomien und komplexe Eingriffe an den Tubae uterinae außer bei bösartiger Neubildung, ohne äußerst schwere oder schwere CC oder anderer Eingriff an der Harnblase oder Adhäsiolyse, Alter > 15 Jahre	0,792		2,9	1	0,194	6	0,068	0,073			0,8755
N06Z	O	Komplexe rekonstruktive Eingriffe an den weiblichen Geschlechtsorganen oder bestimmte Embolisation an viszeralen und anderen abdominalen Gefäßen außer bei bösartiger Neubildung	1,059		4,5	1	0,196	9	0,061	0,071			0,7728
N07A	O	Andere Eingriffe an Uterus und Adnexen oder bestimmten Hernien außer bei bösartiger Neubildung, mit komplexer Diagnose oder bestimmte Eingriffe am Uterus oder kleine rekonstruktive Eingriffe an den weiblichen Geschlechtsorganen, mit bestimmtem Eingriff	0,856		3,5	1	0,223	7	0,063	0,069			0,8422
N07B	O	Andere Eingriffe an Uterus und Adnexen oder bestimmten Hernien außer bei bösartiger Neubildung, mit komplexer Diagnose oder bestimmte Eingriffe am Uterus oder kleine rekonstruktive Eingriffe an den weiblichen Geschlechtsorganen, ohne bestimmten Eingriff	0,661		4,1	1	0,157	8	0,054	0,062			0,7639
N08Z	O	Endoskopische Eingriffe an den weiblichen Geschlechtsorganen	0,902		3,8	1	0,286	8	0,065	0,074			0,8374
N09A	O	Brachytherapie bei Krankheiten und Störungen der weiblichen Geschlechtsorgane, ein Belegungstag	0,418		1,0							x	1,1297
N09B	O	Andere Eingriffe an Vagina, Zervix und Vulva, kleine Eingriffe an Blase, Uterus, Bauchwand und Peritoneum	0,576		2,8	1	0,161	6	0,074	0,078			0,9852
N10Z	O	Diagnostische Kürettage, Hysteroskopie, Sterilisation, Pertubation und kleine Eingriffe an Vagina und Vulva	0,519		2,7	1	0,155	6	0,077	0,080			1,0409
N11A	O	Andere OR-Prozeduren an den weiblichen Geschlechtsorganen mit bestimmtem Eingriff oder komplexer Diagnose mit äußerst schweren CC	2,338		17,9	5	0,288	36	0,068	0,091			0,9762
N11B	O	Andere OR-Prozeduren an den weiblichen Geschlechtsorganen, ohne bestimmten Eingriff, ohne komplexe Diagnose oder äußerst schwere CC	1,125		8,9	2	0,274	20	0,065	0,084			0,8058
N13A	O	Große Eingriffe an Vagina, Zervix und Vulva auß. bei BNB oder kl. Eingriffe an Vagina/Douglasraum oder best. Eingriff an der Harnblase, Alter > 80 Jahre od. äuß. schw. od. schw. CC od. best. Embolisation an viszeralen und and. abdominalen Gefäßen bei BNB	1,306		8,2	2	0,267	18	0,069	0,087			0,8954
N13B	O	Große Eingr. an Vagina, Zervix u. Vulva auß. bei BNB od. kl. Eingriffe an Vagina/Douglasraum od. best. Eingr. an der Harnblase, Alter < 81 Jahre, ohne äuß. schw. od. schw. CC, mit aufwend. Eingr., ohne best. Embol. an visz. u. and. abdom. Gefäßen bei BNB	0,916		3,5	1	0,364	8	0,075	0,084			0,8154

Fallpauschalen-Katalog und Pflegeerlöskatalog

Teil a) Bewertungsrelationen bei Versorgung durch Hauptabteilungen

DRG	Partition	Bezeichnung [6]	Bewertungsrelation bei Hauptabteilung	Bewertungsrelation bei Hauptabteilung und Beleghebamme	Mittlere Verweildauer [1]	Untere Grenzverweildauer: Erster Tag mit Abschlag [2), 5)]	Untere Grenzverweildauer: Bewertungsrelation/Tag	Obere Grenzverweildauer: Erster Tag zus. Entgelt [3), 5)]	Obere Grenzverweildauer: Bewertungsrelation/Tag	Externe Verlegung Abschlag/Tag (Bewertungsrelation)	Verlegungsfallpauschale	Ausnahme von Wiederaufnahme [4]	Pflegeerlös Bewertungsrelation/Tag
1	2	3	4	5	6	7	8	9	10	11	12	13	
N13Z	O	Große Eingriffe an Vagina, Zervix und Vulva außer bei bösartiger Neubildung oder kleine Eingriffe an Vagina und Douglasraum oder bestimmter Eingriff an der Harnblase, Alter < 81 Jahre, ohne äußerst schwere oder schwere CC, ohne aufwendigen Eingriff	0,696		3,2	1	0,251	7	0,072	0,079			0,9739
N14Z	O	Hysterektomie auß. bei BNB m. Beckenbodenpl. od. Brachytherapie b. Krankh./Stör. weibl. Geschlechtsorg., > 1 BT, m. äuß. schw. CC od. Ovariektomie u. kompl. Eingriffe an den Tubae uterinae auß. bei BNB, ohne äuß. schwere od. schwere CC, Alter < 16 Jahre	1,250		5,0	1	0,209	9	0,059	0,070			0,7780
N15Z	O	Strahlentherapie bei Krankheiten und Störungen der weiblichen Geschlechtsorgane, Bestrahlungen an mindestens 9 Tagen	3,096		23,6	7	0,370	42	0,127	0,120		x	0,7929
N16A	O	Strahlentherapie bei Krankheiten und Störungen der weiblichen Geschlechtsorgane, mehr als ein Belegungstag, Bestrahlungen an mindestens 5 Tagen	1,204		7,9	2	0,378	16	0,143	0,127		x	0,7439
N16B	O	Strahlentherapie bei Krankheiten und Störungen der weiblichen Geschlechtsorgane, mehr als ein Belegungstag, Bestrahlungen an weniger als 5 Tagen oder Brachytherapie	0,608		3,4	1	0,273	9	0,162	0,125		x	0,8123
N21A	O	Hysterektomie außer bei bösartiger Neubildung, ohne äuß. schw. oder schw. CC, ohne komplexen Eingriff, ohne Beckenbodenplastik oder subtotale und andere Hysterektomie bei bösartiger Neubildung oder komplexe Myomenukleation, mit aufwendigem Eingriff	1,182		4,3	1	0,196	9	0,064	0,074			0,7903
N21B	O	Hysterektomie außer bei bösartiger Neubildung, ohne äuß. schw. oder schw. CC, ohne komplexen Eingriff, ohne Beckenbodenplastik oder subtotale und andere Hysterektomie bei bösartiger Neubildung oder komplexe Myomenukleation, ohne aufwendigen Eingriff	1,026		3,4	1	0,301	7	0,065	0,071			0,8330
N23Z	O	Andere rekonstruktive Eingriffe an den weiblichen Geschlechtsorganen oder andere Myomenukleation	1,096		3,6	1	0,309	7	0,064	0,071			0,8743
N25Z	O	Andere Eingriffe an Uterus und Adnexen oder bestimmten Hernien außer bei bösartiger Neubildung, ohne komplexe Diagnose oder andere kleine Eingriffe an den weibl. Geschlechtsorganen	0,731		2,7	1	0,182	6	0,070	0,073			0,9470
N33Z	O	Mehrzeitige komplexe OR-Prozeduren bei Krankheiten und Störungen der weiblichen Geschlechtsorgane	8,716		29,2	9	0,438	47	0,240	0,145			1,3029
N34Z	O	Große Eingriffe an Darm oder Harnblase bei Krankheiten und Störungen der weiblichen Geschlechtsorgane	4,099		15,3	4	0,368	28	0,085	0,113			1,1804
N38Z	O	Komplizierende Konstellation mit best. op. Eingriff bei Krankheiten u. Störungen der weibl. Geschlechtsorg. od. Beckenevisz. bei der Frau u. radikale Vulvektomie od. best. Lymphadenekt. mit äuß. schw. CC, mit kompl. Eingriff od. kompliz. Konstellation	6,748		26,0	8	0,419	44	0,187	0,140			1,2153
N60A	M	Bösartige Neubildung der weiblichen Geschlechtsorgane, mehr als ein Belegungstag, Alter < 19 Jahre oder äußerst schwere CC	1,491		14,2	4	0,279	28	0,069	0,091		x	0,9676
N60B	M	Bösartige Neubildung der weiblichen Geschlechtsorgane, ein Belegungstag oder Alter > 18 Jahre, ohne äußerst schwere CC	0,547		5,2	1	0,315	13	0,068	0,082		x	0,8834
N61Z	M	Infektion und Entzündung der weiblichen Geschlechtsorgane	0,361		3,9	1	0,114	8	0,060	0,068			0,7394
N62A	M	Menstruationsstörungen und andere Erkrankungen der weiblichen Geschlechtsorgane mit komplexer Diagnose oder Alter < 16 Jahre	0,362		3,1	1	0,157	7	0,071	0,077			0,9031
N62B	M	Menstruationsstörungen und andere Erkrankungen der weiblichen Geschlechtsorgane ohne komplexe Diagnose, Alter > 15 Jahre	0,266		2,4	1	0,111	5	0,075	0,076			0,8435
MDC 14 Schwangerschaft, Geburt und Wochenbett													
O01A	O	Sekundäre Sectio caesarea mit mehreren komplizierenden Diagnosen, mit intrauteriner Therapie oder komplizierender Konstellation oder Mehrlingsschwangerschaft oder Sectio caesarea mit IntK > 196 / 184 / 184 Punkte	3,443	3,268	17,1	5	0,355	35	0,124		x	x	1,0044
O01B	O	Sectio caesarea, Schwangerschaftsd. bis 25 vollend. W. (SSW), m. mehr. kompliz. Diag., m. intraut. Ther. od. kompliz. Konstell. od. Mehrlingsschw. od. bis 33 SSW od. m. kompl. Diag., m. od. oh. kompliz. Diag. m. best. Eingriff b. Sectio od. äuß. schw. CC	2,324	2,093	18,5	5	0,221	37	0,072	0,068		x	0,7334
O01C	O	Sectio caesarea mit mehreren kompliz. Diag., Schwangerschaftsdauer 26 bis 33 SSW, oh. best. kompliz. Faktoren od. mit kompliz. Diag., bis 25 SSW od. mit Tamponade einer Blutung od. Thromboembolie in Gestationsperiode m. OR-Proz., oh. äuß. schw. CC	1,381	1,244	11,8	3	0,186	26	0,073	0,058		x	0,7055
O01D	O	Sekundäre Sectio caesarea m. mehrer. kompliz. Diagn., Schwangerschaftsdauer > 33 vollendete Wochen (SSW), oh. intraut. Ther., oh. kompliz. Konst., ohne Mehrlingsschw. od. bis 33 SSW od. m. kompl. Diag., mit od. ohne kompliz. Diag., oh. äuß. schw. CC	1,142	0,968	6,4	1	0,211	13	0,046	0,057		x	0,6831
O01E	O	Primäre Sectio caesarea ohne äuß. schwere CC, mit komplizierender oder komplexer Diagnose oder Schwangerschaftsdauer bis 33 vollendete Wochen (SSW) oder sekundäre Sectio caesarea, ohne komplexe Diagnose, Schwangerschaftsdauer > 33 vollendete Wochen	0,964	0,810	4,6	1	0,155	9	0,047	0,056		x	0,6913
O01F	O	Primäre Sectio caesarea ohne komplexe Diagnose, Schwangerschaftsdauer mehr als 33 vollendete Wochen (SSW)	0,765	0,684	3,6	1	0,123	7	0,051	0,057		x	0,7655

Fallpauschalen-Katalog und Pflegeerlöskatalog
Teil a) Bewertungsrelationen bei Versorgung durch Hauptabteilungen

DRG	Parti-tion	Bezeichnung [6]	Bewertungsrelation bei Hauptabteilung	Bewertungsrelation bei Hauptabteilung und Beleghebamme	Mittlere Verweil-dauer [1]	Untere Grenzverweildauer: Erster Tag mit Abschlag [2], [5]	Untere Grenzverweildauer: Bewertungs-relation/Tag	Obere Grenzverweildauer: Erster Tag zus. Entgelt [3], [5]	Obere Grenzverweildauer: Bewertungs-relation/Tag	Externe Verlegung Abschlag/Tag (Bewertungsrelation)	Verlegungs-fallpauschale	Ausnahme von Wieder-aufnahme [4]	Pflegeerlös Bewertungs-relation/Tag
1	2	3	4	5	6	7	8	9	10	11	12	13	
O02A	O	Vaginale Entbindung mit komplizierender OR-Prozedur, Schwangerschaftsdauer bis 33 vollendete Wochen oder mit intrauteriner Therapie oder komplizierende Konstellation oder bestimmtem Eingriff oder komplizierender Diagnose oder mit äußerst schweren CC	1,070	0,913	5,4	1	0,518	14	0,062	0,074		x	0,8718
O02B	O	Vaginale Entbindung mit komplizierender OR-Prozedur, Schwangerschaftsdauer mehr als 33 vollendete Wochen, ohne intrauterine Therapie, ohne komplizierende Konstellation, ohne bestimmten Eingriff, ohne komplizierende Diagnose, ohne äußerst schwere CC	0,811	0,637	3,8	1	0,259	8	0,051	0,058		x	0,6865
O03Z	O	Eingriffe bei Extrauteringravidität	0,712	0,711	2,7	1	0,163	6	0,070	0,074		x	0,8603
O04A	O	Stationäre Aufnahme nach Entbindung oder Abort mit OR-Prozedur oder bestimmtem Eingriff an der Mamma mit komplexem Eingriff	1,389	1,384	8,9	2	0,234	21	0,056	0,072		x	0,8219
O04B	O	Stationäre Aufnahme nach Entbindung oder Abort mit OR-Prozedur oder bestimmtem Eingriff an der Mamma, ohne komplexen Eingriff	0,627	0,617	4,1	1	0,233	9	0,059	0,068		x	0,8140
O04C	O	Stationäre Aufnahme nach Entbindung mit kleinem Eingriff an Uterus, Vagina, Perianalregion und Bauchwand oder Abort mit Dilatation und Kürettage, Aspirationskürettage oder Hysterotomie oder bestimmte Amnionpunktion	0,469	0,464	2,8	1	0,139	6	0,068	0,071		x	0,9117
O05A	O	Bestimmte OR-Prozeduren in der Schwangerschaft mit intrauterinem operativen Verschluss des offenen Rückens	2,533	2,496	7,3	1	0,338	13	0,065	0,082		x	0,7194
O05B	O	Cerclage und Muttermundverschluss oder komplexe OR-Prozedur oder bestimmte intrauterine Operation am Feten, mehr als ein Belegungstag	0,864	0,806	7,5	2	0,157	19	0,044	0,056		x	0,6666
O05C	O	Bestimmte OR-Prozeduren in der Schwangerschaft, ein Belegungstag oder ohne Cerclage, ohne Muttermundverschluss, ohne komplexe OR-Prozedur, ohne bestimmte intrauterine Operation am Feten, mit fetoskopischer Hochfrequenzablation von Gefäßen	0,823	0,793	4,2	1	0,388	9	0,065	0,075		x	0,7590
O05D	O	Bestimmte OR-Prozeduren in der Schwangerschaft, ein Belegungstag oder ohne Cerclage, Muttermundverschluss, komplexe OR-Prozedur und bestimmte intrauterine Operation am Feten, mit wenig aufwendigem Eingriff oder intrauterine Therapie des Feten	0,561	0,545	3,2	1	0,216	7	0,067	0,072		x	0,7228
O60A	M	Vaginale Entbindung mit mehreren komplizierenden Diagnosen, mindestens eine schwer, Schwangerschaftsdauer bis 33 vollendete Wochen oder mit komplizierender Konstellation	1,291	1,062	13,5	3	0,192	29	0,066	0,053		x	0,6547
O60B	M	Vaginale Entbindung mit mehr. kompliz. Diag., mind. eine schwer, > 33 vollend. SSW, ohne kompliz. Konstell. od. Tamp. einer Blutung od. Thromboemb. während der Gestationsp. oh. OR-Proz. od. schwere od. mäßig schwere kompliz. Diag. bis 33 vollend. SSW	0,730	0,554	4,6	1	0,274	10	0,047	0,055		x	0,6583
O60C	M	Vaginale Entbindung mit schwerer oder mäßig schwerer komplizierender Diagnose oder Schwangerschaftsdauer bis 33 vollendete Wochen	0,598	0,441	3,7	1	0,197	7	0,046	0,052		x	0,6405
O60D	M	Vaginale Entbindung ohne komplizierende Diagnose, Schwangerschaftsdauer mehr als 33 vollendete Wochen	0,499	0,367	3,0	1	0,145	6	0,049	0,052		x	0,6796
O61Z	M	Stationäre Aufnahme nach Entbindung oder Abort ohne OR-Prozedur, ohne bestimmten Eingriff an der Mamma	0,300	0,292	3,5	1	0,132	7	0,055	0,061		x	0,7292
O63Z	M	Abort ohne Dilatation und Kürettage, Aspirationskürettage oder Hysterotomie	0,253	0,248	2,4	1	0,099	5	0,067	0,068		x	0,8177
O65A	M	Andere vorgeburtliche stationäre Aufnahme mit äußerst schweren oder schweren CC oder komplexer Diagnose oder komplizierendem Eingriff oder ein Belegungstag	0,400	0,367	4,4	1	0,232	10	0,050	0,058		x	0,7455
O65B	M	Andere vorgeburtliche stationäre Aufnahme ohne äußerst schwere oder schwere CC, ohne komplexe Diagnose, ohne komplizierenden Eingriff, mehr als ein Belegungstag	0,331	0,305	3,8			9	0,051	0,057		x	0,6514
MDC 15 Neugeborene													
P01Z	O	Neugeborenes, verstorben < 5 Tage nach Aufnahme mit signifikanter OR-Prozedur	1,711		2,5						x	x	5,0507
P02A	O	Kardiothorakale oder Gefäßeingriffe mit Beatmung > 480 Stunden oder bestimmte Eingriffe bei angeborenen Fehlbildungen mit Beatmung > 899 Stunden	21,904		63,8	20	0,835	82	0,346		x	x	4,2426
P02B	O	Kardiothorakale oder Gefäßeingriffe bei Neugeborenen, Beatmung > 180 und < 481 Stunden oder bestimmte Eingriffe bei angeborenen Fehlbildungen, Beatmung > 180 und < 900 Stunden oder Eingriff bei univentrikulärem Herzen, Beatmung < 481 Stunden	11,377		31,9	10	0,713	50	0,259		x	x	3,3701
P02C	O	Kardiothorakale oder Gefäßeingriffe bei Neugeborenen ohne Eingriff bei univentrikulärem Herzen oder bestimmte Eingriffe bei angeborenen Fehlbildungen, ohne Beatmung > 180 Stunden	7,811		22,5	6	0,725	39	0,232	0,216		x	2,9643
P03A	O	Aufnahmegewicht 1000 - 1499 g, mehrere schwere Probleme mit signifikanter OR-Prozedur oder mehrzeitige komplexe OR-Prozeduren, mit Beatmung > 479 Stunden oder mehrere schwere Probleme ohne signifikante OR-Prozedur mit Beatmung > 599 Stunden	12,567		63,0	20	0,588	81	0,219		x	x	3,5974

Fallpauschalen-Katalog und Pflegeerlöskatalog

Teil a) Bewertungsrelationen bei Versorgung durch Hauptabteilungen

DRG	Partition	Bezeichnung [6]	Bewertungsrelation bei Hauptabteilung	Bewertungsrelation bei Hauptabteilung und Beleghebamme	Mittlere Verweildauer [1]	Untere Grenzverweildauer		Obere Grenzverweildauer		Externe Verlegung Abschlag/Tag (Bewertungsrelation)	Verlegungsfallpauschale	Ausnahme von Wiederaufnahme [4]	Pflegeerlös Bewertungsrelation/Tag
						Erster Tag mit Abschlag [2), 5)]	Bewertungsrelation/Tag	Erster Tag zus. Entgelt [3), 5)]	Bewertungsrelation/Tag				
1	2	3	4	5	6	7	8	9	10	11	12	13	
P03B	O	Aufnahmegewicht 1000 - 1499 g mit sig. OR-Prozedur oder Beat. > 120 Std., oh. Beat. > 599 Std. oder oh. mehrere schwere Probleme, oh. Beat. > 479 Std. oder oh. mehrere schwere Probleme oder oh. sig. OR-Prozedur oder oh. mehrzeitige komplexe OR-Prozedur	8,149		47,8	15	0,502	66	0,171		x	x	2,9452
P04A	O	Aufnahmegewicht 1500 - 1999 g, mehrere schwere Probleme mit sig. OR-Prozedur oder mehrz. kompl. OR-Prozeduren, mit Beatmung > 240 Std. oder mehrere schwere Probleme mit Beatmung > 320 Std. oder temporärer Verschluss eines Bauchwanddefektes	12,302		52,7	17	0,637	71	0,231		x	x	3,4359
P04B	O	Aufnahmegew. 1500 - 1999 g, sig. OR-Proz. od. Beat. > 120 Std., oh. meh. schw. Probl. od. oh. Beat. > 320 Std., oh. mehrz. kompl. OR-Proz. od. oh. Beat. > 240 Std., oh. sig. OR-Proz. od. oh. Beat. > 240 Std., oh. temp. Verschluss BW-Defekt	5,385		32,8	10	0,478	51	0,162		x	x	2,7614
P05A	O	Aufnahmegewicht 2000 - 2499 g mit sig. OR-Prozedur oder Beatmung > 95 Stunden, mit mehreren schweren Problemen oder temporärem Verschluss eines Bauchwanddefektes, mit Beatmung > 275 Stunden oder mit mehrzeitigen komplexen OR-Prozeduren	12,226		51,2	16	0,683	69	0,233		x	x	3,4402
P05B	O	Aufnahmegewicht 2000 - 2499 g mit signifikanter OR-Prozedur oder Beatmung > 95 Stunden, mit mehreren schweren Problemen oder temporärem Verschluss eines Bauchwanddefektes, ohne Beatmung > 275 Stunden, ohne mehrzeitige komplexe OR-Prozeduren	4,785		23,6	7	0,524	42	0,192		x	x	2,8227
P05C	O	Aufnahmegewicht 2000 - 2499 g mit signifikanter OR-Prozedur oder Beatmung > 95 Stunden, ohne mehrere schwere Probleme, ohne mehrzeitige komplexe OR-Prozeduren, ohne temporären Verschluss eines Bauchwanddefektes	3,222		19,3	5	0,518	36	0,160	0,153		x	2,7939
P06A	O	Neugeborenes, Aufnahmegewicht > 2499 g, sig. OR-Proz. oder Beatmung > 95 Std., mehrere schwere Probleme mit sig. OR-Proz. oder mit Beatmung > 120 Std. oder best. aufwendige OR-Proz., mit Beatmung > 240 Std. oder mehrz. kompl. OR-Proz. oder Dialyse	8,561		32,0	10	0,681	50	0,245		x	x	3,5428
P06B	O	Neugeborenes, Aufnahmegewicht > 2499 g, sig. OR-Proz. od. Beatmung > 95 Std., mehrere schwere Probleme mit sig. OR-Proz. od. mit Beatmung > 120 Std. od. best. aufwendige OR-Proz., ohne Beatmung > 240 Std., ohne mehrz. kompl. OR-Proz., ohne Dialyse	4,049		17,0	5	0,558	32	0,201		x	x	2,8623
P06C	O	Neugeborenes, Aufnahmegewicht > 2499 g mit signifikanter OR-Prozedur oder Beatmung > 95 Stunden, ohne mehrere schwere Probleme oder ohne sig. OR-Prozedur oder ohne Beatmung > 120 Std., ohne bestimmte aufwendige OR-Prozeduren	2,631		12,4	3	0,585	25	0,189		x	x	2,7996
P60A	M	Neugeborenes, verstorben < 5 Tage nach Aufnahme ohne signifikante OR-Prozedur	0,470		1,4						x	x	3,2054
P60B	M	Neugeborenes, verlegt < 5 Tage nach Aufnahme ohne signifikante OR-Prozedur, zuverlegt oder Beatmung > 24 Stunden	0,410		1,9						x	x	2,8570
P60C	M	Neugeborenes, verlegt < 5 Tage nach Aufnahme ohne signifikante OR-Prozedur, nicht zuverlegt, ohne Beatmung > 24 Stunden (Mindestverweildauer 24 Stunden für das Krankenhaus, in dem die Geburt stattfindet)	0,197		2,0						x	x	1,0350
P61A	M	Neugeborenes, Aufnahmegewicht < 600 g mit signifikanter OR-Prozedur	29,518		118,0	38	0,720	136	0,257	0,236		x	4,1687
P61B	M	Neugeborenes, Aufnahmegewicht < 600 g ohne signifikante OR-Prozedur	21,453		100,4	32	0,644	118	0,245	0,210		x	3,9562
P61C	M	Neugeborenes, Aufnahmegewicht 600 - 749 g mit signifikanter OR-Prozedur	24,512		99,2	32	0,694	117	0,237	0,229		x	3,9597
P61D	M	Neugeborenes, Aufnahmegewicht 600 - 749 g ohne signifikante OR-Prozedur	18,904		87,0	28	0,645	105	0,225	0,213		x	3,8969
P61E	M	Neugeborenes, Aufnahmegewicht < 750 g, verstorben < 29 Tage nach Aufnahme	4,103		10,8			24	0,365		x	x	5,4936
P62A	M	Aufnahmegewicht 750 - 999 g mit signifikanter OR-Prozedur	22,677		96,9	31	0,666	115	0,248	0,218		x	3,9379
P62B	M	Aufnahmegewicht 750 - 874 g ohne signifikante OR-Prozedur	14,482		72,5	23	0,599	90	0,212	0,196		x	3,5495
P62C	M	Aufnahmegewicht 875 - 999 g ohne signifikante OR-Prozedur	12,593		64,7	21	0,567	83	0,203	0,190		x	3,5169
P62D	M	Aufnahmegewicht 750 - 999 g, verstorben < 29 Tage nach Aufnahme	4,216		12,5			24	0,331		x	x	5,3976
P63Z	M	Aufnahmegewicht 1000 - 1249 g ohne signifikante OR-Prozedur, ohne Beatmung > 120 Stunden	5,645		38,7	12	0,429	57	0,152	0,140		x	2,4740
P64Z	M	Aufnahmegewicht 1250 - 1499 g ohne signifikante OR-Prozedur, ohne Beatmung > 120 Stunden	4,252		31,3	9	0,421	49	0,134	0,130		x	2,3180
P65A	M	Aufnahmegewicht 1500 - 1999 g ohne signifikante OR-Prozedur, ohne Beatmung > 120 Stunden, mit mehreren schweren Problemen oder Beatmung > 95 Stunden	4,388		28,5	9	0,433	47	0,152	0,147		x	2,4765
P65B	M	Aufnahmegewicht 1500 - 1999 g ohne signifikante OR-Prozedur, ohne Beatmung > 95 Stunden, mit schwerem Problem	3,334		24,9	7	0,413	42	0,132	0,127		x	2,2617
P65C	M	Aufnahmegewicht 1500 - 1999 g ohne signifikante OR-Prozedur, ohne Beatmung > 120 Stunden, mit anderem Problem	2,041		17,5	5	0,336	32	0,115	0,109		x	2,0333
P65D	M	Aufnahmegewicht 1500 - 1999 g ohne signifikante OR-Prozedur, ohne Beatmung > 120 Stunden, ohne Problem	0,952		9,6	2	0,313	21	0,069	0,088		x	1,7093

Fallpauschalen-Katalog und Pflegeerlöskatalog
Teil a) Bewertungsrelationen bei Versorgung durch Hauptabteilungen

DRG	Partition	Bezeichnung [6]	Bewertungsrelation bei Hauptabteilung	Bewertungsrelation bei Hauptabteilung und Beleghebamme	Mittlere Verweildauer [1]	Untere Grenzverweildauer: Erster Tag mit Abschlag [2], [5]	Untere Grenzverweildauer: Bewertungsrelation/Tag	Obere Grenzverweildauer: Erster Tag zus. Entgelt [3], [5]	Obere Grenzverweildauer: Bewertungsrelation/Tag	Externe Verlegung Abschlag/Tag (Bewertungsrelation)	Verlegungsfallpauschale	Ausnahme von Wiederaufnahme [4]	Pflegeerlös Bewertungsrelation/Tag
1	2	3	4	5	6	7	8	9	10	11	12	13	
P66A	M	Neugeborenes ohne sign. OR-Prozedur, ohne Beatmung > 95 Std., Aufnahmegew. 2000 - 2499 g mit mehr. schw. Probl. oder Krampfanfall mit best. diag. Maßnahmen oder Beatmung > 48 Std. od. Aufnahmegew. > 2499 g, m. mehr. schw. Probl., m. Hypothermiebehandlung	2,711		18,0	5	0,448	33	0,149	0,142		x	2,4902
P66B	M	Aufnahmegewicht 2000 - 2499 g ohne signifikante OR-Prozedur, ohne Beatmung > 95 Stunden, mit schwerem Problem, ohne Krampfanfall mit bestimmten diagnostischen Maßnahmen, ohne Beatmung > 48 Stunden	1,763		13,8	4	0,349	27	0,127	0,118		x	2,1181
P66C	M	Aufnahmegewicht 2000 - 2499 g ohne signifikante OR-Prozedur, ohne Beatmung > 95 Stunden, mit anderem Problem	1,102		10,0	2	0,363	21	0,109	0,099		x	1,8766
P66D	M	Aufnahmegewicht 2000 - 2499 g ohne signifikante OR-Prozedur, ohne Beatmung > 95 Stunden, ohne Problem	0,215		3,6	1	0,087	7	0,041	0,046		x	0,8118
P67A	M	Neugeborenes, Aufnahmegewicht > 2499 g ohne signifikante OR-Prozedur, ohne Beatmung > 95 Stunden, mit mehreren schweren Problemen oder mit Hypothermiebehandlung oder Krampfanfall mit bestimmten diagnostischen Maßnahmen oder Beatmung > 24 Stunden	1,482		9,4	2	0,488	20	0,156		x	x	2,4478
P67B	M	Neugeborenes, Aufnahmegew. > 2499 g mit schw. Prob., oh. Hypothermiebeh., oh. Krampfanfall mit best. diag. Maßnah., oh. Beatmung > 24 Std. od. mit anderem Prob., mehr als ein Belegungstag, neugeb. Mehrling od. mit bestimmter aufwendiger Prozedur	0,683		5,8	1	0,436	12	0,115	0,098		x	1,8672
P67C	M	Neugeborenes, Aufnahmegew. > 2499 g oh. sig. OR-Proz., oh. Beatmung > 95 Std., ohne schw. Prob., anderes Problem und mehr als ein Belegungstag oder nicht signifikante OR-Prozedur, ohne Mehrling, ohne bestimmte aufwendige Prozeduren	0,444		4,4	1	0,220	10	0,070	0,082		x	1,4848
P67D	M	Neugeborenes, Aufnahmegewicht > 1999 g ohne OR-Prozedur, ohne Beatmung > 95 Stunden, ohne schweres Problem, ohne anderes Problem oder ein Belegungstag, mit bestimmter Prozedur oder best. Diagnose beim Neugeborenen oder neugeborener Mehrling	0,243		4,0	1	0,032	8	0,042	0,048		x	0,7273
P67E	M	Neugeborener Einling, Aufnahmegewicht > 2499 g ohne OR-Prozedur, ohne Beatmung > 95 Stunden, ohne schweres Problem, ohne anderes Problem oder ein Belegungstag, ohne bestimmte Prozedur ohne bestimmte Diagnosen beim Neugeborenen	0,170		2,9	1	0,079	5	0,041	0,043		x	0,6119
MDC 16 Krankheiten des Blutes, der blutbildenden Organe und des Immunsystems													
Q01Z	O	Eingriffe an der Milz	2,159		9,7	2	0,389	20	0,084	0,108			1,1416
Q02A	O	Verschiedene OR-Prozeduren bei Krankheiten des Blutes, der blutbildenden Organe und des Immunsystems mit äußerst schweren CC oder bestimmter hochaufwendiger Behandlung	3,022		21,3	6	0,321	39	0,074	0,101			0,9755
Q02B	O	Verschiedene OR-Prozeduren bei Krankheiten des Blutes, der blutbildenden Organe u. des Immunsystems oh. äußerst schwere CC, Alter < 6 J. od. best. Exzisionen u. Resektionen Mediastinum od. Thymus od. mit best. mäßig aufwendiger / aufwendiger Behandlung	1,578		6,0	1	0,381	13	0,126	0,108			1,2681
Q02C	O	Verschiedene OR-Prozeduren bei Krankheiten des Blutes, der blutbildenden Organe u. des Immunsystems oh. äußerst schwere CC, Alter > 5 Jahre, oh. bestimmte Exzisionen u. Resektionen Mediastinum od. Thymus, oh. best. aufwendige / hochaufwendige Behandlung	1,184		7,8	2	0,232	18	0,063	0,079			0,7364
Q03A	O	Kleine Eingriffe bei Krankheiten des Blutes, der blutbildenden Organe und des Immunsystems, Alter < 10 Jahre	0,953		4,9	1	0,278	12	0,114	0,094			1,3088
Q03B	O	Kleine Eingriffe bei Krankheiten des Blutes, der blutbildenden Organe und des Immunsystems, Alter > 9 Jahre	0,704		3,5	1	0,266	8	0,077	0,086			0,6989
Q60A	M	Erkrankungen des retikuloendothelialen Systems, des Immunsystems und Gerinnungsstörungen mit komplexer Diagnose oder äußerst schweren oder schweren CC, mit Milzverletzung oder Granulozytenstörung, Alter < 16 Jahre	1,107		7,3	1	0,526	16	0,143	0,126			1,5372
Q60B	M	Erkrankungen des retikuloendothelialen Systems, des Immunsystems und Gerinnungsstörungen mit kompl. Diagnose oder äußerst schweren oder schweren CC, oh. Milzverletzung, oh. Granulozytenstörung, Alter < 1 Jahr oder Alter < 16 Jahre mit äußerst schweren CC	0,650		4,4	1	0,314	11	0,147	0,116			1,8454
Q60C	M	Erkrankungen des retikuloendothelialen Systems, des Immunsystems und Gerinnungsstörungen mit komplexer Diagnose oder äußerst schweren oder schweren CC, ohne Milzverletzung, ohne Granulozytenstörung oder Alter > 15 Jahre oder ohne äußerst schwere CC	0,616		5,9	1	0,384	14	0,071	0,086			0,8027
Q60D	M	Erkrankungen des retikuloendothelialen Systems, des Immunsystems und Gerinnungsstörungen ohne komplexe Diagnose, ohne äußerst schwere oder schwere CC	0,446		4,0	1	0,232	9	0,071	0,081			0,8883
Q61A	M	Andere Erkrankungen der Erythrozyten mit äußerst schweren CC	1,477		15,1	4	0,268	30	0,062	0,084			0,9262
Q61B	M	Andere Erkrankungen der Erythrozyten, ohne äußerst schwere CC	0,597		5,1	1	0,359	12	0,066	0,079			0,7178
Q62Z	M	Andere Anämie	0,817		6,7	1	0,602	16	0,079	0,098			0,8911
Q63A	M	Aplastische Anämie, Alter < 16 Jahre	0,994		5,1	1	0,735	14	0,181	0,152			1,8216
Q63B	M	Aplastische Anämie, Alter > 15 Jahre	0,817		7,2	1	0,562	18	0,076	0,095			0,8372

Fallpauschalen-Katalog und Pflegeerlöskatalog
Teil a) Bewertungsrelationen bei Versorgung durch Hauptabteilungen

DRG	Partition	Bezeichnung [6]	Bewertungsrelation bei Hauptabteilung	Bewertungsrelation bei Hauptabteilung und Beleghebamme	Mittlere Verweildauer [1]	Untere Grenzverweildauer		Obere Grenzverweildauer		Externe Verlegung Abschlag/Tag (Bewertungsrelation)	Verlegungs-fallpauschale	Ausnahme von Wiederaufnahme [4]	Pflegeerlös Bewertungsrelation/Tag
						Erster Tag mit Abschlag [2), 5)]	Bewertungsrelation/Tag	Erster Tag zus. Entgelt [3), 5)]	Bewertungsrelation/Tag				
1	2	3	4	5	6	7	8	9	10	11	12	13	
MDC 17 Hämatologische und solide Neubildungen													
R01A	O	Lymphom und Leukämie mit großen OR-Prozeduren, mit äußerst schweren CC, mit komplexer OR-Prozedur	4,772		25,1	7	0,408	43	0,152	0,125			1,1867
R01B	O	Lymphom und Leukämie mit großen OR-Prozeduren, mit äußerst schweren CC, ohne komplexe OR-Prozedur oder ohne äußerst schwere CC, mit aufwendigem Eingriff an der Wirbelsäule	3,394		15,7	4	0,347	31	0,128	0,103			0,8019
R01C	O	Lymphom und Leukämie mit großen OR-Prozeduren, ohne äußerst schwere CC, mit komplexer OR-Prozedur, ohne aufwendigen Eingriff an der Wirbelsäule	2,541		12,2	3	0,366	27	0,119	0,110			0,9659
R01D	O	Lymphom und Leukämie mit großen OR-Prozeduren, ohne äußerst schwere CC, ohne komplexe OR-Prozedur	1,404		6,6	1	0,369	16	0,079	0,097			0,7200
R02Z	O	Große OR-Prozeduren mit äußerst schweren CC, mit komplexer OR-Prozedur bei hämatologischen und soliden Neubildungen	4,714		20,7	6	0,391	39	0,178	0,126			1,1962
R03Z	O	Lymphom und Leukämie mit bestimmter OR-Prozedur, mit äußerst schweren CC oder mit bestimmter OR-Prozedur mit schweren CC oder mit anderen OR-Prozeduren mit äußerst schweren CC, Alter < 16 Jahre	3,553		22,1	6	0,401	40	0,127	0,121			0,9668
R04A	O	Andere hämatologische und solide Neubildungen mit bestimmter OR-Prozedur, mit äußerst schweren oder schweren CC	2,199		14,0	4	0,289	29	0,073	0,096			0,8701
R04B	O	Andere hämatologische und solide Neubildungen mit anderer OR-Prozedur, mit äußerst schweren oder schweren CC	1,310		9,8	2	0,351	24	0,076	0,097			0,6750
R05Z	O	Strahlentherapie bei hämatologischen und soliden Neubildungen, Bestrahlungen an mindestens 9 Tagen oder bei akuter myeloischer Leukämie, Alter < 19 Jahre oder mit äußerst schweren CC	4,544		31,7	10	0,397	50	0,137	0,133		x	0,9654
R06Z	O	Strahlentherapie bei hämatologischen und soliden Neubildungen, Bestrahlungen an mindestens 9 Tagen oder bei akuter myeloischer Leukämie, Alter > 18 Jahre, ohne äußerst schwere CC	2,800		21,6	6	0,390	39	0,126	0,120		x	0,7426
R07A	O	Strahlentherapie bei hämatologischen und soliden Neubildungen, außer bei akuter myeloischer Leukämie, Alter < 19 Jahre oder mit äußerst schweren CC oder Bestrahlungen an mindestens 7 Tagen	1,874		13,6	4	0,366	28	0,134	0,125		x	0,9314
R07B	O	Strahlentherapie bei hämatologischen und soliden Neubildungen, außer bei akuter myeloischer Leukämie, Alter > 18 Jahre, ohne äußerst schwere CC, Bestrahlungen an weniger als 7 Tagen	0,787		5,5	1	0,387	13	0,141	0,119		x	0,7840
R11A	O	Lymphom und Leukämie mit bestimmter OR-Prozedur, mit schweren CC oder mit anderen OR-Prozeduren, mit äußerst schweren CC, Alter > 15 Jahre	2,656		16,8	5	0,356	33	0,088	0,119			0,8751
R11B	O	Lymphom und Leukämie mit bestimmter OR-Prozedur, ohne äußerst schwere oder schwere CC oder mit anderen OR-Prozeduren, mit schweren CC	1,291		6,7	1	0,642	17	0,084	0,103			0,6958
R11C	O	Lymphom und Leukämie mit anderen OR-Prozeduren ohne äußerst schwere oder schwere CC	0,796		3,9	1	0,304	10	0,093	0,106			0,7375
R12A	O	Andere hämatologische und solide Neubildungen mit großen OR-Prozeduren, mit äußerst schweren CC oder komplexem Eingriff, ohne komplexe OR-Prozedur	3,335		14,4	4	0,351	29	0,129	0,113			1,0051
R12B	O	Andere hämatologische und solide Neubildungen mit großen OR-Prozeduren ohne äußerst schwere CC, ohne komplexen Eingriff, mit komplexer OR-Prozedur	1,972		7,6	2	0,267	16	0,166	0,093			0,8408
R12C	O	Andere hämatologische und solide Neubildungen mit großen OR-Prozeduren ohne äußerst schwere CC, ohne komplexen Eingriff, ohne komplexe OR-Prozedur	1,369		5,6	1	0,293	13	0,133	0,089			0,7743
R13A	O	Andere hämatologische und solide Neubildungen mit bestimmter OR-Prozedur, ohne äußerst schwere oder schwere CC, mit komplexer OR-Prozedur oder komplizierender Konstellation	1,226		5,1	1	0,296	11	0,144	0,096			0,7397
R13B	O	Andere hämatologische und solide Neubildungen mit bestimmter OR-Prozedur, ohne äußerst schwere oder schwere CC, ohne komplexe OR-Prozedur, ohne komplizierende Konstellation	1,007		4,3	1	0,453	10	0,133	0,088			0,7503
R14Z	O	Andere hämatologische und solide Neubildungen mit anderen OR-Prozeduren ohne äußerst schwere oder schwere CC oder Therapie mit offenen Nukliden bei hämatologischen und soliden Neubildungen, mehr als ein Belegungstag	0,715		3,2	1	0,266	7	0,093	0,101		x	0,7710
R16Z	O	Hochkomplexe Chemotherapie mit operativem Eingriff bei hämatologischen und soliden Neubildungen	4,759		26,7	8	0,442	45	0,162	0,144			1,1314
R60A	M	Akute myeloische Leukämie m. hochkomplexer Chemoth., Alter > 17 J. od. m. int. Chemoth. m. kompliz. Diagnose od. Dialyse od. Portimpl. od. intensivmed. Komplexbeh. > 392 / 368 / - P. od. schwerste CC od. best. kompl. Diagnostik bei Leuk., Alter < 16 J.	7,615		50,0	16	0,442	68	0,150	0,147		x	1,0074
R60B	M	Akute myeloische Leukämie mit intensiver Chemotherapie mit komplizierender Diagnose od. Dialyse od. Portimplantation od. intensivmed. Komplexbehandlung > 392 / 368 / - Aufwandspunkte od. schwerste CC od. best. kompl. Diagnostik bei Leuk., Alter > 15 J.	5,684		34,2	10	0,511	52	0,164	0,160		x	1,0775

Fallpauschalen-Katalog und Pflegeerlöskatalog
Teil a) Bewertungsrelationen bei Versorgung durch Hauptabteilungen

DRG	Partition	Bezeichnung [6]	Bewertungsrelation bei Hauptabteilung	Bewertungsrelation bei Hauptabteilung und Beleghebamme	Mittlere Verweildauer [1]	Untere Grenzverweildauer: Erster Tag mit Abschlag [2], [5]	Untere Grenzverweildauer: Bewertungsrelation/Tag	Obere Grenzverweildauer: Erster Tag zus. Entgelt [3], [5]	Obere Grenzverweildauer: Bewertungsrelation/Tag	Externe Verlegung Abschlag/Tag (Bewertungsrelation)	Verlegungsfallpauschale	Ausnahme von Wiederaufnahme [4]	Pflegeerlös Bewertungsrelation/Tag
1	2	3	4	5	6	7	8	9	10	11	12	13	
R60C	M	Akute myel. Leukämie m. int. Chemo, äuß. schw. CC od. kompl. Diagnostik b. Leuk. od. Port od. m. mäß. kompl. Chemo m. best. kompliz. Fakt. od. m. äuß. schw. CC m. kompl. Diagnost. od. KomplBeh. isolat.pfl. Erreg. m. Dial. od. äuß. schw. od. schwerste CC	3,419		24,1	7	0,424	40	0,140	0,135		x	0,9955
R60D	M	Akute myeloische Leukämie mit intensiver Chemoth., ohne kompliz. Diagnose, ohne Dialyse, ohne Portimpl., oh. intensivmed. Komplexbeh. > 392 / 368 / - AufwP., oh. äuß. schwere CC, oh. kompl. Diagnostik b. Leukämie od. mit Dialyse od. äußerst schweren CC	1,819		12,7	3	0,450	27	0,141	0,131		x	1,0118
R60E	M	Akute myeloische Leukämie mit mäßig komplexer Chemoth., ohne komplizierende Diagnose, ohne Dialyse, ohne Portimpl., ohne äußerst schwere CC od. mit lokaler Chemoth. od. mit Komplexbeh. bei multiresistenten Erregern od. mit kompl. Diagnostik bei Leukämie	0,876		7,0	1	0,437	15	0,124	0,109		x	0,7803
R60F	M	Akute myeloische Leukämie ohne Chemotherapie, ohne Dialyse, ohne äußerst schwere CC, ohne Komplexbehandlung bei multiresistenten Erregern, ohne komplexe Diagnostik bei Leukämie	0,807		6,0	1	0,394	15	0,091	0,111		x	0,9323
R61A	M	Lymphom und nicht akute Leukämie mit Sepsis oder bestimmter komplizierender Konstellation oder mit Agranulozytose, intrakranieller Metastase oder Portimplantation, mit äuß. schw. CC, Alter > 15 Jahre, mit hochkompl. Chemotherapie oder schwersten CC	4,231		28,0	8	0,452	46	0,147		x	x	1,1619
R61B	M	Lymphom und nicht akute Leukämie mit Sepsis oder anderer kompliz. Konstell. oder mit kompl. Diagnose oder Portimpl., mit äuß. schw. CC, Alter > 15 Jahre od. mit äuß. schw. CC od. Tumorlyse-Syndrom, mit kompl. Diagnostik bei Leukämie od. mit schwersten CC	2,584		19,0	5	0,417	36	0,132		x	x	1,0049
R61C	M	Lymphom und nicht akute Leukämie ohne Sepsis, ohne komplizierende Konstellation, mit Agranulozytose oder Portimplantation oder Komplexbehandlung bei isolationspflichtigen Erregern oder komplexer Diagnostik bei Leukämie, Alter < 16 Jahre	2,463		10,7	3	0,504	24	0,188	0,172		x	1,9171
R61D	M	Lymphom u. nicht akute Leukämie m. Agranuloz., Portimpl., Komplbeh. b. isolat.pfl. Erregern od. kompl. Diag. b. Leuk., > 15 J., m. intens. Chemo od. < 18 J. od. m. äuß. schw. CC od. Tumorlyse-Syndr. od. Blastenkr., oh. kompl. Diag. b. Leuk., oh. schw. CC	1,742		13,8	4	0,335	28	0,121	0,113		x	0,9418
R61E	M	Lymphom und nicht akute Leukämie ohne Sepsis, ohne komplizierende Konstellation, mit Agranulozytose od. Portimpl. od. Komplbeh. b. isolat.pflicht. Erregern od. komplexe Diagnostik b. Leukämie, oh. äußerst schw. CC, Alter > 17 J., oh. intensive Chemoth.	1,345		9,2	2	0,387	21	0,126	0,114		x	0,7377
R61F	M	Lymphom und nicht akute Leukämie ohne bestimmte kompliz. Faktoren, oh. äuß. schw. CC, mit kompl. Diagnose od. kompliz. Prozedur, Alter < 16 J. od. best. Lymphom mit best. Chemotherapie od. kompl. Diagnose od. andere Komplexbeh. b. isolationspfl. Erregern	0,975		7,0	1	0,480	14	0,138	0,120		x	1,1762
R61G	M	Lymphom und nicht akute Leukämie oh. best. kompliz. Faktoren, oh. äuß. schw. CC, Alter < 16 J. od. mit kompl. Diag. od. kompliz. Prozedur, Alter > 15 J., oh. best. Lymphom m. best. Chemoth., oh. kompl. Diagnose, oh. and. Komplbeh. b. isolat.pfl. Erregern	0,933		6,6	1	0,448	16	0,135	0,117		x	0,7641
R61H	M	Lymphom und nicht akute Leukämie ohne bestimmte komplizierende Faktoren, ohne äußerst schwere CC, ohne komplexe Diagnose, ohne komplizierende Prozedur, Alter > 15 Jahre	0,531		4,6	1	0,259	12	0,079	0,091		x	0,8157
R62A	M	Andere hämatologische und solide Neubildungen mit kompliz. Diagnose oder Dialyse oder Portimplantation oder mit Knochenaffektionen oder bestimmten Metastasen oder äußerst schweren CC oder Alter < 1 Jahr, mit komplexer Diagnose oder kompliz. Konstellation	1,627		12,3	3	0,313	27	0,106	0,094		x	0,8032
R62B	M	Andere hämatologische und solide Neubildungen ohne kompliz. Diagnose, ohne Dialyse, ohne Portimplantation, mit Knochenaffektionen oder bestimmten Metastasen oder äußerst schweren CC oder Alter < 1 Jahr, ohne komplexe Diagnose, ohne kompliz. Konstellation	0,957		9,0	2	0,299	21	0,071	0,090		x	0,8577
R62C	M	Andere hämatologische und solide Neubildungen ohne komplizierende Diagnose, ohne Dialyse, ohne Portimplantation, ohne Knochenaffektionen, ohne bestimmte Metastasen, ohne äußerst schwere CC, Alter > 0 Jahre	0,576		4,9	1	0,250	13	0,071	0,085		x	0,7788
R63A	M	Andere akute Leukämie oder bestimmtes Lymphom mit hochkomplexer Chemotherapie, Alter > 17 Jahre	7,756		53,9	17	0,424	72	0,155	0,139		x	0,9690
R63B	M	Andere akute Leukämie oder bestimmtes Lymphom mit Chemotherapie, mit Dialyse oder Sepsis oder mit Agranulozytose oder Portimplantation, Alter < 16 Jahre oder schwerste CC	5,835		27,9	8	0,590	46	0,202	0,184		x	1,7357
R63C	M	Andere akute Leukämie mit intensiver Chemotherapie, mit Dialyse oder Sepsis oder mit Agranulozytose oder Portimplantation, mit äußerst schweren CC oder mit komplizierender Konstellation oder Alter < 16 Jahre	4,950		29,1	9	0,484	47	0,166	0,161		x	1,0798
R63D	M	Andere akute Leukämie mit intens. Chemoth. mit Dialyse od. Sepsis od. mit Agranuloz. od. Portimpl. od. mit äuß. schw. CC od. mit kompliz. Konstell. od. mit mäßig komplexer Chemoth., mit Dialyse od. Sepsis od. mit Agranuloz. od. Portimpl., Alter < 16 J.	3,144		18,5	5	0,483	35	0,157	0,149		x	1,4818
R63E	M	Andere akute Leukämie mit mäßig komplexer oder lokaler Chemotherapie, mit Dialyse oder Sepsis oder mit Agranulozytose oder Portimplantation oder komplizierender Konstellation oder mit äußerst schweren CC	2,036		12,7	3	0,480	27	0,152	0,140		x	1,2001

Fallpauschalen-Katalog und Pflegeerlöskatalog

Teil a) Bewertungsrelationen bei Versorgung durch Hauptabteilungen

DRG	Partition	Bezeichnung [6]	Bewertungsrelation bei Hauptabteilung	Bewertungsrelation bei Hauptabteilung und Beleghebamme	Mittlere Verweildauer [1]	Untere Grenzverweildauer: Erster Tag mit Abschlag [2, 5]	Untere Grenzverweildauer: Bewertungsrelation/Tag	Obere Grenzverweildauer: Erster Tag zus. Entgelt [3, 5]	Obere Grenzverweildauer: Bewertungsrelation/Tag	Externe Verlegung Abschlag/Tag (Bewertungsrelation)	Verlegungsfallpauschale	Ausnahme von Wiederaufnahme [4]	Pflegeerlös Bewertungsrelation/Tag
1	2	3	4	5	6	7	8	9	10	11	12	13	
R63F	M	Andere akute Leukämie ohne Dialyse, ohne Sepsis, ohne Agranulozytose, ohne Portimplantation, mit mäßig komplexer od. lokaler Chemoth., mit äußerst schweren CC oder ohne Chemoth. mit Dialyse od. Sepsis od. Agranulozyt. od. Portimpl. od. äußerst schw. CC	1,814		11,5	3	0,438	24	0,152	0,140		x	1,4124
R63G	M	Andere akute Leukämie mit intensiver Chemotherapie, ohne Dialyse, ohne Sepsis, ohne Agranulozytose, ohne Portimplantation, ohne äußerst schwere CC	1,234		9,0	2	0,411	21	0,138	0,124		x	1,1323
R63H	M	Andere akute Leukämie ohne Dialyse, ohne Sepsis, ohne Agranulozytose, ohne Portimplantation, ohne äußerst schwere CC	0,704		4,6	1	0,350	11	0,151	0,124		x	1,4784
R65Z	M	Hämatologische und solide Neubildungen, ein Belegungstag	0,262		1,0							x	1,2749
R66Z	M	Akute myeloische Leukämie oder andere akute Leukämie oder bestimmtes Lymphom mit hochkomplexer Chemotherapie, Alter < 18 Jahre	9,088		45,7	14	0,561	64	0,186	0,180		x	2,0993
R77Z	M	Komplexbehandlung bei isolationspflichtigen Erregern bei bestimmten hämatologischen und soliden Neubildungen	4,311		29,4	9	0,417	46	0,099	0,137			1,1352
MDC 18A HIV													
S01Z	O	HIV-Krankheit mit OR-Prozedur	1,779		12,5	3	0,341	28	0,126	0,101		x	0,8549
S60Z	M	HIV-Krankheit, ein Belegungstag	0,253		1,0							x	1,1051
S62Z	M	Bösartige Neubildung bei HIV-Krankheit	1,229		9,6	2	0,398	24	0,148	0,112		x	0,8392
S63A	M	Infektion bei HIV-Krankheit mit komplexer Diagnose und äußerst schweren CC oder mit komplizierender Konstellation	3,625		25,3	7	0,439	43	0,139	0,133		x	1,0987
S63B	M	Infektion bei HIV-Krankheit ohne komplexe Diagnose oder ohne äußerst schwere CC, ohne komplizierende Konstellation	1,214		11,0	3	0,290	24	0,105	0,096		x	0,8232
S65A	M	Andere Erkrankungen bei HIV-Krankheit oder andere HIV-Krankheit mit Herzinfarkt oder bei chronisch ischämischer Herzkrankheit oder äußerst schweren CC	2,441		20,2	6	0,333	38	0,115	0,110		x	0,8795
S65B	M	Andere Erkrankungen bei HIV-Krankheit oder andere HIV-Krankheit ohne Herzinfarkt, außer bei chronisch ischämischer Herzkrankheit, ohne äußerst schwere CC	0,783		7,2	1	0,369	16	0,102	0,089		x	0,7110
MDC 18B Infektiöse und parasitäre Krankheiten													
T01A	O	OR-Prozedur bei infektiösen und parasitären Krankheiten mit bestimmter komplexer Prozedur oder komplizierender Konstellation, außer bei sonstiger Sepsis	5,055		26,3	8	0,344	44	0,150		x		1,1885
T01B	O	OR-Prozedur bei infektiösen und parasitären Krankheiten mit bestimmter komplexer Prozedur oder komplizierender Konstellation bei sonstiger Sepsis oder mit bestimmtem komplexen Eingriff oder mit äußerst schweren CC	3,326		22,4	6	0,347	40	0,076	0,104			1,1836
T01C	O	OR-Prozedur bei infektiösen und parasitären Krankheiten mit bestimmter komplexer Prozedur oder komplizierender Konstellation, ohne bestimmten komplexen Eingriff, ohne äußerst schwere CC	2,283		17,2	5	0,279	33	0,069		x		0,9413
T01D	O	OR-Prozedur bei infektiösen und parasitären Krankheiten ohne bestimmte komplexe Prozedur, ohne komplizierende Konstellation, ohne bestimmten komplexen Eingriff, ohne äußerst schwere CC mit bestimmtem anderen Eingriff	1,731		13,9	4	0,217	28	0,055	0,073			0,7588
T01E	O	OR-Prozedur bei infektiösen und parasitären Krankheiten ohne bestimmte komplexe Prozedur, ohne komplizierende Konstellation, ohne bestimmten komplexen Eingriff, ohne äußerst schwere CC, ohne bestimmten anderen Eingriff	0,805		6,4	1	0,388	15	0,054	0,067			0,7056
T36Z	O	Intensivmedizinische Komplexbeh. > 588 / 552 / 552 Aufwandsp. bei infektiösen und parasitären Krankheiten oder OR-Prozedur bei inf. u. parasitären Krankh. mit best. komplexer Prozedur oder kompliz. Konstellation mit IntK > 392 / 368 / - Aufwandspunkte	5,193		22,0	6	0,687	40	0,219		x	x	2,6927
T44Z	A	Geriatrische frührehabilitative Komplexbehandlung bei infektiösen und parasitären Krankheiten	1,736		22,7			36	0,052	0,071			0,8317
T60A	M	Sepsis mit komplizierender Konstellation oder bei Zustand nach Organtransplantation, mit äußerst schweren CC oder intensivmedizinische Komplexbehandlung > 392 / 368 / - Aufwandspunkte	3,602		19,5	6	0,471	38	0,169	0,161			1,7955
T60B	M	Sepsis mit komplizierender Konstellation oder bei Z. n. Organtransplantation oder mit komplexer Diagnose oder äuß. schw. CC, Alter < 18 J. oder mit Para- / Tetraplegie oder mit bestimmter ERCP oder mit schwersten CC oder mit IntK > 196 / 184 / 368 Punkte	2,687		15,6	4	0,494	31	0,158	0,149			1,7206
T60C	M	Sepsis mit komplizierender Konstellation oder bei Z. n. Organtransplantation oder mit komplexer Diagnose oder äußerst schweren CC, Alter > 17 Jahre, ohne Para- / Tetraplegie, ohne bestimmte ERCP, ohne schwerste CC oder mit IntK > 196 / 184 / 368 Punkte	1,845		14,0	4	0,346	29	0,087	0,115			1,3332
T60D	M	Sepsis mit anderer komplizierender Konstellation, außer bei Z. n. Organtransplantation, ohne komplexe Diagnose, ohne äußerst schwere CC, ohne intensivmedizinische Komplexbehandlung > 196 / 184 / 368 Aufwandspunkte oder Alter < 10 Jahre	1,091		9,0	2	0,352	19	0,083	0,106			1,3639

Fallpauschalen-Katalog und Pflegeerlöskatalog
Teil a) Bewertungsrelationen bei Versorgung durch Hauptabteilungen

DRG	Partition	Bezeichnung [6]	Bewertungsrelation bei Hauptabteilung	Bewertungsrelation bei Hauptabteilung und Beleghebamme	Mittlere Verweildauer [1]	Untere Grenzverweildauer: Erster Tag mit Abschlag [2], [5]	Untere Grenzverweildauer: Bewertungsrelation/Tag	Obere Grenzverweildauer: Erster Tag zus. Entgelt [3], [5]	Obere Grenzverweildauer: Bewertungsrelation/Tag	Externe Verlegung Abschlag/Tag (Bewertungsrelation)	Verlegungsfallpauschale	Ausnahme von Wiederaufnahme [4]	Pflegeerlös Bewertungsrelation/Tag
1	2	3	4	5	6	7	8	9	10	11	12	13	
T60E	M	Sepsis ohne komplizierende Konstellation, außer bei Zustand nach Organtransplantation, ohne komplexe Diagnose, ohne äußerst schwere CC, Alter > 9 Jahre, ohne intensivmedizinische Komplexbehandlung > 196 / 184 / - Aufwandspunkte, mehr als ein Belegungstag	0,813		8,7	2	0,256	17	0,062	0,079			0,9327
T60F	M	Sepsis, verstorben < 5 Tage nach Aufnahme, ohne intensivmedizinische Komplexbehandlung > 196/ 184 / - Aufwandspunkte	0,402		1,6						x		1,9926
T60G	M	Sepsis ohne komplizierende Konstellation, außer bei Zustand nach Organtransplantation, ohne komplexe Diagnose, ohne äußerst schwere CC, Alter > 9 Jahre, ohne intensivmedizinische Komplexbehandlung > 196 / 184 / - Aufwandspunkte, ein Belegungstag	0,249		1,0								1,2884
T61Z	M	Postoperative und posttraumatische Infektionen	0,482		5,6	1	0,273	13	0,055	0,067			0,7173
T62A	M	Fieber unbekannter Ursache mit äußerst schweren oder schweren CC, Alter > 5 Jahre	0,805		8,3	2	0,258	18	0,065	0,083			0,8458
T62B	M	Fieber unbekannter Ursache ohne äußerst schwere oder schwere CC oder Alter < 6 Jahre	0,424		3,8	1	0,231	9	0,075	0,085			0,8071
T63A	M	Virale Erkrankung bei Zustand nach Organtransplantation oder mit intensivmedizinischer Komplexbehandlung > 196 / 184 / - Aufwandspunkte	1,186		9,6	2	0,385	23	0,126	0,108			0,9967
T63B	M	Schwere virale Erkrankung, außer bei Zustand nach Organtransplantation, ohne intensivmedizinische Komplexbehandlung > 196 / 184 / - Aufwandspunkte	0,802		8,6	2	0,253	18	0,062	0,080			0,7289
T63C	M	Mäßig schwere virale Erkrankung, außer bei Zustand nach Organtransplantation, ohne intensivmedizinische Komplexbehandlung > 196 / 184 / - Aufwandspunkte	0,423		4,4	1	0,221	10	0,067	0,078			0,8469
T63D	M	Andere virale Erkrankung, außer bei Zustand nach Organtransplantation ohne intensivmedizinische Komplexbehandlung > 196 / 184 / - Aufwandspunkte	0,356		3,2	1	0,169	7	0,076	0,083			0,9432
T64A	M	Andere infektiöse und parasitäre Krankheiten mit bestimmter komplexer Diagnose, Alter < 16 Jahre oder mit intensivmedizinischer Komplexbehandlung > 196 / 184 / - Aufwandspunkte	0,872		5,5	1	0,433	12	0,159	0,134			1,7884
T64B	M	Andere infektiöse und parasitäre Krankheiten mit komplexer Diagnose, Alter > 15 Jahre, mehr als ein Belegungstag, ohne intensivmedizinische Komplexbehandlung > 196 / 184 / - Aufwandspunkte	0,843		8,4	2	0,276	18	0,069	0,088			0,7339
T64C	M	Andere infektiöse und parasitäre Krankheiten mit komplexer Diagnose, Alter > 15 Jahre, ein Belegungstag oder ohne komplexe Diagnose, ohne intensivmedizinische Komplexbehandlung > 196 / 184 / - Aufwandspunkte	0,552		6,0	1	0,355	13	0,063	0,077			0,8254
T77Z	M	Komplexbehandlung bei isolationspflichtigen Erregern bei infektiösen und parasitären Krankheiten	1,396		14,1			27	0,067	0,089			1,1880
MDC 19 Psychische Krankheiten und Störungen													
U40Z	A	Geriatrische frührehabilitative Komplexbehandlung bei psychischen Krankheiten und Störungen	1,253		17,9			25	0,048	0,065			0,6706
U42B	A	Multimodale Schmerztherapie bei psychischen Krankheiten und Störungen, Alter > 18 Jahre, mindestens 14 Behandlungstage	1,245		16,8			21	0,056	0,069		x	0,4487
U42C	A	Multimodale Schmerztherapie bei psychischen Krankheiten und Störungen, Alter > 18 Jahre, weniger als 14 Behandlungstage	0,866		9,9			16	0,056	0,078		x	0,5107
U60A	M	Psychiatrische Behandlung, ein Belegungstag, Alter < 16 Jahre	0,240		1,0								1,6085
U60B	M	Psychiatrische Behandlung, ein Belegungstag, Alter > 15 Jahre	0,190		1,0								1,0917
U61Z	M	Schizophrene, wahnhafte und akut psychotische Störungen	0,514		4,7	1	0,251	11	0,075	0,087			0,9841
U63Z	M	Schwere affektive Störungen	0,496		5,5	1	0,239	13	0,062	0,074			0,7231
U64Z	M	Angststörungen oder andere affektive und somatoforme Störungen	0,508		4,4	1	0,245	10	0,078	0,090			0,7018
U66Z	M	Ess-, Zwangs- und Persönlichkeitsstörungen und akute psychische Reaktionen oder psychische Störungen in der Kindheit	0,508		4,7	1	0,243	12	0,073	0,086			1,0358
MDC 20 Alkohol- und Drogengebrauch und alkohol- und drogeninduzierte psychische Störungen													
V40Z	A	Qualifizierter Entzug	0,866		11,5	3	0,213	18	0,052	0,069			0,6531
V60A	M	Alkoholintoxikation und Alkoholentzug oder Störungen durch Alkoholmissbrauch und Alkoholabhängigkeit mit psychotischem Syndrom oder HIV-Krankheit	0,708		6,8	1	0,526	15	0,071	0,087			1,0853
V60B	M	Alkoholintoxikation und Alkoholentzug oder Störungen durch Alkoholmissbrauch und Alkoholabhängigkeit ohne psychotisches Syndrom, ohne HIV-Krankheit	0,362		3,9	1	0,224	8	0,063	0,072			0,7915
V61Z	M	Drogenintoxikation und -entzug	0,435		4,9	1	0,264	11	0,062	0,073			0,9310
V63Z	M	Störungen durch Opioidgebrauch und Opioidabhängigkeit	0,436		3,9	1	0,276	9	0,077	0,087			1,0469
V64Z	M	Störungen durch anderen Drogengebrauch und Medikamentenmissbrauch und andere Drogen- und Medikamentenabhängigkeit	0,410		2,7	1	0,250	6	0,105	0,109			1,2878

Fallpauschalen-Katalog und Pflegeerlöskatalog
Teil a) Bewertungsrelationen bei Versorgung durch Hauptabteilungen

DRG	Partition	Bezeichnung [6]	Bewertungsrelation bei Hauptabteilung	Bewertungsrelation bei Hauptabteilung und Beleghebamme	Mittlere Verweildauer [1]	Untere Grenzverweildauer: Erster Tag mit Abschlag [2), 5)]	Untere Grenzverweildauer: Bewertungsrelation/Tag	Obere Grenzverweildauer: Erster Tag zus. Entgelt [3), 5)]	Obere Grenzverweildauer: Bewertungsrelation/Tag	Externe Verlegung Abschlag/Tag (Bewertungsrelation)	Verlegungsfallpauschale	Ausnahme von Wiederaufnahme [4]	Pflegeerlös Bewertungsrelation/Tag
1	2	3	4	5	6	7	8	9	10	11	12	13	
MDC 21A Polytrauma													
W01B	O	Polytrauma mit Beatmung > 72 Stunden oder komplexen Eingriffen oder IntK > 392 / 368 / 552 Aufwandspunkte, ohne Frührehabilitation, mit Beatmung > 263 Stunden oder mit komplexer Vakuumbehandlung oder mit IntK > 588 / 552 / - Aufwandspunkte	10,164		25,6	8	0,764	44	0,272		x		2,7026
W01C	O	Polytrauma mit Beatmung > 72 Stunden oder komplexen Eingriffen oder IntK > 392 / 368 / 552 Aufwandspunkte, ohne Frührehabilitation, ohne Beatmung > 263 Stunden, ohne komplexe Vakuumbehandlung, ohne IntK > 588 / 552 / - Aufwandspunkte	4,319		14,6	4	0,645	29	0,222		x		2,3774
W02A	O	Polytrauma mit anderen komplexen Eingriffen mit komplizierender Konstellation oder Eingriffen an mehreren Lokalisationen oder mit intensivmedizinischer Komplexbehandlung > 392 / 368 / - Aufwandspunkte	7,999		24,5	7	0,480	43	0,109		x		1,5847
W02B	O	Polytrauma mit anderen komplexen Eingriffen ohne komplizierende Konstellation, ohne Eingriffe an mehreren Lokalisationen, ohne intensivmedizinische Komplexbehandlung > 392 / 368 / - Aufwandspunkte	4,483		16,6	5	0,383	31	0,097	0,130			1,3679
W04A	O	Polytrauma mit anderen Eingriffen oder Beatmung > 24 Stunden, mit komplizierender Konstellation oder Eingriffen an mehreren Lokalisationen	5,422		18,8	5	0,481	35	0,107	0,146			1,5352
W04B	O	Polytrauma mit anderen Eingriffen oder Beatmung > 24 Stunden, ohne komplizierende Konstellation, ohne Eingriffe an mehreren Lokalisationen, mit bestimmten anderen Eingriffen oder Beatmung mehr als 24 Stunden	3,168		14,4	4	0,387	28	0,093	0,125			1,2898
W04C	O	Polytrauma mit anderen Eingriffen oder Beatmung > 24 Stunden, ohne komplizierende Konstellation, ohne Eingriffe an mehreren Lokalisationen, ohne bestimmte andere Eingriffe, ohne Beatmung > 24 Stunden	2,360		14,2	4	0,321	28	0,080	0,106			1,1356
W36Z	O	Intensivmedizinische Komplexbehandlung > 784 / 828 / 828 Aufwandspunkte bei Polytrauma oder Polytrauma mit Beatmung oder Kraniotomie mit endovaskulärer Implantation von Stent-Prothesen an der Aorta	12,111		27,9	8	0,972	46	0,314		x	x	3,2825
W60Z	M	Polytrauma, verstorben < 5 Tage nach Aufnahme, ohne komplizierende Konstellationen, ohne Beatmung > 24 Stunden, ohne komplexe oder bestimmte andere Eingriffe	0,533		1,2						x		1,3213
W61A	M	Polytrauma ohne signifikante Eingriffe mit komplizierender Diagnose oder mit intensivmedizinischer Komplexbehandlung > 196 / 184 / - Aufwandspunkte oder Alter < 12 Jahre	1,654		10,2	2	0,528	22	0,108	0,141			1,4089
W61B	M	Polytrauma ohne signifikante Eingriffe, ohne komplizierende Diagnose, ohne intensivmedizinische Komplexbehandlung > 196 / 184 / - Aufwandspunkte, Alter > 11 Jahre	1,168		9,3	2	0,375	19	0,085	0,109			1,0403
MDC 21B Verletzungen, Vergiftungen und toxische Wirkungen von Drogen und Medikamenten													
X01A	O	Rekonstruktive Operation bei Verletzungen mit komplizierender Konstellation oder freier Lappenplastik mit mikrovaskulärer Anastomosierung oder mit schweren Weichteilschäden oder komplexer OR-Prozedur oder best. komplexem Eingriff, mit äuß. schweren CC	4,241		26,2	8	0,265	44	0,064		x		1,0055
X01B	O	Rekonstruktive Operation bei Verletzungen ohne kompliz. Konstellation, ohne freie Lappenplastik mit mikrovask. Anastomosierung, mit schweren Weichteilschäden oder komplex. OR-Prozedur oder best. mäßig kompl. Eingriff oder äußerst schw. CC, mehr als 1 BT	1,877		14,6	4	0,205	29	0,049		x		0,6894
X01C	O	Rekonstruktive Operation bei Verletzungen ohne kompliz. Konstellation, ohne freie Lappenplastik mit mikrovask. Anastomosierung, ohne schwere Weichteilschäden, ohne kompl. OR-Prozedur, ohne äuß. schw. CC, mit best. Nervennaht oder Hautplastik, > 1 BT	1,163		4,9	1	0,203	12	0,058	0,069			0,7278
X01D	O	Rekonstruktive Operation bei Verletzungen ohne kompliz. Konstellation, ohne freie Lappenplastik mit mikrovask. Anastomosierung, ohne schwere Weichteilschäden, ohne kompl. OR-Prozedur, ohne äuß. schw. CC, ohne best. Nervennaht oder Hautplastik oder 1 BT	0,786		4,2	1	0,195	10	0,058	0,067			0,7926
X04Z	O	Andere Eingriffe bei Verletzungen der unteren Extremität	0,903		6,2	1	0,430	16	0,055	0,067			0,7337
X05A	O	Andere Eingriffe bei Verletzungen der Hand, mit komplexem Eingriff	0,819		3,9	1	0,322	9	0,061	0,069			0,7383
X05B	O	Andere Eingriffe bei Verletzungen der Hand, ohne komplexen Eingriff	0,565		3,1	1	0,156	7	0,063	0,069			0,7815
X06A	O	Andere Eingriffe bei anderen Verletzungen mit äußerst schweren CC	2,506		14,1	4	0,324	29	0,081	0,107			1,2507
X06B	O	Andere Eingriffe bei anderen Verletzungen ohne äußerst schwere CC, mit komplexer OR-Prozedur oder Alter > 65 Jahre mit bestimmtem Eingriff oder mit schweren CC	1,103		6,6	1	0,545	16	0,060	0,074			0,8257
X06C	O	Andere Eingriffe bei anderen Verletzungen ohne äußerst schwere oder schwere CC, ohne komplexe OR-Prozedur, Alter < 66 Jahre oder ohne bestimmten Eingriff	0,693		4,3	1	0,274	10	0,060	0,070			0,7594
X07A	O	Replantation bei traumatischer Amputation, mit Replantation mehr als einer Zehe oder mehr als eines Fingers	6,194		18,4	5	0,314	34	0,102	0,097			1,0656
X07B	O	Replantation bei traumatischer Amputation, mit Replantation eines Fingers oder einer Zehe	2,526		9,2	2	0,250	19	0,058	0,074			0,7836

Fallpauschalen-Katalog und Pflegeerlöskatalog

Teil a) Bewertungsrelationen bei Versorgung durch Hauptabteilungen

DRG	Partition	Bezeichnung [6]	Bewertungsrelation bei Hauptabteilung	Bewertungsrelation bei Hauptabteilung und Beleghebamme	Mittlere Verweildauer [1]	Untere Grenzverweildauer: Erster Tag mit Abschlag [2], [5]	Untere Grenzverweildauer: Bewertungsrelation/Tag	Obere Grenzverweildauer: Erster Tag zus. Entgelt [3], [5]	Obere Grenzverweildauer: Bewertungsrelation/Tag	Externe Verlegung Abschlag/Tag (Bewertungsrelation)	Verlegungsfallpauschale	Ausnahme von Wiederaufnahme [4]	Pflegeerlös Bewertungsrelation/Tag
1	2	3	4	5	6	7	8	9	10	11	12	13	
X33Z	O	Mehrzeitige komplexe OR-Prozeduren bei Verletzungen, Vergiftungen und toxischen Wirkungen von Drogen und Medikamenten	5,398		25,7	8	0,345	44	0,178	0,116			1,4929
X60Z	M	Verletzungen und allergische Reaktionen	0,331		2,9	1	0,152	6	0,074	0,078			0,9568
X62Z	M	Vergiftungen / Toxische Wirkungen von Drogen, Medikamenten und anderen Substanzen oder Folgen einer medizinischen Behandlung oder bestimmte Erfrierungen und andere Traumata	0,425		3,8	1	0,239	9	0,069	0,077			0,9860
X64Z	M	Andere Krankheit verursacht durch Verletzung, Vergiftung oder toxische Wirkung	0,302		2,4	1	0,145	5	0,084	0,085			1,0766
MDC 22 Verbrennungen													
Y02A	O	Andere Verbrennungen mit Hauttransplantation oder anderen Eingriffen bei Sepsis oder mit kompliz. Konst., hochkomplexem Eingriff, vierzeitigen bestimmten OR-Prozeduren oder intensivmedizinischer Komplexbehandlung > 588 / 552 / 552 Aufwandspunkte	10,768		31,4	9	0,810	49	0,259	0,251			2,3374
Y02B	O	Andere Verbrenn. m. Haut-Tx. od. and. Eingr. auß. b. Sep., oh. kompliz. Konst., oh. hochkompl. Eingr., oh. vierz. best. OR-Proz., oh. IntK > 588 / 552 / 552 Aufwandsp., m. äuß. schw. CC, kompliz. Diagn., kompl. Proz., Dialyse od. Beatm. > 24 Std.	5,477		20,7	6	0,581	37	0,137	0,187			2,1230
Y02C	O	Andere Verbrenn. m. Haut-Tx. od. and. Eingr. oh. äuß. schw. CC, oh. kompliz. Diagn., oh. komplexe Proz., oh. Dialyse, oh. Beat. > 24 Std., oh. kompliz. Konst., oh. IntK > 588 / 552 / 552 Aufwandsp., oh. best. Spalthauttranspl., Alter < 18 J.	2,356		12,2	3	0,324	27	0,106	0,098			1,3406
Y02D	O	Andere Verbrenn. m. Hauttr. od. and. Eingr. oh. äuß. schw. CC, oh. kompliz. Diagn., oh. komplexe Proz., oh. Dialyse, oh. Beat. > 24 Std., oh. kompliz. Konst., oh. IntK > 588 / 552 / 552 Aufwandsp., oh. best. Spalthauttranspl., Alter > 17 J.	1,961		13,5	3	0,321	27	0,067	0,088			1,1290
Y03Z	O	Andere Verbrennungen mit anderen Eingriffen	0,914		5,5	1	0,575	13	0,074	0,089			1,2955
Y62Z	M	Andere Verbrennungen	0,452		4,7			12	0,063	0,074			1,1049
Y63Z	M	Verbrennungen, ein Belegungstag	0,185		1,0								1,3756
MDC 23 Faktoren, die den Gesundheitszustand beeinflussen, und andere Inanspruchnahme des Gesundheitswesens													
Z01A	O	OR-Prozeduren bei anderen Zuständen, die zur Inanspruchnahme des Gesundheitswesens führen mit komplexem Eingriff oder komplizierender Konstellation	2,127		12,4	3	0,327	27	0,074	0,097			1,0876
Z01B	O	OR-Prozeduren bei anderen Zuständen, die zur Inanspruchnahme des Gesundheitswesens führen ohne komplexen Eingriff, ohne komplizierende Konstellation, mit bestimmtem Eingriff	0,898		3,6	1	0,340	10	0,073	0,082			0,8983
Z01C	O	OR-Prozeduren bei anderen Zuständen, die zur Inanspruchnahme des Gesundheitswesens führen ohne komplexen Eingriff, ohne komplizierende Konstellation, ohne bestimmten Eingriff	0,490		4,4	1	0,228	11	0,061	0,072			0,7507
Z03Z	O	Nierenspende (Lebendspende)	2,423		7,9	2	0,319	13	0,121	0,107			1,2129
Z64A	M	Andere Faktoren, die den Gesundheitszustand beeinflussen, Nachbehandlung nach abgeschlossener Behandlung mit komplexer Radiojoddiagnostik	0,785		2,3	1	0,401	4	0,245	0,244			1,2306
Z64B	M	Andere Faktoren, die den Gesundheitszustand beeinflussen, Nachbehandlung nach abgeschlossener Behandlung mit bestimmter Radiojoddiagnostik, mit bestimmtem Kontaktanlass	0,533		2,8	1	0,246	6	0,114	0,121			0,9692
Z64C	M	Andere Faktoren, die den Gesundheitszustand beeinflussen, Nachbehandlung nach abgeschlossener Behandlung ohne Radiojoddiagnostik, ohne bestimmten Kontaktanlass oder allergologische Provokationstestung bis 2 Belegungstage	0,293		2,6	1	0,098	5	0,076	0,078			0,9462
Z65Z	M	Beschwerden, Symptome, andere Anomalien und Nachbehandlung	0,453		4,3	1	0,262	10	0,070	0,081			0,8520
Z66Z	M	Vorbereitung zur Lebendspende	0,796		2,4	1	0,396	5	0,224	0,227			1,0552
MDC 24 Sonstige DRGs													
801A	O	Ausgedehnte OR-Proz. oh. Bezug zur Hauptdiagnose mit bestimmter kompl. Konst. oder Strahlenth. oder endovaskulärer Impl. von Stent-Proth. an der Aorta oder intensivmediz. Komplexbehandlung > 392 / 368 / - Aufwandsp. od. Alter < 18 J. mit kompl. Faktoren	4,228		22,4	6	0,457	40	0,143	0,137		x	1,4656
801B	O	Ausgedehnte OR-Prozedur ohne Bezug zur Hauptdiagnose mit hochkomplexer OR-Prozedur oder mit komplizierender Konstellation, Alter > 17 Jahre oder ohne komplizierende Faktoren	3,482		21,4	6	0,333	39	0,076	0,103		x	1,0373
801C	O	Ausgedehnte OR-Proz. oh. Bezug zur Hauptdiag. mit komplexer OR-Proz. od. and. Eingriff an Kopf u. Wirbelsäule od. mit neurolog. Komplexbeh. des akuten Schlaganfalls od. Alter < 1 J. od. bei Para- / Tetraplegie od. Alter < 18 J. u. schw. od. äuß. schw. CC	2,687		17,6	5	0,291	34	0,070	0,094		x	1,0381
801D	O	Ausgedehnte OR-Prozedur ohne Bezug zur Hauptdiagnose mit bestimmter OR-Prozedur oder mit intensivmediz. Komplexbeh. > 196 / 184 / 368 Aufwandspunkte oder bestimmte nicht ausgedehnte OR-Prozedur mit neurolog. Komplexbehandlung des akuten Schlaganfalls	2,426		17,4	5	0,274	32	0,066	0,089		x	0,9536
801E	O	Ausgedehnte OR-Prozedur ohne Bezug zur Hauptdiagnose ohne komplizierende Konstellation, ohne hochkomplexe, komplexe oder bestimmte OR-Prozedur	1,884		15,2	4	0,264	29	0,061	0,082		x	0,8120

Fallpauschalen-Katalog und Pflegeerlöskatalog

Teil a) Bewertungsrelationen bei Versorgung durch Hauptabteilungen

DRG	Parti-tion	Bezeichnung [6]	Bewertungsrelation bei Hauptabteilung	Bewertungsrelation bei Hauptabteilung und Beleghebamme	Mittlere Verweil-dauer [1]	Untere Grenzverweildauer: Erster Tag mit Abschlag [2], [5]	Untere Grenzverweildauer: Bewertungs-relation/Tag	Obere Grenzverweildauer: Erster Tag zus. Entgelt [3], [5]	Obere Grenzverweildauer: Bewertungs-relation/Tag	Externe Verlegung Abschlag/Tag (Bewertungsrelation)	Verlegungs-fallpauschale	Ausnahme von Wieder-aufnahme [4]	Pflegeerlös Bewertungs-relation/Tag
1	2	3	4	5	6	7	8	9	10	11	12	13	
802A	O	Bestimmte nicht ausgedehnte OR-Prozedur ohne Bezug zur Hauptdiagnose oder andere nicht ausgedehnte OR-Prozedur mit intensivmedizinischer Komplexbehandlung > 196 / 184 / 368 Aufwandspunkte	1,951		15,9	4	0,305	29	0,067	0,090		x	0,8152
802B	O	Andere nicht ausgedehnte OR-Prozedur ohne Bezug zur Hauptdiagnose mit mäßig komplexer OR-Prozedur	1,795		16,1	4	0,277	30	0,060	0,081		x	0,8045
802C	O	Andere nicht ausgedehnte OR-Prozedur ohne Bezug zur Hauptdiagnose ohne mäßig komplexe OR-Prozedur	1,559		11,1	3	0,249	25	0,063	0,083		x	0,7796
802D	O	Wenig komplexe nicht ausgedehnte OR-Prozedur ohne Bezug zur Hauptdiagnose	0,854		6,1	1	0,414	17	0,062	0,076		x	0,7841
863Z	M	Neonatale Diagnose ohne Bezug zu Alter oder Gewicht	0,570		4,4	1	0,246	10	0,079	0,091		x	1,7000
Fehler-DRGs													
960Z	M	Nicht gruppierbar											
961Z	M	Unzulässige Hauptdiagnose											
962Z	M	Unzulässige Kodierung einer Sectio caesarea											

Fallpauschalen-Katalog und Pflegeerlöskatalog
Teil b) Bewertungsrelationen bei Versorgung durch Belegabteilungen

DRG	Partition	Bezeichnung [6)]	Bewertungsrelation bei Belegoperateur	Bewertungsrelation bei Belegoperateur und Beleganästhesist	Bewertungsrelation bei Belegoperateur und Beleghebamme	Bewertungsrelation bei Belegoperateur, -anästhesist und -hebamme	Mittlere Verweildauer [1)]	Untere Grenzverweildauer: Erster Tag mit Abschlag [2), 5)]	Untere Grenzverweildauer: Bewertungsrelation/Tag	Obere Grenzverweildauer: Erster Tag zus. Entgelt [3), 5)]	Obere Grenzverweildauer: Bewertungsrelation/Tag	Externe Verlegung Abschlag/Tag (Bewertungsrelation)	Verlegungsfallpauschale	Ausnahme von Wiederaufnahme [4)]	Pflegeerlös Bewertungsrelation/Tag
1	2	3	4	5	6	7	8	9	10	11	12	13	14	15	16
Prä-MDC															
A13D	O	Beatmung > 95 Stunden mit komplexer OR-Prozedur, Alter > 5 Jahre oder mit IntK > - / 828 / - Punkte oder kompl. OR-Prozedur od. mit best. OR-Prozedur od. territ kompliz. Konst. od. mit IntK > 588 / 552 / 552 Punkte od. Alter < 16 Jahre bei bösartiger Neubildung	5,716	5,528			19,4	5	0,682	37	0,148		x	x	2,5332
A13E	O	Beatmung > 95 Stunden, ohne komplexe OR-Prozedur, mit bestimmter OR-Prozedur oder komplizierender Konstellation oder mit intensivmedizinischer Komplexbehandlung > 588 / 552 / 552 Aufwandspunkte und < 1177 / 829 / 1105 Aufwandspunkte od. Alter < 16 Jahre	4,625	4,547			18,5	5	0,672	36	0,153		x	x	2,7245
A13F	O	Beatmung > 95 Stunden, ohne bestimmte OR-Prozedur, ohne komplizierende Konstellation, ohne intensivmed. Komplexbeh. > 588 / 552 / 552 Aufwandspunkte, Alter > 15 Jahre, mit komplexer Diagnose oder Prozedur od. intensivmed. Komplexbeh. > - / 368 / - Punkte	3,280	3,259			12,3	3	0,754	26	0,172	0,227		x	3,0307
A13G	O	Beatmung > 95 Stunden, mit bestimmter OR-Prozedur oder kompliz. Konstellation, mit äußerst schweren CC, verstorben oder verlegt < 9 Tage oder ohne best. OR-Proz., ohne kompliz. Konst., Alter > 15 J., ohne kompliz. Diagnose od. Prozedur, mit äuß. schw. CC	3,116	3,089			15,7	4	0,581	32	0,129	0,174		x	2,5491
A13H	O	Beatmung > 95 Stunden mit bestimmter OR-Prozedur oder kompliz. Konstellation, ohne äußerst schwere CC, verstorben oder verlegt < 9 Tage oder ohne best. OR-Proz., ohne kompliz. Konst., Alter > 15 J., ohne kompliz. Diagnose oder Proz., ohne äuß. schw. CC	2,314	2,305			11,1	3	0,556	25	0,140	0,184		x	2,8208
A15C	O	Knochenmarktransplantation / Stammzelltransfusion, autogen, außer bei Plasmozytom, Alter > 17 Jahre, ohne bestimmte Entnahme oder bei Plasmozytom, mit bestimmter Entnahme oder intensivmedizinischer Komplexbehandlung > 392 / 368 / 368 Aufwandspunkte	5,505	5,504			23,3	7	0,499	35	0,201		x	x	1,2432
A15D	O	Knochenmarktransplantation / Stammzelltransfusion, autogen, bei Plasmozytom, ohne bestimmte Entnahme	3,701	3,701			19,2	5	0,388	27	0,161		x	x	1,1352
A42C	A	Stammzellentnahme bei Eigenspender ohne Chemotherapie, Alter > 15 Jahre, ohne schwerste CC, ohne Sepsis, ohne komplizierende Konstellation	0,731	0,730			4,9	1	0,426	11	0,130	0,108		x	0,8365
A60C	M	Versagen und Abstoßung eines Organtransplantates, mehr als ein Belegungstag, ohne Entfernung eines Organtransplantates, ohne komplexe OR-Prozedur, ohne äußerst schwere CC, ohne komplizierende Konstellation, Alter > 15 Jahre	0,522	0,515			6,0			16	0,083		x	x	0,7218
A60D	M	Versagen und Abstoßung eines Organtransplantates, ein Belegungstag	0,161	0,160			1,0							x	1,1301
MDC 01 Krankheiten und Störungen des Nervensystems															
B04C	O	Eingriffe an den extrakraniellen Gefäßen, ohne mehrzeitige Eingriffe, ohne beidseitige Eingriffe, ohne äußerst schwere CC	1,098	1,007			5,6	1	0,221	11	0,064		x		0,9434
B05Z	O	Dekompression bei Karpaltunnelsyndrom oder kleine Eingriffe an den Nerven	0,374	0,327			2,1	1	0,095	5	0,049	0,047			0,8897
B09Z	O	Andere Eingriffe am Schädel	0,881	0,799			4,5	1	0,396	11	0,058	0,068			0,8391
B15Z	O	Strahlentherapie bei Krankheiten und Störungen des Nervensystems, Bestrahlungen an mindestens 8 Tagen	2,031	2,028			18,6	5	0,332	34	0,106		x	x	0,8265
B16A	O	Strahlentherapie bei Krankheiten und Störungen des Nervensystems, mehr als ein Belegungstag, Bestrahlungen an mindestens 5 Tagen	1,101	1,100			9,5	2	0,361	21	0,114	0,103		x	0,8280
B16B	O	Strahlentherapie bei Krankheiten und Störungen des Nervensystems, mehr als ein Belegungstag, Bestrahlungen an weniger als 5 Tagen	0,642	0,640			4,9			13	0,090	0,107		x	0,9003
B17B	O	Eingriffe an peripheren Nerven, Hirnnerven und and. Teilen des Nervensystems oder Eingr. bei zerebr. Lähmung, Muskeldystr. od. Neurop., mit best. kompl. Eingr., Alter < 16 J. oder mit mäßig kompl. Eingr., Alter < 19 J. oder mit äuß. schw. oder schw. CC	1,443	1,360			9,5	2	0,292	23	0,099	0,084			0,9994
B17C	O	Eingriffe an peripheren Nerven, Hirnnerven und anderen Teilen des Nervensystems oder Eingriff bei zerebraler Lähmung, Muskeldystrophie oder Neuropathie, mit komplexem Eingriff	1,300	1,138			4,4	1	0,152	9	0,049	0,057			0,7699
B17D	O	Eingriffe an peripheren Nerven, Hirnnerven und anderen Teilen des Nervensystems oder Eingriff bei zerebraler Lähmung, Muskeldystrophie oder Neuropathie, mit mäßig komplexem Eingriff oder best. Eingriff und Alter < 19 J. oder schw. CC oder best. Diagnose	0,799	0,724			3,5	1	0,287	11	0,067	0,074			0,7624
B17E	O	Eingriffe an peripheren Nerven, Hirnnerven und anderen Teilen des Nervensystems oder Eingriff bei zerebraler Lähmung, Muskeldystrophie oder Neuropathie, ohne komplexe oder bestimmte Diagnose, ohne mäßig komplexen oder komplexen Eingriff	0,558	0,490			2,7	1	0,147	6	0,052	0,054			0,8450

Fallpauschalen-Katalog und Pflegeerlöskatalog

Teil b) Bewertungsrelationen bei Versorgung durch Belegabteilungen

DRG	Partition	Bezeichnung [6]	Bewertungsrelation bei Belegoperateur	Bewertungsrelation bei Belegoperateur und Beleganästhesist	Bewertungsrelation bei Belegoperateur und Beleghebamme	Bewertungsrelation bei Belegoperateur, -anästhesist und -hebamme	Mittlere Verweildauer [1]	Untere Grenzverweildauer: Erster Tag mit Abschlag [2), 5)]	Untere Grenzverweildauer: Bewertungsrelation/Tag	Obere Grenzverweildauer: Erster Tag zus. Entgelt [3), 5)]	Obere Grenzverweildauer: Bewertungsrelation/Tag	Externe Verlegung Abschlag/Tag (Bewertungsrelation)	Verlegungsfallpauschale	Ausnahme von Wiederaufnahme [4]	Pflegeerlös Bewertungsrelation/Tag
1	2	3	4	5	6	7	8	9	10	11	12	13	14	15	16
B18A	O	Komplexe Eingriffe an Wirbelsäule und Rückenmark bei Krankheiten und Störungen des Nervensystems	3,519	3,313			19,6	6	0,285	38	0,072	0,096			1,1289
B18B	O	Bestimmte Eingriffe an Wirbelsäule und Rückenmark bei Krankheiten und Störungen des Nervensystems außer bei bösartiger Neubildung oder Revision eines Ventrikelshuntes oder operative Eingriffe bei nicht akuter Para- / Tetraplegie	1,889	1,747			10,3	2	0,282	23	0,058	0,075			0,9253
B18C	O	Andere Eingriffe an Wirbelsäule und Rückenmark bei Krankheiten und Störungen des Nervensystems außer bei bösartiger Neubildung	1,374	1,259			6,5	1	0,267	15	0,058	0,072			0,9887
B18D	O	Mäßig komplexe Eingriffe an Wirbelsäule und Rückenmark bei Krankheiten und Störungen des Nervensystems außer bei bösartiger Neubildung	1,157	1,054			7,6	2	0,163	19	0,045	0,057			0,8192
B19A	O	Implantation, Revision und Entfernung von Neurostimulatoren und Neurostimulationselektroden bei Krankheiten und Störungen des Nervensystems mit Implantation oder Wechsel eines Neurostimulators	1,120	1,060			3,1	1	0,107	8	0,042	0,045			0,8243
B19B	O	Implantation, Revision und Entfernung von Neurostimulatoren und Neurostimulationselektroden bei Krankheiten und Störungen des Nervensystems mit Implantation oder Wechsel eines permanenten oder temporären Elektrodensystems	1,309	1,251			2,8	1	0,086	7	0,043	0,045			0,8154
B19C	O	Implantation, Revision und Entfernung von Neurostimulatoren und Neurostimulationselektroden bei Krankheiten und Störungen des Nervensystems ohne Implantation oder Wechsel von Neurostimulatoren und Elektrodensystemen	0,713	0,646			3,2	1	0,284	7	0,047	0,051			0,8328
B20B	O	Kraniotomie oder große WS-Operation mit komplexer Prozedur, Alter > 17 Jahre oder ohne bestimmte komplexe Prozedur, mit komplizierenden Faktoren, Alter > 15 Jahre	2,449	2,275			10,9	3	0,312	21	0,159		x		1,2238
B20C	O	Kraniotomie oder große Wirbelsäulen-Operation, Alter < 3 J. oder intervent. Eingriff oder Alter < 18 J. mit großem intrakraniellen Eingriff oder mit kompl. Diagnose oder best. Eingriffe bei Trigeminusneuralgie, Alter < 16 J. od. bei bösartiger Neubildung	1,870	1,768			6,1	1	0,625	14	0,205		x		1,2941
B20D	O	Kraniotomie oder große WS-OP mit komplexer Prozedur oder ohne komplexe Prozedur, Alter > 2 Jahre, mit komplexer Diagnose oder bestimmtem Eingriff bei Trigeminusneuralgie oder mit bestimmter Prozedur oder bei bösartiger Neubildung	1,734	1,630			7,3	1	0,494	17	0,125		x		1,1967
B20E	O	Kraniotomie oder große Wirbelsäulen-Operation ohne komplexe Prozedur, Alter > 2 Jahre, ohne komplexe Diagnose, ohne bestimmten Eingriff bei Trigeminusneuralgie, ohne bestimmte Prozedur, außer bei bösartiger Neubildung	1,346	1,268			7,8	2	0,277	17	0,115		x		1,1721
B63Z	M	Demenz und andere chronische Störungen der Hirnfunktion	0,490	0,490			6,0	1	0,290	14	0,057	0,069			0,8472
B66D	M	Neubildungen des Nervensystems, ein Belegungstag oder ohne äußerst schwere CC, Alter > 15 Jahre	0,558	0,557			6,6	1	0,313	15	0,058	0,072		x	0,9371
B67B	M	Morbus Parkinson ohne äußerst schwere CC, ohne schwerste Beeinträchtigung	0,573	0,573			7,6	2	0,188	16	0,052	0,066			0,7678
B68D	M	Multiple Sklerose und zerebellare Ataxie, ein Belegungstag oder ohne äußerst schwere CC, Alter > 15 Jahre, ohne komplexe Diagnose	0,459	0,459			6,1	1	0,317	14	0,052	0,064			0,6521
B69D	M	Transitorische ischämische Attacke (TIA) und extrakranielle Gefäßverschlüsse ohne neurologische Komplexbehandlung des akuten Schlaganfalls, ohne andere neurologische Komplexbehandlung des akuten Schlaganfalls, ohne äußerst schwere CC	0,531	0,531			5,1	1	0,266	10	0,071	0,085			0,8324
B70E	M	Apoplexie ohne neurologische Komplexbehandlung des akuten Schlaganfalls, ohne andere neurol. Komplexbeh. des akuten Schlaganfalls, mehr als 72 Stunden, ohne komplexen zerebrovask. Vasospasmus, mit komplizierender Diagnose oder systemischer Thrombolyse	1,013	1,012			8,5	2	0,334	18	0,083	0,105			1,2422
B70F	M	Apoplexie ohne neurologische Komplexbehandlung des akuten Schlaganfalls, ohne andere neurologische Komplexbehandlung des akuten Schlaganfalls, ohne komplexen zerebrovaskulären Vasospasmus, ohne komplizierende Diagnose, ohne systemische Thrombolyse	0,694	0,694			8,3			16	0,053	0,074			0,8678
B70G	M	Apoplexie mit neurologischer Komplexbehandlung des akuten Schlaganfalls oder mit anderer neurologischer Komplexbehandlung des akuten Schlaganfalls, verstorben < 4 Tage nach Aufnahme	0,703	0,703			2,6						x		2,4001
B70H	M	Apoplexie ohne neurologische Komplexbehandlung des akuten Schlaganfalls, ohne andere neurologische Komplexbehandlung des akuten Schlaganfalls, verstorben < 4 Tage nach Aufnahme	0,556	0,554			2,4						x		2,3875
B70I	M	Apoplexie, ein Belegungstag	0,271	0,271			1,0								1,3192
B71D	M	Erkrankungen an Hirnnerven und peripheren Nerven ohne komplexe Diagnose, ohne Komplexbehandlung der Hand, ohne äußerst schwere oder schwere CC	0,469	0,468			5,4	1	0,249	11	0,060	0,072			0,6590

Fallpauschalen-Katalog und Pflegeerlöskatalog
Teil b) Bewertungsrelationen bei Versorgung durch Belegabteilungen

DRG	Partition	Bezeichnung [6]	Bewertungsrelation bei Belegoperateur	Bewertungsrelation bei Belegoperateur und Beleganästhesist	Bewertungsrelation bei Belegoperateur und Beleghebamme	Bewertungsrelation bei Belegoperateur, -anästhesist und -hebamme	Mittlere Verweildauer [1]	Untere Grenzverweildauer: Erster Tag mit Abschlag [2), 5)]	Untere Grenzverweildauer: Bewertungsrelation/Tag	Obere Grenzverweildauer: Erster Tag zus. Entgelt [3), 5)]	Obere Grenzverweildauer: Bewertungsrelation/Tag	Externe Verlegung Abschlag/Tag (Bewertungsrelation)	Verlegungsfallpauschale	Ausnahme von Wiederaufnahme [4]	Pflegeerlös Bewertungsrelation/Tag
1	2	3	4	5	6	7	8	9	10	11	12	13	14	15	16
B75Z	M	Fieberkrämpfe	0,347	0,347			2,8	1	0,162	6	0,086	0,089			1,2761
B76E	M	Anfälle, ein Belegungstag oder ohne komplexe Diagnostik und Therapie, ohne äußerst schwere oder schwere CC, ohne EEG, ohne bestimmte Diagnose, Alter > 5 Jahre, ohne komplexe Diagnose	0,424	0,424			3,9	1	0,228	9	0,075	0,086			0,9838
B77Z	M	Kopfschmerzen	0,367	0,367			3,1	1	0,171	7	0,081	0,087			0,7566
B78A	M	Intrakranielle Verletzung, Alter < 6 Jahre oder mit komplizierender Diagnose	0,769	0,766			6,2	1	0,464	15	0,086	0,104			1,3189
B78B	M	Intrakranielle Verletzung, Alter > 5 Jahre, ohne komplizierende Diagnose	0,598	0,596			5,4	1	0,345	13	0,077	0,091			1,1697
B79Z	M	Schädelfrakturen, Somnolenz, Sopor	0,462	0,461			3,7	1	0,247	8	0,086	0,096			1,3516
B80Z	M	Andere Kopfverletzungen	0,239	0,238			2,4	1	0,081	5	0,069	0,069			1,0796
B81B	M	Andere Erkrankungen des Nervensystems ohne komplexe Diagnose, ohne bestimmte aufwendige / hochaufwendige Behandlung	0,518	0,516			5,9	1	0,270	13	0,060	0,074			0,7652
B82Z	M	Andere Erkrankungen an peripheren Nerven	0,281	0,281			3,1	1	0,117	7	0,062	0,067			0,6832
B85C	M	Degenerative Krankheiten des Nervensystems ohne hochkomplexe Diagnose, ohne äußerst schwere oder schwere CC oder ein Belegungstag, mit komplexer Diagnose, zerebrale Lähmungen oder Delirium	0,545	0,544			6,5	1	0,364	15	0,058	0,072			0,9410
B85D	M	Degenerative Krankheiten des Nervensystems ohne hochkomplexe Diagnose, ohne äußerst schwere oder schwere CC oder ein Belegungstag, ohne komplexe Diagnose	0,449	0,448			4,4	1	0,261	11	0,070	0,082			0,8496
MDC 02 Krankheiten und Störungen des Auges															
C01A	O	Komplexer Eingriff bei penetrierenden Augenverletzungen oder bestimmte Orbitotomie	1,153	1,045			6,6	1	0,206	14	0,063	0,055			0,7402
C01B	O	Andere Eingriffe bei penetrierenden Augenverletzungen oder Amnionmembrantransplantation oder bestimmte Biopsie	0,614	0,581			4,9	1	0,315	13	0,044	0,053			0,7836
C03A	O	Eingriffe Retina m. PPV, m. ECCE od. b. BNB Auge, m. best. Eingr. Retina od. Entf. Augapf. m. Impl. od. Endopht. od. Eingr. Orbita b. BNB Auge od. best. Eingr. Retina od. ECCE od. kompl. Eingr. od. BNB, Alter < 16 od. Enukl. u. Eingr. Orbita auß. b. BNB	0,723	0,657			4,4	1	0,117	10	0,038	0,044			0,8075
C03B	O	Eingriffe an der Retina mit Pars-plana-Vitrektomie, mit extrakapsulärer Extraktion der Linse (ECCE) oder bestimmtem Eingriff an der Retina oder komplexem Eingriff am Auge oder bei bösartiger Neubildung des Auges, Alter > 15 Jahre	0,512	0,467			2,8	1	0,077	5	0,039	0,041			0,7184
C03C	O	Eingriffe an der Retina mit Pars-plana-Vitrektomie, ohne extrakapsuläre Extraktion der Linse (ECCE), ohne bestimmten Eingriff an der Retina, ohne komplexen Eingriff am Auge, außer bei bösartiger Neubildung des Auges	0,384	0,353			2,5	1	0,044	5	0,038	0,039			0,7623
C04A	O	Hornhauttransplantation mit extrakapsulärer Extraktion der Linse (ECCE) oder Amnionmembrantransplantation oder komplexem Eingriff oder Pars-plana-Vitrektomie oder Alter < 16 Jahre	1,328	1,278			5,1	1	0,161	12	0,124	0,053		x	0,6880
C04B	O	Hornhauttransplantation ohne extrakapsuläre Extraktion der Linse (ECCE), ohne Amnionmembrantransplantation, ohne komplexen Eingriff, ohne Pars-plana-Vitrektomie, Alter > 15 Jahre	1,021	0,994			4,9	1	0,119	7	0,154	0,041		x	0,6892
C05Z	O	Dakryozystorhinostomie	0,513	0,451			2,4	1	0,179	6	0,046	0,047			0,7588
C06Z	O	Komplexe Eingriffe bei Glaukom	0,396	0,373			4,2	1	0,100	8	0,033	0,039			0,6665
C07A	O	Andere Eingriffe bei Glaukom mit extrakapsulärer Extraktion der Linse (ECCE) oder komplexem Eingriff am Auge oder bestimmten Eingriffen bei Glaukom oder Alter < 6 Jahre	0,505	0,471			2,9	1	0,100	6	0,043	0,046			0,7796
C07B	O	Andere Eingriffe bei Glaukom ohne extrakapsuläre Extraktion der Linse (ECCE), ohne komplexen Eingriff am Auge, ohne bestimmte Eingriffe bei Glaukom, Alter > 5 Jahre	0,222	0,207			2,4	1	0,087	5	0,037	0,037			0,7179
C08A	O	Beidseitige extrakapsuläre Extraktion der Linse (ECCE) oder extrakapsuläre Extraktion der Linse oder bestimmte andere Eingriffe am Auge bei angeborener Fehlbildung der Linse	0,610	0,559			3,9	1	0,215	8	0,043	0,049			0,8506
C08B	O	Extrakapsuläre Extraktion der Linse (ECCE) ohne angeborene Fehlbildung der Linse oder bestimmte Eingriffe am Auge	0,281	0,264			2,4	1	0,041	4	0,038	0,038			0,9315
C10A	O	Eingriffe an den Augenmuskeln mit erhöhtem Aufwand	0,601	0,529			2,6	1	0,155	5	0,048	0,049			1,2308
C10B	O	Eingriffe an den Augenmuskeln ohne erhöhten Aufwand, mit komplexem Eingriff oder Alter < 6 Jahre	0,501	0,441			2,3	1	0,112	4	0,067	0,047			1,2180
C10C	O	Eingriffe an den Augenmuskeln ohne erhöhten Aufwand, ohne komplexen Eingriff, Alter > 5 Jahre	0,461	0,412			2,3	1	0,087	4	0,050	0,050			1,1596

Fallpauschalen-Katalog und Pflegeerlöskatalog

Teil b) Bewertungsrelationen bei Versorgung durch Belegabteilungen

DRG	Partition	Bezeichnung[6]	Bewertungsrelation bei Belegoperateur	Bewertungsrelation bei Belegoperateur und Beleganästhesist	Bewertungsrelation bei Belegoperateur und Beleghebamme	Bewertungsrelation bei Belegoperateur, -anästhesist und -hebamme	Mittlere Verweildauer[1]	Untere Grenzverweildauer: Erster Tag mit Abschlag[2), 5)]	Untere Grenzverweildauer: Bewertungsrelation/Tag	Obere Grenzverweildauer: Erster Tag zus. Entgelt[3), 5)]	Obere Grenzverweildauer: Bewertungsrelation/Tag	Externe Verlegung Abschlag/Tag (Bewertungsrelation)	Verlegungsfallpauschale	Ausnahme von Wiederaufnahme[4]	Pflegeerlös Bewertungsrelation/Tag
1	2	3	4	5	6	7	8	9	10	11	12	13	14	15	16
C12Z	O	Andere Rekonstruktionen der Augenlider	0,553	0,506			3,0	1	0,252	7	0,047	0,051			0,7203
C13Z	O	Eingriffe an Tränendrüse und Tränenwegen	0,387	0,354			2,9	1	0,114	7	0,047	0,050			0,8816
C14Z	O	Andere Eingriffe am Auge	0,263	0,244			2,8	1	0,076	7	0,037	0,040			0,8397
C15Z	O	Andere Eingriffe an der Retina	0,452	0,412			2,5	1	0,093	5	0,041	0,042			0,7628
C16Z	O	Aufwendige Eingriffe am Auge, Alter < 6 Jahre	0,736	0,662			3,6	1	0,138	8	0,077	0,060			1,4158
C20A	O	Eingriffe an Kornea, Sklera und Konjunktiva, Eingriffe am Augenlid oder verschiedene Eingriffe an der Linse, Alter < 16 Jahre oder beidseitige Eingriffe an Augen und Tränenwegen oder bei bösartiger Neubildung am Auge	0,566	0,510			3,1	1	0,211	7	0,075	0,057			1,0392
C20B	O	Eingriffe an Kornea, Sklera und Konjunktiva, Eingriffe am Augenlid oder verschiedene Eingriffe an der Linse, Alter > 15 Jahre, ohne beidseitige Eingriffe an Augen und Tränenwegen, außer bei bösartiger Neubildung am Auge	0,390	0,350			2,9	1	0,079	6	0,038	0,040			0,8059
C60Z	M	Akute und schwere Augeninfektionen	0,340	0,340			5,4	1	0,253	12	0,044	0,053			0,7305
C61Z	M	Neuro-ophthalmologische und vaskuläre Erkrankungen des Auges	0,421	0,420			4,0	1	0,228	9	0,072	0,082			0,6627
C62Z	M	Hyphäma und konservativ behandelte Augenverletzungen	0,225	0,224			2,9	1	0,097	7	0,051	0,055			0,7907
C63Z	M	Andere Erkrankungen des Auges oder Augenerkrankungen bei Diabetes mellitus	0,341	0,340			3,8	1	0,176	9	0,061	0,069			0,7649
C64Z	M	Glaukom, Katarakt und Erkrankungen des Augenlides	0,139	0,139			2,2	1	0,063	4	0,044	0,043			0,7624
MDC 03 Krankheiten und Störungen des Ohres, der Nase, des Mundes und des Halses															
D01B	O	Kochleaimplantation, unilateral	6,870	6,762			4,5	1	0,240	8	0,106	0,087			0,7782
D02A	O	Komplexe Resektionen mit Rekonstruktionen an Kopf und Hals mit komplexem Eingriff oder mit Kombinationseingriff mit äußerst schweren CC	5,016	4,595			20,1	6	0,313	36	0,208	0,104			1,3475
D02B	O	Komplexe Resektionen mit Rekonstruktionen an Kopf und Hals ohne komplexen Eingriff, ohne Kombinationseingriff mit äußerst schweren CC	3,727	3,380			17,0	5	0,265	31	0,150	0,088			1,1112
D03A	O	Operative Korrektur einer Lippen-Kiefer-Gaumen-Spalte oder bestimmte plastische Rekonstruktion am Kopf mit Hartgaumenplastik oder bestimmte Knochentransplantation an Kiefer- und Gesichtsschädelknochen oder Alter < 2 Jahre	1,202	1,074			4,2	1	0,183	9	0,087	0,070			1,5318
D03B	O	Operative Korrektur einer Lippen-Kiefer-Gaumen-Spalte oder bestimmte plastische Rekonstruktion am Kopf ohne Hartgaumenplastik, ohne bestimmte Knochentransplantation an Kiefer- und Gesichtsschädelknochen, Alter > 1 Jahr	0,975	0,854			3,9	1	0,136	9	0,049	0,056			0,9310
D04A	O	Bignathe Osteotomie und komplexe Eingriffe am Kiefer oder Rekonstruktion der Trachea oder plastische Rekonstruktion der Ohrmuschel mit mikrovaskulärem Lappen, mit komplexem Eingriff	1,811	1,624			4,8	1	0,229	9	0,183	0,079			0,9739
D04B	O	Bignathe Osteotomie und komplexe Eingriffe am Kiefer oder Rekonstruktion der Trachea oder plastische Rekonstruktion der Ohrmuschel mit mikrovaskulärem Lappen, ohne komplexen Eingriff	1,379	1,248			5,9	1	0,251	12	0,193	0,073			0,9267
D05A	O	Komplexe Parotidektomie	1,237	1,089			3,9	1	0,183	8	0,066	0,075			0,7607
D05B	O	Komplexe Eingriffe an den Speicheldrüsen außer komplexe Parotidektomien	0,582	0,512			3,0	1	0,080	6	0,037	0,040			0,7052
D06A	O	Komplexe Eingriffe an Nasennebenhöhlen, Mastoid, Mittelohr, Speicheldrüsen, Rachen, Alter < 6 Jahre oder Alter > 15 Jahre mit komplexer Prozedur oder Diagnose, mit Resektion des Felsenbeins oder mit intrakraniellem Eingriff bei bösartiger Neubildung	1,156	1,039			6,0	1	0,241	13	0,057	0,069			1,1537
D06B	O	Andere Eingriffe an Nasennebenhöhlen, Mastoid, Mittelohr, Speicheldrüsen, Rachen, Alter > 5 Jahre und Alter < 16 Jahre oder Alter > 15 Jahre, mit komplexer Prozedur oder Diagnose, ohne Resektion am Felsenbein, ohne intrakraniellen Eingriff bei BNB	0,498	0,437			3,0	1	0,083	6	0,039	0,042			0,8078
D06C	O	Bestimmte Eingriffe an Nasennebenhöhlen, Mastoid, Mittelohr, Speicheldrüsen, Rachen, Alter > 15 Jahre, ohne komplexe Prozedur, ohne komplexe Diagnose	0,426	0,373			2,8	1	0,116	5	0,035	0,037			0,7967
D08B	O	Eingriffe an Mundhöhle und Mund bei bösartiger Neubildung ohne äußerst schwere CC	0,618	0,570			4,0	1	0,258	9	0,115	0,069			0,8098
D09Z	O	Tonsillektomie bei bösartiger Neubildung oder verschiedene Eingriffe an Ohr, Nase, Mund und Hals mit äußerst schweren CC	0,903	0,827			6,1	1	0,252	16	0,093	0,071			1,0268
D12A	O	Andere aufwendige Eingriffe an Ohr, Nase, Mund und Hals	1,020	0,929			4,5	1	0,450	13	0,073	0,086			0,9115
D12B	O	Andere Eingriffe an Ohr, Nase, Mund und Hals	0,433	0,384			3,4	1	0,108	7	0,032	0,036			0,7708

Fallpauschalen-Katalog und Pflegeerlöskatalog
Teil b) Bewertungsrelationen bei Versorgung durch Belegabteilungen

DRG	Partition	Bezeichnung [6]	Bewertungsrelation bei Belegoperateur	Bewertungsrelation bei Belegoperateur und Beleganästhesist	Bewertungsrelation bei Belegoperateur und Beleghebamme	Bewertungsrelation bei Belegoperateur, -anästhesist und -hebamme	Mittlere Verweildauer [1]	Untere Grenzverweildauer: Erster Tag mit Abschlag [2), 5)]	Untere Grenzverweildauer: Bewertungsrelation/Tag	Obere Grenzverweildauer: Erster Tag zus. Entgelt [3), 5)]	Obere Grenzverweildauer: Bewertungsrelation/Tag	Externe Verlegung Abschlag/Tag (Bewertungsrelation)	Verlegungsfallpauschale	Ausnahme von Wiederaufnahme [4]	Pflegeerlös Bewertungsrelation/Tag
1	2	3	4	5	6	7	8	9	10	11	12	13	14	15	16
D13A	O	Kleine Eingriffe an Nase, Ohr, Mund und Hals mit komplizierender Diagnose oder Rekonstruktion des Nasenseptums oder Alter < 16 Jahre mit äußerst schweren CC oder Alter < 1 Jahr	0,712	0,633			3,0	1	0,318	9	0,079	0,084			1,0087
D13B	O	Kleine Eingriffe an Nase, Ohr, Mund und Hals ohne komplizierende Diagnose, ohne Rekonstruktion des Nasenseptums, Alter > 15 Jahre oder ohne äußerst schwere CC, Alter > 0 Jahre	0,385	0,351			2,7	1	0,076	6	0,052	0,054			1,3427
D15A	O	Tracheostomie mit äußerst schweren CC oder mit radikaler zervikaler Lymphadenektomie oder Implantation einer Kiefergelenkendoprothese	2,626	2,437			16,6	5	0,245	31	0,062		x		1,2028
D15B	O	Tracheostomie ohne äußerst schwere CC, ohne radikale zervikale Lymphadenektomie	1,690	1,584			13,9	4	0,214	26	0,054		x		1,0440
D16Z	O	Materialentfernung an Kiefer und Gesicht	0,560	0,486			2,3	1	0,107	5	0,050	0,050			0,8098
D19Z	O	Strahlentherapie bei Krankheiten und Störungen des Ohres, der Nase, des Mundes und des Halses, Bestrahlungen an mindestens 9 Tagen	2,414	2,408			20,8	6	0,332	39	0,111	0,106		x	0,7511
D20A	O	Strahlentherapie bei Krankheiten und Störungen des Ohres, der Nase, des Mundes und des Halses, Bestrahlungen an mindestens 5 Tagen	1,041	1,039			7,4			14	0,136	0,120		x	0,7732
D20B	O	Strahlentherapie bei Krankheiten und Störungen des Ohres, der Nase, des Mundes und des Halses, Bestrahlungen an weniger als 5 Tagen	0,546	0,544			3,8	1	0,260	10	0,137	0,108		x	0,8320
D22A	O	Eingriffe an Mundhöhle und Mund außer bei bösartiger Neubildung, mit Mundboden- oder Vestibulumplastik oder komplexe Eingriffe am Kopf	0,758	0,686			5,2	1	0,178	11	0,048	0,058			0,7799
D22B	O	Eingriffe an Mundhöhle und Mund außer bei bösartiger Neubildung oder Eingriffe an Hals und Kopf, ohne Mundboden- oder Vestibulumplastik, ohne komplexe Eingriffe am Kopf	0,342	0,297			2,6	1	0,075	5	0,034	0,035			0,9120
D24A	O	Komplexe Hautplastiken und große Eingriffe an Kopf und Hals mit äußerst schweren CC oder mit Kombinationseingriff ohne äußerst schwere CC	3,441	3,152			17,7	5	0,282	33	0,067	0,090			1,1540
D24B	O	Komplexe Hautplastiken und große Eingriffe an Kopf und Hals ohne äußerst schwere CC, ohne Kombinationseingriff	1,772	1,587			6,9	1	0,332	15	0,068	0,085			0,8732
D25C	O	Mäßig komplexe Eingriffe an Kopf und Hals bei bösartiger Neubildung oder mit Eingriff an den oberen Atemwegen, ohne Laryngektomie, ohne äußerst schw. CC, ohne Bestrahlungssim., Konstr. und Anpas. von Fix.-/Behandlungshilf. bei Strahlenth. mit op. Eingr.	1,489	1,347			6,9	1	0,317	15	0,138	0,080			0,8705
D25D	O	Mäßig komplexe Eingriffe an Kopf und Hals außer bei bösartiger Neubildung ohne äußerst schwere CC	0,499	0,446			4,2	1	0,108	9	0,036	0,042			0,8285
D28Z	O	Andere Eingriffe an Kopf und Hals mit komplexem Eingriff oder bei bösartiger Neubildung oder Rekonstruktion mit Gesichtsepithesen oder totale Auflagerungsplastik der Maxilla	0,519	0,454			2,9	1	0,076	6	0,101		x		0,7932
D29Z	O	Operationen am Kiefer und andere Eingriffe an Kopf und Hals außer bei bösartiger Neubildung	0,857	0,770			4,1	1	0,339	9	0,056	0,064			0,7952
D30A	O	Tonsillektomie außer bei BNB od. versch. Eingriffe Ohr, Nase, Mund, Hals oh. äuß. schw. CC, m. aufw. Eingr. od. Eingr. Mundh., Mund, Alter < 3 J. od. m. kompl. Diag. od. Alter < 16 J. m. äuß. schw. od. schw. CC od. m. Eingr. Ohr, Trachea m. äuß. schw. CC	0,445	0,394			2,7	1	0,033	5	0,037	0,039			0,8545
D30B	O	Tonsillektomie außer bei BNB oder versch. Eingriffe an Ohr, Nase, Mund und Hals oh. äußerst schw. CC, oh. aufw. Eingriff, oh. kompl. Diagnose, Alter > 15 od. oh. äuß. schw. od. schw. CC, Alter < 12 J. od. Alter > 11 J. b. BNB od. oh. Eingr. Hals, Trachea	0,351	0,320			4,0	1	0,106	8	0,033	0,037			0,8150
D30C	O	Kleine Eingriffe an Ohr, Nase, Mund und Hals, Alter > 11 Jahre	0,279	0,260			2,4	1	0,001	5	0,053	0,054			1,1554
D35Z	O	Eingriffe an Nase, Nasennebenhöhlen bei bösartiger Neubildung	0,870	0,782			3,9	1	0,186	8	0,163	0,076			0,7690
D36Z	O	Sehr komplexe Eingriffe an den Nasennebenhöhlen	0,667	0,592			2,8	1	0,197	7	0,058	0,061			0,8303
D37A	O	Sehr komplexe Eingriffe an der Nase, Alter < 16 Jahre oder bei Gaumenspalte oder Spaltnase oder plastische Rekonstruktion der Nase mit Rippenknorpeltransplantation	1,236	1,074			3,8	1	0,136	8	0,050	0,057			0,7773
D37B	O	Sehr komplexe Eingriffe an der Nase, Alter > 15 Jahre, außer bei Gaumenspalte oder Spaltnase, ohne plastische Rekonstruktion der Nase mit Rippenknorpeltransplantation	0,491	0,429			2,6	1	0,087	5	0,036	0,037			0,8647
D38Z	O	Mäßig komplexe Eingriffe an Nase, Nasennebenhöhlen, Gesichtsschädelknochen	0,395	0,345			2,8	1	0,105	5	0,034	0,036			0,8384
D39Z	O	Andere Eingriffe an der Nase	0,385	0,349			2,8	1	0,104	6	0,051	0,053			0,8079
D40Z	A	Zahnextraktion und -wiederherstellung	0,443	0,404			2,5	1	0,085	5	0,053	0,054			1,0422
D60A	M	Bösartige Neubildungen an Ohr, Nase, Mund und Hals, mehr als ein Belegungstag, mit äußerst schweren oder schweren CC	0,953	0,945			10,7	3	0,220	23	0,083	0,076		x	1,0348

Fallpauschalen-Katalog und Pflegeerlöskatalog
Teil b) Bewertungsrelationen bei Versorgung durch Belegabteilungen

DRG	Partition	Bezeichnung [6]	Bewertungsrelation bei Belegoperateur	Bewertungsrelation bei Belegoperateur und Beleganästhesist	Bewertungsrelation bei Belegoperateur und Beleghebamme	Bewertungsrelation bei Belegoperateur, -anästhesist und -hebamme	Mittlere Verweildauer [1]	Untere Grenzverweildauer: Erster Tag mit Abschlag [2), 5)]	Untere Grenzverweildauer: Bewertungsrelation/Tag	Obere Grenzverweildauer: Erster Tag zus. Entgelt [3), 5)]	Obere Grenzverweildauer: Bewertungsrelation/Tag	Externe Verlegung Abschlag/Tag (Bewertungsrelation)	Verlegungsfallpauschale	Ausnahme von Wiederaufnahme [4)]	Pflegeerlös Bewertungsrelation/Tag
1	2	3	4	5	6	7	8	9	10	11	12	13	14	15	16
D30B	M	Bösartige Neubildungen an Ohr, Nase, Mund und Hals, ein Belegungstag oder ohne äußerst schwere oder schwere CC	0,475	0,449			3,8	1	0,172	9	0,062	0,070		x	0,8705
D61Z	M	Gleichgewichtsstörung, Hörverlust und Tinnitus	0,377	0,377			4,4	1	0,173	9	0,060	0,070			0,6864
D63B	M	Otitis media oder Infektionen der oberen Atemwege oder Blutung aus Nase und Rachen ohne äußerst schwere CC	0,183	0,181			3,0	1	0,087	6	0,041	0,043			0,9571
D64Z	M	Laryngotracheitis, Laryngospasmus und Epiglottitis	0,203	0,202			2,4	1	0,081	5	0,058	0,059			1,3933
D65Z	M	Andere Krankheiten an Ohr, Nase, Mund und Hals oder Verletzung und Deformität der Nase	0,330	0,317			3,5	1	0,096	8	0,053	0,059			0,8765
D67Z	M	Erkrankungen von Zähnen und Mundhöhle	0,336	0,323			3,5	1	0,102	8	0,053	0,059			0,9378
MDC 04 Krankheiten und Störungen der Atmungsorgane															
E02B	O	Andere OR-Prozeduren an den Atmungsorganen, Alter > 9 Jahre, mit mäßig aufwendigem Eingriff bei Krankheiten und Störungen der Atmungsorgane oder mehr als ein Belegungstag mit bestimmtem Eingriff an Larynx oder Trachea oder mit äußerst schweren CC	1,351	1,319			12,2	3	0,249	25	0,057	0,076			0,7804
E02C	O	Andere OR-Prozeduren an den Atmungsorganen, Alter > 9 J., mehr als 1 BT, ohne best. Eingr. an Larynx oder Trachea, ohne mäßig aufwend. Eingr., ohne äuß. schw. CC, mit best. endoskop. Lungenvolumenred. oder anderem mäßig kompl. Eingr. oder Alter < 18 J.	0,766	0,715			4,6	1	0,217	13	0,066	0,077			0,7638
E02D	O	Andere OR-Prozeduren an den Atmungsorganen, Alter > 17 Jahre, mehr als 1 BT, ohne bestimmten Eingriff an Larynx oder Trachea, ohne mäßig aufwendigen Eingriff, ohne äußerst schwere CC, ohne endoskop. Lungenvolumenred., ohne anderen mäßig kompl. Eingriff	0,687	0,670			4,9			13	0,070	0,083			0,6620
E02E	O	Andere OR-Prozeduren an den Atmungsorganen, Alter > 17 J., ohne best. Eingr. an Larynx od. Trachea, ohne mäßig aufwend. Eingr., ohne äuß. schwere CC, ohne endoskop. Lungenvolumenred., ohne andere mäßig kompl. Eingr., ein Belegungstag mit best. Eingriff	0,451	0,430			1,0								1,3314
E02F	O	Andere OR-Prozeduren an den Atmungsorganen, Alter > 17 J., ohne best. Eingr. an Larynx od. Trachea, ohne mäßig aufwend. Eingr., ohne äuß. schwere CC, ohne endoskop. Lungenvolumenred., ohne andere mäßig kompl. Eingr., ein Belegungstag ohne best. Eingriff	0,317	0,297			1,0								1,2397
E07Z	O	Aufwendige Eingriffe bei Schlafapnoesyndrom	0,664	0,600			4,2	1	0,144	9	0,048	0,055			0,6662
E08B	O	Strahlentherapie bei Krankheiten und Störungen der Atmungsorgane ohne operativen Eingriff oder Beatmung > 24 Stunden, mehr als ein Belegungstag, Bestrahlungen an mindestens 9 Tagen	2,687	2,679			22,4	6	0,370	40	0,116		x	x	0,7058
E08C	O	Strahlentherapie bei Krankheiten und Störungen der Atmungsorgane ohne operativen Eingriff od. Beatmung > 24 Stunden, mehr als ein Belegungstag, Bestrahlungen an mindestens 5 Tagen od. mindestens 10 Bestrahlungen od. zerebrale, stereotaktische Bestrahlung	1,344	1,340			11,8	3	0,325	26	0,110	0,101		x	0,7509
E08D	O	Strahlentherapie bei Krankheiten und Störungen der Atmungsorgane ohne operativen Eingr. oder Beatmung > 24 Stunden, mehr als ein Belegungstag, Bestrahlungen an weniger als 5 Tagen, weniger als 10 Bestrahlungen, ohne zerebrale, stereotaktische Bestrahlung	0,893	0,889			8,9	2	0,282	21	0,095		x	x	0,7512
E40C	A	Krankheiten und Störungen der Atmungsorgane mit Beatmung > 24 Stunden, mehr als 2 Belegungstage, mit komplexer Prozedur, ohne äußerst schwere CC, außer bei Para- / Tetraplegie	1,604	1,600			12,8	3	0,389	25	0,035	0,112		x	2,0080
E63B	M	Schlafapnoesyndrom oder Polysomnographie oder kardiorespiratorische Polygraphie bis 2 Belegungstage, Alter > 17 Jahre, ohne bestimmte invasive kardiologische Diagnostik	0,222	0,222			2,1	1	0,096	4	0,073	0,070			0,6906
E64A	M	Respiratorische Insuffizienz, mehr als ein Belegungstag, mit äußerst schweren CC oder Lungenembolie	0,597	0,597			6,4	1	0,366	14	0,062	0,077			0,8734
E64B	M	Respiratorische Insuffizienz, mehr als ein Belegungstag, ohne äußerst schwere CC, Alter < 16 Jahre	0,576	0,574			4,6			12	0,123	0,101			1,9775
E64C	M	Respiratorische Insuffizienz, mehr als ein Belegungstag, ohne äußerst schwere CC, Alter > 15 Jahre	0,482	0,482			6,4			14	0,05[illegible]	0,063			0,9588
E64D	M	Respiratorische Insuffizienz, ein Belegungstag	0,180	0,180			1,0								1,3405
E65A	M	Chronisch-obstruktive Atemwegserkrankung oder bestimmte Atemwegsinfektion mit äuß. schw. CC oder best. hochaufw. Beh. oder Bronchitis und Asthma bronchiale, mehr als ein Belegungstag, mit äuß. schw. oder schw. CC, Alter < 1 Jahr, mit RS-Virus-Infektion	1,090	1,089			14,2	4	0,208	28	0,051	0,069			0,9793
E65B	M	Chronisch-obstruktive Atemwegserkrankung oder best. Atemwegsinfektion ohne äußerst schwere CC, mit komplizierender Diagnose oder mit FEV1 < 35% und mehr als ein Belegungstag oder Alter < 1 J. oder mit bestimmter mäßig aufwendiger / aufwendiger Behandlung	0,588	0,587			8,3	2	0,187	17	0,047	0,061			0,7742

Fallpauschalen-Katalog und Pflegeerlöskatalog
Teil b) Bewertungsrelationen bei Versorgung durch Belegabteilungen

DRG	Partition	Bezeichnung [6]	Bewertungsrelation bei Belegoperateur	Bewertungsrelation bei Belegoperateur und Beleganästhesist	Bewertungsrelation bei Belegoperateur und Beleghebamme	Bewertungsrelation bei Belegoperateur, -anästhesist und -hebamme	Mittlere Verweildauer [1]	Untere Grenzverweildauer: Erster Tag mit Abschlag [2, 5]	Untere Grenzverweildauer: Bewertungsrelation/Tag	Obere Grenzverweildauer: Erster Tag zus. Entgelt [3, 5]	Obere Grenzverweildauer: Bewertungsrelation/Tag	Externe Verlegung Abschlag/Tag (Bewertungsrelation)	Verlegungsfallpauschale	Ausnahme von Wiederaufnahme [4]	Pflegeerlös Bewertungsrelation/Tag
1	2	3	4	5	6	7	8	9	10	11	12	13	14	15	16
E65C	M	Chronisch-obstruktive Atemwegserkrankung ohne äußerst schwere CC, ohne komplizierende Diagnose, ohne FEV1 < 35% oder ein Belegungstag oder Alter > 1 Jahr, ohne bestimmte mäßig aufwendige / aufwendige Behandlung	0,452	0,452			6,8	1	0,254	14	0,045	0,056			0,7202
E66A	M	Schweres Thoraxtrauma mit komplizierender Diagnose	0,486	0,485			5,6	1	0,234	13	0,060	0,073			0,8857
E66B	M	Schweres Thoraxtrauma ohne komplizierende Diagnose	0,365	0,365			4,7	1	0,145	10	0,054	0,063			0,8044
E69B	M	Bronchitis und Asthma bronchiale, mehr als 1 BT u. Alter > 55 J. od. mit äuß. schw. od. schw. CC, Alt. > 0 J. od. 1 BT od. oh. äuß. schw. od. schw. CC, Alt. < 1 J. od. flex. Bronchoskopie, Alt. < 16 J. od. best. mäßig aufw. Beh., m. RS-Virus-Infekt.	0,410	0,409			6,3	1	0,247	13	0,044	0,054			0,7991
E69C	M	Bronchitis und Asthma bronchiale, ein Belegungstag oder ohne äuß. schw. oder schw. CC oder Alter < 56 Jahre oder Beschwerden und Symptome der Atmung oder Störungen der Atmung mit Ursache in der Neonatalperiode, ohne bestimmte aufw./hochaufw. Behandlung	0,297	0,297			3,6	1	0,121	7	0,056	0,062			1,0394
E70Z	M	Keuchhusten und akute Bronchiolitis	0,304	0,304			4,0	1	0,149	9	0,053	0,060			1,4786
E71A	M	Neubildungen der Atmungsorgane, mehr als ein Belegungstag, mit äußerst schweren CC	1,214	1,210			14,8	4	0,230	29	0,055	0,073		x	0,8999
E71B	M	Neubildungen der Atmungsorgane, ein Belegungstag oder ohne äußerst schwere CC, mit Ösophagusprothese oder endoskopischer Stufenbiopsie oder endoskopischer Biopsie am Respirationstrakt mit Chemotherapie	0,944	0,940			8,8	2	0,271	19	0,065	0,084		x	0,6296
E71C	M	Neubildungen der Atmungsorgane, ein Belegungstag oder ohne äußerst schwere CC, ohne Ösophagusproth., ohne Stufenbiop., ohne Chemotherapie od. ohne endoskop. Biop. am Respir.-Trakt, mit Bronchoskop. mit starrem Instr. oder perkut. Biop. am Respir.-Trakt	0,574	0,570			4,9	1	0,250	13	0,070	0,083		x	0,6463
E71D	M	Neubildungen der Atmungsorgane, ein Belegungstag od. ohne äußerst schwere CC, ohne Ösophagusproth., ohne Stufenbiopsie, ohne Chemoth. od. ohne endoskop. Biop. am Respir.-Trakt, ohne Bronchoskopie mit starrem Instr., ohne perkut. Biopsie am Respir.-Trakt	0,440	0,438			5,7	1	0,218	13	0,051	0,062		x	0,8247
E73B	M	Pleuraerguss ohne äußerst schwere CC	0,434	0,433			4,7	1	0,276	12	0,059	0,070			0,7348
E74Z	M	Interstitielle Lungenerkrankung	0,527	0,525			6,2	1	0,293	15	0,054	0,066			0,7184
E75B	M	Andere Krankheiten der Atmungsorgane mit äußerst schweren CC, Alter > 15 Jahre	0,935	0,933			11,0	3	0,224	22	0,057	0,075			1,0828
E75C	M	Andere Krankheiten der Atmungsorgane ohne äußerst schwere CC oder Beschwerden und Symptome der Atmung mit komplexer Diagnose	0,425	0,422			5,3	1	0,207	12	0,051	0,061			0,8504
E76C	M	Tuberkulose bis 14 Belegungstag, Alter > 17 Jahre oder ohne äußerst schwere oder schwere CC oder Pneumothorax	0,582	0,580			6,4	1	0,362	14	0,061	0,075			0,9491
E78Z	M	Kontrolle oder Optimierung einer bestehenden häuslichen Beatmung, bis 2 Belegungstage	0,231	0,231			2,0	1	0,089	3	0,079	0,075			1,0602
E79A	M	Infektionen und Entzündungen der Atmungsorgane mit komplexer Diagnose oder äußerst schweren CC, mehr als ein Belegungstag oder mit äußerst schweren CC mit bestimmten Infektionen oder Entzündungen	0,891	0,891			12,3	3	0,214	24	0,049	0,065			0,9624
E79B	M	Infektionen und Entzündungen der Atmungsorgane ohne komplexe Diagnose, ohne äußerst schwere CC oder ein Belegungstag, bei Para- / Tetraplegie oder mit bestimmter mäßig aufwendiger Behandlung oder mit bestimmter Pneumonie, mehr als ein Belegungstag	0,569	0,569			7,5	1	0,277	16	0,052	0,066			1,1471
E79C	M	Infektionen und Entzündungen der Atmungsorgane ohne komplexe Diagnose, ohne äußerst schwere CC oder ein Belegungstag, außer bei Para- / Tetraplegie, ohne bestimmte mäßig aufwendige Behandlung	0,481	0,481			7,3	1	0,278	15	0,045	0,057			0,8913

Fallpauschalen-Katalog und Pflegeerlöskatalog
Teil b) Bewertungsrelationen bei Versorgung durch Belegabteilungen

DRG	Partition	Bezeichnung[6]	Bewertungsrelation bei Belegoperateur	Bewertungsrelation bei Belegoperateur und Beleganästhesist	Bewertungsrelation bei Belegoperateur und Beleghebamme	Bewertungsrelation bei Belegoperateur, -anästhesist und -hebamme	Mittlere Verweildauer[1]	Untere Grenzverweildauer: Erster Tag mit Abschlag[2), 5)]	Untere Grenzverweildauer: Bewertungsrelation/Tag	Obere Grenzverweildauer: Erster Tag zus. Entgelt[3), 5)]	Obere Grenzverweildauer: Bewertungsrelation/Tag	Externe Verlegung Abschlag/Tag (Bewertungsrelation)	Verlegungsfallpauschale	Ausnahme von Wiederaufnahme[4]	Pflegeerlös Bewertungsrelation/Tag
1	2	3	4	5	6	7	8	9	10	11	12	13	14	15	16
MDC 05 Krankheiten und Störungen des Kreislaufsystems															
F01C	O	Implantation Kardioverter / Defibrillator (AICD), Dreikammer-Stimulation oder Defibrillator mit subkutaner Elektrode oder intrakardialer Pulsgenerator, ohne komplizierende Faktoren oder Implantation eines Drucksensors in die Pulmonalarterie	3,088	3,043			5,6	1	0,625	16	0,055	0,066			0,8698
F01D	O	Implantation Kardioverter / Defibrillator (AICD), Zwei- oder Einkammer-Stim. mit äußerst schweren CC oder Einkammer-Stim. mit zusätzlichem Herz- oder Gefäßeingriff oder mit IntK > 392 / 368 / - AP oder best. Sondenentfernung oder Alter < 18 Jahre	3,445	3,398			13,9	4	0,264	28	0,067	0,088			1,1368
F01E	O	Impl. Kardioverter / Defibrillator (AICD), Zweikammer-Stimulation od. aufwendige Sondenentfernung od. Aggregatwechsel S-ICD ohne Änderung der Sonde, ohne Impl. Drucksens. in Pulmonalarterie, ohne Impl. eines intrakardialen Pulsgenerators, Alter > 17 J.	2,398	2,360			6,0	1	0,491	14	0,054	0,066			0,8656
F01F	O	Impl. Kardioverter / Defibrillator (AICD), Einkammer-Stimulation, ohne zusätzl. Herz- od. Gefäßeingriff, ohne IntK > 392 / 368 / - P., ohne äuß. schw. CC, ohne aufw. Sondenentf., ohne Impl. Drucksens. in Pulmonalart., ohne Impl. Pulsgen., Alter > 17 J.	1,939	1,905			5,2	1	0,406	13	0,052	0,063			0,8428
F02A	O	Aggregatwechsel eines Kardioverters / Defibrillators (AICD), Zwei- oder Dreikammer-Stimulation	1,859	1,826			2,8	1	0,234	7	0,054	0,057			0,9142
F02B	O	Aggregatwechsel eines Kardioverters / Defibrillators (AICD), Einkammer-Stimulation	1,575	1,542			2,9	1	0,218	7	0,052	0,055			0,8931
F08B	O	Rekonstruktive Gefäßeingriffe ohne komplizierende Konstellationen, ohne komplexe Vakuumbehandlung, ohne komplexen Aorteneingriff, mit komplexem Eingriff mit Mehretagen- oder Aorteneingriff oder Re-OP oder bestimmten Bypässen, mit äußerst schweren CC	4,334	4,052			23,8	7	0,282	42	0,067	0,091			1,0501
F08C	O	Rekonstruktive Gefäßeingriffe ohne kompl. Konst., ohne kompl. Vakuumbeh., ohne kompl. Aorteneingriff, mit kompl. Eingriff ohne Mehretagen- od. Aorteneingriff, ohne Reop., ohne bestimmten Bypass, mit äußerst schweren CC oder mit bestimmtem Aorteneingriff	3,398	3,184			19,4	5	0,279	37	0,061	0,083			0,9103
F08D	O	Rekonstruktive Gefäßeingriffe ohne kompl. Konst., ohne kompl. Aorteneingriff, mit kompl. Eingr. mit Mehretagen- oder Aorteneingriff oder Reop. oder best. Byp., ohne äuß. schw. CC, ohne best. Aorteneingriff oder bestimmter Bypass mit äußerst schweren CC	2,385	2,194			13,8	4	0,214	27	0,054	0,072			0,8820
F08E	O	Rekonstruktive Gefäßeingriffe ohne kompl. Konst., ohne kompl. Vakuumbeh., ohne kompl. Aorteneingriff, mit komplex. Eingriff, ohne Mehretagen- oder Aorteneingriff, ohne Reop., ohne bestimmten Bypass, ohne äußerst schwere CC, ohne bestimmten Aorteneingriff	1,935	1,780			10,4	2	0,245	22	0,050	0,065			0,7526
F08F	O	Rekonstruktive Gefäßeingriffe ohne komplizierende Konstellation, ohne komplexe Vakuumbehandlung, ohne komplexen Aorteneingriff, ohne komplexen Eingriff, ohne bestimmten Aorteneingriff, mit bestimmtem Eingriff	1,581	1,443			10,4	2	0,208	20	0,042	0,055			0,6981
F08G	O	Rekonstruktive Gefäßeingriffe ohne komplizierende Konstellation, ohne komplexe Vakuumbehandlung, ohne komplexen Aorteneingriff, ohne komplexen Eingriff, ohne bestimmten Aorteneingriff, ohne bestimmten Eingriff	1,384	1,253			7,5	1	0,244	14	0,046	0,058			0,7201
F12B	O	Implantation eines Herzschrittmachers, Dreikammersystem ohne äußerst schwere CC, ohne ablative Maßnahme, ohne PTCA oder Implantation eines Herzschrittmachers ohne aufwendige Sondenentfernung mit komplizierenden Faktoren	2,080	2,047			5,8	1	0,602	14	0,052	0,063			0,8481
F12C	O	Implantation eines Herzschrittmachers, Zweikammersystem, mit komplexem Eingriff oder Alter < 16 Jahre	2,141	2,108			9,1	2	0,260	19	0,060	0,078			1,0989
F12D	O	Implantation eines Herzschrittmachers, Zweikammersystem, ohne komplexen Eingriff, Alter > 15 Jahre, mit äußerst schweren CC oder isolierter offen chirurgischer Sondenimplantation oder aufwendiger Sondenentfernung oder mäßig komplexer PTCA	1,966	1,927			11,9	3	0,277	25	0,066	0,086			1,1626
F12E	O	Implantation eines Herzschrittmachers, Einkammersystem oder Implantation eines Ereignisrekorders, Alter > 15 Jahre, mit invasiver kardiologischer Diagnostik bei bestimmten Eingriffen	1,476	1,468			7,9	2	0,193	17	0,051	0,065			0,7734
F12F	O	Impl. HSM, Zweikammersys., oh. äuß. schwere CC, oh. isol. offen chir. Sondenimpl., oh. aufw. Sondenentf., oh. mäßig kompl. PTCA od. Impl. HSM, Einkammersys. od. Impl. Ereignisrekorder, oh. invasive kardiol. Diagnostik bei best. Eingriffen, Alter > 15 J.	1,026	1,004			4,4	1	0,323	12	0,065	0,076			0,8834
F13A	O	Amputation bei Kreislauferkrankungen an oberer oder unterer Extremität oder Revisionseingriff mit äußerst schweren CC und mehrzeitigen Revisions- oder Rekonstruktionseingriffen	3,879	3,647			38,1	12	0,193	56	0,046	0,064			0,8761
F13B	O	Amputation bei Kreislauferkrankungen an oberer oder unterer Extremität oder Revisionseingriff mit äußerst schweren CC, ohne mehrzeitige Revisions- oder Rekonstruktionseingriffe	1,513	1,452			17,7	5	0,191	33	0,046	0,062			0,8366

Fallpauschalen-Katalog und Pflegeerlöskatalog
Teil b) Bewertungsrelationen bei Versorgung durch Belegabteilungen

DRG	Partition	Bezeichnung [6]	Bewertungsrelation bei Belegoperateur	Bewertungsrelation bei Belegoperateur und Beleganästhesist	Bewertungsrelation bei Belegoperateur und Beleghebamme	Bewertungsrelation bei Belegoperateur, -anästhesist und -hebamme	Mittlere Verweildauer [1]	Untere Grenzverweildauer: Erster Tag mit Abschlag [2), 5)]	Untere Grenzverweildauer: Bewertungsrelation/Tag	Obere Grenzverweildauer: Erster Tag zus. Entgelt [3), 5)]	Obere Grenzverweildauer: Bewertungsrelation/Tag	Externe Verlegung Abschlag/Tag (Bewertungsrelation)	Verlegungsfallpauschale	Ausnahme von Wiederaufnahme [4]	Pflegeerlös Bewertungsrelation/Tag
1	2	3	4	5	6	7	8	9	10	11	12	13	14	15	16
F13C	O	Amputation bei Kreislauferkrankungen an oberer oder unterer Extremität oder Revisionseingriff ohne äußerst schwere CC	1,076	1,022			13,5	4	0,154	26	0,040	0,053			0,7021
F14A	O	Komplexe oder mehrfache Gefäßeingriffe außer große rekonstruktive Eingriffe mit äußerst schweren CC	3,171	2,967			22,1	6	0,248	40	0,055	0,076			0,9057
F14B	O	Komplexe oder mehrfache Gefäßeingriffe außer große rekonstruktive Eingriffe, ohne äußerst schwere CC	1,765	1,635			10,8	3	0,201	23	0,052	0,069			0,7462
F17B	O	Wechsel eines Herzschrittmachers, Einkammer- oder Zweikammersystem, Alter > 15 Jahre	0,610	0,593			2,7	1	0,063	7	0,050	0,053			0,8653
F18C	O	Revision eines Herzschrittmachers oder Kardioverters / Defibrillators (AICD) ohne Aggregatwechsel, Alter > 15 Jahre, ohne äußerst schwere CC, ohne aufwendige Sondenentfernung, mit komplexem Eingriff, ohne intraluminale expandierende Extraktionshilfe	0,996	0,949			4,4	1	0,351	11	0,057	0,067			0,9056
F18D	O	Revision eines Herzschrittmachers oder Kardioverters / Defibrillators (AICD) ohne Aggregatwechsel, Alter > 15 Jahre, ohne äußerst schwere CC, ohne aufwendige Sondenentfernung, ohne komplexen Eingriff	0,522	0,495			3,3	1	0,292	8	0,053	0,058			0,8872
F19B	O	Andere transluminale Intervention an Herz, Aorta und Lungengefäßen ohne äußerst schwere CC	1,347	1,336			4,3	1	0,298	11	0,062	0,072			1,0544
F21A	O	Andere OR-Prozeduren bei Kreislauferkrankungen mit hochkomplexem Eingriff oder komplizierender Konstellation	4,188	3,892			30,5	9	0,230	48	0,053	0,073			0,9620
F21B	O	Andere OR-Prozeduren bei Kreislauferkrankungen ohne hochkomplexen Eingriff, mit komplexem Eingriff oder bestimmter komplizierender Konstellation	2,805	2,631			23,7	7	0,216	42	0,051	0,070			0,9076
F21C	O	Andere OR-Prozeduren bei Kreislauferkrankungen ohne komplexen Eingriff, mit mäßig komplexem Eingriff oder anderer komplizierender Konstellation oder IntK > 196 / 184 / 368 Punkte	1,551	1,459			17,5	5	0,163	34	0,039	0,053			0,7450
F21D	O	Andere OR-Prozeduren bei Kreislauferkrankungen ohne komplexen Eingriff, ohne komplizierende Konstellationen, ohne IntK > 196 / 184 / 368 Punkte, ohne mäßig komplexen Eingriff, mit bestimmtem anderen Eingriff	1,051	0,999			12,9	3	0,185	27	0,040	0,053			0,7809
F21E	O	Andere OR-Prozeduren bei Kreislauferkrankungen ohne komplexen Eingriff, ohne komplizierende Konstellationen, ohne IntK > 196 / 184 / 368 Punkte, ohne mäßig komplexen Eingriff, ohne bestimmten anderen Eingriff	0,729	0,714			11,2	3	0,155	21	0,039	0,051			0,7008
F24A	O	Perkutane Koronarangioplastie mit komplexer Diagnose und hochkomplexer Intervention oder mit bestimmten Rekanalisationsverfahren, Alter > 15 Jahre, mit äußerst schweren CC	2,302	2,298			13,8	4	0,306	27	0,078	0,103			1,3970
F24B	O	Perkutane Koronarangioplastie mit komplexer Diagnose und hochkomplexer Intervention oder mit bestimmten Rekanalisationsverfahren, Alter > 15 Jahre, ohne äußerst schwere CC	1,166	1,165			4,7	1	0,469	11	0,077	0,089			1,0466
F27A	O	Verschiedene Eingriffe bei Diabetes mellitus mit Komplikationen, mit äußerst schweren CC oder Gefäßeingriff oder bestimmter Amputation oder komplexer Arthrodese des Fußes oder komplexem Hauteingriff oder Ringfixateur	1,828	1,721			20,1	6	0,172	38	0,042	0,057			0,7905
F27B	O	Verschiedene Eingriffe bei Diabetes mellitus mit Komplikationen, ohne äußerst schwere CC, ohne Gefäßeingriff, ohne bestimmte Amputation, ohne komplexe Arthrodese des Fußes, ohne komplexen Hauteingriff, ohne Rngfixateur, mit mäßig komplexem Eingriff	1,058	1,005			13,6	4	0,154	27	0,040	0,053			0,6696
F27C	O	Verschiedene Eingriffe bei Diabetes mellitus mit Komplikationen, ohne äußerst schwere CC, ohne Gefäßeingriff, ohne best. Amputation, ohne komplexe Arthrodese des Fußes, ohne Ringfixateur, ohne mäßig komplexen Eingriff, mit bestimmtem aufwendigen Eingriff	0,969	0,943			12,6	3	0,198	25	0,044	0,059			0,7636
F28A	O	Bestimmte Amputation bei Kreislauferkrankungen an unterer Extremität mit zusätzlichem Gefäßeingriff oder mit Hauttransplantation mit äußerst schweren oder schweren CC	2,802	2,628			24,0	7	0,211	42	0,049	0,068			0,8314
F28B	O	Bestimmte Amputation bei Kreislauferkrankungen an unterer Extremität ohne zusätzlichen Gefäßeingriff, ohne Hauttransplantation, mit äußerst schweren oder schweren CC	1,541	1,460			18,9	5	0,185	36	0,041	0,056			0,8434
F28C	O	Bestimmte Amputation bei Kreislauferkrankungen an unterer Extremität, ohne zusätzlichen Gefäßeingriff, ohne äußerst schwere oder schwere CC	1,331	1,260			16,3	4	0,190	32	0,041	0,055			0,8040
F39A	O	Unterbindung und Stripping von Venen mit beidseitigem Eingriff oder bestimmter Diagnose oder äußerst schweren oder schweren CC	0,469	0,442			2,4	1	0,027	7	0,058	0,059			0,7630
F39B	O	Unterbindung und Stripping von Venen ohne beidseitigen Eingriff, ohne bestimmte Diagnose, ohne äußerst schwere oder schwere CC	0,429	0,399			2,0	1	0,026	3	0,068	0,065			1,0631
F41B	A	Invasive kardiologische Diagnostik bei akutem Myokardinfarkt ohne äußerst schwere CC	0,625	0,625			4,3	1	0,264	11	0,072	0,083			0,9433

Fallpauschalen-Katalog und Pflegeerlöskatalog

Teil b) Bewertungsrelationen bei Versorgung durch Belegabteilungen

DRG	Partition	Bezeichnung [6]	Bewertungsrelation bei Belegoperateur	Bewertungsrelation bei Belegoperateur und Beleganästhesist	Bewertungsrelation bei Belegoperateur und Beleghebamme	Bewertungsrelation bei Belegoperateur, -anästhesist und -hebamme	Mittlere Verweildauer [1]	Untere Grenzverweildauer: Erster Tag mit Abschlag [2), 5)]	Untere Grenzverweildauer: Bewertungsrelation/Tag	Obere Grenzverweildauer: Erster Tag zus. Entgelt [3), 5)]	Obere Grenzverweildauer: Bewertungsrelation/Tag	Externe Verlegung Abschlag/Tag (Bewertungsrelation)	Verlegungsfallpauschale	Ausnahme von Wiederaufnahme [4]	Pflegeerlös Bewertungsrelation/Tag
1	2	3	4	5	6	7	8	9	10	11	12	13	14	15	16
F43C	A	Beatmung > 24 Stunden bei Krankheiten und Störungen des Kreislaufsystems, Alter > 15 ., ohne intensivmed. Komplexbehandlung > 392 / 368 / 552 Aufwandspunkte, ohne komplizierende Konstellation, ohne best. OR-Prozedur, ohne best. Impl. herzunterst. System	1,818	1,814			10,7	3	0,422	24	0,110	0,144		x	2,0263
F49D	A	Invasive kardiologische Diagnostik außer bei akutem Myokardinfarkt, ohne äußerst schwere CC, ohne IntK > 196 / 184 / 368 Aufwandspunkte, Alter > 17 Jahre, mit schweren CC, mehr als ein Belegungstag	1,242	1,242			13,2	3	0,250	26	0,053	0,071			0,8639
F49E	A	Invasive kardiologische Diagnostik außer bei akutem Myokardinfarkt, ohne IntK > 196 / 184 / 368 Aufwandspunkte, Alter > 17 Jahre, ohne schwere CC bei BT > 1, mit kardialem Mapping oder bestimmter komplexer Diagnose	0,818	0,817			4,5	1	0,303	11	0,066	0,077			0,8580
F49F	A	Invasive kardiologische Diagnostik außer bei akutem Myokardinfarkt, ohne äußerst schwere CC, ohne IntK > 196 / 184 / 368 Aufwandspunkte, Alter > 17 Jahre, ohne kardiales Mapping, ohne schwere CC bei BT > 1, ohne best. kompl. Diagnose, mit best. Eingr.	0,637	0,637			4,9	1	0,223	13	0,055	0,065			0,7130
F49G	A	Invasive kardiologische Diagnostik außer bei akutem Myokardinfarkt, ohne äußerst schwere CC, ohne IntK > 196 / 184 / 368 Aufwandspunkte, Alter > 17 Jahre, ohne kardiales Mapping, ohne schwere CC bei BT > 1, ohne komplexe Diagnose, ohne best. Eingriff	0,419	0,419			3,1	1	0,164	8	0,057	0,061			0,7232
F50A	O	Ablative Maßnahmen bei Herzrhythmusstörungen mit hochkomplexer Ablation im linken Vorhof, Ventrikel oder Pulmonalvenen oder Implantation eines Ereignisrekorders oder Alter < 16 Jahre	1,889	1,879			3,0	1	0,232	8	0,062	0,066			0,9088
F50B	O	Ablative Maßnahmen bei Herzrhythmusstörungen ohne hochkomplexe Ablation im linken Vorhof, Ventrikel oder Pulmonalvenen, ohne Implantation eines Ereignisrekorders, mit komplexer Ablation, Alter > 15 Jahre	1,305	1,302			3,1	1	0,158	8	0,055	0,059			0,8707
F50C	O	Ablative Maßnahmen bei Herzrhythmusstörungen ohne hochkomplexe Ablation im linken Vorhof, Ventrikel oder Pulmonalvenen, ohne Implantation eines Ereignisrekorders, ohne komplexe Ablation, Alter > 15 Jahre	0,896	0,895			2,8	1	0,182	8	0,056	0,059			0,9252
F51B	O	Endovaskuläre Implantation von Stent-Prothesen an der Aorta, nicht thorakal, ohne bestimmte Aortenprothesenkombination	3,494	3,371			6,9	1	0,343	13	0,070	0,087			0,8668
F52A	O	Perkutane Koronarangioplastie mit komplexer Diagnose, mit äußerst schweren CC	2,182	2,177			15,3	4	0,328	30	0,076	0,100			1,3391
F52B	O	Perkutane Koronarangioplastie mit komplexer Diagnose, ohne äußerst schwere CC oder mit intrakoronarer Brachytherapie oder bestimmte Intervention	0,880	0,880			4,3	1	0,291	10	0,075	0,087			1,0171
F56A	O	Perkutane Koronarangioplastie mit bestimmter hochkomplexer Intervention, mit äußerst schweren CC	1,814	1,812			10,7	3	0,262	22	0,069	0,089			1,1816
F56B	O	Perkutane Koronarangioplastie mit hochkomplexer Intervention, ohne bestimmte hochkomplexe Intervention oder ohne äußerst schwere CC oder Kryoplastie	0,818	0,818			2,9	1	0,236	8	0,057	0,060			0,8319
F58A	O	Perkutane Koronarangioplastie oder bestimmte kardiologische Diagnostik mit Gefäßeingriff, mit äußerst schweren CC	1,479	1,478			11,0	3	0,245	22	0,063	0,082			1,0677
F58B	O	Perkutane Koronarangioplastie oder bestimmte kardiologische Diagnostik mit Gefäßeingriff, ohne äußerst schwere CC	0,607	0,607			2,7	1	0,177	7	0,059	0,061			0,8283
F59A	O	Mäßig komplexe Gefäßeingriffe mit äußerst schweren CC	2,478	2,388			18,1	5	0,290	35	0,068	0,091			0,9766
F59B	O	Mäßig komplexe Gefäßeingriffe mit aufwendiger Gefäßintervention, ohne äußerst schwere CC	1,802	1,774			5,0	1	0,598	12	0,152	0,181			0,8098
F59C	O	Mäßig komplexe Gefäßeingriffe ohne äußerst schwere CC, ohne aufwendige Gefäßintervention, mit aufwendigem Eingriff oder Mehrfacheingriff oder bestimmter Diagnose oder Alter < 16 Jahre, mehr als ein Belegungstag	1,362	1,291			6,2	1	0,358	14	0,082	0,099			0,8070
F59D	O	Mäßig komplexe Gefäßeingriffe ohne äußerst schwere CC, ohne aufwendige Gefäßintervention, mit bestimmtem Eingriff oder anderem Mehrfacheingriff, Alter > 15 Jahre oder ein Belegungstag oder mit pAVK mit Gangrän, mehr als ein Belegungstag	0,949	0,900			4,4	1	0,159	13	0,083	0,095			0,7781
F59E	O	Mäßig komplexe Gefäßeingriffe ohne äußerst schwere CC, ohne aufwend. Gefäßinterv., mit best. anderen Eingriff oder best. Mehrfacheingriff oder PTA, mehr als ein Belegungstag, ohne aufwendigen oder bestimmten Eingr., Alter > 15 Jahre oder ein Belegungstag	0,773	0,750			3,2	1	0,155	9	0,104	0,113			0,7779
F59F	O	Mäßig komplexe Gefäßeingriffe ohne äußerst schwere CC, ohne aufwendige Gefäßintervention, ohne aufwendigen, bestimmten oder bestimmten anderen Eingriff, ohne Mehrfacheingriff, Alter > 15 Jahre oder ein Belegungstag	0,584	0,570			2,3	1	0,128	6	0,119	0,119			0,8362
F60B	M	Akuter Myokardinfarkt ohne invasive kardiologische Diagnostik ohne äußerst schwere CC	0,456	0,456			5,9	1	0,296	13	0,054	0,066			0,8996

Fallpauschalen-Katalog und Pflegeerlöskatalog

Teil b) Bewertungsrelationen bei Versorgung durch Belegabteilungen

DRG	Partition	Bezeichnung [6]	Bewertungsrelation bei Belegoperateur	Bewertungsrelation bei Belegoperateur und Beleganästhesist	Bewertungsrelation bei Belegoperateur und Beleghebamme	Bewertungsrelation bei Belegoperateur, -anästhesist und -hebamme	Mittlere Verweildauer [1]	Untere Grenzverweildauer: Erster Tag mit Abschlag [2), 5)]	Untere Grenzverweildauer: Bewertungsrelation/Tag	Obere Grenzverweildauer: Erster Tag zus. Entgelt [3), 5)]	Obere Grenzverweildauer: Bewertungsrelation/Tag	Externe Verlegung Abschlag/Tag (Bewertungsrelation)	Verlegungsfallpauschale	Ausnahme von Wiederaufnahme [4]	Pflegeerlös Bewertungsrelation/Tag
1	2	3	4	5	6	7	8	9	10	11	12	13	14	15	16
F61B	M	Infektiöse Endokarditis ohne komplizierende Diagnose, ohne komplizierende Konstellation	1,767	1,764			26,3	8	0,187	44	0,045	0,062			0,7604
F62B	M	Herzinsuff. und Schock mit äuß. schw. CC, mit Dialyse oder kompliz. Diag. od. mit best. hochaufw. Beh. od. ohne kompliz. Konst., ohne best. hochaufw. Beh., mehr als 1 BT bei best. akuten Nierenvers. mit äuß. schw. CC od. Komplexbeh. des akut. Schlaganf.	1,468	1,460			18,9	5	0,226	35	0,051	0,069			0,9599
F62C	M	Herzinsuffizienz und Schock ohne äuß. schw. CC od. ohne Dialyse, ohne kompliz. Diagnose, ohne kompliz. Konst., ohne best. hochaufw. Beh., mehr als 1 Belegungstag, ohne best. akut. Nierenvers. od. ohne äuß. schw. CC. ohne Komplexbeh. des akut. Schlaganf.	0,508	0,508			7,8	2	0,164	16	0,045	0,056			0,7691
F62D	M	Herzinsuffizienz und Schock ohne äußerst schwere CC oder ohne Dialyse, ohne komplizierende Diagnose, ohne komplizierende Konstellation, ohne bestimmte hochaufwendige Behandlung, ein Belegungstag	0,167	0,167			1,0								1,1772
F63B	M	Venenthrombose ohne äußerst schwere CC	0,340	0,339			4,5	1	0,179	10	0,050	0,059			0,7094
F64Z	M	Hautulkus bei Kreislauferkrankungen	0,520	0,520			9,0	2	0,170	17	0,040	0,051			0,7105
F65B	M	Periphere Gefäßkrankheiten ohne komplexe Diagnose oder ohne äußerst schwere CC, ohne intensivmedizinische Komplexbehandlung > 196 / 184 / 184 Aufwandspunkte	0,461	0,458			6,6	1	0,206	14	0,046	0,058			0,7613
F66B	M	Koronararteriosklerose ohne äußerst schwere CC	0,319	0,319			3,8	1	0,165	10	0,058	0,065			0,6488
F67A	M	Hypertonie mit komplizierender Diagnose oder äußerst schweren oder schweren CC oder bestimmter hochaufwendiger / mäßig aufwendiger / aufwendiger Behandlung	0,638	0,638			8,8	2	0,204	19	0,049	0,063			0,7986
F67B	M	Hypertonie ohne komplizierende Diagnose, ohne äußerst schwere oder schwere CC, ohne bestimmte hochaufwendige / mäßig aufwendige / aufwendige Behandlung, Alter < 18 Jahre	0,308	0,308			3,4	1	0,146	7	0,063	0,070			1,1111
F67C	M	Hypertonie ohne komplizierende Diagnose, ohne äußerst schwere oder schwere CC, ohne bestimmte hochaufwendige / mäßig aufwendige / aufwendige Behandlung, Alter > 17 Jahre	0,286	0,286			3,6	1	0,148	8	0,054	0,061			0,6283
F68B	M	Angeborene Herzkrankheit ohne intensivmedizinische Komplexbehandlung > 196 / - / - Aufwandspunkte, Alter > 5 Jahre und Alter < 16 Jahre, ohne äußerst schwere oder schwere CC oder Alter > 15 Jahre	0,363	0,357			3,0	1	0,170	7	0,077	0,083			0,9869
F69B	M	Herzklappenerkrankungen ohne äußerst schwere oder schwere CC	0,341	0,341			4,5	1	0,207	12	0,051	0,060			0,6811
F70B	M	Schwere Arrhythmie und Herzstillstand ohne äußerst schwere CC	0,439	0,439			4,7	1	0,301	11	0,064	0,075			0,9423
F71A	M	Nicht schwere kardiale Arrhythmie und Erregungsleitungsstörungen mit äußerst schweren CC, mehr als ein Belegungstag oder mit kathetergestützter elektrophysiologischer Untersuchung des Herzens oder bestimmter hochaufwendiger Behandlung	0,967	0,967			12,5	3	0,232	25	0,052	0,069			0,9749
F71B	M	Nicht schwere kardiale Arrhythmie und Erregungsleitungsstörungen ohne äußerst schwere CC oder ein Belegungstag, ohne kathetergestützte elektrophysiologische Untersuchung des Herzens, ohne bestimmte hochaufwendige Behandlung	0,293	0,293			3,4	1	0,159	8	0,059	0,064			0,7608
F72B	M	Angina pectoris ohne äußerst schwere CC	0,307	0,307			3,7	1	0,141	8	0,056	0,063			0,6864
F73A	M	Synkope und Kollaps, Alter < 14 Jahre, ein Belegungstag	0,161	0,161			1,0								1,5464
F73B	M	Synkope und Kollaps, Alter > 13 Jahre oder mehr als ein Belegungstag	0,334	0,334			3,6	1	0,179	8	0,063	0,071			0,7329
F74Z	M	Thoraxschmerz und sonstige und nicht näher bezeichnete Krankheiten des Kreislaufsystems	0,253	0,253			2,6	1	0,111	6	0,067	0,069			0,7251
F75C	M	Andere Krankheiten des Kreislaufsystems ohne äußerst schwere CC oder ein Belegungstag, Alter > 9 Jahre und Alter < 16 Jahre, ohne schwere CC oder Alter > 15, bei bestimmter kardiovaskulärer Erkrankung	0,584	0,584			5,4	1	0,375	13	0,065	0,079			0,7823
F75D	M	Andere Krankheiten des Kreislaufsystems ohne äußerst schwere CC oder ein Belegungstag, Alter > 9 Jahre und Alter < 16 Jahre, ohne schwere CC oder Alter > 15, ohne bestimmte kardiovaskuläre Erkrankung	0,518	0,514			5,2	1	0,303	13	0,060	0,071			0,7878
F95A	O	Interventioneller Septumverschluss, Alter < 18 Jahre oder Vorhofohrverschluss	1,983	1,963			3,5	1	0,407	10	0,063	0,070			0,9546
F95B	O	Interventioneller Septumverschluss, Alter > 17 Jahre, ohne Vorhofohrverschluss	1,476	1,469			2,5	1	0,146	5	0,060	0,062			0,9474

Fallpauschalen-Katalog und Pflegeerlöskatalog
Teil b) Bewertungsrelationen bei Versorgung durch Belegabteilungen

DRG	Partition	Bezeichnung [6]	Bewertungsrelation bei Belegoperateur	Bewertungsrelation bei Belegoperateur und Beleganästhesist	Bewertungsrelation bei Belegoperateur und Beleghebamme	Bewertungsrelation bei Belegoperateur, -anästhesist und -hebamme	Mittlere Verweildauer [1]	Untere Grenzverweildauer: Erster Tag mit Abschlag [2], [5]	Untere Grenzverweildauer: Bewertungsrelation/Tag	Obere Grenzverweildauer: Erster Tag zus. Entgelt [3], [5]	Obere Grenzverweildauer: Bewertungsrelation/Tag	Externe Verlegung Abschlag/Tag (Bewertungsrelation)	Verlegungsfallpauschale	Ausnahme von Wiederaufnahme [4]	Pflegeerlös Bewertungsrelation/Tag
1	2	3	4	5	6	7	8	9	10	11	12	13	14	15	16
MDC 06 Krankheiten und Störungen der Verdauungsorgane															
G02A	O	Bestimmte Eingriffe an den Verdauungsorganen bei angeb. Fehlbildung, Alter < 2 Jahre oder sehr komplexe Eingriffe an Dünn- und Dickdarm, Alter < 10 Jahre oder best. Eingriffe an Dünn- und Dickdarm mit kompliz. Diagnose, mit bestimmten kompliz. Faktoren	3,223	3,013			18,9	5	0,306	36	0,068	0,092			1,2169
G02B	O	Bestimmte komplexe Eingriffe an Dünn- und Dickdarm oder andere Eingriffe an den Verdauungsorganen bei angeb. Fehlbildung, Alter < 2 Jahre oder bestimmte Eingriffe an Dünn- und Dickdarm mit komplizierender Diagnose, ohne bestimmte komplizierende Faktoren	2,250	2,092			13,0	3	0,292	26	0,063	0,084			0,9504
G02C	O	Andere komplexe Eingriffe an Dünn- und Dickdarm oder andere Eingriffe an Dünn- und Dickdarm mit komplizierender Diagnose, ohne Eingriffe an den Verdauungsorganen bei angeborener Fehlbildung, Alter < 2 Jahre	1,849	1,711			12,4	3	0,239	24	0,054	0,072			0,9139
G03C	O	Große Eingriffe an Magen, Ösophagus und Duodenum oder bestimmte Eingriffe an Magen, Ösophagus und Duodenum mit komplexer Prozedur ohne hochkomplexen Eingriff, ohne intensivmedizinische Komplexbehandlung > - / 368 / - Aufwandspkt., ohne komplexen Eingriff	3,201	2,991			16,3	4	0,327	31	0,071	0,094			1,1119
G04Z	O	Adhäsiolyse am Peritoneum, Alter < 4 Jahre od. mit äuß. schw. od. schw. CC oder kleine Eingriffe an Dünn- und Dickdarm oder best. Eingriffe an abd. Gefäßen mit äuß. schw. CC oder Implantation eines Antireflux-Stimulationssystems od. best. Gastrektomie	2,831	2,660			19,6	6	0,247	36	0,062	0,084			1,1277
G07B	O	Appendekt. od. laparoskop. Adhäsiolyse bei Peritonitis mit äuß. schw. od. schw. CC od. kl. Eingriffe an Dünn- / Dickdarm, oh. äußerst schwere CC od. best. Anorektoplastik, Alt. > 2 Jahre u. Alter < 14 Jahre od. mit laparoskop. Adhäsiolyse od. Rektopexie	1,309	1,201			8,2	2	0,191	16	0,049	0,063			0,9873
G07C	O	Appendektomie bei Peritonitis mit äußerst schweren oder schweren CC oder kleine Eingriffe an Dünn- und Dickdarm ohne äußerst schwere CC oder bestimmte Anorektoplastik, Alter > 13 Jahre, ohne laparoskopische Adhäsiolyse, ohne Rektopexie	0,946	0,870			6,9	1	0,231	14	0,047	0,059			0,7396
G08B	O	Komplexe Rekonstruktion der Bauchwand, Alter > 0 Jahre, ohne äußerst schwere CC	0,852	0,767			3,9	1	0,342	9	0,044	0,050			0,7244
G09Z	O	Beidseitige Eingriffe bei Leisten- und Schenkelhernien, Alter > 55 Jahre oder komplexe Herniotomien oder Operation einer Hydrocele testis oder andere kleine Eingriffe an Dünn- und Dickdarm	0,709	0,625			2,6	1	0,127	6	0,049	0,051			0,9294
G11B	O	Pyloromyotomie oder Anoproktoplastik und Rekonstruktion von Anus und Sphinkter außer bei Analfissuren und Hämorrhoiden, Alter > 5 Jahre	0,414	0,394			5,1	1	0,131	10	0,036	0,043			0,7626
G12B	O	Andere OR-Prozeduren an den Verdauungsorganen mit mäßig komplexer OR-Prozedur, mehr als ein Belegungstag, Alter > 15 Jahre	1,423	1,333			13,1	3	0,221	28	0,047	0,063			0,8420
G12C	O	Andere OR-Prozeduren an den Verdauungsorganen mit wenig komplexer OR-Prozedur, mehr als ein Belegungstag	1,129	1,067			8,1			20	0,053	0,067			0,7555
G12D	O	Andere OR-Prozeduren an den Verdauungsorganen ohne komplexe OR-Prozedur, ein Belegungstag oder ohne mäßig komplexe OR-Prozedur, mit bestimmtem Eingriff oder Alter < 14 Jahre oder bei bösartiger Neubildung der Verdauungsorgane	0,974	0,939			8,8	2	0,224	20	0,054	0,069			0,7662
G12E	O	Andere OR-Prozeduren an den Verdauungsorganen ohne komplexe OR-Prozedur, ein Belegungstag oder ohne mäßig komplexe OR-Prozedur, ohne bestimmten Eingriff, Alter > 13 Jahre, außer bei bösartiger Neubildung der Verdauungsorgane	0,603	0,550			3,4	1	0,192	9	0,056	0,062			0,8439
G13A	O	Implantation und Wechsel von Neurostimulatoren und Neurostimulationselektroden bei Krankheiten und Störungen der Verdauungsorgane ohne Implantation oder Wechsel eines permanenten Elektrodensystems	0,944	0,892			2,8	1	0,089	5	0,045	0,048			0,8190
G13B	O	Implantation und Wechsel von Neurostimulatoren und Neurostimulationselektroden bei Krankheiten und Störungen der Verdauungsorgane mit Implantation oder Wechsel eines permanenten Elektrodensystems	1,185	1,125			2,9	1	0,091	6	0,044	0,047			0,7854
G16B	O	Komplexe Rektumresektion od. andere Rektumres. mit best. Eingr. od. kompl. Diag. od. mehrz. Enterostomaanlage u. -rückverlagerung, ohne kompliz. Konstell. od. plast. Rekonstruktion m. myokut. Lappen od. IntK > 196/ 368/ - P. ohne endorekt. Vakuumtherapie	3,063	2,838			17,4	5	0,241	34	0,058	0,079			0,9710
G17A	O	Andere Rektumresektion ohne bestimmten Eingriff oder Implantation eines künstlichen Analsphinkters, bei bösartiger Neubildung oder Alter < 16 Jahre	2,519	2,331			12,9	3	0,264	24	0,058	0,077			0,9018
G17B	O	Andere Rektumresektion ohne bestimmten Eingriff oder Implantation eines künstlichen Analsphinkters, außer bei bösartiger Neubildung, Alter > 15 Jahre	1,993	1,834			10,6	3	0,193	21	0,051	0,067			0,8809

Fallpauschalen-Katalog und Pflegeerlöskatalog
Teil b) Bewertungsrelationen bei Versorgung durch Belegabteilungen

DRG	Partition	Bezeichnung [6]	Bewertungsrelation bei Belegoperateur	Bewertungsrelation bei Belegoperateur und Beleganästhesist	Bewertungsrelation bei Belegoperateur und Beleghebamme	Bewertungsrelation bei Belegoperateur, -anästhesist und -hebamme	Mittlere Verweildauer [1]	Untere Grenzverweildauer: Erster Tag mit Abschlag [2, 5]	Untere Grenzverweildauer: Bewertungsrelation/Tag	Obere Grenzverweildauer: Erster Tag zus. Entgelt [3, 5]	Obere Grenzverweildauer: Bewertungsrelation/Tag	Externe Verlegung Abschlag/Tag (Bewertungsrelation)	Verlegungsfallpauschale	Ausnahme von Wiederaufnahme [4]	Pflegeerlös Bewertungsrelation/Tag
1	2	3	4	5	6	7	8	9	10	11	12	13	14	15	16
G18A	O	Best. Eingr. an Dünn-/Dickdarm od. Anlegen Stoma od. andere Eingr. am Darm m. äuß. schw. CC od. Leberkeilexz. m. hochkompl. Eingr. od. kompliz. Diag. od. m. sehr kompl. Eingr. od. aufw. Eingr. m. äuß. schw. CC, m. Komplexbeh. MRE od. m. endorekt. Vak.th.	2,970	2,759			17,1	5	0,250	33	0,062	0,083			1,0033
G18B	O	Bestimmte Eingriffe an Dünn-/ Dickdarm od. Anlegen Enterostoma od. andere Eingr. am Darm m. äußerst schweren CC od. Leberkeilexzision m. sehr komplexem Eingr. od. aufwendigem Eingr. m. äußerst schweren CC, oh. Komplexbeh. MRE, oh. endorektale Vakuumth.	1,928	1,786			11,9	3	0,225	23	0,053	0,070			0,8731
G18C	O	Bestimmte Eingriffe an Dünn- und Dickdarm ohne hochkomplexen oder sehr komplexen Eingriff, ohne aufwendigen Eingriff oder ohne äußerst schwere CC, ohne komplizierende Diagnose, mit komplexem Eingriff, ohne endorektale Vakuumtherapie	1,560	1,439			10,6	3	0,189	22	0,050	0,065			0,8478
G18D	O	Bestimmte Eingriffe an Dünn- und Dickdarm ohne komplexen Eingriff, ohne komplizierende Diagnose	1,041	0,956			6,0	1	0,217	14	0,051	0,063			0,8306
G19A	O	Andere Eingriffe an Magen, Ösophagus und Duodenum außer bei angeborener Fehlbildung oder Alter > 1 Jahr, mit komplizierender Konstellation oder bei bösartiger Neubildung oder Alter < 16 Jahre ohne bestimmte Operationen an Pharynx oder Magenband	2,621	2,449			15,6	4	0,275	31	0,062	0,084			1,0387
G19B	O	Andere Eingriffe an Magen, Ösophagus und Duodenum außer bei angeborener Fehlbildung oder Alter > 1 Jahr, ohne komplizierende Konstellation, außer bei bösartiger Neubildung, Alter > 15 Jahre, mit komplexem Eingriff	1,664	1,554			9,6	2	0,264	21	0,058	0,075			0,9957
G19C	O	Andere Eingriffe an Magen, Ösophagus und Duodenum außer bei angeborener Fehlbildung oder Alter > 1 Jahr, ohne komplizierende Konstellation, außer bei bösartiger Neubildung, Alter > 15 Jahre, ohne komplexen Eingriff	1,104	0,998			4,6	1	0,166	11	0,051	0,059			0,7749
G21A	O	Komplexe Adhäsiolyse am Peritoneum, Alter > 3 J., ohne äußerst schw. oder schw. CC od. andere Eingriffe an Darm u. Enterostoma od. best. Eingriffe am Pharynx od. Verschluss Darmfistel m. äußerst schw. CC od. aufw. Eingriff am Darm oder Alter < 16 Jahre	1,179	1,075			6,8	1	0,262	15	0,055	0,068			0,8310
G21B	O	Andere Eingriffe an Darm und Enterostoma oder bestimmte Eingriffe am Pharynx oder Verschluss Darmfistel ohne äußerst schwere CC, ohne aufwendigen Eingriff am Darm, Alter > 15 Jahre	0,623	0,573			4,0	1	0,325	11	0,048	0,055			0,7236
G22A	O	Appendektomie oder laparoskopische Adhäsiolyse bei Peritonitis oder mit äußerst schweren oder schweren CC, Alter < 10 Jahre oder bei bösartiger Neubildung	1,121	1,035			7,4	1	0,279	15	0,053	0,067			1,1117
G22B	O	Appendektomie oder laparoskopische Adhäsiolyse bei Peritonitis oder mit äußerst schweren oder schweren CC, Alter > 9 Jahre, mit laparoskopischer Adhäsiolyse oder Alter < 16 Jahre, außer bei bösartiger Neubildung	1,061	0,975			6,8	1	0,246	14	0,051	0,063			0,9778
G22C	O	Appendektomie oder laparoskopische Adhäsiolyse bei Peritonitis oder mit äußerst schweren oder schweren CC, Alter > 15 Jahre, außer bei bösartiger Neubildung	0,814	0,748			5,2	1	0,179	10	0,049	0,058			0,6963
G23A	O	Appendektomie oder laparoskopische Adhäsiolyse außer bei Peritonitis oder Exzision erkranktes Gewebe Dickdarm ohne äußerst schwere oder schwere CC, Alter < 10 Jahre oder bei bösartiger Neubildung	0,742	0,674			4,1	1	0,152	8	0,052	0,060			1,0564
G23B	O	Appendektomie oder laparoskopische Adhäsiolyse außer bei Peritonitis oder Exzision erkranktes Gewebe Dickdarm ohne äußerst schwere oder schwere CC, Alter > 9 Jahre, außer bei bösartiger Neubildung	0,635	0,577			3,3	1	0,122	7	0,052	0,057			0,7763
G24A	O	Eingriffe bei Hernien mit plastischer Rekonstruktion der Bauchwand	0,920	0,811			4,1	1	0,131	10	0,046	0,052			0,7329
G24B	O	Eingriffe bei Hernien ohne plastische Rekonstruktion der Bauchwand, mit beidseitigem oder komplexem Eingriff oder Alter < 14 Jahre mit äußerst schweren oder schweren CC	0,662	0,581			2,1	1	0,084	4	0,052	0,051			1,0288
G24C	O	Eingriffe bei Hernien ohne plastische Rekonstruktion der Bauchwand, ohne beidseitigen Eingriff, ohne komplexen Eingriff, Alter > 13 Jahre oder ohne äußerst schwere oder schwere CC	0,443	0,394			2,6	1	0,122	5	0,038	0,039			1,1361
G26A	O	Andere Eingriffe am Anus oder Anoproktoplastik und Rekonstruktion von Anus und Sphinkter bei Analfissuren und Hämorrhoiden, Alter < 16 Jahre oder bei bestimmter bösartiger Neubildung oder mit kleinem Eingriff am Rektum	0,530	0,484			3,3	1	0,203	8	0,052	0,057			0,9495
G26B	O	Andere Eingriffe am Anus oder Anoproktoplastik und Rekonstruktion von Anus und Sphinkter bei Analfissuren und Hämorrhoiden, Alter > 15 Jahre, außer bei bestimmter bösartiger Neubildung, ohne kleinen Eingriff am Rektum	0,286	0,263			2,7	1	0,077	6	0,038	0,039			0,8304
G27B	O	Strahlentherapie bei Krankheiten und Störungen der Verdauungsorgane, Bestrahlungen an mindestens 8 Tagen, ohne äußerst schwere CC	2,092	2,088			20,3	6	0,288	38	0,099	0,094		x	0,7355

Fallpauschalen-Katalog und Pflegeerlöskatalog
Teil b) Bewertungsrelationen bei Versorgung durch Belegabteilungen

DRG	Partition	Bezeichnung 6)	Bewertungsrelation bei Belegoperateur	Bewertungsrelation bei Belegoperateur und Beleganästhesist	Bewertungsrelation bei Belegoperateur und Beleghebamme	Bewertungsrelation bei Belegoperateur, -anästhesist und -hebamme	Mittlere Verweildauer 1)	Untere Grenzverweildauer: Erster Tag mit Abschlag 2), 5)	Untere Grenzverweildauer: Bewertungsrelation/Tag	Obere Grenzverweildauer: Erster Tag zus. Entgelt 3), 5)	Obere Grenzverweildauer: Bewertungsrelation/Tag	Externe Verlegung Abschlag/Tag (Bewertungsrelation)	Verlegungsfallpauschale	Ausnahme von Wiederaufnahme 4)	Pflegeerlös Bewertungsrelation/Tag
1	2	3	4	5	6	7	8	9	10	11	12	13	14	15	16
G29A	O	Strahlentherapie bei Krankheiten und Störungen der Verdauungsorgane, mehr als ein Belegungstag, Bestrahlungen an mindestens 5 Tagen	0,862	0,860			6,5			13	0,130	0,113		x	0,7553
G29B	O	Strahlentherapie bei Krankheiten und Störungen der Verdauungsorgane, mehr als ein Belegungstag, Bestrahlungen an weniger als 5 Tagen	0,552	0,551			3,8			10	0,139	0,110		x	0,8476
G46B	A	Komplexe therapeutische Gastroskopie mit schw. CC od. and. Gastroskopie mit äuß. schw. CC, bei schw. Krankh. der Verd.organe, Alter > 14 J., mehr als 1 BT od. best. Gastroskopie, Alter < 15 J. od. mit kompliz. Faktoren od. ERCP mit and. endoskop. Eingr.	1,305	1,301			13,4	3	0,269	27	0,057	0,075			0,9495
G46C	A	Verschiedenartige komplexe und andere Gastroskopie, ohne komplexe therapeutische Gastroskopie bei schw. Krankheiten der Verdauungsorgane und äuß. schw. oder schw. CC, ohne bestimmte Gastroskopie mit kompliz. Faktoren, ohne ERCP mit and. endoskop. Eingr.	0,705	0,701			5,7	1	0,364	14	0,054	0,065			0,7247
G47B	A	Andere Gastroskopie oder bestimmte koloskopische Eingriffe, Alter > 15 Jahre, ohne endoskopische submukosale Dissektion am Dickdarm oder mehr als ein Belegungstag	0,563	0,561			5,1	1	0,296	13	0,056	0,067			0,6705
G48B	A	Koloskopie mit äußerst schweren oder schweren CC, komplizierendem Eingriff oder Alter < 15 Jahre oder mehrzeitige endoskopische Blutstillung, ohne schwere Darminfektion, außer bei bösartiger Neubildung oder ohne äußerst schwere CC	0,982	0,978			9,3	2	0,247	20	0,056	0,072			0,8511
G60A	M	Bösartige Neubildung der Verdauungsorgane, mehr als ein Belegungstag mit äußerst schweren CC oder bestimmte hochaufwendige Behandlung	0,985	0,980			12,5	3	0,231	26	0,052	0,069		x	0,9472
G60B	M	Bösartige Neubildung der Verdauungsorgane, ein Belegungstag oder ohne äußerst schwere CC, ohne bestimmte hochaufwendige Behandlung	0,328	0,326			4,1	1	0,104	10	0,052	0,059		x	0,8339
G64B	M	Entzündliche Darmerkrankung oder andere schwere Erkrankungen der Verdauungsorgane, ohne äußerst schwere CC, Alter > 15 Jahre oder ohne schwere CC	0,432	0,432			5,4	1	0,265	12	0,050	0,060			0,6594
G66Z	M	Abdominalschmerz oder mesenteriale Lymphadenitis, Alter > 55 Jahre und mit CC	0,435	0,435			5,6	1	0,248	12	0,049	0,060			0,7723
G67A	M	Ösophagitis, Gastroenteritis, gastrointestinale Blutung, Ulkuserkrankung und verschiedene Erkrankungen der Verdauungsorgane oder Obstruktion des Verdauungstraktes mit bestimmten komplizierenden Faktoren	0,457	0,455			5,5	1	0,239	13	0,050	0,061			0,8662
G67B	M	Ösophagitis, Gastroenteritis, gastrointestinale Blutung, Ulkuserkrankung und verschiedene Erkrankungen der Verdauungsorgane oder Obstruktion des Verdauungstraktes mit anderen komplizierenden Faktoren oder mit äußerst schweren CC	0,189	0,189			2,3	1	0,060	5	0,036	0,036			0,8082
G67C	M	Ösophagitis, Gastroenteritis, gastrointestinale Blutung, Ulkuserkrankung und verschiedene Erkrankungen der Verdauungsorgane ohne bestimmte oder andere komplizierende Faktoren, ohne äußerst schwere CC	0,170	0,170			2,5	1	0,062	5	0,034	0,035			0,7715
G70B	M	Andere schwere Erkrankungen der Verdauungsorgane ohne äußerst schwere CC, Alter > 17 Jahre	0,499	0,498			6,1	1	0,268	13	0,050	0,061			0,7460
G71Z	M	Andere mäßig schwere Erkrankungen der Verdauungsorgane	0,241	0,241			2,3	1	0,074	4	0,038	0,038			0,7640
G72B	M	Andere leichte bis moderate Erkrankungen der Verdauungsorgane, Alter > 2 Jahre oder Abdominalschmerz oder mesenteriale Lymphadenitis, Alter > 2 Jahre und Alter < 56 Jahre oder ohne CC	0,245	0,244			2,6	1	0,096	5	0,039	0,061			0,8040
G73Z	M	Gastrointestinale Blutung oder Ulkuserkrankung mit äußerst schweren CC, mehr als ein Belegungstag	0,549	0,548			6,1			14	0,052	0,064			0,8267
G74Z	M	Hämorrhoiden oder andere wenig schwere Erkrankungen der Verdauungsorgane	0,296	0,294			3,0	1	0,131	7	0,034	0,057			0,7478
G77B	M	Andere Komplexbehandlung bei isolationspflichtigen Erregern bei Krankheiten und Störungen der Verdauungsorgane	0,787	0,787			11,8			19	0,045	0,059			0,9902
MDC 07 Krankheiten und Störungen an hepatobiliärem System und Pankreas															
H05Z	O	Laparotomie und mäßig komplexe Eingriffe an Gallenblase und Gallenwegen	1,800	1,669			12,6	3	0,242	26	0,034	0,071			0,9035
H06C	O	Andere OR-Prozeduren an hepatobiliärem System und Pankreas ohne bestimmten Eingriff und komplexe Diagnose, Dialyse, komplexe OR-Prozedur oder komplizierende Konstellation	0,808	0,794			6,1	1	0,339	16	0,030	0,098			0,7267
H07B	O	Cholezystektomie und wenig komplexe Eingriffe an Gallenblase, Gallenwegen, Leber ohne sehr komplexe Diagnose, ohne komplizierende Konstellation	1,220	1,123			7,5	1	0,296	18	0,036	0,071			0,8420
H08A	O	Laparoskopische Cholezystektomie mit komplexer Diagnose oder komplizierender Konstellation	1,297	1,214			9,1	2	0,210	19	0,049	0,063			0,7704
H08B	O	Laparoskopische Cholezystektomie ohne komplexe Diagnose, ohne komplizierende Konstellation, Alter < 12 Jahre oder mit laparoskopischer Steinentfernung	1,267	1,187			8,5	2	0,176	17	0,044	0,056			0,6772

Fallpauschalen-Katalog und Pflegeerlöskatalog

Teil b) Bewertungsrelationen bei Versorgung durch Belegabteilungen

DRG	Partition	Bezeichnung [6]	Bewertungsrelation bei Belegoperateur	Bewertungsrelation bei Belegoperateur und Beleganästhesist	Bewertungsrelation bei Belegoperateur und Beleghebamme	Bewertungsrelation bei Belegoperateur, -anästhesist und -hebamme	Mittlere Verweildauer [1]	Untere Grenzverweildauer: Erster Tag mit Abschlag [2), 5)]	Untere Grenzverweildauer: Bewertungsrelation/Tag	Obere Grenzverweildauer: Erster Tag zus. Entgelt [3), 5)]	Obere Grenzverweildauer: Bewertungsrelation/Tag	Externe Verlegung Abschlag/Tag (Bewertungsrelation)	Verlegungsfallpauschale	Ausnahme von Wiederaufnahme [4]	Pflegeerlös Bewertungsrelation/Tag
1	2	3	4	5	6	7	8	9	10	11	12	13	14	15	16
H08C	O	Laparoskopische Cholezystektomie ohne komplexe Diagnose, ohne komplizierende Konstellation, Alter > 11 Jahre, ohne laparoskopische Steinentfernung	0,646	0,578			3,2	1	0,131	8	0,050	0,055			0,7355
H12C	O	Verschiedene Eingriffe am hepatobiliären System oder Eingriffe an abdominalen oder pelvinen Gefäßen ohne äußerst schwere CC, ohne komplexen Eingriff	1,120	1,071			9,9	2	0,245	23	0,052	0,068			0,7174
H40B	A	Endoskopische Eingriffe bei Ösophagusvarizenblutung ohne äußerst schwere CC	0,849	0,846			7,2	1	0,522	16	0,069	0,086			0,9812
H41C	A	Best. ERCP mit schw. CC od. kompl. Eingriff oder Alter < 16 J., oh. kompl. Proz. od. and. ERCP, oh. äuß. schw. od. schw. CC, oh. kompl. Eingriff, mit Radiofrequenzabl. und endoskop. Stentimpl. od. and. aufwend. ERCP / best. endoskop. Eingr. m. best. BNB	1,121	1,116			10,1	2	0,237	22	0,049	0,064			0,7215
H41D	A	Andere aufwendige ERCP oh. best. ERCP, oh. äuß. schwere oder schwere CC, Alter > 15 Jahre, ohne kompl. Eingr., oh. Radiofrequenzabl. mit endoskop. Stentimpl., ohne and. aufwend. ERCP / best. endoskop. Eingr. m. best. BNB oder best. endoskop. Eingriffe	0,674	0,673			4,9	1	0,331	12	0,052	0,062			0,6560
H41E	A	Andere ERCP ohne bestimmte ERCP, ohne äußerst schwere oder schwere CC, Alter > 15 Jahre, ohne komplexen Eingriff, ohne Radiofrequenzablation mit endoskopischer Stentimplantation	0,453	0,452			3,7	1	0,200	10	0,056	0,063			0,6525
H60Z	M	Leberzirrhose und bestimmte nichtinfektiöse Hepatitiden mit äußerst schweren CC oder komplizierende Konstellation bei bestimmten Krankheiten und Störungen an hepatobiliärem System und Pankreas	1,300	1,299			14,2	4	0,246	28	0,061	0,081			0,9989
H61A	M	Bösartige Neubildung an hepatobiliärem System und Pankreas, mehr als ein Belegungstag, mit komplexer Diagnose, mit äußerst schweren CC oder Pfortaderthrombose	0,912	0,909			11,6	3	0,212	24	0,051	0,067		x	0,8628
H61B	M	Bösartige Neubildung an hepatobiliärem System und Pankreas, ein Belegungstag oder ohne komplexe Diagnose oder ohne äußerst schwere CC, ohne Pfortaderthrombose, Alter < 17 Jahre	0,511	0,507			3,0	1	0,248	6	0,165	0,124		x	1,7653
H61C	M	Bösartige Neubildung an hepatobiliärem System und Pankreas, ein Belegungstag oder ohne komplexe Diagnose oder ohne äußerst schwere CC, ohne Pfortaderthrombose, Alter > 16 Jahre	0,416	0,415			5,3	1	0,191	12	0,052	0,062		x	0,8058
H62B	M	Erkrankungen des Pankreas außer bösartige Neubildung, mit akuter Pankreatitis oder Leberzirrhose oder bestimmter nichtinfektiöser Hepatitis, Alter > 15 Jahre	0,473	0,472			6,6	1	0,273	15	0,047	0,058			0,6941
H62C	M	Erkrankungen des Pankreas außer bösartige Neubildung, ohne akute Pankreatitis, ohne Leberzirrhose, ohne bestimmte nichtinfektiöse Hepatitis, Alter > 15 Jahre	0,377	0,377			4,6	1	0,193	11	0,051	0,060			0,6670
H63B	M	Erkrankungen der Leber außer bösartige Neubildung, Leberzirrhose und bestimmte nichtinfektiöse Hepatitiden und best. Erkrankungen der Gallenwege, mehr als ein Belegungstag, mit komplexer Diagnose oder äußerst schweren oder schweren CC, Alter > 0 Jahre	0,742	0,741			8,5	2	0,219	18	0,054	0,069			0,7660
H63C	M	Erkrankungen der Leber außer bösartige Neubildung, Leberzirrhose und bestimmte nichtinfektiöse Hepatitiden und bestimmte Erkrankungen der Gallenwege, ein Belegungstag oder ohne komplexe Diagnose und ohne äußerst schwere oder schwere CC	0,423	0,422			5,1	1	0,227	11	0,054	0,065			0,6740
H64Z	M	Erkrankungen von Gallenblase und Gallenwegen	0,356	0,355			4,8	1	0,195	11	0,048	0,057			0,7341
MDC 08 Krankheiten und Störungen an Muskel-Skelett-System und Bindegewebe															
I01Z	O	Beidseitige Eingriffe oder mehrere große Eingriffe an Gelenken der unteren Extremität mit komplexer Diagnose	3,709	3,478			29,3	9	0,187	47	0,045	0,062			0,8152
I03A	O	Revision oder Ersatz des Hüftgelenkes mit kompl. Diagnose od. Arthrodese od. Alter < 16 Jahre oder beidseitige od. mehrere gr. Eingr. an Gelenken der unt. Extr. mit kompl. Eingriff, mit äuß. schw. CC oder mehrzeitigem Wechsel oder Eingr. an mehr. Lok.	4,969	4,694			36,9	11	0,234	55	0,053	0,074			1,0193
I03B	O	Revision oder Ersatz des Hüftgelenkes mit kompl. Diagnose od. Arthrodese od. Alter < 16 Jahre oder beidseitige od. mehrere gr. Eingr. an Gelenken der unt. Extr. mit kompl. Eingriff, ohne äuß. schw. CC, ohne mehrzeit. Wechsel, ohne Eingr. an mehr. Lok.	2,413	2,259			17,2	5	0,190	32	0,047	0,063			0,8092
I04Z	O	Implantation, Wechsel oder Entfernung einer Endoprothese am Kniegelenk mit komplizierender Diagnose oder Arthrodese oder Implantation einer Endoprothese nach vorheriger Explantation oder periprothetische Fraktur an der Schulter oder am Knie	2,627	2,474			14,6	4	0,214	28	0,052	0,069			0,8085
I05A	O	Revision oder Ersatz des Hüftgelenkes ohne komplizierende Diagnose, ohne Arthrodese, ohne komplexen Eingriff, mit äußerst schweren CC	2,848	2,729			21,0	6	0,263	38	0,062	0,084			1,1627
I05B	O	Implantation oder Wechsel einer inversen Endoprothese am Schultergelenk oder Implantation einer Sprunggelenkendoprothese	2,006	1,891			8,3	2	0,183	16	0,047	0,059			0,7949

Fallpauschalen-Katalog und Pflegeerlöskatalog
Teil b) Bewertungsrelationen bei Versorgung durch Belegabteilungen

DRG	Parti-tion	Bezeichnung [6]	Bewertungsrelation bei Belegoperateur	Bewertungsrelation bei Belegoperateur und Beleganästhesist	Bewertungsrelation bei Belegoperateur und Beleghebamme	Bewertungsrelation bei Belegoperateur, -anästhesist und -hebamme	Mittlere Verweil-dauer [1]	Untere Grenzverweildauer		Obere Grenzverweildauer		Externe Verlegung Abschlag/Tag (Bewertungsrelation)	Verlegungs-fallpauschale	Ausnahme von Wieder-aufnahme [4]	Pflegeerlös Bewertungs-relation/Tag
								Erster Tag mit Abschlag [2), 5)]	Bewertungs-relation/Tag	Erster Tag zus. Entgelt [3), 5)]	Bewertungs-relation/Tag				
1	2	3	4	5	6	7	8	9	10	11	12	13	14	15	16
I05C	O	Anderer großer Gelenkersatz ohne Implantation oder Wechsel einer inversen Endoprothese am Schultergelenk, ohne Implantation einer Sprunggelenkendoprothese	1,650	1,540			6,8	1	0,224	13	0,046	0,058			0,7816
I06C	O	Komplexe Eingriffe an Wirbelsäule, Kopf und Hals, Alter > 18 Jahre, ohne Para- / Tetraplegie oder ohne äußerst schwere CC, ohne bösartige Neubildung am Knochen, mit bestimmtem Eingriff ohne schwere entzündliche Erkrankung oder ohne bestimmten Eingriff	3,994	3,759			15,0	4	0,254	28	0,059	0,080			1,0181
I08C	O	Andere Eingriffe an Hüftgelenk und Femur mit Einbringen von Abstandshaltern oder and. komplexen Eingriffen bei kompl. Diagnose od. äuß. schw. CC oder Ersatz des Hüftgelenkes mit Eingriff an oberer Extremität oder Wirbelsäule ohne best. kompliz. Faktoren	2,509	2,341			16,9	5	0,216	31	0,054	0,073			0,9708
I08D	O	Andere Eingriffe an Hüftgelenk und Femur mit komplexer Diagnose oder Prozedur oder äußerst schweren CC	2,006	1,876			12,0	3	0,261	26	0,061	0,081			0,9988
I08E	O	Andere Eingriffe an Hüftgelenk und Femur ohne komplexe Diagnose oder Prozedur, ohne äußerst schwere CC, mit bestimmten Eingriffen an Becken und Femur oder mit bestimmten komplizierenden Diagnosen	1,773	1,645			10,3	2	0,260	20	0,053	0,069			0,8961
08F	O	Andere Eingriffe an Hüftgelenk und Femur ohne komplexe Diagnose oder Prozedur, ohne äußerst schwere CC, mehr als ein Belegungstag, mit bestimmten anderen Eingriffen an Hüftgelenk und Femur	1,199	1,114			7,7	2	0,193	16	0,053	0,067			0,8838
I08G	O	Andere Eingriffe an Hüftgelenk und Femur ohne komplexe Diagnose oder Prozedur, ohne äußerst schwere CC, mehr als ein Belegungstag, mit mäßig komplexem Eingriff	0,934	0,853			4,0	1	0,153	11	0,054	0,061			0,8176
I08H	O	Andere Eingriffe an Hüftgelenk und Femur, ein Belegungstag oder ohne mäßig komplexen Eingriff, mit bestimmtem anderen Eingriff oder Alter < 12 Jahre oder Eingriff an der unteren Extremität	0,681	0,609			2,9	1	0,091	7	0,053	0,057			0,9308
I08I	O	Andere Eingriffe an Hüftgelenk und Femur, ein Belegungstag oder ohne mäßig komplexen Eingriff, ohne bestimmten anderen Eingriff, Alter > 11 Jahre, ohne Eingriff an der unteren Extremität	0,596	0,532			3,3	1	0,036	8	0,051	0,056			0,9927
I09C	O	Bestimmte Eingriffe an der Wirbelsäule mit best. kompl. Faktoren, mit Wirbelkörperersatz oder komplexer Spondylodese oder andere mehrzeitige komplexe Eingriffe an der Wirbelsäule mit aufwendiger intensmed. Komplexbehandlung ab 185 Aufwandspunkten	4,022	3,759			18,4	5	0,254	33	0,058	0,079			0,9987
I09D	O	Bestimmte Eingriffe an der Wirbelsäule mit best. kompl. Faktoren, bei Frakturen der Halswirbelsäule oder sek. bösartiger Neub. des Knochens oder mit anderen mehrz. kompl. Eingriffen ohne aufwendige intensmed. Komplexbehandlung ab 185 Aufwandspunkten	3,487	3,275			18,1	5	0,252	35	0,059	0,080			0,9360
I09E	O	Bestimmte Eingriffe an der Wirbelsäule und best. komplizierende Faktoren oder best. Eingriffe an der WS mit best. anderen kompl. Faktoren und Eingriffe ZNS oder transpleuraler Zugang BWS oder best. langstreckige Spondylodese/Osteosynthese oder Diszitis	2,924	2,738			11,3	3	0,219	24	0,055	0,072			0,8194
I09F	O	Best. Eingriffe an der Wirbelsäule, best. kompl. Faktoren od. Alter < 16 J., oh. best. Eingriffe WS, oh. Diszitis oder knöcherne Dekompression Spinalkanal >3 Segm. oder Impl. e. Schrauben-Band-Systems od. Schrauben-Stab-Systems, 1 Segment, bei Diszitis	2,312	2,163			9,7	2	0,234	21	0,051	0,066			0,7595
I09G	O	Bestimmte Eingriffe an der Wirbelsäule mit bestimmten anderen kompliz. Faktoren oder mit anderen kompl. Faktoren und Frakturen Halswirbelsäule oder BNB der Wirbelsäule mit Kyphoplastie, mit Radiofrequenzablation oder komplexer Eingriff an der Wirbelsäule	2,033	1,879			7,7	2	0,176	16	0,048	0,061			0,7501
I09H	O	Bestimmte Eingriffe an der Wirbelsäule mit bestimmten anderen kompliz. Faktoren oder mit anderen kompliz. Faktoren, ohne Frakturen HWS, ohne BNB der Wirbelsäule oder ohne Kyphoplastie od. ohne Radiofrequenzabl., ohne komplexen Eingriff an der Wirbelsäule	1,473	1,373			6,5	1	0,241	16	0,052	0,065			0,7011
I09I	O	Bestimmte Eingriffe an der Wirbelsäule ohne komplizierende Faktoren	1,105	1,040			6,5	1	0,236	16	0,051	0,063			0,6931
I10A	O	Andere Eingriffe an der Wirbelsäule mit bestimmtem Eingriff an Rückenmark, Spinalkanal, Wirbelsäule, Rumpf mit äußerst schweren CC	3,315	3,141			19,9	6	0,248	37	0,061	0,083			1,0170
I10B	O	Andere Eingriffe WS m. best. kompl. Eingriffen od. Para- / Tetrapl. od. Wirbelfraktur m. best. Eingriffen oh. äuß. schw. CC od. best. andere Operationen WS m. äuß. schw. CC u. > 1 BT od. mäßig kompl. Eingriffe u. Diszitis od. Exzision spin. Tumorgewebe	1,777	1,629			10,0	2	0,242	23	0,051	0,066			0,7966
I10C	O	Andere Eingriffe an der Wirbelsäule bei Bandscheibeninfektion oder mit bestimmtem Eingriff an der Wirbelsäule	1,288	1,166			5,5	1	0,188	12	0,048	0,058			0,7506
I10D	O	Andere Eingriffe an der Wirbelsäule mit komplexem Eingriff an der Wirbelsäule ohne Bandscheibeninfektion, ohne Diszitis, ohne bestimmten anderen Eingriff an der Wirbelsäule	0,656	0,588			4,7	1	0,130	9	0,039	0,046			0,6917

Fallpauschalen-Katalog und Pflegeerlöskatalog

Teil b) Bewertungsrelationen bei Versorgung durch Belegabteilungen

DRG	Partition	Bezeichnung [6]	Bewertungsrelation bei Belegoperateur	Bewertungsrelation bei Belegoperateur und Beleganästhesist	Bewertungsrelation bei Belegoperateur und Beleghebamme	Bewertungsrelation bei Belegoperateur, -anästhesist und -hebamme	Mittlere Verweildauer [1]	Untere Grenzverweildauer: Erster Tag mit Abschlag [2], [5]	Untere Grenzverweildauer: Bewertungsrelation/Tag	Obere Grenzverweildauer: Erster Tag zus. Entgelt [3], [5]	Obere Grenzverweildauer: Bewertungsrelation/Tag	Externe Verlegung Abschlag/Tag (Bewertungsrelation)	Verlegungsfallpauschale	Ausnahme von Wiederaufnahme [4]	Pflegeerlös Bewertungsrelation/Tag
1	2	3	4	5	6	7	8	9	10	11	12	13	14	15	16
I10E	O	Andere Eingriffe an der Wirbelsäule mit mäßig komplexem Eingriff, ohne komplexen Eingriff, ohne Diszitis, ohne Bandscheibeninfektion, mit bestimmtem kleinen Eingriff oder wenig komplexer Eingriff, mehr als 1 Belegungstag, Alter < 18 Jahre	0,556	0,486			4,3	1	0,103	8	0,033	0,039			0,6616
I10F	O	Andere Eingriffe an der Wirbelsäule ohne mäßig komplexen Eingriff an der Wirbelsäule mit bestimmtem kleinen Eingriff oder wenig komplexer Eingriff, mehr als ein Belegungstag, Alter > 17 Jahre	0,682	0,622			4,5	1	0,316	11	0,049	0,057			0,6780
I10G	O	Andere Eingriffe an der Wirbelsäule ohne mäßig komplexen Eingriff an der Wirbelsäule, ohne bestimmten kleinen Eingriff, ohne wenig komplexen Eingriff oder ein Belegungstag, mit anderem kleinen Eingriff	0,537	0,492			2,6	1	0,149	7	0,057	0,059			0,7805
I10H	O	Andere Eingriffe an der Wirbelsäule ohne mäßig komplexen Eingriff, ohne bestimmten kleinen Eingriff, ohne anderen kleinen Eingriff	0,436	0,390			2,5	1	0,188	6	0,047	0,048			0,8778
I11Z	O	Eingriffe zur Verlängerung einer Extremität	2,113	1,955			8,5	2	0,185	20	0,046	0,059			0,7674
I12A	O	Knochen- und Gelenkinfektion / -entzündung mit verschiedenen Eingriffen am Muskel-Skelett-System und Bindegewebe mit äußerst schweren CC	2,967	2,797			23,4	7	0,221	41	0,053	0,073			0,9633
I12B	O	Knochen- und Gelenkinfektion / -entzündung mit verschiedenen Eingriffen am Muskel-Skelett-System und Bindegewebe mit schweren CC, mit Revision des Kniegelenkes oder Osteomyelitis, Alter < 16 Jahre	1,777	1,660			16,6	5	0,175	31	0,045	0,060			0,7560
I12C	O	Knochen- und Gelenkinfektion / -entzündung mit verschiedenen Eingriffen am Muskel-Skelett-System und Bindegewebe mit schweren CC, ohne Revision des Kniegelenkes, ohne Osteomyelitis, Alter > 15 Jahre	1,005	0,924			8,2	2	0,174	21	0,045	0,057			0,6667
I13A	O	Bestimmte Eingriffe an den Extremitäten mit komplexem Mehrfacheingriff, mit komplizierendem Eingriff an Humerus und Tibia oder aufwendiger Osteosynthese	2,458	2,257			16,1	4	0,196	29	0,043	0,058			0,7144
I13B	O	Bestimmte Eingriffe an den Extremitäten mit best. Mehrfacheingriff oder kompliz. Diagnose oder bei Endoprothese der oberen Extremität oder mit Fixateur ext., mit best. BNB od. mit Einbringen von Abstandshalt od. Alter < 18 J. mit äuß. schw. od. schw. CC	2,114	1,942			13,5	4	0,164	25	0,043	0,057			0,7319
I13C	O	Bestimmte Eingriffe an den Extremitäten mit best. Mehrfacheingr. od. kompliz Diag. od. bei Endopr. der oberen Extrem. od. m. Fix. ext., m. kompl. Eingr. od. schw. Weichteilsch., m. best. kompl. Osteot. od. BNB od. Alter < 18 J. m. äuß. schw. od. schw. CC	1,538	1,405			7,6	2	0,179	18	0,050	0,063			0,7588
I13D	O	Bestimmte Eingriffe an den Extremitäten mit bestimmtem anderen Mehrfacheingriff oder komplizierender Diagnose oder bei endoprothetischem Eingriff an der oberen Extremität oder mit Fixateur externe oder bestimmte geschlossene Reposition an der Tibia	1,216	1,110			6,5	1	0,220	15	0,047	0,059			0,6975
I13E	O	Bestimmte Eingriffe an den Extremitäten od. bei Endoproth. am Knie m. kompl. Eingr. od. schw. Weichteilsch. od. Pseudarthrose od. best. Osteotom. od. best. Eingr. Knieproth. od. Epiphyseodese od. bei BNB od. Alter > 17 J. od. ohne äuß. schw. od. schw. CC	1,063	0,966			5,2	1	0,422	13	0,049	0,059			0,7423
I13F	O	Bestimmte Eingriffe an den Extremitäten mit bestimmtem Eingriff an Unterschenkel und Humerus oder bei bösartiger Neubildung oder kleiner Eingriff bei Knochen- und Gelenkinfektion oder Alter < 18 Jahre mit äußerst schweren oder schweren CC	0,802	0,724			4,1	1	0,262	11	0,048	0,055			0,7289
I13G	O	Bestimmte Eingriffe an den Extremitäten ohne bestimmten Eingriff an Unterschenkel und Humerus, außer bei bösartiger Neubildung, ohne kleinen Eingriff bei Knochen- und Gelenkinfektion oder Alter > 17 Jahre oder ohne äußerst schwere oder schwere CC	0,718	0,643			3,8	1	0,198	10	0,047	0,053			0,7590
I16A	O	Andere Eingriffe an der Schulter und bestimmte Eingriffe an der oberen Extremität mit bestimmtem Eingriff an Schulter, Oberarm und Ellenbogen	0,698	0,623			2,7	1	0,099	6	0,052	0,054			0,8278
I16B	O	Andere Eingriffe an der Schulter und bestimmte Eingriffe an der oberen Extremität ohne bestimmten Eingriff an Schulter, Oberarm und Ellenbogen, mit bestimmtem anderem Eingriff an Klavikula, Schulter und Ellenbogen	0,467	0,413			2,3	1	0,118	4	0,041	0,041			0,9837
I16C	O	Andere Eingriffe an der Schulter und bestimmte Eingriffe an der oberen Extremität ohne bestimmten Eingriff an Schulter, Oberarm und Ellenbogen, ohne bestimmten anderen Eingriff an Klavikula, Schulter und Oberarm	0,433	0,389			2,1	1	0,093	4	0,042	0,040			0,8466
I17A	O	Aufwendige Operationen am Gesichtsschädel oder Alter < 16 Jahre	1,571	1,414			7,9	2	0,201	17	0,054	0,068			0,8979
I17B	O	Operationen am Gesichtsschädel ohne aufwendige Operationen, Alter > 15 Jahre	0,764	0,689			3,6	1	0,168	8	0,065	0,073			0,7994

Fallpauschalen-Katalog und Pflegeerlöskatalog

Teil b) Bewertungsrelationen bei Versorgung durch Belegabteilungen

DRG	Partition	Bezeichnung [6]	Bewertungsrelation bei Belegoperateur	Bewertungsrelation bei Belegoperateur und Beleganästhesist	Bewertungsrelation bei Belegoperateur und Beleghebamme	Bewertungsrelation bei Belegoperateur, -anästhesist und -hebamme	Mittlere Verweildauer [1]	Untere Grenzverweildauer: Erster Tag mit Abschlag [2], [5]	Untere Grenzverweildauer: Bewertungsrelation/Tag	Obere Grenzverweildauer: Erster Tag zus. Entgelt [3], [5]	Obere Grenzverweildauer: Bewertungsrelation/Tag	Externe Verlegung Abschlag/Tag (Bewertungsrelation)	Verlegungsfallpauschale	Ausnahme von Wiederaufnahme [4]	Pflegeerlös Bewertungsrelation/Tag
1	2	3	4	5	6	7	8	9	10	11	12	13	14	15	16
I13A	O	Wenig komplexe Eingriffe an Kniegelenk, Ellenbogengelenk und Unterarm, Alter < 16 Jahre oder mit mäßig komplexem Eingriff oder mit beidseitigem Eingriff am Kniegelenk	0,625	0,560			2,9	1	0,141	8	0,051	0,054			0,8038
I13B	O	Wenig komplexe Eingriffe an Kniegelenk, Ellenbogengelenk und Unterarm, Alter > 15 Jahre, ohne mäßig komplexen Eingriff, ohne beidseitigen Eingriff am Kniegelenk	0,349	0,307			2,3	1	0,085	4	0,039	0,039			1,0137
I19A	O	Implantation und Wechsel von Neurostimulatoren und Neurostimulationselektroden bei Krankheiten und Störungen an Muskel-Skelett-System und Bindegewebe ohne Implantation oder Wechsel eines permanenten Elektrodensystems	1,100	1,034			4,6	1	0,312	10	0,036	0,043			0,6981
I19B	O	Implantation und Wechsel von Neurostimulatoren und Neurostimulationselektroden bei Krankheiten und Störungen an Muskel-Skelett-System und Bindegewebe mit Implantation oder Wechsel eines permanenten Elektrodensystems	1,319	1,261			3,6	1	0,056	9	0,042	0,047			0,7398
I20A	O	Eingriffe am Fuß mit mehreren hochkomplexen Eingriffen oder Teilwechsel Endoprothese des unteren Sprunggelenks, mit hochkomplexem Eingriff und komplexer Diagnose oder bestimmter Arthrodese	1,643	1,497			9,4	2	0,190	21	0,042	0,055			0,7187
I20B	O	Eingriffe am Fuß mit mehreren komplexen Eingriffen oder hochkomplexem Eingriff oder Teilwechsel Endoprothese d. unteren Sprunggelenks oder bei Zerebralparese oder mit komplexem Eingriff und komplexer Diagnose oder mit Eingriff an Sehnen des Rückfußes	1,259	1,138			6,9	1	0,217	17	0,044	0,055			0,6852
I20C	O	Eingriffe am Fuß ohne mehrere komplexe Eingriffe, ohne hochkomplexen Eingriff, mit bestimmten komplizierenden Faktoren	0,920	0,831			6,2	1	0,490	16	0,040	0,050			0,7098
I20D	O	Eingriffe am Fuß ohne bestimmte komplizierende Faktoren, mit Knochentransplantation oder schwerem Weichteilschaden oder bestimmtem Eingriff am Fuß oder Implantation einer Vorfuß- oder Zehenendoprothese oder Kalkaneusfraktur	0,605	0,534			2,7	1	0,073	5	0,033	0,039			0,7711
I20E	O	Andere Eingriffe am Fuß oder chronische Polyarthritis oder Diabetes Mellitus mit Komplikationen oder Alter < 16 Jahre	0,538	0,474			2,7	1	0,075	6	0,033	0,040			0,8232
I20F	O	Eingriffe am Fuß ohne komplexe Eingriffe oder komplizierende Faktoren, Alter > 15 Jahre	0,420	0,366			2,4	1	0,123	5	0,039	0,039			0,8183
I21Z	O	Lokale Exzision und Entfernung von Osteosynthesematerial an Hüftgelenk, Femur und Wirbelsäule oder komplexe Eingriffe an Ellenbogengelenk und Unterarm oder bestimmte Eingriffe an der Klavikula	0,668	0,590			2,8	1	0,088	5	0,045	0,047			0,8014
I22B	O	Gewebe- / Hauttransplantation, außer an der Hand, mit kleinflächiger Gewebetransplantation od. mit großflächiger Gewebetransplantation ohne kompliz. Konst., oh. Eingr. an mehreren Lokal., oh. schw. Weichteilschaden, oh. kompl. Gewebetranspl. m. schw. CC	2,328	2,158			22,2	6	0,191	40	0,042	0,058			0,8057
I23A	O	Andere kleine Eingriffe an Knochen und Weichteilen mit bestimmten kleinen Eingriffen am Knochen oder Alter < 18 Jahre mit äußerst schweren oder schweren CC	0,653	0,581			4,0	1	0,194	9	0,047	0,053			0,8670
I23B	O	Andere kleine Eingriffe an Knochen und Weichteilen mit bestimmten kleinen Eigriffen an Knochen und Weichteilen, Alter > 17 Jahre oder ohne äußerst schwere oder schwere CC	0,558	0,498			2,7	1	0,208	5	0,049	0,051			0,8808
I23C	O	Andere kleine Eingriffe an Knochen und Weichteilen ohne bestimmte kleine Eingriffe an Knochen und Weichteilen, Alter > 17 Jahre oder ohne äußerst schwere oder schwere CC	0,455	0,401			2,3	1	0,094	5	0,052	0,052			0,9215
I24A	O	Arthroskopie oder andere Eingriffe an den Extremitäten oder Eingriffe am Weichteilgewebe mit komplexem Eingriff oder Alter < 16 Jahre	0,528	0,466			2,6	1	0,137	7	0,055	0,056			0,9860
I24B	O	Arthroskopie oder andere Eingriffe an den Extremitäten oder Eingriffe am Weichteilgewebe ohne komplexen Eingriff, Alter > 15 Jahre	0,286	0,258			2,1	1	0,069	4	0,037	0,036			0,9881
I27B	O	Eingriffe am Weichteilgewebe oder kleinflächige Gewebe-Tx mit äußerst schweren CC oder bei BNB mit schweren CC oder mit kompliz. Faktoren, mit schweren CC oder bei BNB oder mit best. Eingr. am Weichteilgewebe, > 1 Belegungstag oder best. Eingriff	2,382	2,236			16,7	5	0,232	33	0,059	0,079			0,9621
I27C	O	Eingriffe am Weichteilgewebe oder kleinflächige Gewebetransplantationen mit schweren CC oder bei BNB oder mit bestimmtem Eingriff am Weichteilgewebe, mehr als ein Belegungstag oder bestimmter Eingriff ohne komplizierende Faktoren	1,070	0,982			7,7	2	0,188	18	0,052	0,065			0,8149
I27D	O	Bestimmte andere Eingriffe am Weichteilgewebe oder ein Belegungstag	0,638	0,561			3,1	1	0,088	7	0,041	0,044			0,7362
I27E	O	Bestimmte kleine Eingriffe am Weichteilgewebe oder ein Belegungstag	0,566	0,503			2,9	1	0,149	7	0,053	0,056			0,7944
I28C	O	Andere Eingriffe an Muskel-Skelett-System und Bindegewebe mit bestimmtem Eingriff an Knochen, Weichteilen oder Bindegewebe, mehr als ein Belegungstag oder Alter < 10 Jahre	1,301	1,245			12,0	3	0,231	26	0,054	0,071			0,7938

Fallpauschalen-Katalog und Pflegeerlöskatalog
Teil b) Bewertungsrelationen bei Versorgung durch Belegabteilungen

DRG	Partition	Bezeichnung [6]	Bewertungsrelation bei Belegoperateur	Bewertungsrelation bei Belegoperateur und Beleganästhesist	Bewertungsrelation bei Belegoperateur und Beleghebamme	Bewertungsrelation bei Belegoperateur, -anästhesist und -hebamme	Mittlere Verweildauer [1]	Untere Grenzverweildauer: Erster Tag mit Abschlag [2), 5)]	Untere Grenzverweildauer: Bewertungsrelation/Tag	Obere Grenzverweildauer: Erster Tag zus. Entgelt [3), 5)]	Obere Grenzverweildauer: Bewertungsrelation/Tag	Externe Verlegung Abschlag/Tag (Bewertungsrelation)	Verlegungsfallpauschale	Ausnahme von Wiederaufnahme [4]	Pflegeerlös Bewertungsrelation/Tag
1	2	3	4	5	6	7	8	9	10	11	12	13	14	15	16
I28D	O	Andere Eingriffe an Muskel-Skelett-System und Bindegewebe mit mäßig komplexem Eingriff, mehr als ein Belegungstag, Alter > 9 Jahre	0,869	0,834			8,5	2	0,203	18	0,051	0,065			0,6628
I28E	O	Andere Eingriffe an Muskel-Skelett-System und Bindegewebe, ohne bestimmte, mäßig komplexe und komplexe Eingriffe, Alter > 9 Jahre oder ein Belegungstag	0,413	0,367			2,8	1	0,078	5	0,039	0,041			0,8036
I29A	O	Komplexe Eingriffe am Schultergelenk oder bestimmte Osteosynthesen an der Klavikula, bei komplizierender Diagnose oder Eingriff an mehreren Lokalisationen	1,021	0,915			3,5	1	0,323	10	0,053	0,059			0,7703
I29B	O	Komplexe Eingriffe am Schultergelenk oder best. Osteosynthesen an der Klavikula ohne kompliz. Diagnose, ohne Eingriff an mehreren Lokalisationen oder sonst. arthroskopische Rekonstruktion der Rotatorenmanschette mit bestimmten Eingriffen an der Schulter	0,646	0,575			2,6	1	0,075	5	0,040	0,041			0,9241
I29C	O	Sonstige arthroskopische Rekonstruktion der Rotatorenmanschette ohne bestimmte Eingriffe an der Schulter	0,580	0,516			2,4	1	0,138	5	0,041	0,041			0,8460
I30A	O	Arthroskopischer Eingriff am Hüftgelenk, Alter < 16 Jahre oder komplexe Eingriffe am Kniegelenk mit sehr komplexem Eingriff oder bestimmte komplexe Eingriffe am Kniegelenk, Alter < 18 Jahre, mit äußerst schweren oder schweren CC	1,008	0,912			3,3	1	0,125	9	0,054	0,059			0,7105
I30B	O	Arthroskopischer Eingriff am Hüftgelenk, Alter > 15 Jahre oder bestimmte komplexe Eingriffe am Kniegelenk, Alter > 17 Jahre oder ohne äußerst schwere oder schwere CC	0,673	0,607			2,2	1	0,209	4	0,037	0,036			0,7991
I30C	O	Komplexe Eingriffe am Kniegelenk ohne bestimmte komplexe Eingriffe am Kniegelenk, Alter > 17 Jahre oder ohne äußerst schwere oder schwere CC oder bestimmte arthroskopische Eingriffe am Hüftgelenk, Alter > 15 Jahre	0,587	0,524			2,7	1	0,121	7	0,051	0,053			0,7967
I31A	O	Mehrere komplexe Eingriffe an Ellenbogengelenk und Unterarm oder gelenkübergreifende Weichteildistraktion bei angeborenen Anomalien der Hand, mit aufwendigen Eingriffen am Unterarm	1,779	1,616			9,2	2	0,202	18	0,046	0,060			0,7131
I31B	O	Mehrere komplexe Eingriffe an Ellenbogengelenk und Unterarm oder gelenkübergreifende Weichteildistraktion bei angeborenen Anomalien der Hand oder bestimmte Eingriffe bei Mehrfragmentfraktur der Patella, mit bestimmten komplexen Eingriffen am Unterarm	1,124	1,014			4,9	1	0,354	13	0,051	0,060			0,7495
I31C	O	Mehrere komplexe Eingriffe an Ellenbogengelenk und Unterarm ohne gelenkübergreifende Weichteildistraktion bei angeborenen Anomalien der Hand, ohne bestimmte Eingriffe bei Mehrfragmentfraktur der Patella, ohne bestimmte komplexe Eingriffe am Unterarm	0,895	0,798			3,1	1	0,215	8	0,055	0,059			0,7632
I32C	O	Eingr. an Handgel. und Hand oh. mehrz. Eingr., oh. Komplexb. Hand, mit kompl. Eingr. od. bei angeb. Anomalie d. Hand od. Pseudarthr., Alter > 5 J. od. mit hochkompl. Eingr. bei angeb. Fehlb. d. Hand, Alter < 16 J. oder mit best. Eingr. od. kompl. Diagn.	1,118	0,995			5,1	1	0,157	14	0,044	0,052			0,7532
I32D	O	Eingriffe an Handgelenk und Hand mit komplexem Eingriff, ohne komplexe Diagnose oder ohne sehr komplexen Eingriff oder mit komplexer Diagnose oder mit bestimmtem oder beidseitigem Eingriff	0,759	0,668			2,7	1	0,200	7	0,053	0,056			0,7675
I32E	O	Bestimmte mäßig komplexe Eingriffe an Handgelenk und Hand, mehr als ein Belegungstag oder Mehrfacheingriff an 3 Strahlen oder Alter < 6 Jahre	0,593	0,521			2,4	1	0,148	6	0,054	0,054			0,7587
I32F	O	Eingriffe an Handgelenk und Hand ohne komplexe oder mäßig komplexe Eingriffe oder ohne bestimmtem mäßig komplexen Eingriff, Alter > 5 Jahre, ein Belegungstag	0,471	0,415			2,3	1	0,047	5	0,053	0,052			0,9207
I34Z	O	Geriatrische frührehabilitative Komplexbehandlung mit bestimmter OR-Prozedur bei Krankheiten und Störungen an Muskel-Skelett-System und Bindegewebe	2,135	2,041			24,0	7	0,176	36	0,041	0,057			0,8099
I36Z	O	Beidseitige oder kombinierte Implantation oder Wechsel einer Endoprothese an Hüft-, Kniegelenk und/oder an der oberen Extremität	2,278	2,140			10,3	2	0,225	18	0,046	0,060			0,7960
I39Z	O	Strahlentherapie bei Krankheiten und Störungen an Muskel-Skelett-System und Bindegewebe, Bestrahlungen an mindestens 8 Tagen	2,187	2,181			20,0	6	0,302	35	0,105		x	x	0,7789
I42A	A	Multimodale Schmerztherapie bei Krankheiten und Störungen an Muskel-Skelett-System und Bindegewebe, mindestens 14 Tage	0,983	0,983			16,7			20	0,045	0,055		x	0,4138
I42B	A	Multimodale Schmerztherapie bei Krankheiten und Störungen an Muskel-Skelett-System und Bindegewebe, weniger als 14 Tage	0,646	0,644			9,1			15	0,045	0,063		x	0,4526
I43A	O	Implantation oder Wechsel bestimmter Endoprothesen am Knie- oder am Ellenbogengelenk oder Prothesenwechsel am Schulter- oder am Sprunggelenk oder Entfernung bestimmter Endoprothesen am Kniegelenk, mit äußerst schweren CC	4,347	4,116			28,5	8	0,223	46	0,050	0,068			0,9499

Fallpauschalen-Katalog und Pflegeerlöskatalog
Teil b) Bewertungsrelationen bei Versorgung durch Belegabteilungen

DRG	Partition	Bezeichnung [6]	Bewertungsrelation bei Belegoperateur	Bewertungsrelation bei Belegoperateur und Beleganästhesist	Bewertungsrelation bei Belegoperateur und Beleghebamme	Bewertungsrelation bei Belegoperateur, -anästhesist und -hebamme	Mittlere Verweildauer [1]	Untere Grenzverweildauer: Erster Tag mit Abschlag [2), 5)]	Untere Grenzverweildauer: Bewertungsrelation/Tag	Obere Grenzverweildauer: Erster Tag zus. Entgelt [3), 5)]	Obere Grenzverweildauer: Bewertungsrelation/Tag	Externe Verlegung Abschlag/Tag (Bewertungsrelation)	Verlegungsfallpauschale	Ausnahme von Wiederaufnahme [4)]	Pflegeerlös Bewertungsrelation/Tag
1	2	3	4	5	6	7	8	9	10	11	12	13	14	15	16
I43B	O	Implantation oder Wechsel bestimmter Endoprothesen am Knie- oder am Ellenbogengelenk oder Prothesenwechsel am Schulter- oder am Sprunggelenk oder Entfernung bestimmter Endoprothesen am Kniegelenk, ohne äußerst schwere CC	1,926	1,823			7,5	2	0,152	13	0,043	0,054			0,7488
I44A	O	Bestimmte Endoprotheseneingriffe am Kniegelenk mit äußerst schweren CC oder Implantation bestimmter schaftverankerten Prothese am Knie oder Korrektur einer Brustkorbdeformität	2,076	1,956			10,6	3	0,169	20	0,045	0,058			0,7351
I44B	O	Bestimmte Endoprotheseneingriffe am Kniegelenk ohne äußerst schwere CC, mit bestimmtem Wechsel von Endoprothesen oder Implantation einer patientenindividuell angefertigten Endoprothese am Kniegelenk ohne Defekt oder Deformität der Knochen	1,854	1,737			11,0	3	0,183	22	0,047	0,061			0,7482
I44C	O	Bestimmte Endoprotheseneingriffe am Kniegelenk ohne äußerst schwere CC, ohne bestimmten Wechsel von Endoprothesen oder Prothesenkomponenten, ohne Implantation einer patientenindividuell angefertigten Endoprothese am Kniegelenk	1,340	1,258			8,5	2	0,163	13	0,04[illegible]	0,052			0,7309
I44D	O	Bestimmte Endoprotheseneingriffe am Kniegelenk oder Einbringen einer Entlastungsfeder am Kniegelenk	1,252	1,174			7,6	2	0,147	12	0,041	0,052			0,6667
I44E	O	Andere Endoprotheseneingriffe am Kniegelenk	1,110	1,029			8,4	2	0,183	15	0,046	0,059			0,6836
I45A	O	Implantation und Ersatz einer Bandscheibenendoprothese, mehr als ein Segment	2,123	2,001			4,0	1	0,147	9	0,052	0,059			0,7688
I45B	O	Implantation und Ersatz einer Bandscheibenendoprothese, weniger als 2 Segmente	1,502	1,396			3,8	1	0,145	9	0,053	0,061			0,7303
I46B	O	Prothesenwechsel am Hüftgelenk ohne äußerst schwere CC, ohne Eingriff an mehreren Lokalisationen, mit periprothetischer Fraktur	2,673	2,513			17,2	5	0,213	31	0,052	0,070			0,9817
I46C	O	Prothesenwechsel am Hüftgelenk ohne äußerst schwere CC, ohne Eingriff an mehreren Lokalisationen, ohne periprothetische Fraktur	2,025	1,879			10,9	3	0,192	22	0,049	0,065			0,8120
I47A	O	Revision oder Ersatz des Hüftgelenkes ohne komplizierende Diagnose, ohne Arthrodese, ohne äußerst schwere CC, Alter > 15 Jahre, mit komplizierendem Eingriff	1,829	1,700			11,0	3	0,185	21	0,043	0,062			0,7975
I47B	O	Revision oder Ersatz des Hüftgelenkes ohne best. kompliz. Faktoren, mit kompl. Diagnose an Becken/Oberschenkel, mit best. endoproth. oder gelenkplast. Eingr. od. m. Impl. od. Wechsel Radiuskopfproth. od. m. kompl. Erstimpl. od. m. Entf. Osteosynthesemat.	1,495	1,399			9,8	2	0,228	18	0,049	0,064			0,8804
I47C	O	Revision oder Ersatz des Hüftgelenkes ohne best. kompliz. Faktoren, ohne komplexe Diagnose an Becken/OS, ohne best. endoproth. Eingriff, ohne gelenkpl. Eingriff am Hüftgelenk, ohne Impl. oder Wechsel einer Radiuskopfprothese, ohne Entf. Osteosynthesemat.	1,222	1,149			8,8	2	0,155	13	0,037	0,048			0,7293
I50A	O	Gewebe- / Haut-Transplantation außer an der Hand, ohne bestimmte komplizierende Faktoren, mit bestimmtem Eingriff oder bestimmter Vakuumbehandlung mit kontinuierlicher Sogbehandlung ab 8 Tagen	1,874	1,702			14,4	4	0,177	30	0,043	0,058			0,6689
I50B	O	Gewebe- / Haut-Transplantation außer an der Hand, ohne bestimmte komplizierende Faktoren, ohne bestimmten Eingriff, mit bestimmter Vakuumbehandlung oder Alter < 16 Jahre	1,213	1,099			11,0	3	0,149	22	0,038	0,050			0,6828
I50C	O	Gewebe- / Haut-Transplantation außer an der Hand, ohne bestimmte komplizierende Faktoren, ohne bestimmten Eingriff, ohne bestimmte Vakuumbehandlung, Alter > 15 Jahre	0,595	0,566			4,9	1	0,167	11	0,048	0,057			0,6842
I54A	O	Strahlentherapie bei Krankheiten und Störungen an Muskel-Skelett-System und Bindegewebe, bei bösartiger Neubildung, Bestrahlungen an mindestens 5 Tagen oder Alter < 18 Jahre	1,013	1,011			8,5	2	0,331	19	0,082	0,104		x	0,8363
I54B	O	Strahlentherapie bei Krankheiten und Störungen an Muskel-Skelett-System und Bindegewebe, bei bösartiger Neubildung, Bestrahlungen an weniger als 5 Tagen, Alter > 17 Jahre	0,698	0,696			5,7	1	0,342	15	0,120	0,102		x	0,8299
I59Z	O	Andere Eingriffe an den Extremitäten oder am Gesichtsschädel	0,556	0,491			2,4	1	0,106	6	0,057	0,058			0,9981
I64C	M	Osteomyelitis, Alter > 15 Jahre, ohne äußerst schwere oder schwere CC	0,456	0,453			6,7	1	0,284	15	0,046	0,057			0,6783
I65C	M	Bösartige Neubildung des Bindegewebes einschließlich pathologischer Fraktur, Alter > 16 Jahre, ohne äußerst schwere CC	0,497	0,494			5,3	1	0,260	12	0,063	0,076		x	0,7794
I66E	M	Andere Erkrankungen des Bindegewebes oder Amyloidose oder Arthropathie, Alter > 15 Jahre, mehr als ein Belegungstag	0,576	0,576			6,7	1	0,274	15	0,058	0,072			0,5998
I66F	M	Frakturen an Becken und Schenkelhals oder systemischer Lupus erythematodes, mehr als ein Belegungstag, ohne äußerst schwere CC, ohne intensivmedizinische Komplexbehandlung > 196 / 184 / - Aufwandspunkte	0,502	0,501			7,7	2	0,164	16	0,045	0,057			0,7621

Fallpauschalen-Katalog und Pflegeerlöskatalog
Teil b) Bewertungsrelationen bei Versorgung durch Belegabteilungen

DRG	Parti-tion	Bezeichnung [6]	Bewertungsrelation bei Belegoperateur	Bewertungsrelation bei Belegoperateur und Beleganästhesist	Bewertungsrelation bei Belegoperateur und Beleghebamme	Bewertungsrelation bei Belegoperateur, -anästhesist und -hebamme	Mittlere Verweil-dauer [1]	Untere Grenzverweildauer		Obere Grenzverweildauer		Externe Verlegung Abschlag/Tag (Bewertungsrelation)	Verlegungs-fallpauschale	Ausnahme von Wieder-aufnahme [4]	Pflegeerlös Bewertungs-relation/Tag
								Erster Tag mit Abschlag [2), 5)]	Bewertungs-relation/Tag	Erster Tag zus. Entgelt [3), 5)]	Bewertungs-relation/Tag				
1	2	3	4	5	6	7	8	9	10	11	12	13	14	15	16
I66G	M	Andere Erkrankungen des Bindegewebes, mehr als ein Belegungstag, oh. Amyloidose, oh. best. Vaskulitiden, oh. best. syst. Erkr., oh. äußerst schwere CC, ohne intensivmed. Komplexbeh. > 196 / 184 / - Aufwandsp., oh. kinder-und jugendrheumat. Komplexbeh.	0,381	0,380			4,7	1	0,184	12	0,056	0,065			0,5840
I66H	M	Andere Erkrankungen des Bindegewebes oder Frakturen an Becken und Schenkelhals, ein Belegungstag, ohne bestimmte Biopsie am Herzen	0,144	0,143			1,0								1,0693
I68B	M	Nicht operativ behandelte Erkrankungen und Verletzungen im Wirbelsäulenbereich, mehr als 1 BT, mit äuß. schw. oder schw. CC od. bei Para- / Tetraplegie, mit kompl. Diagn. oder ohne äuß. schw. oder schw. CC, ohne Para- / Tetraplegie bei Diszitis	0,999	0,997			13,6	4	0,195	27	0,050	0,067			0,8771
I68C	M	Nicht operativ behandelte Erkrankungen und Verletzungen WS, > 1 BT od. and. Femurfraktur, bei Para- / Tetraplegie od. mit äuß. schw. CC od. schw. CC od. Alter > 65 J., oh. kompl. Diagn. od. Kreuzbeinfraktur od. best. mäßig aufw., aufw. od. hochaufw. Beh.	0,687	0,686			10,1	2	0,224	20	0,047	0,061			0,8041
I68D	M	Nicht operativ behandelte Erkrankungen und Verletzungen WS, > 1 Belegungstag oder andere Femurfraktur, außer bei Diszitis oder infektiöser Spondylopathie, ohne Kreuzbeinfraktur, ohne best. mäßig aufw., aufw. od. hochaufw. Beh., mit Wirbelsäulenfraktur	0,471	0,470			6,5	1	0,232	13	0,050	0,062			0,7501
I68E	M	Nicht operativ behandelte Erkrankungen und Verletzungen WS, > 1 Belegungstag oder andere Femurfraktur, außer bei Diszitis oder infektiöser Spondylopathie, ohne Kreuzbeinfraktur, ohne best. mäßig aufw., aufw. od. hochaufw. Beh., oh. Wirbelsäulenfraktur	0,264	0,264			5,3	1	0,127	10	0,034	0,041			0,6336
I68F	M	Nicht operativ behandelte Erkrankungen und Verletzungen im Wirbelsäulenbereich, ein Belegungs-tag oder Prellung am Oberschenkel	0,169	0,166			1,0								1,0087
I69A	M	Knochenkrankheiten und spezifische Arthropathie mit bestimmter Arthropathie oder Muskel- / Sehnenerkrankung bei Para- /Tetraplegie	0,410	0,410			5,6	1	0,302	14	0,051	0,061			0,5861
I69B	M	Knochenkrankheiten und spezifische Arthropathie ohne bestimmte Arthropathie, ohne Muskel- / Sehnenerkrankung bei Para- /Tetraplegie	0,408	0,407			6,2	1	0,243	14	0,044	0,055			0,6274
I71B	M	Muskel- und Sehnenerkrankungen außer bei Para- / Tetraplegie oder Verstauchung, Zerrung, Luxation an Hüftgelenk, Becken und Oberschenkel, ohne Zerebralparese, ohne Kontraktur	0,346	0,343			4,3	1	0,177	10	0,053	0,061			0,7109
I72Z	M	Entzündung von Sehnen, Muskeln und Schleimbeuteln mit äußerst schweren oder schweren CC oder Frakturen am Femurschaft	0,763	0,758			9,8	2	0,242	22	0,052	0,068			0,9463
I73Z	M	Nachbehandlung bei Erkrankungen des Bindegewebes	0,461	0,457			6,6	1	0,270	15	0,046	0,058			0,7833
I74A	M	Verletzungen an Unterarm, Handgelenk, Hand oder Fuß oder leichte bis moderate Verletzungen von Schulter, Arm, Ellenbogen, Knie, Bein und Sprunggelenk mit äußerst schweren oder schweren CC oder unspezifische Arthropathien	0,385	0,384			4,8	1	0,263	12	0,055	0,065			0,6493
I74B	M	Verletzungen an Unterarm, Handgelenk, Hand oder Fuß oder leichte bis moderate Verletzungen von Schulter, Arm, Ellenbogen, Knie, Bein und Sprunggelenk ohne äußerst schwere oder schwere CC, Alter < 10 Jahre	0,340	0,314			2,3	1	0,076	4	0,061	0,061			1,3383
I74C	M	Verletzungen an Unterarm, Handgelenk, Hand oder Fuß oder leichte bis moderate Verletzungen von Schulter, Arm, Ellenbogen, Knie, Bein und Sprunggelenk ohne äußerst schwere oder schwere CC, Alter > 9 Jahre	0,304	0,300			3,4	1	0,116	8	0,059	0,065			0,8079
I75B	M	Schwere Verletzungen von Schulter, Arm, Ellenbogen, Knie, Bein und Sprunggelenk ohne CC oder Entzündungen von Sehnen, Muskeln und Schleimbeuteln ohne äußerst schwere oder schwere CC	0,354	0,352			4,6	1	0,192	11	0,052	0,062			0,7479
I76A	M	Andere Erkrankungen des Bindegewebes mit komplizierender Diagnose oder äußerst schweren CC oder septische Arthritis mit äußerst schweren CC oder Alter < 16 Jahre	0,847	0,840			13,3	3	0,201	28	0,042	0,056			0,6759
I76B	M	Andere Erkrankungen des Bindegewebes ohne komplizierende Diagnose, ohne äußerst schwere CC oder septische Arthritis ohne äußerst schwere CC, Alter > 15 Jahre	0,399	0,391			4,6	1	0,187	11	0,055	0,064			0,8226
I77Z	M	Mäßig schwere Verletzungen von Schulter, Arm, Ellenbogen, Knie, Bein und Sprunggelenk	0,339	0,338			4,3	1	0,171	10	0,054	0,063			0,7840
I79Z	M	Fibromyalgie	0,549	0,549			8,9	2	0,180	16	0,043	0,055			0,4358
I98Z	O	Komplexe Vakuumbehandlung bei Krankheiten und Störungen an Muskel-Skelett-System und Bindegewebe	4,550	4,176			36,3	11	0,193	54	0,064	0,062			0,8586

Fallpauschalen-Katalog und Pflegeerlöskatalog
Teil b) Bewertungsrelationen bei Versorgung durch Belegabteilungen

DRG	Partition	Bezeichnung [6]	Bewertungsrelation bei Belegoperateur	Bewertungsrelation bei Belegoperateur und Beleganästhesist	Bewertungsrelation bei Belegoperateur und Beleghebamme	Bewertungsrelation bei Belegoperateur, -anästhesist und -hebamme	Mittlere Verweildauer [1]	Untere Grenzverweildauer: Erster Tag mit Abschlag [2), 5)]	Untere Grenzverweildauer: Bewertungsrelation/Tag	Obere Grenzverweildauer: Erster Tag zus. Entgelt [3), 5)]	Obere Grenzverweildauer: Bewertungsrelation/Tag	Externe Verlegung Abschlag/Tag (Bewertungsrelation)	Verlegungsfallpauschale	Ausnahme von Wiederaufnahme [4)]	Pflegeerlös Bewertungsrelation/Tag
1	2	3	4	5	6	7	8	9	10	11	12	13	14	15	16
MDC 09 Krankheiten und Störungen an Haut, Unterhaut und Mamma															
J01Z	O	Gewebetransplantation mit mikrovaskulärer Anastomosierung bei bösartiger Neubildung an Haut, Unterhaut und Mamma	2,511	2,239			7,5	2	0,220	14	0,062	0,078			0,8606
J02B	O	Hauttransplantation oder bestimmte Lappenplastik an der unteren Extr. bei Ulkus od. Infektion od. ausgedehnte Lymphadenekt. oder Gewebetransplant. mit mikrovask. Anastomose, mit äuß. schw. CC, oh. kompl. Eingr. od. oh. äuß. schw. CC, m. kompl. Eingr.	2,517	2,325			21,6	6	0,202	40	0,046	0,063			0,9985
J02C	O	Hauttransplantation oder bestimmte Lappenplastik an der unteren Extremität bei Ulkus oder Infektion oder ausgedehnte Lymphadenektomie, ohne äußerst schwere CC, ohne komplexen Eingriff	1,407	1,315			18,4	5	0,152	34	0,035	0,047			0,8291
J03Z	O	Eingriffe an der Haut der unteren Extremität bei Ulkus oder Infektion / Entzündung	0,727	0,689			10,3	2	0,178	20	0,035	0,047			0,7748
J04Z	O	Eingriffe an der Haut der unteren Extremität außer bei Ulkus oder Infektion / Entzündung	0,447	0,426			3,6	1	0,147	9	0,053	0,060			0,6789
J06Z	O	Mastektomie mit Prothesenimplantation und plastischer Operation bei bösartiger Neubildung oder komplexe Prothesenimplantation	1,353	1,239			5,2	1	0,265	11	0,072	0,086			0,7201
J07A	C	Kleine Eingr. an der Mamma m. best. Lymphkn.-Exz. od. äuß. schw. od. schw. CC b. BNB od. große Eingr. an der Mamma b. BNB oh. kompl. od. best. Eingr. an weibl. Geschl.-Org. b. BNB mit beids. Eingr. od. best. Eingr. Ovar/Plexus brachialis od. an Lymphgef.	1,137	1,040			3,7	1	0,287	8	0,108	0,122			0,7477
J07B	O	Kleine Eingriffe an der Mamma mit bestimmter Lymphknotenexzision oder äußerst schweren oder schweren CC bei BNB, ohne beidseitigen Eingriff, ohne Eingriff an Ovar od. Plexus brachialis, ohne Eingriff an Lymphgefäßen	0,860	0,788			3,0	1	0,217	7	0,109	0,117			0,7697
J08A	O	Bestimmte Hauttransplantation oder Debridement mit Eingriff an Kopf und Hals oder mit bestimmtem Eingriff an Haut und Unterhaut oder Eingriffe an der Haut der unteren Extremität bei Ulkus oder Infektion / Entzündung, mit äußerst schweren CC	2,216	2,089			20,9	6	0,212	39	0,050	0,068			0,9756
J08B	O	Bestimmte Hauttransplantation oder Debridement ohne Eingriff an Kopf und Hals, ohne bestimmten Eingriff an Haut und Unterhaut oder ohne äußerst schwere CC	0,869	0,815			8,0	2	0,170	18	0,045	0,057			0,6721
J09A	O	Eingriffe bei Sinus pilonidalis und perianal, Alter < 16 Jahre	0,452	0,402			2,7	1	0,128	6	0,051	0,053			1,1327
J09B	O	Eingriffe bei Sinus pilonidalis und perianal, Alter > 15 Jahre	0,278	0,255			2,6	1	0,073	6	0,038	0,039			0,8747
J10A	O	Plastische Operationen an Haut, Unterhaut und Mamma mit äußerst schweren oder schweren CC oder mit komplexem Eingriff	0,732	0,692			5,9	1	0,194	13	0,046	0,056			0,6927
J10B	O	Plastische Operationen an Haut, Unterhaut und Mamma ohne äußerst schwere oder schwere CC, ohne komplexen Eingriff	0,465	0,430			3,2	1	0,101	8	0,048	0,052			0,6847
J11A	O	Andere Eingriffe an Haut, Unterhaut und Mamma mit komplexem Eingriff bei komplizierender Diagnose oder bei Para- / Tetraplegie oder selektive Embolisation bei Hämangiom	0,913	0,879			9,7	2	0,230	21	0,050	0,065			0,8172
J11B	O	Andere Eingriffe an Haut, Unterhaut und Mamma mit komplizierender Diagnose oder mit mäßig komplexer Prozedur oder Diagnose oder Alter < 18 Jahre mit äußerst schweren oder schweren CC oder mit bestimmtem Eingriff bei bösartiger Neubildung oder Pemphigoid	0,633	0,584			4,4	1	0,242	12	0,056	0,065			0,7894
J11C	O	Andere Eingriffe an Haut, Unterhaut und Mamma ohne kompliz. Diag., ohne mäßig kompl. Proz. od. Diagn., Alter > 17 J. od. ohne äuß. schw. oder schw. CC, mit best. Eingr. od. mit Hidradenitis suppurativa od. bei BNB/Pemphigoid od. mit kl. Eingr. an d. Haut	0,411	0,385			3,2	1	0,100	7	0,048	0,053			0,7440
J11D	O	Andere Eingriffe an Haut, Unterhaut und Mamma ohne kompliz. Diag., ohne mäßig kompl. Proz. od. Diag., Alter > 17 J. od. ohne äuß. schw. oder schw. CC, ohne best. Eingr., ohne Hidradenitis suppurativa, auß. b. BNB od. Pemphigoid, oh. kl. Eingr. an d. Haut	0,372	0,345			3,0	1	0,099	7	0,049	0,053			0,8023
J12Z	O	Komplexe beidseitige plastische Rekonstruktion der Mamma	3,402	3,023			9,7	2	0,275	17	0,060	0,078			0,8711
J14Z	O	Plastische Rekonstruktion der Mamma bei BNB mit aufwend. Rekonstr. oder beidseit. Mastektomie bei BNB oder Strahlenther. mit operat. Proz. bei Krankh. und Störungen an Haut, Unterhaut und Mamma, mit beidseit. Prothesenimpl. oder Impl. eines Hautexpanders	1,775	1,626			6,3	1	0,300	13	0,067	0,083			0,7349
J16A	O	Beidseitige Mastektomie bei bösartiger Neubildung	1,239	1,134			5,3	1	0,319	12	0,084	0,100			0,7960
J16B	O	Strahlentherapie mit operativer Prozedur bei Krankheiten und Störungen an Haut, Unterhaut und Mamma	1,216	1,144			4,8	1	0,353	11	0,151	0,124			0,8392
J17Z	O	Strahlentherapie bei Krankheiten und Störungen an Haut, Unterhaut und Mamma, Bestrahlungen an mindestens 9 Tagen	2,730	2,721			24,2	7	0,330	42	0,109	0,104		x	0,8446

Fallpauschalen-Katalog und Pflegeerlöskatalog
Teil b) Bewertungsrelationen bei Versorgung durch Belegabteilungen

DRG	Partition	Bezeichnung [6]	Bewertungsrelation bei Belegoperateur	Bewertungsrelation bei Belegoperateur und Beleganästhesist	Bewertungsrelation bei Belegoperateur und Beleghebamme	Bewertungsrelation bei Belegoperateur, -anästhesist und -hebamme	Mittlere Verweildauer [1]	Untere Grenzverweildauer		Obere Grenzverweildauer		Externe Verlegung Abschlag/Tag (Bewertungsrelation)	Verlegungs-fallpauschale	Ausnahme von Wiederaufnahme [4]	Pflegeerlös Bewertungsrelation/Tag
								Erster Tag mit Abschlag [2), 5)]	Bewertungsrelation/Tag	Erster Tag zus. Entgelt [3), 5)]	Bewertungsrelation/Tag				
1	2	3	4	5	6	7	8	9	10	11	12	13	14	15	16
J18A	O	Strahlentherapie bei Krankheiten und Störungen an Haut, Unterhaut und Mamma, mehr als ein Belegungstag, Bestrahlungen an mindestens 5 Tagen	1,656	1,649			14,7	4	0,322	31	0,109	0,102		x	0,8531
J18B	O	Strahlentherapie bei Krankheiten und Störungen an Haut, Unterhaut und Mamma, mehr als ein Belegungstag, Bestrahlungen an weniger als 5 Tagen	0,945	0,942			9,3	2	0,305	23	0,098	0,088		x	0,8720
J21Z	O	Andere Hauttransplantation oder Debridement mit Lymphknotenexzision oder schweren CC	0,954	0,894			8,1	2	0,194	20	0,050	0,064			0,7231
J22Z	O	Andere Hauttransplantation oder Debridement ohne komplexen Eingriff, ohne komplexe Diagnose, ohne äußerst schwere oder schwere CC oder mit Weichteildeckung oder Mehrfachtumoren der Haut oder Erysipel	0,490	0,461			3,8	1	0,232	10	0,046	0,052			0,6584
J23Z	O	Große Eingriffe an der Mamma bei bösartiger Neubildung ohne komplexen Eingriff, ohne bestimmten Eingriff an den weiblichen Geschlechtsorganen bei bösartiger Neubildung	0,960	0,876			4,5	1	0,385	10	0,074	0,087			0,7531
J24A	O	Eingriffe an der Mamma außer bei bösartiger Neubildung mit ausgedehntem Eingriff, mit Prothesenimplantation oder bestimmter Mammareduktionsplastik	1,007	0,906			3,8	1	0,290	9	0,049	0,055			0,7449
J24B	O	Eingriffe an der Mamma außer bei bösartiger Neubildung mit ausgedehntem Eingriff, ohne Prothesenimplantation, ohne bestimmte Mammareduktionsplastik	0,902	0,808			3,3	1	0,363	7	0,068	0,075			0,7324
J24C	O	Eingriffe an der Mamma außer bei bösartiger Neubildung ohne ausgedehnten Eingriff, mit komplexem Eingriff	0,715	0,632			3,3	1	0,216	7	0,055	0,061			0,8432
J24D	O	Eingriffe an der Mamma außer bei bösartiger Neubildung ohne ausgedehnten Eingriff, ohne komplexen Eingriff	0,515	0,462			2,6	1	0,123	5	0,067	0,069			0,9841
J25Z	O	Kleine Eingriffe an der Mamma bei bösartiger Neubildung ohne äußerst schwere oder schwere CC	0,618	0,560			2,8	1	0,171	6	0,079	0,083			0,8425
J61A	M	Schwere Erkrankungen der Haut, mehr als ein BT, Alter > 17 Jahre oder mit kompl. Diagn., mit äuß. schw. CC od. Hautulkus bei Para-/Tetraplegie od. hochkompl. Diagn. od. Epid. bullosa, Alter < 10 Jahre oder mit schwerer Erkr. der Haut, mit aufw. Behandl.	0,920	0,919			11,8	3	0,228	24	0,077	0,071			1,1157
J61B	M	Schwere Erkrankungen der Haut, mehr als ein Belegungstag, Alter > 17 Jahre, ohne äußerst schwere CC, ohne hochkomplexe Diagnose, mit schwerer Erkrankung der Haut, ohne aufwendige Behandlung	0,567	0,567			8,2	2	0,186	17	0,048	0,061			0,6005
J61C	M	Schwere Erkrankungen der Haut, mehr als ein Belegungstag, Alter < 18 Jahre, ohne hochkomplexe Diagnose oder mäßig schwere Hauterkrankungen, mehr als ein Belegungstag	0,366	0,366			5,5			12	0,045	0,055			0,6947
J62A	M	Bösartige Neubildungen der Mamma, mehr als ein Belegungstag, mit äußerst schweren CC	1,135	1,132			13,7	4	0,217	28	0,056	0,074		x	1,0182
J62B	M	Bösartige Neubildungen der Mamma, ein Belegungstag oder ohne äußerst schwere CC	0,491	0,490			5,9	1	0,293	14	0,056	0,069		x	0,8940
J64A	M	Infektion / Entzündung der Haut und Unterhaut oder Hautulkus mit äußerst schweren CC	1,146	1,144			15,0	4	0,221	29	0,052	0,069			1,0144
J64B	M	Bestimmte Infektion / Entzündung der Haut und Unterhaut oder Hautulkus ohne äußerst schwere CC oder Alter < 6 Jahre	0,375	0,374			6,5	1	0,220	13	0,040	0,049			0,7021
J64C	M	Andere Infektion / Entzündung der Haut und Unterhaut, Alter > 5 Jahre	0,335	0,327			4,7	1	0,108	11	0,044	0,052			0,7397
J65A	M	Verletzung der Haut, Unterhaut und Mamma, mehr als 1 Belegungstag	0,293	0,290			3,5			8	0,056	0,062			0,8391
J65B	M	Verletzung der Haut, Unterhaut und Mamma, ein Belegungstag	0,166	0,165			1,0								1,2355
J67A	M	Bestimmte Erkrankungen der Mamma außer bösartige Neubildung oder moderate Hauterkrankungen	0,380	0,374			5,5	1	0,170	12	0,044	0,053			0,7065
J67B	M	Andere Erkrankungen der Mamma außer bösartige Neubildung oder leichte Hauterkrankungen	0,253	0,250			3,6	1	0,012	8	0,045	0,051			0,8194
J68A	M	Erkrankungen der Haut, ein Belegungstag, mit komplexer Diagnose oder Alter < 16 Jahre	0,156	0,154			1,0							x	1,3603
J68B	M	Erkrankungen der Haut, ein Belegungstag, ohne komplexe Diagnose, Alter > 15 Jahre	0,136	0,133			1,0								0,9538

Fallpauschalen-Katalog und Pflegeerlöskatalog

Teil b) Bewertungsrelationen bei Versorgung durch Belegabteilungen

DRG	Partition	Bezeichnung [6]	Bewertungsrelation bei Belegoperateur	Bewertungsrelation bei Belegoperateur und Beleganästhesist	Bewertungsrelation bei Belegoperateur und Beleghebamme	Bewertungsrelation bei Belegoperateur, -anästhesist und -hebamme	Mittlere Verweildauer [1]	Untere Grenzverweildauer: Erster Tag mit Abschlag [2, 5]	Untere Grenzverweildauer: Bewertungsrelation/Tag	Obere Grenzverweildauer: Erster Tag zus. Entgelt [3, 5]	Obere Grenzverweildauer: Bewertungsrelation/Tag	Externe Verlegung Abschlag/Tag (Bewertungsrelation)	Verlegungsfallpauschale	Ausnahme von Wiederaufnahme [4]	Pflegeerlös Bewertungsrelation/Tag
1	2	3	4	5	6	7	8	9	10	11	12	13	14	15	16
MDC 10 Endokrine, Ernährungs- und Stoffwechselkrankheiten															
K06B	O	Eingriffe an Schilddrüse, Nebenschilddrüse und Ductus thyreoglossus ohne IntK > 392 / 368 / - Punkte, bei BNB oder mit äuß. schw. oder schw. CC oder Eingr. an der Schilddrüse außer kl. Eingr., mit Thyreoidektomie durch Sternotomie oder Alter < 16 Jahre	0,924	0,810			3,0	1	0,139	7	0,066	0,070			0,8620
K06C	O	Eingriffe an Schilddrüse, Nebenschilddrüse u. Ductus thyreoglossus ohne IntK > 392 / 368 / - Punkte, außer bei BNB, oh. äuß. schw. oder schw. CC, mit Eingr. an der Schilddrüse außer kl. Eingriffe, ohne Thyreoidektomie durch Sternotomie, Alter > 15 Jahre	0,799	0,700			3,1	1	0,029	6	0,056	0,061			0,8152
K06D	O	Kleine Eingriffe an Schilddrüse, Nebenschilddrüse und Ductus thyreoglossus ohne IntK > 392 / 368 / - Punkte, außer bei bösartiger Neubildung, ohne äußerst schwere oder schwere CC	0,667	0,588			2,9	1	0,038	5	0,056	0,059			0,7960
K07A	O	Andere Eingriffe bei Adipositas mit bestimmten größeren Eingriffen am Magen oder Darm	1,189	1,078			4,7	1	0,154	10	0,045	0,054			0,7985
K07B	O	Andere Eingriffe bei Adipositas ohne bestimmte größere Eingriffe am Magen oder Darm	0,897	0,813			3,7	1	0,124	8	0,047	0,053			0,9151
K09C	O	Andere Prozeduren bei endokrinen, Ernährungs- und Stoffwechselkrankheiten mit mäßig komplexem Eingriff, Alter > 15 Jahre	1,128	1,053			8,1	2	0,211	20	0,055	0,070			0,8348
K09D	O	Andere Prozeduren bei endokrinen, Ernährungs- und Stoffwechselkrankheiten ohne mäßig komplexen Eingriff	0,706	0,632			4,3	1	0,269	12	0,043	0,056			0,7985
K14Z	O	Andere Eingriffe an der Nebenniere oder ausgedehnte Lymphadenektomie	1,337	1,203			5,8	1	0,231	14	0,053	0,068			0,8962
K15A	O	Strahlentherapie bei endokrinen, Ernährungs- und Stoffwechselkrankheiten, mehr als ein Belegungstag, mit hochkomplexer Radiojodtherapie	0,800	0,799			2,9			5	0,193	0,211		x	0,8472
K15B	O	Strahlentherapie bei endokrinen, Ernährungs- und Stoffwechselkrankheiten, mehr als ein Belegungstag, ohne hochkomplexe Radiojodtherapie	1,168	1,161			12,3	3	0,278	27	0,109	0,084		x	0,8235
K15C	O	Strahlentherapie bei endokrinen, Ernährungs- und Stoffwechselkrankheiten, mehr als ein Belegungstag, mit mäßig komplexer Radiojodtherapie bei bösartiger Neubildung oder mit bestimmter nuklearmedizinischer Therapie	0,620	0,620			3,4			6	0,182	0,141		x	1,1704
K15D	O	Strahlentherapie bei endokrinen, Ernährungs- und Stoffwechselkrankheiten, mehr als ein Belegungstag, mit mäßig komplexer Radiojodtherapie, außer bei bösartiger Neubildung, ohne bestimmte nuklearmedizinische Therapie	0,503	0,503			5,0			12	0,099	0,084		x	0,8355
K15E	O	Strahlentherapie bei endokrinen, Ernährungs- und Stoffwechselkrankheiten, mehr als ein Belegungstag, mit anderer Radiojodtherapie	0,367	0,367			3,3			7	0,110	0,085		x	0,9580
K60E	M	Diabetes mellitus mit schweren CC oder mit komplexer Diagnose, Alter > 15 Jahre, mehr als ein Belegungstag	0,610	0,610			8,3	2	0,199	16	0,051	0,064			0,6334
K60F	M	Diabetes mellitus, Alter > 10 Jahre, ein Belegungstag oder ohne äußerst schwere oder schwere CC oder ohne komplexe Diagnose	0,430	0,429			6,1	1	0,293	13	0,048	0,059			0,6298
K62A	M	Verschiedene Stoffwechselerkrankungen bei Para- / Tetrapleg. oder mit kompliz. Diagnose oder endoskopischer Einlage eines Magenballons oder Alter < 16 Jahre, mit äußerst schweren CC oder best. aufwendiger / hochaufw. Behandlung, mehr als ein Belegungstag	1,197	1,195			14,1	4	0,230	28	0,057	0,077			1,1410
K62B	M	Verschiedene Stoffwechselerkrankungen bei Para- / Tetrapleg. oder mit kompliz. Diagnose oder endoskop. Einlage eines Magenballons oder Alter < 16 Jahre, ein Belegungstag od. ohne äußerst schwere CC od. ohne best. aufwendige / hochaufwendige Behandlung	0,446	0,444			5,7	1	0,254	14	0,052	0,063			1,0688
K62C	M	Verschiedene Stoffwechselerkrankungen außer bei Para- / Tetraplegie, ohne kompliz. Diagnose, ohne endoskopische Einlage eines Magenballons, ohne äußerst schwere CC oder ein Belegungstag, ohne best. aufwendige / hochaufwendige Behandlung, Alter > 15 Jahre	0,407	0,406			5,7	1	0,222	12	0,048	0,058			0,8626
K63B	M	Angeborene Stoffwechselstörungen, mehr als ein Belegungstag, Alter > 5 Jahre, ohne komplexe Diagnose, ohne intensivmedizinische Komplexbehandlung > 196 / 184 / - Aufwandspunkte	0,467	0,463			5,0			12	0,061	0,072			0,8112
K63C	M	Angeborene Stoffwechselstörungen, ein Belegungstag	0,161	0,157			1,0								1,2068
K64C	M	Endokrinopathien mit komplexer Diagnose oder äußerst schweren CC, Alter > 5 Jahre oder mit bestimmter komplexer Diagnose oder mit invasiver endokrinologischer Diagnostik oder Alter < 18 Jahre bei bösartiger Neubildung	0,620	0,619			7,0	1	0,384	17	0,061	0,076		x	0,9014
K64D	M	Endokrinopathien ohne komplexe Diagnose, ohne bestimmte Diagnose, ohne äußerst schwere CC, ohne invasive endokrinologische Diagnostik, Alter > 17 Jahre oder außer bei bösartiger Neubildung	0,382	0,381			4,5	1	0,218	11	0,057	0,067		x	0,7375

Fallpauschalen-Katalog und Pflegeerlöskatalog
Teil b) Bewertungsrelationen bei Versorgung durch Belegabteilungen

DRG	Partition	Bezeichnung [6]	Bewertungsrelation bei Belegoperateur	Bewertungsrelation bei Belegoperateur und Beleganästhesist	Bewertungsrelation bei Belegoperateur und Beleghebamme	Bewertungsrelation bei Belegoperateur, -anästhesist und -hebamme	Mittlere Verweildauer [1]	Untere Grenzverweildauer: Erster Tag mit Abschlag [2), 5)]	Untere Grenzverweildauer: Bewertungsrelation/Tag	Obere Grenzverweildauer: Erster Tag zus. Entgelt [3), 5)]	Obere Grenzverweildauer: Bewertungsrelation/Tag	Externe Verlegung Abschlag/Tag (Bewertungsrelation)	Verlegungsfallpauschale	Ausnahme von Wiederaufnahme [4]	Pflegeerlös Bewertungsrelation/Tag
1	2	3	4	5	6	7	8	9	10	11	12	13	14	15	16
MDC 11 Krankheiten und Störungen der Harnorgane															
L02B	O	Operatives Einbringen eines Peritonealdialysekatheters, Alter > 9 Jahre mit akuter Niereninsuffizienz oder mit chronischer Niereninsuffizienz mit Dialyse	1,200	1,127			13,2	3	0,184	28	0,039	0,052			0,6795
L02C	O	Operatives Einbringen eines Peritonealdialysekatheters, Alter > 9 Jahre, ohne akute Niereninsuffizienz, ohne chronische Niereninsuffizienz mit Dialyse	0,637	0,577			4,2	1	0,125	9	0,042	0,048			0,6903
L03Z	O	Bestimmte Nieren-, Ureter- und große Harnblaseneingriffe bei Neubildung, Alter < 19 Jahre oder mit äußerst schweren CC oder bestimmter Kombinationseingriff, ohne großen Eingriff am Darm	3,250	3,018			19,4	5	0,277	33	0,149	0,082			1,0557
L04A	O	Bestimmte komplexe Nieren-, Ureter- und große Harnblaseneingriffe außer bei Neubildung, ohne äußerst schwere CC, ohne Kombinationseingriff oder bestimmte Harnblaseneingriffe oder Alter < 16 Jahre	1,559	1,414			8,4	2	0,178	17	0,045	0,057			0,8625
L04B	O	Andere Nieren-, Ureter- und große Harnblaseneingriffe außer bei Neubildung, ohne äußerst schwere CC, ohne Kombinationseingriff, ohne bestimmte Harnblaseneingriffe oder Exzision und Resektion von retroperitonealem Gewebe, Alter > 15 Jahre	1,193	1,079			6,5	1	0,203	14	0,044	0,055			0,7364
L06A	O	Bestimmte kleine Eingriffe an den Harnorganen mit äußerst schweren CC	1,938	1,841			16,3	4	0,265	33	0,057	0,077			1,0378
L06B	O	Kleine Eingriffe an den Harnorganen ohne äußerst schwere CC oder ohne bestimmte Prozeduren oder Alter < 16 Jahre	0,554	0,507			5,4	1	0,145	12	0,038	0,045			0,7835
L06C	O	Andere kleine Eingriffe an den Harnorganen, Alter > 15 Jahre	0,477	0,438			2,8	1	0,079	6	0,053	0,056			0,8565
L07Z	O	Andere Nieren-, Ureter-, Prostata- und große Harnblaseneingriffe bei Neubildung, Alter < 19 Jahre oder mit äußerst schweren CC oder anderer Kombinationseingriff oder bestimmte Zystektomien, ohne großen Eingriff am Darm	2,713	2,523			16,9	5	0,250	31	0,062	0,084			1,0517
L08Z	O	Komplexe Eingriffe an der Urethra oder Ureter	0,955	0,854			5,2	1	0,164	13	0,044	0,053			0,9037
L09D	O	Andere Eingriffe bei Erkrankungen der Harnorgane ohne Anlage eines Dialyseshunts bei akuter Niereninsuffizienz od. bei chronischer Niereninsuffizienz mit Dialyse, ohne Kalziphylaxie, ohne best. Laparotomie, mit best. anderen Eingriff od. Alter < 18 Jahre	1,011	0,934			6,3	1	0,460	16	0,054	0,067			0,7845
L09E	O	Andere Eingriffe bei Erkrankungen der Harnorgane ohne Anlage eines Dialyseshunts bei akuter Niereninsuffizienz oder bei chron. Niereninsuff. mit Dialyse, ohne Kalziphylaxie, ohne best. Laparotomie, ohne bestimmten anderen Eingriff, Alter > 17 Jahre	0,625	0,555			3,7	1	0,140	9	0,042	0,047			0,7554
L10Z	O	Blasenrekonstruktion und kontinenter Pouch bei Neubildung ohne Multiviszeraleingriff oder Nieren-, Ureter- und große Harnblaseneingriffe bei Neubildung, Alter < 19 Jahre oder mit äußerst schweren CC oder Kombinationseingriff, mit großem Eingriff am Darm	3,854	3,579			21,6	6	0,275	37	0,063	0,086			0,9378
L12A	O	Strahlentherapie bei Krankheiten und Störungen der Harnorgane, mehr als ein Belegungstag, Bestrahlungen an mindestens 9 Tagen	2,591	2,581			24,5	7	0,313	42	0,102	0,098		x	0,7331
L12B	O	Strahlentherapie bei Krankheiten und Störungen der Harnorgane, mehr als ein Belegungstag, Bestrahlungen an weniger als 9 Tagen	0,974	0,966			9,0	2	0,305	22	0,101	0,091		x	0,8128
L13A	O	Nieren-, Ureter- und große Harnblaseneingriffe bei Neubildung, Alter > 18 Jahre, ohne Kombinationseingriff, mit bestimmtem Eingriff mit CC oder mit komplexem Eingriff	1,924	1,753			10,9	3	0,203	20	0,052	0,068			0,7970
L13B	O	Nieren-, Ureter- und große Harnblaseneingriffe bei Neubildung, Alter > 18 Jahre, ohne Kombinationseingriff, ohne CC, ohne komplexen Eingriff, mit anderem Eingriff	1,572	1,433			8,7	2	0,200	14	0,049	0,062			0,7817
L13C	O	Nieren-, Ureter- und große Harnblaseneingriffe bei Neubildung, Alter > 18 Jahre, ohne Kombinationseingriff, ohne äußerst schwere CC, ohne bestimmten Eingriff oder ohne CC, ohne komplexen Eingriff, ohne anderen Eingriff	0,628	0,572			3,5	1	0,139	8	0,056	0,062			0,7211
L16A	O	Implantation und Wechsel von Neurostimulatoren und Neurostimulationselektroden bei Krankheiten und Störungen der Harnorgane mit Implantation oder Wechsel eines Neurostimulators	0,886	0,833			2,8	1	0,097	6	0,049	0,051			0,7703
L16B	O	Implantation und Wechsel von Neurostimulatoren und Neurostimulationselektroden bei Krankheiten und Störungen der Harnorgane mit Implantation oder Wechsel eines permanenten Elektrodensystems	1,378	1,315			2,8	1	0,105	6	0,053	0,056			0,7070
L16C	O	Implantation und Wechsel von Neurostimulatoren und Neurostimulationselektroden bei Krankheiten und Störungen der Harnorgane mit Implantation oder Wechsel eines temporären Elektrodensystems	1,088	1,059			2,2	1	0,094	4	0,061	0,060			0,6974

Fallpauschalen-Katalog und Pflegeerlöskatalog
Teil b) Bewertungsrelationen bei Versorgung durch Belegabteilungen

DRG	Partition	Bezeichnung [6]	Bewertungsrelation bei Belegoperateur	Bewertungsrelation bei Belegoperateur und Beleganästhesist	Bewertungsrelation bei Belegoperateur und Beleghebamme	Bewertungsrelation bei Belegoperateur, -anästhesist und -hebamme	Mittlere Verweildauer [1]	Untere Grenzverweildauer		Obere Grenzverweildauer		Externe Verlegung Abschlag/Tag (Bewertungsrelation)	Verlegungs-fallpauschale	Ausnahme von Wiederaufnahme [4]	Pflegeerlös Bewertungsrelation/Tag
								Erster Tag mit Abschlag [2), 5)]	Bewertungsrelation/Tag	Erster Tag zus. Entgelt [3), 5)]	Bewertungsrelation/Tag				
1	2	3	4	5	6	7	8	9	10	11	12	13	14	15	16
L17A	O	Andere Eingriffe an der Urethra außer bei Para- / Tetraplegie, kleine Eingriffe an den Harnorganen, mit bestimmten Eingriffen an der Urethra oder Alter < 16 Jahre	0,557	0,495			3,7	1	0,177	9	0,063	0,050			1,2334
L17B	O	Andere Eingriffe an der Urethra außer bei Para- / Tetraplegie, kleine Eingriffe an den Harnorganen, ohne bestimmte Eingriffe an der Urethra, Alter > 15 Jahre	0,320	0,292			2,7	1	0,109	5	0,043	0,045			0,8023
L18A	O	Komplexe transurethrale, perkutan-transrenale und andere retroperitoneale Eingriffe mit äußerst schweren CC	2,083	1,991			17,3	5	0,245	33	0,060	0,081			1,0335
L18B	O	Komplexe transurethrale, perkutan-transrenale / andere retroperitoneale Eingriffe oh. ESWL, oh. äußerst schwere CC od. best. Eingriffe Niere od. transurethrale Eingriffe auß. Prostatares. u. kompl. Ureterorenoskop., b. Para-/Tetrapl., m. äuß. schw. CC	0,916	0,837			5,6	1	0,480	13	0,051	0,062			0,7311
L19Z	O	Transurethrale Eingriffe außer Prostataresektion und komplexe Ureterorenoskopien mit extrakorporaler Stoßwellenlithotripsie (ESWL), ohne äußerst schwere CC oder perkutane Thermoablation der Niere	0,799	0,737			3,7	1	0,225	9	0,085	0,095			0,7066
L20A	O	Transurethrale Eingriffe außer Prostataresektion und komplexe Ureterorenoskopien oder bestimmte Eingriffe an den Harnorganen, mit äußerst schweren CC	1,345	1,275			13,0	3	0,226	26	0,049	0,065			0,8909
L20B	O	Transurethrale Eingriffe außer Prostataresektion und komplexe Ureterorenoskopien oder bestimmte Eingriffe an den Harnorganen, ohne äußerst schwere CC oder Alter < 16 Jahre oder Alter > 89 Jahre	0,521	0,474			3,0	1	0,127	6	0,052	0,056			0,8613
L20C	O	Transurethrale Eingriffe außer Prostataresektion und komplexe Ureterorenoskopien oder bestimmte Eingriffe an den Harnorganen, ohne äußerst schwere CC oder Alter > 15 Jahre oder Alter < 90 Jahre	0,363	0,326			3,0	1	0,076	6	0,039	0,042			0,8154
L37Z	O	Multiviszeraleingriff bei Krankheiten und Störungen der Harnorgane	3,202	2,955			17,5	5	0,260	31	0,063	0,085			1,0641
L40Z	A	Diagnostische Ureterorenoskopie	0,471	0,432			3,3	1	0,094	7	0,049	0,054			0,7516
L42A	A	Extrakorporale Stoßwellenlithotripsie (ESWL) bei Harnsteinen mit auxiliären Maßnahmen oder bei Para- / Tetraplegie	0,548	0,513			2,9	1	0,162	7	0,091	0,096			0,6631
L42B	A	Extrakorporale Stoßwellenlithotripsie (ESWL) bei Harnsteinen ohne auxiliäre Maßnahmen, außer bei Para- / Tetraplegie	0,453	0,445			2,4	1	0,160	5	0,110	0,112			0,7676
L60A	M	Niereninsuffizienz, mehr als ein Belegungstag, mit intensivmedizinischer Komplexbehandlung > 392 / 368 / - Aufwandspunkte oder mit Dialyse und akutem Nierenversagen und äußerst schweren CC oder mit Dialyse und komplizierenden Faktoren, Alter < 16 Jahre	2,459	2,448			19,3	5	0,391	36	0,083	0,115		x	1,4264
L60B	M	Niereninsuffizienz, mehr als ein Belegungstag, mit Dialyse und komplizierenden Faktoren oder äußerst schweren CC, Alter > 15 Jahre	1,432	1,423			13,5	3	0,338	27	0,071	0,093		x	1,1970
L60C	M	Niereninsuffizienz, mehr als ein Belegungstag, mit Dialyse oder äußerst schweren CC oder Alter < 18 Jahre mit schweren CC oder mit intensivmedizinischer Komplexbehandlung > 196 / 184 / - Aufwandspunkte	0,969	0,963			10,8	3	0,224	23	0,059	0,077		x	1,0607
L60D	M	Niereninsuffizienz, mehr als ein Belegungstag, ohne Dialyse, ohne äußerst schwere CC, Alter > 17 Jahre oder ohne schwere CC, ohne intensivmedizinische Komplexbehandlung > 196 / 184 / - Aufwandspunkte	0,487	0,485			6,8	1	0,232	15	0,043	0,060		x	0,8054
L62A	M	Neubildungen der Harnorgane mit äußerst schweren CC oder Alter < 16 Jahre mit schweren CC	1,187	1,178			14,1	4	0,222	28	0,055	0,074		x	1,0537
L62B	M	Neubildungen der Harnorgane ohne äußerst schwere CC oder Alter < 16 Jahre ohne schwere CC	0,615	0,588			4,1	1	0,317	10	0,147	0,101		x	2,0418
L62C	M	Neubildungen der Harnorgane ohne äußerst schwere CC, Alter > 15 Jahre	0,360	0,358			4,4	1	0,173	12	0,054	0,062		x	0,8401
L63B	M	Infektionen der Harnorgane ohne bestimmte hochaufwendige Behandlung, mit best. aufwendiger Behandlung od. mit äußerst schweren CC, ohne Komplexbeh. bei isolationspfl. Erregern oder mit Komplexbeh. bei isolationspfl. Erregern, ohne äußerst schwere CC	0,894	0,891			12,2	3	0,214	24	0,049	0,065			1,0653
L63C	M	Infektionen der Harnorgane ohne äußerst schwere CC, ohne Komplexbehandlung bei isolationspflichtigen Erregern, ohne bestimmte aufwendige / hochaufwendige Behandl., Alter < 3 Jahre oder best. schwere Infektionen oder best. mäßig aufwendige Behandlung	0,399	0,398			5,5	1	0,232	11	0,051	0,061			1,1926
L63D	M	Infektionen der Harnorgane oh. äuß. schwere CC, oh. best. mäßig aufwendige / aufwendige / hochaufw. Behandl., oh. Komplexbeh. b. isolationspfl. Erregern, oh. best. schw. Infektionen, Alter > 2 J. u. < 6 J. od. Alter < 18 J. mit schw. CC od. Alter > 89 J.	0,380	0,379			5,4	1	0,210	12	0,048	0,057			0,9746

Fallpauschalen-Katalog und Pflegeerlöskatalog
Teil b) Bewertungsrelationen bei Versorgung durch Belegabteilungen

DRG	Parti-tion	Bezeichnung[6)]	Bewertungsrelation bei Belegoperateur	Bewertungsrelation bei Belegoperateur und Beleganästhesist	Bewertungsrelation bei Belegoperateur und Beleghebamme	Bewertungsrelation bei Belegoperateur, -anästhesist und -hebamme	Mittlere Verweil-dauer[1)]	Untere Grenzverweildauer: Erster Tag mit Abschlag[2), 5)]	Untere Grenzverweildauer: Bewertungs-relation/Tag	Obere Grenzverweildauer: Erster Tag zus. Entgelt[3), 5)]	Obere Grenzverweildauer: Bewertungs-relation/Tag	Externe Verlegung Abschlag/Tag (Bewertungsrelation)	Verlegungs-fallpauschale	Ausnahme von Wieder-aufnahme[4)]	Pflegeerlös Bewertungs-relation/Tag
1	2	3	4	5	6	7	8	9	10	11	12	13	14	15	16
L63E	M	Infektionen der Harnorgane ohne äußerst schwere CC, ohne best. mäßig aufw. / aufw. / hochaufw. Behandlung, ohne Komplexbeh. b. isolationspfl. Erregern, ohne best. schw. Infektionen, Alter > 5 und < 18 Jahre, ohne schwere CC od. Alter > 17 und < 90 Jahre	0,225	0,225			3,9	1	0,110	8	0,040	0,046			0,8005
L64A	M	Andere Erkrankungen der Harnorgane mit äußerst schweren oder schweren CC oder bestimmter Diagnose, mehr als ein Belegungstag oder Urethrozystoskopie, bei angeborener Fehlbildung oder Alter < 3 Jahre	0,418	0,386			2,7	1	0,048	6	0,067	0,070			1,3553
L64B	M	Andere Erkrankungen der Harnorgane mit äußerst schweren oder schweren CC oder bestimmter Diagnose, mehr als ein Belegungstag oder Urethrozystoskopie, außer bei angeborener Fehlbildung, Alter > 2 Jahre	0,294	0,280			3,3	1	0,084	7	0,042	0,046			0,8642
L64C	M	Andere Erkrankungen der Harnorgane ohne äußerst schwere oder schwere CC, ohne bestimmte Diagnose oder ein Belegungstag, bestimmte Eingriffe am Ureter oder Retroperitonealfibrose oder Alter < 16 Jahre	0,301	0,287			2,6	1	0,076	5	0,059	0,061			0,9116
L64D	M	Andere Erkrankungen der Harnorgane ohne äußerst schwere oder schwere CC, ohne bestimmte Diagnose oder ein Belegungstag, ohne bestimmte Eingriffe am Ureter, Alter > 15 Jahre	0,187	0,186			2,3	1	0,060	5	0,055	0,054			0,7573
L68B	M	Andere mäßig schwere Erkrankungen der Harnorgane, Alter > 15 Jahre	0,290	0,286			3,5	1	0,137	9	0,053	0,059			0,7581
L69B	M	Andere schwere Erkrankungen der Harnorgane, mehr als ein Belegungstag, Alter > 15 Jahre	0,637	0,635			8,4	2	0,203	19	0,051	0,065			0,6613
L70B	M	Krankheiten und Störungen der Harnorgane, ein Belegungstag, Alter > 5 Jahre	0,172	0,170			1,0								1,1147
L74Z	M	Bestimmte Krankheiten und Störungen der Harnorgane bei Para- / Tetraplegie	0,427	0,419			4,8	1	0,222	12	0,056	0,066			1,1309
MDC 12 Krankheiten und Störungen der männlichen Geschlechtsorgane															
M01A	O	Große Eingriffe an den Beckenorganen beim Mann mit äußerst schweren CC	3,159	2,949			16,0	4	0,316	32	0,070	0,092			0,9907
M01B	O	Große Eingriffe an den Beckenorganen beim Mann ohne äußerst schwere CC oder bestimmte Eingriffe an den Beckenorganen beim Mann mit äußerst schweren CC	1,697	1,549			10,6	3	0,186	17	0,050	0,065			0,7106
M02A	O	Transurethrale Prostataresektion oder bestimmte andere Operationen an der Prostata mit äußerst schweren CC	1,558	1,462			12,6	3	0,251	26	0,056	0,074			0,9384
M02B	O	Transurethrale Prostataresektion oder bestimmte andere Operationen an der Prostata ohne äußerst schwere CC	0,511	0,459			4,6	1	0,115	9	0,035	0,042			0,7564
M03A	O	Bestimmte Eingriffe am Penis, Alter < 6 Jahre oder aufwendige plastische Rekonstruktion des Penis, Alter < 18 Jahre oder totale Amputation des Penis oder Amputation des Penis mit bestimmter Lymphadenektomie	1,058	0,938			7,0	1	0,198	14	0,057	0,050			1,3069
M03B	O	Bestimmte Eingriffe am Penis, Alter > 5 J. oder aufwendige plastische Rekonstruktion des Penis, Alter > 17 J., ohne totale Amputation des Penis, ohne Amputation des Penis mit best. Lymphadenektomie, mit mäßig komplexen Eingriffen am Penis, Alter < 18 J.	0,831	0,727			4,2	1	0,128	10	0,062	0,050			1,3239
M03C	O	Mäßig komplexe Eingriffe am Penis, Alter > 17 Jahre, ohne bestimmte Eingriffe am Penis, ohne aufwendige plastische Rekonstruktion des Penis, ohne totale Amputation des Penis, ohne Amputation des Penis mit bestimmter Lymphadenektomie	0,796	0,710			3,8	1	0,119	9	0,044	0,050			0,7219
M04A	O	Eingriffe am Hoden oder bestimmte Eingriffe an Urethra und Prostata bei bösartiger Neubildung mit äußerst schweren CC oder bei Fournier-Gangrän oder bestimmte radikale Prostatovesikulektomien oder bestimmte Lymphadenektomie	1,751	1,604			10,0	2	0,236	20	0,050	0,065			0,8004
M04B	O	Eingriffe am Hoden mit bestimmtem Eingriff bei Orchitis mit Abszess oder bösartiger Neubildung oder bestimmte Eingriffe am Hoden oder bestimmte Eingriffe an Urethra und Prostata bei bösartiger Neubildung	0,721	0,652			3,6	1	0,144	9	0,065	0,072			0,7676
M04C	O	Eingriffe am Hoden mit mäßig komplexem Eingriff, Alter < 3 Jahre oder mit schweren CC oder beidseitigem Hodenhochstand, Alter < 14 Jahre	0,584	0,498			2,3	1	0,099	4	0,049	0,049			1,4618
M04D	O	Eingriffe am Hoden ohne äußerst schwere CC, ohne bestimmten Eingriff, ohne mäßig komplexen Eingriff oder Alter > 2 Jahre, ohne schwere CC oder ohne beidseitigen Hodenhochstand oder Alter > 13 Jahre	0,366	0,320			2,5	1	0,058	5	0,039	0,039			0,8251
M05A	O	Zirkumzision oder bestimmte andere Eingriffe am Penis oder bestimmte großflächige Ablationen der Haut	0,463	0,417			3,1	1	0,117	7	0,048	0,052			0,9144
M05B	O	Zirkumzision, andere Eingriffe am Penis oder großflächige Ablationen der Haut, ohne Zirkumzision, ohne bestimmte andere Eingriffe am Penis, ohne bestimmte großflächige Ablationen der Haut	0,333	0,296			2,3	1	0,082	4	0,049	0,048			0,8538

Fallpauschalen-Katalog und Pflegeerlöskatalog

Teil b) Bewertungsrelationen bei Versorgung durch Belegabteilungen

DRG	Partition	Bezeichnung [6]	Bewertungsrelation bei Belegoperateur	Bewertungsrelation bei Belegoperateur und Beleganästhesist	Bewertungsrelation bei Belegoperateur und Beleghebamme	Bewertungsrelation bei Belegoperateur, -anästhesist und -hebamme	Mittlere Verweildauer [1]	Untere Grenzverweildauer: Erster Tag mit Abschlag [2), 5)]	Untere Grenzverweildauer: Bewertungsrelation/Tag	Obere Grenzverweildauer: Erster Tag zus. Entgelt [3), 5)]	Obere Grenzverweildauer: Bewertungsrelation/Tag	Externe Verlegung Abschlag/Tag (Bewertungsrelation)	Verlegungsfallpauschale	Ausnahme von Wiederaufnahme [4)]	Pflegeerlös Bewertungsrelation/Tag
1	2	3	4	5	6	7	8	9	10	11	12	13	14	15	16
M06Z	O	Andere OR-Prozeduren an den männlichen Geschlechtsorganen oder Stanzbiopsie an der Prostata, ein Belegungstag	0,669	0,652			3,5	1	0,338	7	0,113	0,125			0,8487
M07Z	O	Brachytherapie bei Krankheiten und Störungen der männlichen Geschlechtsorgane, Implantation von > 10 Seeds	1,779	1,710			2,0	1	0,204	3	0,189	0,180		x	1,0530
M09A	O	OR-Prozeduren an den männlichen Geschlechtsorganen bei bösartiger Neubildung mit äußerst schweren CC oder bestimmte Eingriffe an den Beckenorganen beim Mann ohne äußerst schwere CC oder BNB des Penis	1,221	1,119			9,6	2	0,200	17	0,044	0,057			0,7202
M09B	O	OR-Prozeduren an den männlichen Geschlechtsorganen bei bösartiger Neubildung, ohne äußerst schwere CC, ohne BNB des Penis	0,813	0,745			5,1	1	0,479	11	0,051	0,061			0,7052
M10A	O	Strahlentherapie bei Krankheiten und Störungen der männlichen Geschlechtsorgane, mehr als ein Belegungstag, Bestrahlungen an mindestens 8 Tagen	2,587	2,576			22,6	7	0,314	39	0,111	0,106		x	0,7961
M10B	O	Radioligandentherapie mit Lutetium-177-PSMA-Liganden	1,473	1,473			2,5	1	0,765	5	0,429	0,437			1,3930
M10C	O	Strahlentherapie bei Krankheiten und Störungen der männlichen Geschlechtsorgane, mehr als ein Belegungstag, Bestrahlungen an weniger als 8 Tagen oder interstitielle Brachytherapie	0,913	0,872			4,8	1	0,129	15	0,074	0,087		x	0,8247
M11Z	O	Transurethrale Laserdestruktion und -resektion der Prostata	0,771	0,697			4,7	1	0,149	9	0,044	0,052			0,7266
M60A	M	Bösartige Neubildungen der männlichen Geschlechtsorgane, mehr als ein Belegungstag, Alter < 11 Jahre oder mit äußerst schweren CC	1,215	1,206			13,7	4	0,228	28	0,058	0,078		x	1,0261
M60B	M	Bösartige Neubildungen der männlichen Geschlechtsorgane, ein Belegungstag oder Alter > 10 Jahre, ohne äußerst schwere CC	0,309	0,297			3,7	1	0,106	8	0,041	0,046		x	0,8121
M61Z	M	Benigne Prostatahyperplasie	0,339	0,325			3,4			8	0,053	0,058			0,7846
M62Z	M	Infektion / Entzündung der männlichen Geschlechtsorgane	0,258	0,255			4,8	1	0,121	10	0,036	0,042			0,6841
M64Z	M	Andere Krankheiten der männlichen Geschlechtsorgane und Sterilisation beim Mann	0,280	0,271			3,2	1	0,120	7	0,050	0,054			0,8405
MDC 13 Krankheiten und Störungen der weiblichen Geschlechtsorgane															
N01C	O	Beckeneviszeration bei der Frau und komplexe Vulvektomie oder bestimmte Lymphadenektomie mit schweren CC	2,692	2,476			12,3	3	0,333	22	0,076	0,100			1,0145
N01D	O	Beckeneviszeration bei der Frau und komplexe Vulvektomie oder bestimmte Lymphadenektomie ohne äußerst schwere oder schwere CC	2,069	1,884			8,1	2	0,288	16	0,075	0,094			0,9281
N02B	O	Eingriffe an Uterus und Adnexen oder bestimmten Hernien und große operative Eingriffe an Vagina, Zervix und Vulva bei BNB oder bestimmte Eingriffe am Darm oder Rekonstruktion von Vagina und Vulva, ohne äußerst schwere CC, mit komplexem Eingriff	1,922	1,759			11,0	3	0,208	23	0,053	0,070			0,8596
N02C	O	Eingriffe an Uterus und Adnexen od. best. Hernien und große operative Eingriffe an Vagina, Zervix und Vulva bei BNB od. best. Eingriffe am Darm od. Rekonstruktion von Vagina und Vulva, ohne äuß. schw. CC, ohne kompl. Eingriff, mit mäßig kompl. Eingriff	1,343	1,221			6,7	1	0,296	15	0,062	0,078			0,8731
N02D	O	Eingriffe an Uterus und Adnexen oder bestimmten Hernien und große operative Eingriffe an Vagina, Zervix und Vulva bei bösartiger Neubildung, ohne äußerst schwere CC, ohne komplexen Eingriff, ohne mäßig komplexen Eingriff	0,952	0,860			4,1	1	0,424	9	0,065	0,075			0,7865
N04Z	O	Hysterektomie außer bei bösartiger Neubildung, mit äußerst schweren oder schweren CC oder mit komplexem Eingriff	1,425	1,296			7,4	1	0,298	18	0,057	0,071			0,9781
N05A	O	Ovariektomien und komplexe Eingriffe an den Tubae uterinae außer bei bösartiger Neubildung, mit äußerst schweren oder schweren CC oder bestimmter Eingriff an der Harnblase	1,845	1,703			11,2	3	0,241	23	0,061	0,079			1,0413
N05B	O	Ovariektomien und komplexe Eingriffe an den Tubae uterinae außer bei bösartiger Neubildung, ohne äußerst schwere oder schwere CC oder anderer Eingriff an der Harnblase oder Adhäsiolyse, Alter > 15 Jahre	0,638	0,570			3,0	1	0,146	6	0,053	0,056			0,8755
N06Z	O	Komplexe rekonstruktive Eingriffe an den weiblichen Geschlechtsorganen oder bestimmte Embolisation an viszeralen und anderen abdominalen Gefäßen außer bei bösartiger Neubildung	0,845	0,771			4,7	1	0,152	9	0,046	0,054			0,7728
N07A	O	Andere Eingriffe an Uterus und Adnexen oder bestimmten Hernien außer bei bösartiger Neubildung, mit komplexer Diagnose oder bestimmte Eingriffe am Uterus oder kleine rekonstruktive Eingriffe an den weiblichen Geschlechtsorganen, mit bestimmtem Eingriff	0,558	0,509			4,5	1	0,107	9	0,034	0,039			0,7101

Fallpauschalen-Katalog und Pflegeerlöskatalog
Teil b) Bewertungsrelationen bei Versorgung durch Belegabteilungen

DRG	Parti-tion	Bezeichnung [6]	Bewertungsrelation bei Belegoperateur	Bewertungsrelation bei Belegoperateur und Beleganästhesist	Bewertungsrelation bei Belegoperateur und Beleghebamme	Bewertungsrelation bei Belegoperateur, -anästhesist und -hebamme	Mittlere Verweil-dauer [1]	Untere Grenzverweildauer: Erster Tag mit Abschlag [2), 5)]	Untere Grenzverweildauer: Bewertungs-relation/Tag	Obere Grenzverweildauer: Erster Tag zus. Entgelt [3), 5)]	Obere Grenzverweildauer: Bewertungs-relation/Tag	Externe Verlegung Abschlag/Tag (Bewertungsrelation)	Verlegungs-fallpauschale	Ausnahme von Wieder-aufnahme [4]	Pflegeerlös Bewertungs-relation/Tag
1	2	3	4	5	6	7	8	9	10	11	12	13	14	15	16
N07B	O	Andere Eingriffe an Uterus und Adnexen oder bestimmten Hernien außer bei bösartiger Neubildung, mit komplexer Diagnose oder bestimmte Eingriffe am Uterus oder kleine rekonstruktive Eingriffe an den weiblichen Geschlechtsorganen, ohne bestimmten Eingriff	0,505	0,453			4,3	1	0,118	9	0,039	0,045			0,7639
N08Z	O	Endoskopische Eingriffe an den weiblichen Geschlechtsorganen	0,707	0,638			3,6	1	0,215	8	0,052	0,059			0,8374
N09B	O	Andere Eingriffe an Vagina, Zervix und Vulva, kleine Eingriffe an Blase, Uterus, Bauchwand und Peritoneum	0,467	0,425			2,8	1	0,127	6	0,059	0,062			0,9852
N10Z	O	Diagnostische Kürettage, Hysteroskopie, Sterilisation, Pertubation und kleine Eingriffe an Vagina und Vulva	0,413	0,376			2,5	1	0,120	6	0,062	0,064			1,0409
N11B	O	Andere OR-Prozeduren an den weiblichen Geschlechtsorganen, ohne bestimmten Eingriff, ohne komplexe Diagnose oder äußerst schwere CC	0,905	0,866			8,9	2	0,223	20	0,053	0,068			0,8058
N13A	O	Große Eingriffe an Vagina, Zervix und Vulva auß. bei BNB oder kl. Eingriffe an Vagina/Douglasraum oder best. Eingriff an der Harnblase, Alter > 80 Jahre od. äuß. schw. od. schw. CC od. best. Embolisation an viszeralen und and. abdominalen Gefäßen bei BNB	1,070	0,998			8,2	2	0,221	18	0,057	0,072			0,8954
N13B	O	Große Eingr. an Vagina, Zervix u. Vulva auß. bei BNB od. kl. Eingriffe an Vagina/Douglasraum od. best. Eingr. an der Harnblase, Alter < 81 Jahre, ohne äuß. schw. od. schw. CC, mit aufwend. Eingr., ohne best. Embol. an visz. u. and. abdom. Gefäßen bei BNB	0,740	0,664			3,5	1	0,281	8	0,061	0,068			0,8154
N13C	O	Große Eingriffe an Vagina, Zervix und Vulva außer bei bösartiger Neubildung oder kleine Eingriffe an Vagina und Douglasraum oder bestimmter Eingriff an der Harnblase, Alter < 81 Jahre, ohne äußerst schwere oder schwere CC, ohne aufwendigen Eingriff	0,564	0,507			3,2	1	0,195	7	0,058	0,063			0,9739
N14Z	O	Hysterektomie auß. bei BNB m. Beckenbodenpl. od. Brachytherapie b. Krankh./Stör. weibl. Geschlechtsorg., > 1 BT, m. äuß. schw. CC od. Ovariektomie u. kompl. Eingriffe an den Tubae uterinae auß. bei BNB, ohne äuß. schwere od. schwere CC, Alter < 16 Jahre	0,692	0,619			6,2	1	0,127	12	0,029	0,036			0,7780
N15Z	O	Strahlentherapie bei Krankheiten und Störungen der weiblichen Geschlechtsorgane, Bestrahlungen an mindestens 9 Tagen	2,629	2,618			23,6	7	0,314	42	0,108	0,102		x	0,7929
N16A	O	Strahlentherapie bei Krankheiten und Störungen der weiblichen Geschlechtsorgane, mehr als ein Belegungstag, Bestrahlungen an mindestens 5 Tagen	1,026	1,019			7,9	2	0,322	16	0,122	0,108		x	0,7439
N16B	O	Strahlentherapie bei Krankheiten und Störungen der weiblichen Geschlechtsorgane, mehr als ein Belegungstag, Bestrahlungen an weniger als 5 Tagen oder Brachytherapie	0,527	0,514			3,4	1	0,237	9	0,139	0,107		x	0,8123
N21A	O	Hysterektomie außer bei bösartiger Neubildung, ohne äuß. schw. oder schw. CC, ohne komplexen Eingriff, ohne Beckenbodenplastik oder subtotale und andere Hysterektomie bei bösartiger Neubildung oder komplexe Myomenukleation, mit aufwendigem Eingriff	0,745	0,672			5,9	1	0,132	10	0,032	0,039			0,6413
N21B	O	Hysterektomie außer bei bösartiger Neubildung, ohne äuß. schw. oder schw. CC, ohne komplexen Eingriff, ohne Beckenbodenplastik oder subtotale und andere Hysterektomie bei bösartiger Neubildung oder komplexe Myomenukleation, ohne aufwendigen Eingriff	0,822	0,735			3,6	1	0,224	7	0,047	0,053			0,8330
N23Z	O	Andere rekonstruktive Eingriffe an den weiblichen Geschlechtsorganen oder andere Myomenukleation	0,882	0,788			3,8	1	0,234	7	0,047	0,054			0,8743
N25Z	O	Andere Eingriffe an Uterus und Adnexen oder bestimmten Hernien außer bei bösartiger Neubildung, ohne komplexe Diagnose oder andere kleine Eingriffe an den weiblichen Geschlechtsorganen	0,484	0,436			2,8	1	0,106	5	0,043	0,046			0,9470
N34Z	O	Große Eingriffe an Darm oder Harnblase bei Krankheiten und Störungen der weiblichen Geschlechtsorgane	3,302	3,049			15,3	4	0,318	28	0,073	0,097			1,1804
N60A	M	Bösartige Neubildung der weiblichen Geschlechtsorgane, mehr als ein Belegungstag, Alter < 19 Jahre oder äußerst schwere CC	1,203	1,196			14,2	4	0,226	28	0,056	0,075		x	0,9676
N60B	M	Bösartige Neubildung der weiblichen Geschlechtsorgane, ein Belegungstag oder Alter > 18 Jahre, ohne äußerst schwere CC	0,443	0,439			5,4	1	0,242	13	0,054	0,065		x	0,8884
N61Z	M	Infektion und Entzündung der weiblichen Geschlechtsorgane	0,273	0,269			3,9	1	0,073	8	0,046	0,052			0,7394
N62A	M	Menstruationsstörungen und andere Erkrankungen der weiblichen Geschlechtsorgane mit komplexer Diagnose oder Alter < 16 Jahre	0,292	0,286			3,3	1	0,117	7	0,053	0,059			0,9031
N62B	M	Menstruationsstörungen und andere Erkrankungen der weiblichen Geschlechtsorgane ohne komplexe Diagnose, Alter > 15 Jahre	0,207	0,206			2,4	1	0,082	5	0,058	0,058			0,8435

Fallpauschalen-Katalog und Pflegeerlöskatalog

Teil b) Bewertungsrelationen bei Versorgung durch Belegabteilungen

DRG	Parti-tion	Bezeichnung [6]	Bewertungsrelation bei Belegoperateur	Bewertungsrelation bei Belegoperateur und Beleganästhesist	Bewertungsrelation bei Belegoperateur und Beleghebamme	Bewertungsrelation bei Belegoperateur, -anästhesist und -hebamme	Mittlere Verweil-dauer [1]	Untere Grenzverweildauer: Erster Tag mit Abschlag [2], [5]	Untere Grenzverweildauer: Bewertungs-relation/Tag	Obere Grenzverweildauer: Erster Tag zus. Entgelt [3], [5]	Obere Grenzverweildauer: Bewertungs-relation/Tag	Externe Verlegung Abschlag/Tag (Bewertungsrelation)	Verlegungs-fallpauschale	Ausnahme von Wieder-aufnahme [4]	Pflegeerlös Bewertungs-relation/Tag
1	2	3	4	5	6	7	8	9	10	11	12	13	14	15	16
MDC 14 Schwangerschaft, Geburt und Wochenbett															
O01B	O	Sectio caesarea, Schwangerschaftsd. bis 25 vollend. W. (SSW), m. mehr. territoriale kompliz. Diag., m. intraut. Ther. od. kompliz. Konstell. od. Mehrlingsschw. od. bis 33 SSW od. m. kompl. Diag., m. od. oh. kompliz. Diag. m. best. Eingriff b. Sectio od. äuß. schw. CC	1,872	1,796	1,642	1,565	18,5	5	0,178	37	0,058	0,055		x	0,7384
O01C	O	Sectio caesarea mit mehreren kompliz. Diag., Schwangerschaftsdauer 26 bis 33 SSW, oh. best. kompliz. Faktoren od. mit kompliz. Diag., bis 25 SSW od. mit Tamponade einer Blutung od. Thromboembolie in Gestationsperiode m. OR-Proz., oh. äuß. schw. CC	1,093	1,040	0,955	0,903	11,8	3	0,144	26	0,059	0,045		x	0,7055
O01D	O	Sekundäre Sectio caesarea m. mehrer. kompliz. Diagn., Schwangerschaftsdauer > 33 vollendete Wochen (SSW), oh. intraut. Ther., oh. kompliz. Konst., ohne Mehrlingsschw. od. bis 33 SSW od. m. kompl. Diag., mit od. ohne kompliz. Diag., oh. äuß. schw. CC	0,904	0,849	0,730	0,675	6,3	1	0,158	13	0,035	0,044		x	0,6881
O01E	O	Primäre Sectio caesarea ohne äuß. schwere CC, mit komplizierender oder komplexer Diagnose oder Schwangerschaftsdauer bis 33 vollendete Wochen (SSW) oder sekundäre Sectio caesarea, ohne komplexe Diagnose, Schwangerschaftsdauer > 33 vollendete Wochen	0,666	0,626	0,514	0,473	5,3	1	0,116	9	0,031	0,037		x	0,6834
O01F	O	Primäre Sectio caesarea ohne komplexe Diagnose, Schwangerschaftsdauer mehr als 33 vollendete Wochen (SSW)	0,573	0,529	0,493	0,449	4,8	1	0,103	8	0,031	0,036		x	0,6708
O02A	O	Vaginale Entbindung mit komplizierender OR-Prozedur, Schwangerschaftsdauer bis 33 vollendete Wochen oder mit intrauteriner Therapie oder komplizierende Konstellation oder bestimmtem Eingriff oder komplizierender Diagnose oder mit äußerst schweren CC	0,885	0,839	0,729	0,683	5,4	1	0,423	14	0,051	0,062		x	0,8718
O02B	O	Vaginale Entbindung mit komplizierender OR-Prozedur, Schwangerschaftsdauer mehr als 33 vollendete Wochen, ohne intrauterine Therapie, ohne komplizierende Konstellation, ohne bestimmten Eingriff, ohne komplizierende Diagnose, ohne äußerst schwere CC	0,650	0,619	0,475	0,445	3,9	1	0,196	8	0,039	0,044		x	0,6865
O03Z	O	Eingriffe bei Extrauteringravidität	0,579	0,520	0,578	0,518	2,9	1	0,124	6	0,054	0,057		x	0,8603
O04A	O	Stationäre Aufnahme nach Entbindung oder Abort mit OR-Prozedur oder bestimmtem Eingriff an der Mamma mit komplexem Eingriff	1,104	1,011	1,098	1,006	8,9	2	0,187	21	0,044	0,057		x	0,8219
O04B	O	Stationäre Aufnahme nach Entbindung oder Abort mit OR-Prozedur oder bestimmtem Eingriff an der Mamma, ohne komplexen Eingriff	0,513	0,472	0,503	0,462	4,4	1	0,175	10	0,045	0,052		x	0,8140
O04C	O	Stationäre Aufnahme nach Entbindung mit kleinem Eingriff an Uterus, Vagina, Perianalregion und Bauchwand oder Abort mit Dilatation und Kürettage, Aspirationskürettage oder Hysterotomie oder bestimmte Amnionpunktion	0,366	0,334	0,361	0,328	2,6	1	0,104	6	0,054	0,055		x	0,9117
O05B	O	Cerclage und Muttermundverschluss oder komplexe OR-Prozedur oder bestimmte intrauterine Operation am Feten, mehr als ein Belegungstag	0,664	0,622	0,607	0,565	7,3	1	0,172	18	0,033	0,042		x	0,6666
O05C	O	Bestimmte OR-Prozeduren in der Schwangerschaft, ein Belegungstag oder ohne Cerclage, ohne Muttermundverschluss, ohne komplexe OR-Prozedur, ohne bestimmte intrauterine Operation am Feten, mit fetoskopischer Hochfrequenzablation von Gefäßen	0,661	0,609	0,631	0,581	4,2	1	0,310	9	0,057	0,058		x	0,7590
O05D	O	Bestimmte OR-Prozeduren in der Schwangerschaft, ein Belegungstag oder ohne Cerclage, Muttermundverschluss, komplexe OR-Prozedur und bestimmte intrauterine Operation am Feten, mit wenig aufwendigem Eingriff oder intrauterine Therapie des Feten	0,457	0,424	0,441	0,407	3,2	1	0,167	7	0,053	0,057		x	0,7228
O60B	M	Vaginale Entbindung mit mehr. kompliz. Diag., mind. eine schwer, > 33 vollend. SSW, ohne kompliz. Konstell. od. Tamp. einer Blutung od. Thromboemb. während der Gestationsp. oh. OR-Proz. od. schwere od. mäßig schwere kompliz. Diag. bis 33 vollend. SSW	0,572	0,560	0,396	0,383	4,4	1	0,198	10	0,036	0,041		x	0,6583
O60C	M	Vaginale Entbindung mit schwerer oder mäßig schwerer komplizierender Diagnose oder Schwangerschaftsdauer bis 33 vollendete Wochen	0,410	0,410	0,256	0,256	3,8	1	0,089	7	0,033	0,037		x	0,6405
O60D	M	Vaginale Entbindung ohne komplizierende Diagnose, Schwangerschaftsdauer mehr als 33 vollendete Wochen	0,361	0,361	0,231	0,231	3,3	1	0,033	6	0,034	0,037		x	0,6251
O61Z	M	Stationäre Aufnahme nach Entbindung oder Abort ohne OR-Prozedur, ohne bestimmten Eingriff an der Mamma	0,231	0,230	0,223	0,222	3,6	1	0,092	7	0,040	0,045		x	0,7292
O63Z	M	Abort ohne Dilatation und Kürettage, Aspirationskürettage oder Hysterotomie	0,192	0,191	0,187	0,186	2,4	1	0,070	5	0,052	0,052		x	0,8177
O65A	M	Andere vorgeburtliche stationäre Aufnahme mit äußerst schweren oder schweren CC oder komplexer Diagnose oder komplizierendem Eingriff oder ein Belegungstag	0,312	0,310	0,279	0,277	4,5	1	0,174	10	0,038	0,044		x	0,8479
O65B	M	Andere vorgeburtliche stationäre Aufnahme ohne äußerst schwere oder schwere CC, ohne komplexe Diagnose, ohne komplizierenden Eingriff, mehr als ein Belegungstag	0,189	0,189	0,189	0,189	3,7			9	0,035	0,039		x	0,6514

Fallpauschalen-Katalog und Pflegeerlöskatalog
Teil b) Bewertungsrelationen bei Versorgung durch Belegabteilungen

DRG	Partition	Bezeichnung [6]	Bewertungsrelation bei Belegoperateur	Bewertungsrelation bei Belegoperateur und Beleganästhesist	Bewertungsrelation bei Belegoperateur und Beleghebamme	Bewertungsrelation bei Belegoperateur, -anästhesist und -hebamme	Mittlere Verweildauer [1]	Untere Grenzverweildauer: Erster Tag mit Abschlag [2, 5]	Untere Grenzverweildauer: Bewertungsrelation/Tag	Obere Grenzverweildauer: Erster Tag zus. Entgelt [3, 5]	Obere Grenzverweildauer: Bewertungsrelation/Tag	Externe Verlegung Abschlag/Tag (Bewertungsrelation)	Verlegungsfallpauschale	Ausnahme von Wiederaufnahme [4]	Pflegeerlös Bewertungsrelation/Tag
1	2	3	4	5	6	7	8	9	10	11	12	13	14	15	16
MDC 15 Neugeborene															
P60C	M	Neugeborenes, verlegt < 5 Tage nach Aufnahme ohne signifikante OR-Prozedur, nicht zuverlegt, ohne Beatmung > 24 Stunden (Mindestverweildauer 24 Stunden für das Krankenhaus, in dem die Geburt stattfindet)	0,162	0,162			1,9						x	x	1,0350
P66C	M	Aufnahmegewicht 2000 - 2499 g ohne signifikante OR-Prozedur, ohne Beatmung > 95 Stunden, mit anderem Problem	0,963	0,962			10,0	2	0,317	21	0,095	0,087		x	1,8766
P66D	M	Aufnahmegewicht 2000 - 2499 g ohne signifikante OR-Prozedur, ohne Beatmung > 95 Stunden, ohne Problem	0,165	0,165			3,8	1	0,061	8	0,030	0,034		x	0,8118
P67B	M	Neugeborenes, Aufnahmegew. > 2499 g mit schw. Prob., oh. Hypothermiebeh., oh. Krampfanfall mit best. diag. Maßnah., oh. Beatmung > 24 Std. od. mit anderem Prob., mehr als ein Belegungstag, neugeb. Mehrling od. mit bestimmter aufwendiger Prozedur	0,557	0,555			4,7	1	0,380	11	0,116	0,095		x	1,8672
P67C	M	Neugeborenes, Aufnahmegew. > 2499 g oh. sig. OR-Proz., oh. Beatmung > 95 Std., ohne schw. Prob., anderes Problem und mehr als ein Belegungstag oder nicht signifikante OR-Prozedur, ohne Mehrling, ohne bestimmte aufwendige Prozeduren	0,206	0,206			4,6	1	0,101	8	0,031	0,037		x	1,4848
P67D	M	Neugeborenes, Aufnahmegewicht > 1999 g ohne OR-Prozedur, ohne Beatmung > 95 Stunden, ohne schweres Problem, ohne anderes Problem oder ein Belegungstag, mit bestimmter Prozedur oder best. Diagnose beim Neugeborenen oder neugeborener Mehrling	0,199	0,199			4,5	1	0,008	8	0,030	0,036		x	0,7273
P67E	M	Neugeborener Einling, Aufnahmegewicht > 2499 g ohne OR-Prozedur, ohne Beatmung > 95 Stunden, ohne schweres Problem, ohne anderes Problem oder ein Belegungstag, ohne bestimmte Prozedur ohne bestimmte Diagnosen beim Neugeborenen	0,120	0,120			3,4	1	0,076	7	0,024	0,027		x	0,5306
MDC 16 Krankheiten des Blutes, der blutbildenden Organe und des Immunsystems															
Q02C	O	Verschiedene OR-Prozeduren bei Krankheiten des Blutes, der blutbildenden Organe u. des Immunsystems oh. äußerst schwere CC, Alter > 5 Jahre, oh. bestimmte Exzisionen u. Resektionen Mediastinum od. Thymus, oh. best. aufwendige / hochaufwendige Behandlung	0,912	0,850			6,3	1	0,257	17	0,057	0,071			0,7364
Q03B	O	Kleine Eingriffe bei Krankheiten des Blutes, der blutbildenden Organe und des Immunsystems, Alter > 9 Jahre	0,553	0,511			2,9	1	0,213	8	0,073	0,077			0,6989
Q60C	M	Erkrankungen des retikuloendothelialen Systems, des Immunsystems und Gerinnungsstörungen mit komplexer Diagnose oder äußerst schweren oder schweren CC, ohne Milzverletzung, ohne Granulozytenstörung oder Alter > 15 Jahre oder ohne äußerst schwere CC	0,516	0,514			6,4	1	0,297	15	0,055	0,067			0,8027
Q60D	M	Erkrankungen des retikuloendothelialen Systems, des Immunsystems und Gerinnungsstörungen ohne komplexe Diagnose, ohne äußerst schwere oder schwere CC	0,352	0,348			4,1	1	0,165	9	0,054	0,063			0,8883
Q61A	M	Andere Erkrankungen der Erythrozyten mit äußerst schweren CC	1,211	1,209			15,1	4	0,222	30	0,052	0,069			0,9262
Q61B	M	Andere Erkrankungen der Erythrozyten, ohne äußerst schwere CC	0,463	0,463			4,7	1	0,272	11	0,056	0,066			0,7178
Q62Z	M	Andere Anämie	0,670	0,669			6,7	1	0,486	16	0,066	0,082			0,8911
Q63B	M	Aplastische Anämie, Alter > 15 Jahre	0,678	0,678			7,2	1	0,452	18	0,064	0,080			0,8372
MDC 17 Hämatologische und solide Neubildungen															
R01D	O	Lymphom und Leukämie mit großen OR-Prozeduren, ohne äußerst schwere CC, ohne komplexe OR-Prozedur	1,103	1,017			5,3	1	0,282	15	0,074	0,088			0,7200
R04A	O	Andere hämatologische und solide Neubildungen mit bestimmter OR-Prozedur, mit äußerst schweren oder schweren CC	1,806	1,714			14,0	4	0,241	29	0,060	0,081			0,8701
R04B	O	Andere hämatologische und solide Neubildungen mit anderer OR-Prozedur, mit äußerst schweren oder schweren CC	1,085	1,061			9,8	2	0,293	24	0,063	0,082			0,6750
R06Z	O	Strahlentherapie bei hämatologischen und soliden Neubildungen, Bestrahlungen an mindestens 9 Tagen oder bei akuter myeloischer Leukämie, Alter > 18 Jahre, ohne äußerst schwere CC	2,345	2,341			21,6	6	0,327	39	0,106	0,101		x	0,7426
R07A	O	Strahlentherapie bei hämatologischen und soliden Neubildungen, außer bei akuter myeloischer Leukämie, Alter < 19 Jahre oder mit äußerst schweren CC oder Bestrahlungen an mindestens 7 Tagen	1,595	1,592			13,6	4	0,312	28	0,114	0,106		x	0,9314
R07B	O	Strahlentherapie bei hämatologischen und soliden Neubildungen, außer bei akuter myeloischer Leukämie, Alter > 18 Jahre, ohne äußerst schwere CC, Bestrahlungen an weniger als 7 Tagen	0,674	0,674			5,5	1	0,332	13	0,121	0,102		x	0,7840

Fallpauschalen-Katalog und Pflegeerlöskatalog

Teil b) Bewertungsrelationen bei Versorgung durch Belegabteilungen

DRG	Partition	Bezeichnung[6]	Bewertungsrelation bei Belegoperateur	Bewertungsrelation bei Belegoperateur und Beleganästhesist	Bewertungsrelation bei Belegoperateur und Beleghebamme	Bewertungsrelation bei Belegoperateur, -anästhesist und -hebamme	Mittlere Verweildauer[1]	Untere Grenzverweildauer: Erster Tag mit Abschlag[2), 5)]	Untere Grenzverweildauer: Bewertungsrelation/Tag	Obere Grenzverweildauer: Erster Tag zus. Entgelt[3), 5)]	Obere Grenzverweildauer: Bewertungsrelation/Tag	Externe Verlegung Abschlag/Tag (Bewertungsrelation)	Verlegungsfallpauschale	Ausnahme von Wiederaufnahme[4]	Pflegeerlös Bewertungsrelation/Tag
1	2	3	4	5	6	7	8	9	10	11	12	13	14	15	16
R11A	O	Lymphom und Leukämie mit bestimmter OR-Prozedur, mit schweren CC oder mit anderen OR-Prozeduren, mit äußerst schweren CC, Alter > 15 Jahre	2,251	2,192			16,8	5	0,303	33	0,076	0,102			0,8751
R11B	O	Lymphom und Leukämie mit bestimmter OR-Prozedur, ohne äußerst schwere oder schwere CC oder mit anderen OR-Prozeduren, mit schweren CC	1,079	1,013			6,7	1	0,522	17	0,072	0,088			0,6958
R11C	O	Lymphom und Leukämie mit anderen OR-Prozeduren ohne äußerst schwere oder schwere CC	0,645	0,607			3,3	1	0,247	9	0,089	0,098			0,7375
R12B	O	Andere hämatologische und solide Neubildungen mit großen OR-Prozeduren ohne äußerst schwere CC, ohne komplexen Eingriff, mit komplexer OR-Prozedur	1,592	1,446			7,6	2	0,223	16	0,148	0,078			0,8408
R12C	O	Andere hämatologische und solide Neubildungen mit großen OR-Prozeduren ohne äußerst schwere CC, ohne komplexen Eingriff, ohne komplexe OR-Prozedur	1,104	0,999			5,6	1	0,240	13	0,114	0,073			0,7743
R13A	O	Andere hämatologische und solide Neubildungen mit bestimmter OR-Prozedur, ohne äußerst schwere oder schwere CC, mit komplexer OR-Prozedur oder komplizierender Konstellation	0,998	0,913			5,1	1	0,244	11	0,123	0,080			0,7397
R13B	O	Andere hämatologische und solide Neubildungen mit bestimmter OR-Prozedur, ohne äußerst schwere oder schwere CC, ohne komplexe OR-Prozedur, ohne komplizierende Konstellation	0,778	0,704			3,5	1	0,347	9	0,097	0,079			0,7503
R14Z	O	Andere hämatologische und solide Neubildungen mit anderen OR-Prozeduren ohne äußerst schwere oder schwere CC oder Therapie mit offenen Nukliden bei hämatologischen und soliden Neubildungen, mehr als ein Belegungstag	0,572	0,533			2,8	1	0,212	7	0,087	0,091		x	0,7710
R60D	M	Akute myeloische Leukämie mit intensiver Chemoth., ohne kompliz. Diagnose, ohne Dialyse, ohne Portimpl., oh. intensivmed. Komplexbeh. > 392 / 368 / - AufwP., oh. äuß. schwere CC, oh. kompl. Diagnostik b. Leukämie od. mit Dialyse od. äußerst schweren CC	1,541	1,540			12,7	3	0,384	27	0,120	0,112		x	1,0118
R60E	M	Akute myeloische Leukämie mit mäßig komplexer Chemoth., ohne komplizierende Diagnose, ohne Dialyse, ohne Portimpl., ohne äußerst schwere CC od. mit lokaler Chemoth. od. mit Komplexbeh. bei multiresistenten Erregern od. mit kompl. Diagnostik bei Leukämie	0,718	0,717			7,0	1	0,360	15	0,103	0,090		x	0,7803
R60F	M	Akute myeloische Leukämie ohne Chemotherapie, ohne Dialyse, ohne äußerst schwere CC, ohne Komplexbehandlung bei multiresistenten Erregern, ohne komplexe Diagnostik bei Leukämie	0,693	0,692			6,3	1	0,340	15	0,076	0,092		x	0,9323
R61A	M	Lymphom und nicht akute Leukämie mit Sepsis oder bestimmter komplizierender Konstellation oder mit Agranulozytose, intrakranieller Metastase oder Portimplantation, mit äuß. schw. CC, Alter > 15 Jahre, mit hochkompl. Chemotherapie oder schwersten CC	3,648	3,630			28,0	8	0,393	46	0,127		x	x	1,1619
R61B	M	Lymphom und nicht akute Leukämie mit Sepsis oder anderer kompliz. Konstell. oder mit kompl. Diagnose oder Portimpl., mit äuß. schw. CC, Alter > 15 Jahre od. mit äuß. schw. CC od. Tumorlyse-Syndrom, mit kompl. Diagnostik bei Leukämie od. mit schwersten CC	2,184	2,177			19,0	5	0,354	36	0,111		x	x	1,0049
R61C	M	Lymphom und nicht akute Leukämie ohne Sepsis, ohne komplizierende Konstellation, mit Agranulozytose oder Portimplantation oder Komplexbehandlung bei isolationspflichtigen Erregern oder komplexer Diagnostik bei Leukämie, Alter < 16 Jahre	2,015	1,951			10,7	3	0,413	24	0,134	0,141		x	1,9171
R61D	M	Lymphom u. nicht akute Leukämie m. Agranuloz., Portimpl., Komplbeh. b. isolat.pfl. Erregern od. kompl. Diag. b. Leuk., > 15 J., m. intens. Chemo od. < 18 J. od. m. äuß. schw. CC od. Tumorlyse-Syndr. od. Blastenkr., oh. kompl. Diag. b. Leuk., oh. schw. CC	1,455	1,450			13,8	4	0,281	28	0,102	0,095		x	0,9418
R61E	M	Lymphom und nicht akute Leukämie ohne Sepsis, ohne komplizierende Konstellation, mit Agranulozytose od. Portimpl. od. Komplbeh. b. isolat.pflicht. Erregern od. komplexe Diagnostik b. Leukämie, oh. äußerst schw. CC, Alter > 17 J., oh. intensive Chemoth.	1,078	1,059			8,0	2	0,309	20	0,115	0,102		x	0,7377
R61F	M	Lymphom und nicht akute Leukämie ohne bestimmte kompliz. Faktoren, oh. äuß. schw. CC, mit kompl. Diagnose od. kompliz. Prozedur, Alter < 16 J. od. best. Lymphom mit best. Chemotherapie od. kompl. Diagnose od. andere Komplexbeh. b. isolationspfl. Erregern	0,787	0,784			7,0	1	0,390	14	0,111	0,097		x	1,1762
R61G	M	Lymphom und nicht akute Leukämie oh. best. kompliz. Faktoren, oh. äuß. schw. CC, Alter < 16 J. od. mit kompl. Diag. od. kompliz. Prozedur, Alter > 15 J., oh. best. Lymphom m. best. Chemoth., oh. kompl. Diagnose, oh. and. Komplbeh. b. isolat.pfl. Erregern	0,782	0,780			6,6	1	0,379	16	0,115	0,100		x	0,7641
R61H	M	Lymphom und nicht akute Leukämie ohne bestimmte komplizierende Faktoren, ohne äußerst schwere CC, ohne komplexe Diagnose, ohne komplizierende Prozedur, Alter > 15 Jahre	0,468	0,467			5,5	1	0,230	12	0,059	0,071		x	0,8157
R62A	M	Andere hämatologische und solide Neubildungen mit kompliz. Diagnose oder Dialyse oder Portimplantation oder mit Knochenaffektionen oder bestimmten Metastasen oder äußerst schweren CC oder Alter < 1 Jahr, mit komplexer Diagnose oder kompliz. Konstellation	1,322	1,286			12,3	3	0,256	27	0,037	0,077		x	0,8032

Fallpauschalen-Katalog und Pflegeerlöskatalog
Teil b) Bewertungsrelationen bei Versorgung durch Belegabteilungen

DRG	Partition	Bezeichnung [6]	Bewertungsrelation bei Belegoperateur	Bewertungsrelation bei Belegoperateur und Beleganästhesist	Bewertungsrelation bei Belegoperateur und Beleghebamme	Bewertungsrelation bei Belegoperateur, -anästhesist und -hebamme	Mittlere Verweildauer [1]	Untere Grenzverweildauer: Erster Tag mit Abschlag [2), 5)]	Untere Grenzverweildauer: Bewertungsrelation/Tag	Obere Grenzverweildauer: Erster Tag zus. Entgelt [3), 5)]	Obere Grenzverweildauer: Bewertungsrelation/Tag	Externe Verlegung Abschlag/Tag (Bewertungsrelation)	Verlegungsfallpauschale	Ausnahme von Wiederaufnahme [4]	Pflegeerlös Bewertungsrelation/Tag
1	2	3	4	5	6	7	8	9	10	11	12	13	14	15	16
R62B	M	Andere hämatologische und solide Neubildungen ohne kompliz. Diagnose, ohne Dialyse, ohne Portimplantation, mit Knochenaffektionen oder bestimmten Metastasen oder äußerst schweren CC oder Alter < 1 Jahr, ohne komplexe Diagnose, ohne kompliz. Konstellation	0,779	0,778			9,0	2	0,246	21	0,058	0,074		x	0,8577
R62C	M	Andere hämatologische und solide Neubildungen ohne komplizierende Diagnose, ohne Dialyse, ohne Portimplantation, ohne Knochenaffektionen, ohne bestimmte Metastasen, ohne äußerst schwere CC, Alter > 0 Jahre	0,428	0,424			4,0	1	0,185	12	0,065	0,075		x	0,7788
R65Z	M	Hämatologische und solide Neubildungen, ein Belegungstag	0,222	0,220			1,0							x	1,2749
MDC 18B Infektiöse und parasitäre Krankheiten															
T01B	O	OR-Prozedur bei infektiösen und parasitären Krankheiten mit bestimmter komplexer Prozedur oder komplizierender Konstellation bei sonstiger Sepsis oder mit bestimmtem komplexen Eingriff oder mit äußerst schweren CC	2,834	2,716			22,4	6	0,298	40	0,066	0,089			1,1836
T01C	O	OR-Prozedur bei infektiösen und parasitären Krankheiten mit bestimmter komplexer Prozedur oder komplizierender Konstellation, ohne bestimmten komplexen Eingriff, ohne äußerst schwere CC	1,897	1,826			17,2	5	0,233	33	0,057		x		0,9413
T01D	O	OR-Prozedur bei infektiösen und parasitären Krankheiten ohne bestimmte komplexe Prozedur, ohne komplizierende Konstellation, ohne bestimmten komplexen Eingriff, ohne äußerst schwere CC mit bestimmtem anderen Eingriff	1,335	1,241			12,3	3	0,199	26	0,046	0,060			0,7588
T01E	O	OR-Prozedur bei infektiösen und parasitären Krankheiten ohne bestimmte komplexe Prozedur, ohne komplizierende Konstellation, ohne bestimmten komplexen Eingriff, ohne äußerst schwere CC, ohne bestimmten anderen Eingriff	0,630	0,582			6,1	1	0,287	15	0,043	0,052			0,7056
T60C	M	Sepsis mit komplizierender Konstellation oder bei Z. n. Organtransplantation oder mit komplexer Diagnose oder äußerst schweren CC, Alter > 17 Jahre, ohne Para- / Tetraplegie, ohne bestimmte ERCP, ohne schwerste CC oder mit IntK > 196 / 184 / 368 Punkte	1,629	1,620			14,0	4	0,307	29	0,077	0,102			1,3332
T60D	M	Sepsis mit anderer komplizierender Konstellation, außer bei Z. n. Organtransplantation, ohne komplexe Diagnose, ohne äußerst schwere CC, ohne intensivmedizinische Komplexbehandlung > 196 / 184 / 368 Aufwandspunkte oder Alter < 10 Jahre	0,892	0,889			9,0	2	0,289	19	0,068	0,087			1,3639
T60E	M	Sepsis ohne komplizierende Konstellation, außer bei Zustand nach Organtransplantation, ohne komplexe Diagnose, ohne äußerst schwere CC, Alter > 9 Jahre, ohne intensivmedizinische Komplexbehandlung > 196 / 184 / - Aufwandspunkte, mehr als ein Belegungstag	0,654	0,651			8,3	2	0,206	17	0,052	0,067			0,9327
T60F	M	Sepsis, verstorben < 5 Tage nach Aufnahme, ohne intensivmedizinische Komplexbehandlung > 196/ 184 / - Aufwandspunkte	0,379	0,377			1,6						x		1,9926
T60G	M	Sepsis ohne komplizierende Konstellation, außer bei Zustand nach Organtransplantation, ohne komplexe Diagnose, ohne äußerst schwere CC, Alter > 9 Jahre, ohne intensivmedizinische Komplexbehandlung > 196 / 184 / - Aufwandspunkte, ein Belegungstag	0,237	0,237			1,0								1,2884
T61Z	M	Postoperative und posttraumatische Infektionen	0,381	0,375			6,0	1	0,194	13	0,041	0,050			0,7173
T62A	M	Fieber unbekannter Ursache mit äußerst schweren oder schweren CC, Alter > 5 Jahre	0,657	0,655			8,3	2	0,211	18	0,054	0,068			0,8458
T62B	M	Fieber unbekannter Ursache ohne äußerst schwere oder schwere CC oder Alter < 6 Jahre	0,367	0,367			4,5	1	0,175	10	0,055	0,064			0,8071
T63B	M	Schwere virale Erkrankung, außer bei Zustand nach Organtransplantation, ohne intensivmedizinische Komplexbehandlung > 196 / 184 / - Aufwandspunkte	0,635	0,635			8,6	2	0,202	18	0,049	0,063			0,7289
T63C	M	Mäßig schwere virale Erkrankung, außer bei Zustand nach Organtransplantation, ohne intensivmedizinische Komplexbehandlung > 196 / 184 / - Aufwandspunkte	0,333	0,333			4,6	1	0,153	10	0,050	0,058			0,8469
T63D	M	Andere virale Erkrankung, außer bei Zustand nach Organtransplantation ohne intensivmedizinische Komplexbehandlung > 196 / 184 / - Aufwandspunkte	0,300	0,299			3,8	1	0,118	8	0,054	0,062			0,9432
T64B	M	Andere infektiöse und parasitäre Krankheiten mit komplexer Diagnose, Alter > 15 Jahre, mehr als ein Belegungstag, ohne intensivmedizinische Komplexbehandlung > 196 / 184 / - Aufwandspunkte	0,669	0,668			8,4	2	0,220	18	0,055	0,071			0,7339
T64C	M	Andere infektiöse und parasitäre Krankheiten mit komplexer Diagnose, Alter > 15 Jahre, ein Belegungstag oder ohne komplexe Diagnose, ohne intensivmedizinische Komplexbehandlung > 196 / 184 / - Aufwandspunkte	0,457	0,457			6,5	1	0,266	14	0,048	0,060			0,8254

Fallpauschalen-Katalog und Pflegeerlöskatalog
Teil b) Bewertungsrelationen bei Versorgung durch Belegabteilungen

DRG	Partition	Bezeichnung [6]	Bewertungsrelation bei Belegoperateur	Bewertungsrelation bei Belegoperateur und Beleganästhesist	Bewertungsrelation bei Belegoperateur und Beleghebamme	Bewertungsrelation bei Belegoperateur, -anästhesist und -hebamme	Mittlere Verweildauer [1]	Untere Grenzverweildauer: Erster Tag mit Abschlag [2), 5)]	Untere Grenzverweildauer: Bewertungsrelation/Tag	Obere Grenzverweildauer: Erster Tag zus. Entgelt [3), 5)]	Obere Grenzverweildauer: Bewertungsrelation/Tag	Externe Verlegung Abschlag/Tag (Bewertungsrelation)	Verlegungsfallpauschale	Ausnahme von Wiederaufnahme [4)]	Pflegeerlös Bewertungsrelation/Tag
1	2	3	4	5	6	7	8	9	10	11	12	13	14	15	16
MDC 19 Psychische Krankheiten und Störungen															
U60B	M	Psychiatrische Behandlung, ein Belegungstag, Alter > 15 Jahre	0,169	0,168			1,0								1,0917
U63Z	M	Schwere affektive Störungen	0,440	0,440			6,5	1	0,214	14	0,046	0,057			0,7231
U64Z	M	Angststörungen oder andere affektive und somatoforme Störungen	0,440	0,440			5,0	1	0,213	11	0,060	0,071			0,7018
U66Z	M	Ess-, Zwangs- und Persönlichkeitsstörungen und akute psychische Reaktionen oder psychische Störungen in der Kindheit	0,405	0,401			4,7	1	0,193	12	0,058	0,068			1,0358
MDC 20 Alkohol- und Drogengebrauch und alkohol- und drogeninduzierte psychische Störungen															
V60A	M	Alkoholintoxikation und Alkoholentzug oder Störungen durch Alkoholmissbrauch und Alkoholabhängigkeit mit psychotischem Syndrom oder HIV-Krankheit	0,608	0,608			6,8	1	0,435	15	0,067	0,077			1,0853
V60B	M	Alkoholintoxikation und Alkoholentzug oder Störungen durch Alkoholmissbrauch und Alkoholabhängigkeit ohne psychotisches Syndrom, ohne HIV-Krankheit	0,318	0,318			4,7	1	0,177	9	0,046	0,055			0,7915
V64Z	M	Störungen durch anderen Drogengebrauch und Medikamentenmissbrauch und andere Drogen- und Medikamentenabhängigkeit	0,367	0,366			2,7	1	0,215	6	0,093	0,097			1,2878
MDC 21B Verletzungen, Vergiftungen und toxische Wirkungen von Drogen und Medikamenten															
X01B	O	Rekonstruktive Operation bei Verletzungen ohne kompliz. Konstellation, ohne freie Lappenplastik mit mikrovask. Anastomosierung, mit schweren Weichteilschäden oder komplex. OR-Prozedur oder best. mäßig kompl. Eingriff oder äußerst schw. CC, mehr als 1 BT	1,400	1,272			12,2	3	0,174	27	0,040		x		0,6894
X01C	O	Rekonstruktive Operation bei Verletzungen ohne kompliz. Konstellation, ohne freie Lappenplastik mit mikrovask. Anastomosierung, ohne schwere Weichteilschäden, ohne kompl. OR-Prozedur, ohne äuß. schw. CC, mit best. Nervennaht oder Hautplastik, > 1 BT	0,940	0,836			4,9	1	0,160	12	0,043	0,055			0,7278
X01D	O	Rekonstruktive Operation bei Verletzungen ohne kompliz. Konstellation, ohne freie Lappenplastik mit mikrovask. Anastomosierung, ohne schwere Weichteilschäden, ohne kompl. OR-Prozedur, ohne äuß. schw. CC, ohne best. Nervennaht oder Hautplastik oder 1 BT	0,628	0,565			4,2	1	0,139	10	0,045	0,052			0,7926
X04Z	O	Andere Eingriffe bei Verletzungen der unteren Extremität	0,726	0,662			6,2	1	0,335	16	0,043	0,052			0,7337
X05A	O	Andere Eingriffe bei Verletzungen der Hand, mit komplexem Eingriff	0,659	0,589			3,9	1	0,243	9	0,047	0,054			0,7383
X05B	O	Andere Eingriffe bei Verletzungen der Hand, ohne komplexen Eingriff	0,454	0,413			3,1	1	0,117	7	0,050	0,054			0,7815
X06B	O	Andere Eingriffe bei anderen Verletzungen ohne äußerst schwere CC, mit komplexer OR-Prozedur oder Alter > 65 Jahre mit bestimmtem Eingriff oder mit schweren CC	0,878	0,804			6,0	1	0,422	15	0,050	0,061			0,8257
X06C	O	Andere Eingriffe bei anderen Verletzungen ohne äußerst schwere oder schwere CC, ohne komplexe OR-Prozedur, Alter < 66 Jahre oder ohne bestimmten Eingriff	0,536	0,486			3,8	1	0,204	10	0,049	0,056			0,7594
X60Z	M	Verletzungen und allergische Reaktionen	0,272	0,268			3,1	1	0,110	7	0,056	0,060			0,9568
X62Z	M	Vergiftungen / Toxische Wirkungen von Drogen, Medikamenten und anderen Substanzen oder Folgen einer medizinischen Behandlung oder bestimmte Erfrierungen und andere Traumata	0,329	0,324			3,4	1	0,181	8	0,059	0,065			0,9860
X64Z	M	Andere Krankheit verursacht durch Verletzung, Vergiftung oder toxische Wirkung	0,241	0,240			2,4	1	0,105	5	0,068	0,068			1,0766
MDC 22 Verbrennungen															
Y03Z	O	Andere Verbrennungen mit anderen Eingriffen	0,761	0,717			5,5	1	0,463	13	0,062	0,074			1,2955
Y62Z	M	Andere Verbrennungen	0,357	0,354			4,7			12	0,050	0,058			1,1049
Y63Z	M	Verbrennungen, ein Belegungstag	0,153	0,150			1,0								1,3756
MDC 23 Faktoren, die den Gesundheitszustand beeinflussen, und andere Inanspruchnahme des Gesundheitswesens															
Z01B	O	OR-Prozeduren bei anderen Zuständen, die zur Inanspruchnahme des Gesundheitswesens führen ohne komplexen Eingriff, ohne komplizierende Konstellation, mit bestimmtem Eingriff	0,732	0,663			3,6	1	0,276	10	0,060	0,067			0,8983
Z01C	O	OR-Prozeduren bei anderen Zuständen, die zur Inanspruchnahme des Gesundheitswesens führen ohne komplexen Eingriff, ohne komplizierende Konstellation, ohne bestimmten Eingriff	0,390	0,379			4,4	1	0,175	11	0,048	0,056			0,7507
Z64A	M	Andere Faktoren, die den Gesundheitszustand beeinflussen, Nachbehandlung nach abgeschlossener Behandlung mit komplexer Radiojoddiagnostik	0,693	0,693			2,1	1	0,356	4	0,234	0,227			1,2306
Z64B	M	Andere Faktoren, die den Gesundheitszustand beeinflussen, Nachbehandlung nach abgeschlossener Behandlung mit bestimmter Radiojoddiagnostik, mit bestimmtem Kontaktanlass	0,462	0,459			2,8	1	0,210	6	0,101	0,106			0,9692

Fallpauschalen-Katalog und Pflegeerlöskatalog
Teil b) Bewertungsrelationen bei Versorgung durch Belegabteilungen

DRG	Partition	Bezeichnung [6]	Bewertungsrelation bei Belegoperateur	Bewertungsrelation bei Belegoperateur und Beleganästhesist	Bewertungsrelation bei Belegoperateur und Beleghebamme	Bewertungsrelation bei Belegoperateur, -anästhesist und -hebamme	Mittlere Verweildauer [1]	Untere Grenzverweildauer: Erster Tag mit Abschlag [2), 5)]	Untere Grenzverweildauer: Bewertungsrelation/Tag	Obere Grenzverweildauer: Erster Tag zus. Entgelt [3), 5)]	Obere Grenzverweildauer: Bewertungsrelation/Tag	Externe Verlegung Abschlag/Tag (Bewertungsrelation)	Verlegungsfallpauschale	Ausnahme von Wiederaufnahme [4]	Pflegeerlös Bewertungsrelation/Tag
1	2	3	4	5	6	7	8	9	10	11	12	13	14	15	16
Z64C	M	Andere Faktoren, die den Gesundheitszustand beeinflussen, Nachbehandlung nach abgeschlossener Behandlung ohne Radiojoddiagnostik, ohne bestimmten Kontaktanlass oder allergologische Provokationstestung bis 2 Belegungstage	0,223	0,222			2,5	1	0,073	5	0,060	0,061			0,9462
Z65Z	M	Beschwerden, Symptome, andere Anomalien und Nachbehandlung	0,363	0,362			4,3	1	0,198	10	0,056	0,065			0,8520
MDC 24 Sonstige DRGs															
801B	O	Ausgedehnte OR-Prozedur ohne Bezug zur Hauptdiagnose mit hochkomplexer OR-Prozedur oder mit komplizierender Konstellation, Alter > 17 Jahre oder ohne komplizierende Faktoren	2,943	2,818			21,4	6	0,285	39	0,066	0,089		x	1,0373
801C	O	Ausgedehnte OR-Proz. oh. Bezug zur Hauptdiag. mit komplexer OR-Proz. od. and. Eingriff an Kopf u. Wirbelsäule od. mit neurolog. Komplexbeh. des akuten Schlaganfalls od. Alter < 1 J. od. bei Para- / Tetraplegie od. Alter < 18 J. u. schw. od. äuß. schw. CC	2,238	2,138			17,6	5	0,244	34	0,058	0,079		x	1,0381
801D	O	Ausgedehnte OR-Prozedur ohne Bezug zur Hauptdiagnose mit bestimmter OR-Prozedur oder mit intensivmediz. Komplexbeh. > 196 / 184 / 368 Aufwandspunkte oder bestimmte nicht ausgedehnte OR-Prozedur mit neurolog. Komplexbehandlung des akuten Schlaganfalls	1,996	1,922			16,3	4	0,269	31	0,058	0,078		x	0,9536
801E	O	Ausgedehnte OR-Prozedur ohne Bezug zur Hauptdiagnose ohne komplizierende Konstellation, ohne hochkomplexe, komplexe oder bestimmte OR-Prozedur	1,553	1,518			15,2	4	0,216	29	0,050	0,067		x	0,8120
802A	O	Bestimmte nicht ausgedehnte OR-Prozedur ohne Bezug zur Hauptdiagnose oder andere nicht ausgedehnte OR-Prozedur mit intensivmedizinischer Komplexbehandlung > 196 / 184 / 368 Aufwandspunkte	1,615	1,577			15,9	4	0,254	29	0,056	0,076		x	0,8152
802B	O	Andere nicht ausgedehnte OR-Prozedur ohne Bezug zur Hauptdiagnose mit mäßig komplexer OR-Prozedur	1,471	1,423			16,1	4	0,227	30	0,050	0,067		x	0,8045
802C	O	Andere nicht ausgedehnte OR-Prozedur ohne Bezug zur Hauptdiagnose ohne mäßig komplexe OR-Prozedur	1,281	1,216			11,1	3	0,203	25	0,051	0,067		x	0,7796
802D	O	Wenig komplexe nicht ausgedehnte OR-Prozedur ohne Bezug zur Hauptdiagnose	0,684	0,638			6,1	1	0,316	17	0,049	0,060		x	0,7841
Fehler-DRGs															
960Z	M	Nicht gruppierbar													
961Z	M	Unzulässige Hauptdiagnose													
962Z	M	Unzulässige Kodierung einer Sectio caesarea													

Fallpauschalen-Katalog und Pflegeerlöskatalog
Teil c) Bewertungsrelationen bei teilstationärer Versorgung

DRG	Partition	Bezeichnung	Bewertungsrelation	Mittlere Verweildauer [1]	Untere Grenzverweildauer: Erster Tag mit Abschlag [2), 5)]	Untere Grenzverweildauer: Bewertungsrelation pro Tag	Obere Grenzverweildauer: Erster Tag mit zusätzlichem Entgelt [3), 5)]	Obere Grenzverweildauer: Bewertungsrelation pro Tag	Pflegeerlös Bewertungsrelation pro Tag
1	2	3	4	5	6	7	8	9	10
MDC 11 Krankheiten und Störungen der Harnorgane									
L90B	M	Niereninsuffizienz, teilstationär, Alter > 14 Jahre mit Peritonealdialyse	0,068	1,0					0,6813
L90C	M	Niereninsuffizienz, teilstationär, Alter > 14 Jahre ohne Peritonealdialyse	0,057	1,0					0,5607

Fallpauschalen-Katalog und Pflegeerlöskatalog

Teil d) Bewertungsrelationen mit gezielter Absenkung in Abhängigkeit der Median-Fallzahl bei Versorgung durch Hauptabteilungen

DRG	Partition	Bezeichnung	Bewertungsrelation bei Hauptabteilung	Bewertungsrelation bei Hauptabteilung und Beleghebamme	Mittlere Verweildauer [1]	Untere Grenzverweildauer: Erster Tag mit Abschlag [2), 5)]	Untere Grenzverweildauer: Bewertungsrelation pro Tag	Obere Grenzverweildauer: Erster Tag mit zusätzlichem Entgelt [3), 5)]	Obere Grenzverweildauer: Bewertungsrelation pro Tag	Externe Verlegung Abschlag pro Tag (Bewertungsrelation)	Verlegungsfallpauschale	Ausnahme von Wiederaufnahme [4)]	Median-Fallzahl	Pflegeerlös Bewertungsrelation pro Tag
1	2	3	4	5	6	7	8	9	10	11	12	13	14	15
MDC 08 Krankheiten und Störungen an Muskel-Skelett-System und Bindegewebe														
I68D	M	Nicht operativ behandelte Erkrankungen und Verletzungen WS, > 1 Belegungstag oder andere Femurfraktur, außer bei Diszitis oder infektiöser Spondylopathie, ohne Kreuzbeinfraktur, ohne best. mäßig aufw., aufw. od. hochaufw. Beh., mit Wirbelsäulenfraktur	0,494		5,5	1	0,262	12	0,067	0,081			27	0,7501
I68E	M	Nicht operativ behandelte Erkrankungen und Verletzungen WS, > 1 Belegungstag oder andere Femurfraktur, außer bei Diszitis oder infektiöser Spondylopathie, ohne Kreuzbeinfraktur, ohne best. mäßig aufw., aufw. od. hochaufw. Beh., oh. Wirbelsäulenfraktur	0,401		4,1	1	0,212	10	0,069	0,079			140	0,6336
I68F	M	Nicht operativ behandelte Erkrankungen und Verletzungen im Wirbelsäulenbereich, ein Belegungstag oder Prellung am Oberschenkel	0,184		1,0								40	1,0087

Fallpauschalen-Katalog und Pflegeerlöskatalog

Teil e) Bewertungsrelationen mit gezielter Absenkung in Abhängigkeit der Median-Fallzahl bei Versorgung durch Belegabteilungen

DRG	Parti-tion	Bezeichnung [6]	Bewertungsrelation bei Belegoperateur	Bewertungsrelation bei Belegoperateur und Beleganästhesist	Bewertungsrelation bei Belegoperateur und Beleghebamme	Bewertungsrelation bei Belegoperateur, -anästhesist und -hebamme	Mittlere Verweil-dauer [1]	Untere Grenzverweildauer		Obere Grenzverweildauer		Externe Verlegung Abschlag/Tag (Bewertungs-relation)	Verlegungs-fallpauschale	Ausnahme von Wieder-aufnahme [4]	Median-Fallzahl	Pflegeerlös Bewertungs-relation/Tag
								Erster Tag mit Abschlag [2), 5)]	Bewertungs-relation/Tag	Erster Tag zus. Entgelt [3), 5)]	Bewertungs-relation/Tag					
1	2	3	4	5	6	7	8	9	10	11	12	13	14	15	16	17
MDC 08 Krankheiten und Störungen an Muskel-Skelett-System und Bindegewebe																
I68D	M	Nicht operativ behandelte Erkrankungen und Verletzungen WS, > 1 Belegungstag oder andere Femurfraktur, außer bei Diszitis oder infektiöser Spondylopathie, ohne Kreuzbeinfraktur, ohne best. mäßig aufw., aufw. od. hochaufw. Beh., mit Wirbelsäulenfraktur	0,436	0,435			6,5	1	0,232	13	0,050	0,062			27	0,7501
I68E	M	Nicht operativ behandelte Erkrankungen und Verletzungen WS, > 1 Belegungstag oder andere Femurfraktur, außer bei Diszitis oder infektiöser Spondylopathie, ohne Kreuzbeinfraktur, ohne best. mäßig aufw., aufw. od. hochaufw. Beh., oh. Wirbelsäulenfraktur	0,245	0,245			5,3	1	0,127	10	0,034	0,041			140	0,6336
I68F	M	Nicht operativ behandelte Erkrankungen und Verletzungen im Wirbelsäulenbereich, ein Belegungstag oder Prellung am Oberschenkel	0,156	0,154			1,0								40	1,0087

Zusatzentgelte-Katalog [1)]
- Liste -

ZE	Bezeichnung	Betrag
1	2	3
ZE01.01 [2)]	Hämodialyse, intermittierend, Alter > 14 Jahre	157,24 €
ZE01.02 [2)]	Hämodialyse, intermittierend, Alter < 15 Jahre	356,58 €
ZE02 [2)]	Hämodiafiltration, intermittierend	164,93 €
ZE09	Vollimplantierbare Medikamentenpumpe mit programmierbarem variablen Tagesprofil	9.420,60 €
ZE10	Künstlicher Blasenschließmuskel	3.370,92 €
ZE11	Wirbelkörperersatz	siehe Anlage 5
ZE17	Gabe von Gemcitabin, parenteral	siehe Anlage 5
ZE19	Gabe von Irinotecan, parenteral	siehe Anlage 5
ZE30 [3)]	Gabe von Prothrombinkomplex, parenteral	siehe Anlage 5
ZE36	Plasmapherese	siehe Anlage 5
ZE37	Extrakorporale Photopherese	1.253,24 €
ZE44	Gabe von Topotecan, parenteral	siehe Anlage 5
ZE47	Gabe von Antithrombin III, parenteral	siehe Anlage 5
ZE48	Gabe von Aldesleukin, parenteral	siehe Anlage 5
ZE50	Gabe von Cetuximab, parenteral	siehe Anlage 5
ZE51	Gabe von Human-Immunglobulin, spezifisch gegen Hepatitis-B-surface-Antigen, parenteral	siehe Anlage 5
ZE52	Gabe von Liposomalem Doxorubicin, parenteral	siehe Anlage 5
ZE56	Vollimplantierbare Medikamentenpumpe mit konstanter Flussrate	3.488,13 €
ZE58	Hydraulische Penisprothesen	5.937,54 €
ZE60	Palliativmedizinische Komplexbehandlung	siehe Anlage 5
ZE61	LDL-Apherese	1.015,62 €
ZE62 [2)]	Hämofiltration, intermittierend	220,27 €
ZE63	Gabe von Paclitaxel, parenteral	siehe Anlage 5
ZE64	Gabe von Human-Immunglobulin, spezifisch gegen Zytomegalie-Virus, parenteral	siehe Anlage 5
ZE67	Gabe von Human-Immunglobulin, spezifisch gegen Varicella-Zoster-Virus, parenteral	siehe Anlage 5
ZE70	Gabe von C1-Esteraseinhibitor, parenteral	siehe Anlage 5
ZE72	Gabe von Pegyliertem liposomalen Doxorubicin, parenteral	siehe Anlage 5
ZE78	Gabe von Temozolomid, oral	siehe Anlage 5
ZE80	Gabe von Docetaxel, parenteral	siehe Anlage 5
ZE93	Gabe von Human-Immunglobulin, polyvalent, parenteral	siehe Anlage 5
ZE96	Gabe von Carmustin, Implantat, intrathekal	siehe Anlage 5
ZE97	Gabe von Natalizumab, parenteral	siehe Anlage 5
ZE98	Gabe von Palivizumab, parenteral	siehe Anlage 5
ZE100	Implantation eines endobronchialen Klappensystems	siehe Anlage 5
ZE101	Medikamente-freisetzende Koronarstents	siehe Anlage 5
ZE105	Selektive Embolisation mit Metallspiralen (Coils) an Kopf, Hals (intra- und extrakraniell) und spinalen Gefäßen oder mit großlumigem Gefäßverschlusskörper	siehe Anlage 5
ZE106	Selektive Embolisation mit Metallspiralen (Coils), andere Lokalisationen	siehe Anlage 5
ZE107	Gabe von Erythrozytenkonzentraten	siehe Anlage 5
ZE108	Gabe von patientenbezogenen Thrombozytenkonzentraten	siehe Anlage 5
ZE110	Gabe von Liposomalem Amphotericin B, parenteral	siehe Anlage 5
ZE113	Gabe von Itraconazol, parenteral	siehe Anlage 5
ZE116	Gabe von Panitumumab, parenteral	siehe Anlage 5
ZE117	Gabe von Trabectedin, parenteral	siehe Anlage 5
ZE119 [2)]	Hämofiltration, kontinuierlich	siehe Anlage 5
ZE120 [2)]	Hämodialyse, kontinuierlich, venovenös, pumpengetrieben (CVVHD)	siehe Anlage 5
ZE121 [2)]	Hämodiafiltration, kontinuierlich	siehe Anlage 5
ZE122 [2)]	Peritonealdialyse, intermittierend, maschinell unterstützt (IPD)	204,32 €
ZE123 [2)]	Peritonealdialyse, kontinuierlich, nicht maschinell unterstützt (CAPD)	siehe Anlage 5
ZE125	Implantation oder Wechsel eines interspinösen Spreizers	siehe Anlage 5
ZE126	Autogene / Autologe matrixinduzierte Chondrozytentransplantation	4.122,06 €
ZE132	Implantation eines Wachstumsstents	siehe Anlage 5
ZE135	Gabe von Vinflunin, parenteral	siehe Anlage 5
ZE136	Medikamente-freisetzende Ballons an Koronargefäßen	siehe Anlage 5
ZE137	Medikamente-freisetzende Ballons an anderen Gefäßen	siehe Anlage 5
ZE138	Neurostimulatoren zur Rückenmarkstimulation oder zur Stimulation des peripheren Nervensystems, Einkanalstimulator, mit Sondenimplantation	7.085,57 €

Zusatzentgelte-Katalog [1)]
- Liste -

ZE	Bezeichnung	Betrag
1	2	3
ZE139	Neurostimulatoren zur Rückenmarkstimulation oder zur Stimulation des peripheren Nervensystems, Einkanalstimulator, ohne Sondenimplantation	5.365,43 €
ZE140	Neurostimulatoren zur Rückenmarkstimulation oder zur Stimulation des peripheren Nervensystems, Mehrkanalstimulator, nicht wiederaufladbar, mit Sondenimplantation	11.364,97 €
ZE141	Neurostimulatoren zur Rückenmarkstimulation oder zur Stimulation des peripheren Nervensystems, Mehrkanalstimulator, nicht wiederaufladbar, ohne Sondenimplantation	9.932,26 €
ZE143	Gabe von Plerixafor, parenteral	siehe Anlage 5
ZE144	Gabe von Romiplostim, parenteral	siehe Anlage 5
ZE145	Spezialisierte stationäre palliativmedizinische Komplexbehandlung	siehe Anlage 5
ZE146	Gabe von Thrombozytenkonzentraten	siehe Anlage 5
ZE147	Gabe von Apherese-Thrombozytenkonzentraten	siehe Anlage 5
ZE151	Gabe von Abatacept, intravenös	siehe Anlage 5
ZE152	Perkutan-transluminale Fremdkörperentfernung und Thrombektomie an intrakraniellen Gefäßen unter Verwendung eines Stentretriever	siehe Anlage 5
ZE153	Zügeloperation mit alloplastischem Material, adjustierbar	126,25 €
ZE154	Gabe von Eculizumab, parenteral	siehe Anlage 5
ZE156	Gabe von Decitabin, parenteral	siehe Anlage 5
ZE157	Gabe von Tocilizumab, intravenös	siehe Anlage 5
ZE158	Vagusnervstimulationssysteme, mit Sondenimplantation	11.126,56 €
ZE159	Vagusnervstimulationssysteme, ohne Sondenimplantation	8.935,16 €
ZE161	Radiofrequenzablation Ösophagus	1.439,31 €
ZE162 [4)]	Erhöhter Pflegeaufwand bei pflegebedürftigen Patienten (DRG-Tabelle 1)	15,12 €
ZE163 [5)]	Erhöhter Pflegeaufwand bei pflegebedürftigen Patienten (DRG-Tabelle 2)	31,30 €
ZE164	Gabe von pathogeninaktivierten Thrombozytenkonzentraten	siehe Anlage 5
ZE165	Gabe von pathogeninaktivierten Apherese-Thrombozytenkonzentraten	siehe Anlage 5
ZE168	Gabe von Ipilimumab, parenteral	siehe Anlage 5
ZE169	Adjustierbare Harnkontinenztherapien	2.673,90 €
ZE170	Suspensionsoperation bei Harninkontinenz des Mannes	1.677,12 €

Fußnoten:

1) Die jeweiligen Definitionen (OPS-Kodes und OPS-Texte) sowie die fehlenden differenzierten €-Beträge sind in Anlage 5 aufgeführt.

2) Eine zusätzliche Abrechnung ist im Zusammenhang mit einer Fallpauschale der Basis-DRG L60 oder L71 oder der DRG L90B oder L90C und dem nach Anlage 3b krankenhausindividuell zu vereinbarenden Entgelt L90A nicht möglich.

3) Bei der Behandlung von Blutern mit Blutgerinnungsfaktoren erfolgt die Abrechnung der Gabe von Prothrombinkomplex über das ZE2022-97 nach Anlage 4 bzw. 6, die gleichzeitige Abrechnung des ZE30 ist ausgeschlossen.

4) Das Zusatzentgelt ist ab einer Mindestverweildauer von 5 Belegungstagen und nur in Verbindung mit einer der in Anlage 8 Tabelle 1 genannten DRG-Fallpauschale abrechenbar.

5) Das Zusatzentgelt ist ab einer Mindestverweildauer von 5 Belegungstagen und nur in Verbindung mit einer der in Anlage 8 Tabelle 2 genannten DRG-Fallpauschale abrechenbar.

Nicht mit dem Fallpauschalen-Katalog vergütete vollstationäre Leistungen und Pflegeerlöskatalog

Für die nachfolgend aufgeführten Leistungen sind krankenhausindividuelle Entgelte nach § 6 Absatz 1 Satz 1 des Krankenhausentgeltgesetzes zu vereinbaren, soweit diese als Krankenhausleistung erbracht werden dürfen.

Nach § 7 Absatz 4 ist für diese Fallpauschalen die nach § 6 Absatz 1 Krankenhausentgeltgesetz bisher krankenhausindividuell vereinbarte Entgelthöhe bis zum Beginn des Wirksamwerdens der neuen Budgetvereinbarung weiter zu erheben.

DRG	Partition	Bezeichnung [6)]	Pflegeerlös Bewertungsrelation/Tag
1	2	3	4
Prä-MDC			
A04A	O	Knochenmarktransplantation / Stammzelltransfusion, allogen, mit zweiter Knochenmarktransplantation / Stammzelltransfusion im selben Aufenthalt	1,0000
A15A	O	Knochenmarktransplantation / Stammzelltransfusion, autogen, mit zweiter Knochenmarktransplantation / Stammzelltransfusion im selben Aufenthalt	1,0000
A16A	O	Transplantation von Darm oder Pankreas	1,0000
A16B	O	Injektion von Pankreasgewebe	1,0000
A22Z	O	Korrektureingriff bei Doppelfehlbildung	1,0000
A43Z	A	Frührehabilitation bei Wachkoma und Locked-in-Syndrom	1,4818
MDC 01 Krankheiten und Störungen des Nervensystems			
B11Z	O	Frührehabilitation mit bestimmter OR-Prozedur	1,4078
B13Z	O	Epilepsiechirurgie mit invasivem präoperativen Video-EEG	1,0000
B43Z	A	Frührehabilitation bei Krankheiten und Störungen des Nervensystems, mehr als 27 Tage	1,4024
B46Z	A	Sozial- und neuropädiatrische und pädiatrisch-psychosomatische Therapie bei Krankheiten und Störungen des Nervensystems	1,3115
B49Z	A	Multimodale Komplexbehandlung bei Morbus Parkinson	0,7504
B61B	M	Bestimmte akute Erkrankungen und Verletzungen des Rückenmarks ohne komplexen Eingriff oder mehr als 13 Belegungstage oder nicht wegverlegt	1,4803
B76A	M	Anfälle, mehr als ein Belegungstag, mit komplexer Diagnostik und Therapie	1,1453
MDC 03 Krankheiten und Störungen des Ohres, der Nase, des Mundes und des Halses			
D01A	O	Kochleaimplantation, bilateral	1,0352
D23Z	O	Implantation eines aktiven mechanischen Hörimplantates	0,7144
MDC 04 Krankheiten und Störungen der Atmungsorgane			
E37Z	O	Längerer stationärer Aufenthalt vor Transplantation bei hoher Dringlichkeitsstufe bei Krankheiten und Störungen der Atmungsorgane	1,0000
E41Z	A	Frührehabilitation bei Krankheiten und Störungen der Atmungsorgane	0,8686
E76A	M	Tuberkulose, mehr als 14 Belegungstage	0,6823
MDC 05 Krankheiten und Störungen des Kreislaufsystems			
F29Z	O	Frührehabilitation bei Krankheiten und Störungen des Kreislaufsystems, mit bestimmter OR-Prozedur, außer kardiothorakale Eingriffe	1,0000
F37Z	O	Längerer stationärer Aufenthalt vor Transplantation bei hoher Dringlichkeitsstufe bei Krankheiten und Störungen des Kreislaufsystems	0,6284
F45Z	A	Frührehabilitation bei Krankheiten und Störungen des Kreislaufsystems	0,6823
F96Z	O	Stammzelltransfusion bei Krankheiten und Störungen des Kreislaufsystems	1,0000
MDC 06 Krankheiten und Störungen der Verdauungsorgane			
G51Z	A	Frührehabilitation bei Krankheiten und Störungen der Verdauungsorgane	0,9894
MDC 07 Krankheiten und Störungen an hepatobiliärem System und Pankreas			
H37Z	O	Längerer stationärer Aufenthalt vor Transplantation bei hoher Dringlichkeitsstufe bei Krankheiten und Störungen an hepatobiliärem System und Pankreas	1,0000
MDC 08 Krankheiten und Störungen an Muskel-Skelett-System und Bindegewebe			
I40Z	A	Frührehabilitation bei Krankheiten und Störungen an Muskel-Skelett-System und Bindegewebe	0,6968
I96Z	O	Frührehabilitation mit bestimmter OR-Prozedur bei Krankheiten und Störungen an Muskel-Skelett-System und Bindegewebe, mehr als 20 Tage	0,9224
MDC 10 Endokrine, Ernährungs- und Stoffwechselkrankheiten			
K01Z	O	Verschiedene Eingriffe bei Diabetes mellitus mit Komplikationen, mit Frührehabilitation oder geriatrischer frührehabilitativer Komplexbehandlung	0,8781
K43Z	A	Frührehabilitation bei endokrinen, Ernährungs- und Stoffwechselkrankheiten	0,8020

Nicht mit dem Fallpauschalen-Katalog vergütete vollstationäre Leistungen und Pflegeerlöskatalog

Für die nachfolgend aufgeführten Leistungen sind krankenhausindividuelle Entgelte nach § 6 Absatz 1 Satz 1 des Krankenhausentgeltgesetzes zu vereinbaren, soweit diese als Krankenhausleistung erbracht werden dürfen.

Nach § 7 Absatz 4 ist für diese Fallpauschalen die nach § 6 Absatz 1 Krankenhausentgeltgesetz bisher krankenhausindividuell vereinbarte Entgelthöhe bis zum Beginn des Wirksamwerdens der neuen Budgetvereinbarung weiter zu erheben.

DRG	Parti-tion	Bezeichnung [6)]	Pflegeerlös Bewertungs-relation/Tag
1	2	3	4
MDC 19 Psychische Krankheiten und Störungen			
U01Z	O	Genitalorganumwandelnde Operation	0,7035
U41Z	A	Sozial- und neuropädiatrische und pädiatrisch-psychosomatische Therapie bei psychischen Krankheiten und Störungen	0,9701
U42A	A	Multimodale Schmerztherapie bei psychischen Krankheiten und Störungen, Alter < 19 Jahre	1,0000
U43Z	A	Psychosomatische Therapie, Alter < 18 Jahre	0,9281
MDC 21A Polytrauma			
W01A	O	Polytrauma mit Beatmung > 72 Stunden oder komplexen Eingriffen oder intensivmedizinische Komplexbehandlung > 392 / 368 / 552 Aufwandspunkte, mit Frührehabilitation	1,7263
W05Z	O	Frührehabilitation bei Polytrauma mit OR-Prozedur	0,9091
W40Z	A	Frührehabilitation bei Polytrauma	1,1812
MDC 22 Verbrennungen			
Y01Z	O	Operative Eingriffe bei schweren Verbrennungen oder Beatmung > 95 Stunden bei Verbrennungen oder intensivmedizinische Komplexbehandlung > 1176 / 1104 / 1104 Aufwandspunkte bei Verbrennungen	4,3760
Y61Z	M	Schwere Verbrennungen	1,0000
MDC 23 Faktoren, die den Gesundheitszustand beeinflussen, und andere Inanspruchnahme des Gesundheitswesens			
Z02Z	O	Leberspende (Lebendspende)	1,0087
Z04Z	O	Lungenspende (Lebendspende)	1,0000
Z41Z	A	Knochenmarkentnahme bei Eigenspender	1,0000
Z42Z	A	Stammzellentnahme bei Fremdspender	0,9752
Z43Z	A	Knochenmarkentnahme bei Fremdspender	1,5769

Nicht mit dem Fallpauschalen-Katalog vergütete teilstationäre Leistungen und Pflegeerlöskatalog

Für die nachfolgend aufgeführten Leistungen sind krankenhausindividuelle Entgelte nach § 6 Absatz 1 Satz 1 des Krankenhausentgeltgesetzes zu vereinbaren, soweit diese als Krankenhausleistung erbracht werden dürfen.

Nach § 7 Absatz 4 ist für diese Fallpauschalen die nach § 6 Absatz 1 Krankenhausentgeltgesetz bisher krankenhausindividuell vereinbarte Entgelthöhe bis zum Beginn des Wirksamwerdens der neuen Budgetvereinbarung weiter zu erheben.

DRG	Partition	Bezeichnung	Pflegeerlös Bewertungsrelation/Tag
1	2	3	4
Prä-MDC			
A90A	A	Teilstationäre geriatrische Komplexbehandlung, umfassende Behandlung	0,2541
A90B	A	Teilstationäre geriatrische Komplexbehandlung, Basisbehandlung	0,2541
MDC 11 Krankheiten und Störungen der Harnorgane			
L90A	M	Niereninsuffizienz, teilstationär, Alter < 15 Jahre	0,5000
MDC 25 Teilstationäre pädiatrische Diagnostik und Behandlung			
740Z	A	Bestimmte radiologische Diagnostik in Sedierung oder Anästhesie, Alter < 18 Jahre, teilstationär	0,5000
741Z	A	Bestimmte endoskopische Diagnostik in Sedierung oder Anästhesie, Alter < 18 Jahre, teilstationär	0,5000
742Z	A	Knochenmark-Biopsie oder Liquordiagnostik in Sedierung oder Anästhesie, Alter < 18 Jahre, teilstationär	0,5000
743Z	A	Bougierung und Dilatation des Ösophagus in Sedierung oder Anästhesie, Alter < 18 Jahre, teilstationär	0,5000
744Z	A	Dilatation des Anus in Sedierung oder Anästhesie, Alter < 18 Jahre, teilstationär	0,5000
745Z	A	Dilatation der Vagina in Sedierung oder Anästhesie, Alter < 18 Jahre, teilstationär	0,5000
746Z	A	Augenuntersuchung in Sedierung oder Anästhesie, Alter < 18 Jahre, teilstationär	0,5000
747Z	A	Testung oder Nachprogrammierung kardialer Systeme, Alter < 18 Jahre, teilstationär	0,5000
748Z	A	Bestimmte Behandlung ohne Sedierung oder Anästhesie, Alter < 18 Jahre, teilstationär	0,5000
749Z	A	Beobachtung bei Vergiftung, Alter < 10 Jahre, teilstationär	0,5000

Zusatzentgelte-Katalog [1]
- Liste -

Für die nachfolgend aufgeführten Leistungen sind krankenhausindividuelle Entgelte nach § 6 Absatz 1 Satz 1 des Krankenhausentgeltgesetzes zu vereinbaren, soweit diese als Krankenhausleistungen erbracht werden dürfen.

Zusatzentgelt	Bezeichnung
1	2
ZE2022-01 [4]	Beckenimplantate
ZE2022-02 [4]	Links- und rechtsventrikuläre Herzassistenzsysteme („Kunstherz")
ZE2022-03 [4]	ECMO und PECLA
ZE2022-04 [4]	Individuell nach CAD gefertigte Rekonstruktionsimplantate im Gesichts- und Schädelbereich
ZE2022-05 [4]	Distraktion am Gesichtsschädel
ZE2022-07 [4]	Andere implantierbare Medikamentenpumpen
ZE2022-08 [3], [4]	Sonstige Dialyse
ZE2022-09 [4]	Hämoperfusion
ZE2022-10 [4]	Leberersatztherapie
ZE2022-13 [4]	Immunadsorption
ZE2022-15 [4]	Zellapherese
ZE2022-16 [4]	Isolierte Extremitätenperfusion
ZE2022-17 [4]	Retransplantation von Organen während desselben stationären Aufenthaltes
ZE2022-18 [4]	Zwerchfellschrittmacher
ZE2022-22 [4]	IABP
ZE2022-24 [4]	Andere Penisprothesen
ZE2022-25 [4]	Modulare Endoprothesen
ZE2022-26 [4]	Anthroposophisch-medizinische Komplexbehandlung
ZE2022-33 [2], [4]	Gabe von Sargramostim, parenteral
ZE2022-34 [4]	Gabe von Granulozytenkonzentraten
ZE2022-35 [4]	Fremdbezug von hämatopoetischen Stammzellen
ZE2022-36 [4]	Versorgung von Schwerstbehinderten
ZE2022-40 [4]	Naturheilkundliche Komplexbehandlung
ZE2022-41 [4], [5]	Multimodal-nichtoperative Komplexbehandlung des Bewegungssystems
ZE2022-44 [4]	Stammzellboost nach erfolgter Transplantation von hämatopoetischen Stammzellen, nach In-vitro-Aufbereitung
ZE2022-45 [4]	Komplexe Diagnostik bei hämatologischen und onkologischen Erkrankungen bei Kindern und Jugendlichen
ZE2022-46 [2], [4]	Gabe von Anti-Human-T-Lymphozyten-Immunglobulin, parenteral
ZE2022-49 [4]	Hypertherme intraperitoneale Chemotherapie (HIPEC) in Kombination mit Peritonektomie und ggf. mit Multiviszeralresektion oder hypertherme intrathorakale Chemotherapie (HITOC) in Kombination mit Pleurektomie und ggf. mit Tumorreduktion
ZE2022-50 [4]	Implantation einer (Hybrid)-Prothese an der Aorta
ZE2022-54 [4]	Selbstexpandierende Prothesen am Gastrointestinaltrakt
ZE2022-56 [4]	Gabe von Bosentan, oral
ZE2022-57 [4]	Gabe von Jod-131-MIBG (Metajodobenzylguanidin), parenteral
ZE2022-58 [4]	Gabe von Alpha-1-Proteinaseninhibitor human, parenteral
ZE2022-59 [4]	Gabe von Interferon alfa-2a (nicht pegylierte Form), parenteral
ZE2022-60 [4]	Gabe von Interferon alfa-2b (nicht pegylierte Form), parenteral
ZE2022-61 [4]	Neurostimulatoren zur Hirn- oder Rückenmarkstimulation oder zur Stimulation des peripheren Nervensystems, Mehrkanalstimulator, wiederaufladbar
ZE2022-62 [4]	Mikroaxial-Blutpumpe
ZE2022-63 [4]	Gabe von Dibotermin alfa, Implantation am Knochen
ZE2022-65 [4]	Selektive intravaskuläre Radionuklidtherapie [SIRT] mit Yttrium-90- oder Rhenium-188- oder Holmium-166-markierten Mikrosphären
ZE2022-66 [4]	Enzymersatztherapie bei lysosomalen Speicherkrankheiten
ZE2022-67 [4]	Implantation einer Stent-Prothese an der Aorta, perkutan-transluminal
ZE2022-69 [4]	Gabe von Hämin, parenteral
ZE2022-70 [4]	Radioimmuntherapie mit 90Y-Ibritumomab-Tiuxetan, parenteral
ZE2022-71 [4]	Radiorezeptortherapie mit DOTA-konjugierten Somatostatinanaloga

Zusatzentgelte-Katalog [1)]
- Liste -

Für die nachfolgend aufgeführten Leistungen sind krankenhausindividuelle Entgelte nach § 6 Absatz 1 Satz 1 des Krankenhausentgeltgesetzes zu vereinbaren, soweit diese als Krankenhausleistungen erbracht werden dürfen.

Zusatzentgelt	Bezeichnung
1	2
ZE2022-72 [4)]	Distraktionsmarknagel, motorisiert
ZE2022-74 [4)]	Gabe von Sunitinib, oral
ZE2022-75 [4)]	Gabe von Sorafenib, oral
ZE2022-77 [4)]	Gabe von Lenalidomid, oral
ZE2022-79 [4)]	Gabe von Nelarabin, parenteral
ZE2022-80 [2), 4)]	Gabe von Amphotericin-B-Lipidkomplex, parenteral
ZE2022-82 [3), 4)]	Peritonealdialyse, kontinuierlich, maschinell unterstützt (APD)
ZE2022-84 [4)]	Gabe von Ambrisentan, oral
ZE2022-85 [4)]	Gabe von Temsirolimus, parenteral
ZE2022-86 [4)]	Andere Neurostimulatoren und Neuroprothesen
ZE2022-88 [4)]	Komplexe neuropädiatrische Diagnostik mit weiteren Maßnahmen
ZE2022-91 [4)]	Gabe von Dasatinib, oral
ZE2022-97 [4), 6)]	Behandlung von Blutern mit Blutgerinnungsfaktoren
ZE2022-99 [4)]	Fremdbezug von Donor-Lymphozyten
ZE2022-101 [4)]	Gabe von Mifamurtid, parenteral
ZE2022-103 [4)]	Gabe von Rituximab, subkutan
ZE2022-104 [4)]	Gabe von Trastuzumab, subkutan
ZE2022-106 [4)]	Gabe von Abatacept, subkutan
ZE2022-107 [4)]	Medikamente-freisetzende bioresorbierbare Koronarstents
ZE2022-108 [4)]	Implantation einer Irisprothese
ZE2022-109 [3), 4)]	Dialyse mit High-Cut-off-Dialysemembran
ZE2022-110 [4)]	Gabe von Tocilizumab, subkutan
ZE2022-111 [4)]	Gabe von Paclitaxel, als an Albumin gebundene Nanopartikel, parenteral
ZE2022-112 [4)]	Gabe von Abirateron, oral
ZE2022-113 [4)]	Gabe von Cabazitaxel, parenteral
ZE2022-115 [4)]	Molekulares Monitoring der Resttumorlast [MRD]: Molekulargenetische Identifikation und Herstellung von patientenspezifischen Markern
ZE2022-116 [4)]	Molekulares Monitoring der Resttumorlast [MRD]: Patientenspezifische molekulargenetische Quantifizierung
ZE2022-117 [4)]	Chemosaturations-Therapie mittels perkutaner Leberperfusion
ZE2022-118 [4)]	Neurostimulatoren zur Hirnstimulation, Einkanalstimulator
ZE2022-119 [4)]	Distraktionsmarknagel, nicht motorisiert
ZE2022-120 [4)]	Gabe von Pemetrexed, parenteral
ZE2022-121 [4)]	Gabe von Etanercept, parenteral
ZE2022-122 [4)]	Gabe von Imatinib, oral
ZE2022-123 [4)]	Gabe von Caspofungin, parenteral
ZE2022-124 [4)]	Gabe von Voriconazol, oral
ZE2022-125 [4)]	Gabe von Voriconazol, parenteral
ZE2022-127 [2), 4)]	Gabe von L-Asparaginase aus Erwinia chrysanthemi [Erwinase], parenteral
ZE2022-128 [4)]	Gabe von nicht pegylierter Asparaginase, parenteral
ZE2022-129 [4)]	Gabe von pegylierter Asparaginase, parenteral
ZE2022-130 [4)]	Gabe von Belimumab, parenteral
ZE2022-131 [4)]	Gabe von Defibrotid, parenteral
ZE2022-132 [4)]	Gabe von Thiotepa, parenteral
ZE2022-133 [4)]	Spezialisierte palliativmedizinische Komplexbehandlung durch einen internen Palliativdienst
ZE2022-134 [4)]	Spezialisierte palliativmedizinische Komplexbehandlung durch einen externen Palliativdienst
ZE2022-135 [4)]	Basisdiagnostik bei unklarem Symptomkomplex bei Neugeborenen und Säuglingen mit weiteren Maßnahmen
ZE2022-136 [4)]	Einlegen von endobronchialen Nitinolspiralen
ZE2022-137 [4), 6), 7)]	Gabe von rekombinantem aktiviertem Faktor VII

Zusatzentgelte-Katalog [1)]
- Liste -

Für die nachfolgend aufgeführten Leistungen sind krankenhausindividuelle Entgelte nach § 6 Absatz 1 Satz 1 des Krankenhausentgeltgesetzes zu vereinbaren, soweit diese als Krankenhausleistungen erbracht werden dürfen.

Zusatzentgelt	Bezeichnung
1	2
ZE2022-138 [4), 6), 8)]	Gabe von Fibrinogenkonzentrat
ZE2022-139 [4), 6), 9)]	Gabe von Blutgerinnungsfaktoren
ZE2022-140 [4)]	Gabe von Brentuximab Vedotin, parenteral
ZE2022-141 [4)]	Gabe von Enzalutamid, oral
ZE2022-142 [4)]	Gabe von Aflibercept, intravenös
ZE2022-143 [4)]	Gabe von Eltrombopag, oral
ZE2022-144 [4)]	Gabe von Obinutuzumab, parenteral
ZE2022-145 [4)]	Gabe von Ibrutinib, oral
ZE2022-146 [4)]	Gabe von Ramucirumab, parenteral
ZE2022-147 [4)]	Gabe von Bortezomib, parenteral
ZE2022-148 [4)]	Gabe von Adalimumab, parenteral
ZE2022-149 [4)]	Gabe von Infliximab, parenteral
ZE2022-150 [4)]	Gabe von Busulfan, parenteral
ZE2022-151 [4)]	Gabe von Rituximab, intravenös
ZE2022-152 [4)]	Mehrdimensionale pädiatrische Diagnostik
ZE2022-153 [4)]	Gabe von Trastuzumab, intravenös
ZE2022-154 [4)]	Gabe von Anidulafungin, parenteral
ZE2022-155 [2), 4)]	Gabe von Palifermin, parenteral
ZE2022-156 [4)]	Gabe von Posaconazol, parenteral
ZE2022-157 [4)]	Gabe von Pixantron, parenteral
ZE2022-158 [4)]	Gabe von Pertuzumab, parenteral
ZE2022-159 [4)]	Gabe von Blinatumomab, parenteral
ZE2022-160 [4)]	Gabe von Pembrolizumab, parenteral
ZE2022-161 [4)]	Gabe von Nivolumab, parenteral
ZE2022-162 [4)]	Gabe von Carfilzomib, parenteral
ZE2022-163 [4)]	Gabe von Macitentan, oral
ZE2022-164 [4)]	Gabe von Riociguat, oral
ZE2022-165 [4)]	Gabe von Nusinersen, intrathekal
ZE2022-166 [4)]	Gabe von Isavuconazol, parenteral
ZE2022-167 [4)]	Gabe von Isavuconazol, oral
ZE2022-168 [4)]	Gabe von Daratumumab, parenteral
ZE2022-169 [4)]	Gabe von Liposomalem Irinotecan, parenteral
ZE2022-170 [4)]	Gabe von Bevacizumab, parenteral
ZE2022-171 [4)]	Gabe von Clofarabin, parenteral
ZE2022-172 [4)]	Gabe von Posaconazol, oral, Suspension
ZE2022-173 [4)]	Gabe von Posaconazol, oral, Tabletten
ZE2022-174 [2), 4)]	Gabe von Liposomalem Cytarabin, intrathekal
ZE2022-175 [4), 10)]	Gabe von Filgrastim, parenteral
ZE2022-176 [4), 10)]	Gabe von Lenograstim, parenteral
ZE2022-177 [4), 10)]	Gabe von Pegfilgrastim, parenteral
ZE2022-178 [4), 10)]	Gabe von Lipegfilgrastim, parenteral
ZE2022-180 [11)]	Gabe von Azacytidin, parenteral
ZE2022-182 [4)]	Gabe von Vedolizumab, parenteral
ZE2022-183 [4)]	Gabe von Elotuzumab, parenteral
ZE2022-184 [4)]	Gabe von Atezolizumab, parenteral
ZE2022-185 [4)]	Gabe von Ocrelizumab, parenteral
ZE2022-186 [4)]	Gabe von Venetoclax, oral
ZE2022-187 [4)]	Neurostimulatoren zur Hypoglossusnerv-Stimulation
ZE2022-188 [4)]	Patientenindividuell hergestellte Stent-Prothesen an der Aorta, ohne Öffnung

Zusatzentgelte-Katalog [1)]
- Liste -

Für die nachfolgend aufgeführten Leistungen sind krankenhausindividuelle Entgelte nach § 6 Absatz 1 Satz 1 des Krankenhausentgeltgesetzes zu vereinbaren, soweit diese als Krankenhausleistungen erbracht werden dürfen.

Zusatzentgelt	Bezeichnung
1	2
ZE2022-189 [4)]	Stent-Prothesen an der Aorta, mit Öffnung
ZE2022-190 [4)]	Längerfristige Beatmungsentwöhnung
ZE2022-191 [4)]	Gabe von Dinutuximab beta, parenteral
ZE2022-192 [4)]	Gabe von Midostaurin, oral
ZE2022-193 [4)]	Gabe von Onasemnogen Abeparvovec, parenteral
ZE2022-194 [12)]	Gabe von Ustekinumab, intravenös
ZE2022-195 [12)]	Gabe von Ustekinumab, subkutan
ZE2022-196 [13)]	Gabe von Micafungin, parenteral
ZE2022-197 [14)]	Perkutan-transluminale Fremdkörperentfernung und Thrombektomie an intrakraniellen Gefäßen unter Verwendung eines Thrombektomie-Aspirationskatheters
ZE2022-198	Molekulares Monitoring der Resttumorlast [MRD]: Molekulargenetische Identifikation von krankheitsspezifischen Markern
ZE2022-199	Molekulares Monitoring der Resttumorlast [MRD]: Krankheitsspezifische molekulargenetische Quantifizierung

Fußnoten:

1) Die jeweiligen Definitionen (OPS-Kodes und OPS-Texte) sind in Anlage 6 aufgeführt.

2) Das Zulassungsrecht bleibt von der Katalogaufnahme unberührt. Die Kostenträger entscheiden im Einzelfall, ob die Kosten dieser Medikamente übernommen werden.

3) Eine zusätzliche Abrechnung ist im Zusammenhang mit einer Fallpauschale der Basis-DRG L60 oder L71 oder der DRG L90B oder L90C und dem nach Anlage 3b krankenhausindividuell zu vereinbarenden Entgelt L90A nicht möglich.

4) Nach § 5 Absatz 2 Satz 3 der Fallpauschalenvereinbarung 2022 ist für diese Zusatzentgelte das bisher krankenhausindividuell vereinbarte Entgelt der Höhe nach bis zum Beginn des Wirksamwerdens der neuen Budgetvereinbarung weiter zu erheben. Dies gilt auch, sofern eine Anpassung der entsprechenden OPS-Kodes erfolgt sein sollte.

5) Die Bewertung des Zusatzentgeltes mittels einer Differenzkostenbetrachtung hat in Abhängigkeit der abzurechnenden DRG-Fallpauschalen zu erfolgen.

6) Die jeweils zugehörigen ICD-Kodes und ICD-Texte sind in Anlage 7 aufgeführt.

7) Für das Jahr 2022 gilt ein Schwellenwert in der Höhe von 20.000 € für den im Rahmen der Behandlung des Patienten für Blutgerinnungsfaktoren angefallenen Betrag. Ab Überschreitung dieses Schwellenwertes ist der gesamte für die Behandlung des Patienten mit Blutgerinnungsfaktoren angefallene Betrag abzurechnen.

8) Für das Jahr 2022 gilt ein Schwellenwert in der Höhe von 2.500 € für den im Rahmen der Behandlung des Patienten für Blutgerinnungsfaktoren angefallenen Betrag. Ab Überschreitung dieses Schwellenwertes ist der gesamte für die Behandlung des Patienten mit Blutgerinnungsfaktoren angefallene Betrag abzurechnen.

9) Für das Jahr 2022 gilt ein Schwellenwert in der Höhe von 6.000 € für die Summe der im Rahmen der Behandlung des Patienten für Blutgerinnungsfaktoren angefallenen Beträge. Ab Überschreitung dieses Schwellenwertes ist der gesamte für die Behandlung des Patienten mit Blutgerinnungsfaktoren angefallene Betrag abzurechnen.

10) Bei der Vereinbarung der Entgelthöhen für die Zusatzentgelte für Granulozyten-Kolonie-stimulierende Faktoren wird in analoger Umsetzung der bisherigen Bewertung empfohlen, die Verhandlung zu den Entgelthöhen auf Basis der krankenhausindividuellen Kostensituation zu führen und bei der finalen Vereinbarung die Entgelthöhe der Zusatzentgelte für Pegfilgrastim (ZE2022-177) bzw. Lipegfilgrastim (ZE2022-178) um einen Betrag zu reduzieren, der in etwa dem dreifachen Wert der Kosten einer typischen Tagesdosis Filgrastim (ZE2022-175) bzw. Lenograstim (ZE2022-176) entspricht.

11) Nach § 5 Absatz 2 Satz 3 der Fallpauschalenvereinbarung 2022 ist für dieses Zusatzentgelt das bisher krankenhausindividuell vereinbarte Entgelt der Höhe nach bis zum Beginn des Wirksamwerdens der Budgetvereinbarung 2022 weiter zu erheben. Bei fehlender Budgetvereinbarung 2021 ist für dieses Zusatzentgelt das bewertete Zusatzentgelt ZE124 in Höhe von 70 Prozent der im DRG-Katalog 2020 bewerteten Höhe bis zum Beginn des Wirksamwerdens der Budgetvereinbarung 2021 weiter zu erheben. Dies gilt auch, sofern eine Anpassung der entsprechenden OPS-Kodes erfolgt sein sollte.

12) Nach § 5 Absatz 2 Satz 3 der Fallpauschalenvereinbarung 2022 ist für dieses Zusatzentgelt das bisher krankenhausindividuell vereinbarte Entgelt für ZE2021-181 der Höhe nach bis zum Beginn des Wirksamwerdens der neuen Budgetvereinbarung weiter zu erheben. Dies gilt auch, sofern eine Anpassung der entsprechenden OPS-Kodes erfolgt sein sollte.

Fußnoten (Fortsetzung):

13) Nach § 5 Absatz 2 Satz 3 der Fallpauschalenvereinbarung 2022 ist für dieses Zusatzentgelt das bisherige bewertete Zusatzentgelt ZE128 aus 2021 bis zum Beginn des Wirksamwerdens der neuen Budgetvereinbarung der Höhe nach weiter zu erheben. Dies gilt auch, sofern eine Anpassung der entsprechenden OPS-Kodes erfolgt sein sollte.

14) Nach § 5 Absatz 2 Satz 3 der Fallpauschalenvereinbarung 2022 ist für dieses Zusatzentgelt das bisherige bewertete Zusatzentgelt ZE133 aus 2021 bis zum Beginn des Wirksamwerdens der neuen Budgetvereinbarung der Höhe nach weiter zu erheben. Dies gilt auch, sofern eine Anpassung der entsprechenden OPS-Kodes erfolgt sein sollte.

Zusatzentgelte-Katalog
- Definition und differenzierte Beträge -

ZE	Bezeichnung	ZE_D	OPS Version 2022		Betrag
			OPS-Kode	OPS-Text	
1	2	3	4	5	6
ZE01.01 [1)]	Hämodialyse, intermittierend, Alter > 14 Jahre		8-854.2	Hämodialyse: Intermittierend, Antikoagulation mit Heparin oder ohne Antikoagulation	siehe Anlage 2
			8-854.3	Hämodialyse: Intermittierend, Antikoagulation mit sonstigen Substanzen	
			8-854.4	Hämodialyse: Verlängert intermittierend, Antikoagulation mit Heparin oder ohne	
			8-854.5	Hämodialyse: Verlängert intermittierend, Antikoagulation mit sonstigen Substanzen	
ZE01.02 [1)]	Hämodialyse, intermittierend, Alter < 15 Jahre		8-854.2	Hämodialyse: Intermittierend, Antikoagulation mit Heparin oder ohne Antikoagulation	siehe Anlage 2
			8-854.3	Hämodialyse: Intermittierend, Antikoagulation mit sonstigen Substanzen	
			8-854.4	Hämodialyse: Verlängert intermittierend, Antikoagulation mit Heparin oder ohne	
			8-854.5	Hämodialyse: Verlängert intermittierend, Antikoagulation mit sonstigen Substanzen	
ZE02 [1)]	Hämodiafiltration, intermittierend		8-855.3	Hämodiafiltration: Intermittierend, Antikoagulation mit Heparin oder ohne Antikoagulation	siehe Anlage 2
			8-855.4	Hämodiafiltration: Intermittierend, Antikoagulation mit sonstigen Substanzen	
			8-855.5	Hämodiafiltration: Verlängert intermittierend, Antikoagulation mit Heparin oder ohne	
			8-855.6	Hämodiafiltration: Verlängert intermittierend, Antikoagulation mit sonstigen Substanzen	
ZE09	Vollimplantierbare Medikamentenpumpe mit programmierbarem variablen Tagesprofil		5-028.11	Funktionelle Eingriffe an Schädel, Gehirn und Hirnhäuten: Implantation oder Wechsel einer Medikamentenpumpe zur intraventrikulären Infusion: Vollimplantierbare Medikamentenpumpe mit programmierbarem variablen Tagesprofil	siehe Anlage 2
			5-038.41	Operationen am spinalen Liquorsystem: Implantation oder Wechsel einer Medikamentenpumpe zur intrathekalen und/oder epiduralen Infusion: Vollimplantierbare Medikamentenpumpe mit programmierbarem	
ZE10	Künstlicher Blasenschließmuskel		5-597.0*	Eingriffe bei artifiziellem Harnblasensphinkter: Implantation	siehe Anlage 2
			5-597.30	Eingriffe bei artifiziellem Harnblasensphinkter: Wechsel: Vollständig, bulbär, 1 Cuff	
			5-597.31	Eingriffe bei artifiziellem Harnblasensphinkter: Wechsel: Vollständig, bulbär, 2 Cuffs	
			5-597.32	Eingriffe bei artifiziellem Harnblasensphinkter: Wechsel: Vollständig, am Blasenhals	
ZE11	Wirbelkörperersatz			Wirbelkörperersatz: Wirbelkörperersatz durch Implantat	
		ZE11.01	5-837.00	1 Wirbelkörper	832,87 €
		ZE11.02	5-837.01	2 Wirbelkörper	1.448,82 €
		ZE11.03	5-837.02	3 Wirbelkörper	2.064,77 €
		ZE11.04	5-837.04	4 Wirbelkörper	2.680,72 €
		ZE11.05	5-837.05	5 oder mehr Wirbelkörper	3.296,67 €
ZE17	Gabe von Gemcitabin, parenteral			Applikation von Medikamenten, Liste 1: Gemcitabin, parenteral	
		ZE17.10	6-001.19	19,0 g bis unter 22,0 g	207,34 €
		ZE17.11	6-001.1a	22,0 g bis unter 25,0 g	238,44 €
		ZE17.12	6-001.1b	25,0 g bis unter 28,0 g	269,54 €
		ZE17.13	6-001.1c	28,0 g bis unter 31,0 g	300,64 €
		ZE17.14	6-001.1d	31,0 g bis unter 34,0 g	331,74 €
		ZE17.15	6-001.1e	34,0 g oder mehr	362,84 €

Zusatzentgelte-Katalog
- Definition und differenzierte Beträge -

ZE	Bezeichnung	ZE$_D$	OPS Version 2022		Betrag
			OPS-Kode	OPS-Text	
1	2	3	4	5	6
ZE19	Gabe von Irinotecan, parenteral			Applikation von Medikamenten, Liste 1: Irinotecan, parenteral	
		ZE19.14	6-001.3d	2.000 mg bis unter 2.200 mg	143,84 €
		ZE19.15	6-001.3e	2.200 mg bis unter 2.400 mg	157,76 €
		ZE19.16	6-001.3f	2.400 mg bis unter 2.600 mg	171,68 €
		ZE19.17	6-001.3g	2.600 mg bis unter 2.800 mg	185,60 €
		ZE19.18	6-001.3h	2.800 mg bis unter 3.000 mg	199,52 €
		ZE19.19	6-001.3j	3.000 mg oder mehr	213,44 €
ZE30 8)	Gabe von Prothrombinkomplex, parenteral			Transfusion von Plasma und anderen Plasmabestandteilen und gentechnisch hergestellten Plasmaproteinen: Prothrombinkomplex	
		ZE30.02	8-812.53	3.500 IE bis unter 4.500 IE	859,14 €
		ZE30.03	8-812.54	4.500 IE bis unter 5.500 IE	1.087,02 €
		ZE30.04	8-812.55	5.500 IE bis unter 6.500 IE	1.311,92 €
		ZE30.05	8-812.56	6.500 IE bis unter 7.500 IE	1.536,82 €
		ZE30.06	8-812.57	7.500 IE bis unter 8.500 IE	1.761,72 €
		ZE30.07	8-812.58	8.500 IE bis unter 9.500 IE	1.986,62 €
		ZE30.08	8-812.59	9.500 IE bis unter 10.500 IE	2.211,52 €
		ZE30.09	8-812.5a	10.500 IE bis unter 15.500 IE	2.736,28 €
		ZE30.10	8-812.5b	15.500 IE bis unter 20.500 IE	3.860,78 €
		ZE30.11	8-812.5c	20.500 IE bis unter 25.500 IE	4.985,28 €
		ZE30.12	8-812.5d	25.500 IE bis unter 30.500 IE	6.109,78 €
		ZE30.13		Siehe weitere Differenzierung ZE30.14 - ZE30.23	
		ZE30.14	8-812.5f	30.500 IE bis unter 40.500 IE	7.421,70 €
		ZE30.15	8-812.5g	40.500 IE bis unter 50.500 IE	9.670,70 €
		ZE30.16	8-812.5h	50.500 IE bis unter 60.500 IE	11.919,70 €
		ZE30.17	8-812.5j	60.500 IE bis unter 80.500 IE	14.730,95 €
		ZE30.18	8-812.5k	80.500 IE bis unter 100.500 IE	19.228,95 €
		ZE30.19	8-812.5m	100.500 IE bis unter 120.500 IE	23.726,95 €
		ZE30.20	8-812.5n	120.500 IE bis unter 140.500 IE	28.224,95 €
		ZE30.21	8-812.5p	140.500 IE bis unter 160.500 IE	32.722,95 €
		ZE30.22	8-812.5q	160.500 IE bis unter 200.500 IE	38.345,45 €
		ZE30.23	8-812.5r	200.500 IE oder mehr	47.341,45 €
ZE36	Plasmapherese			Therapeutische Plasmapherese	
		ZE36.01	8-820.00	1 Plasmapherese	1.099,79 €
			8-820.10	1 Plasmapherese	
			8-820.20	1 Plasmapherese	
			8-826.*0	1 Doppelfiltrationsplasmapherese	
		ZE36.02	8-820.01	2 Plasmapheresen	2.199,58 €
			8-820.11	2 Plasmapheresen	
			8-820.21	2 Plasmapheresen	
			8-826.*1	2 Doppelfiltrationsplasmapheresen	
		ZE36.03	8-820.02	3 Plasmapheresen	3.299,37 €
			8-820.12	3 Plasmapheresen	
			8-820.22	3 Plasmapheresen	
			8-826.*2	3 Doppelfiltrationsplasmapheresen	
		ZE36.04	8-820.03	4 Plasmapheresen	4.399,16 €
			8-820.13	4 Plasmapheresen	
			8-820.23	4 Plasmapheresen	
			8-826.*3	4 Doppelfiltrationsplasmapheresen	
		ZE36.05	8-820.04	5 Plasmapheresen	5.498,95 €
			8-820.14	5 Plasmapheresen	
			8-820.24	5 Plasmapheresen	
			8-826.*4	5 Doppelfiltrationsplasmapheresen	
		ZE36.06	8-820.08	6 Plasmapheresen	6.598,74 €
			8-820.18	6 Plasmapheresen	
			8-820.25	6 Plasmapheresen	
			8-826.*5	6 Doppelfiltrationsplasmapheresen	

Zusatzentgelte-Katalog
- Definition und differenzierte Beträge -

ZE	Bezeichnung	ZE_D	OPS Version 2022		Betrag
			OPS-Kode	OPS-Text	
1	2	3	4	5	6
		ZE36.07	8-820.09	7 Plasmapheresen	7.698,53 €
			8-820.19	7 Plasmapheresen	
			8-820.26	7 Plasmapheresen	
			8-826.*6	7 Doppelfiltrationsplasmapheresen	
		ZE36.08	8-820.0a	8 Plasmapheresen	8.798,32 €
			8-820.1a	8 Plasmapheresen	
			8-820.27	8 Plasmapheresen	
			8-826.*7	8 Doppelfiltrationsplasmapheresen	
		ZE36.09	8-820.0b	9 Plasmapheresen	9.898,11 €
			8-820.1b	9 Plasmapheresen	
			8-820.28	9 Plasmapheresen	
			8-826.*8	9 Doppelfiltrationsplasmapheresen	
		ZE36.10	8-820.0c	10 Plasmapheresen	10.997,90 €
			8-820.1c	10 Plasmapheresen	
			8-820.29	10 Plasmapheresen	
			8-826.*9	10 Doppelfiltrationsplasmapheresen	
		ZE36.11	8-820.0d	11 Plasmapheresen	12.097,69 €
			8-820.1d	11 Plasmapheresen	
			8-820.2a	11 Plasmapheresen	
			8-826.*a	11 Doppelfiltrationsplasmapheresen	
		ZE36.12	8-820.0e	12 Plasmapheresen	13.197,48 €
			8-820.1e	12 Plasmapheresen	
			8-820.2b	12 Plasmapheresen	
			8-826.*b	12 Doppelfiltrationsplasmapheresen	
		ZE36.13	8-820.0f	13 Plasmapheresen	14.297,27 €
			8-820.1f	13 Plasmapheresen	
			8-820.2c	13 Plasmapheresen	
			8-826.*c	13 Doppelfiltrationsplasmapheresen	
		ZE36.14	8-820.0g	14 Plasmapheresen	15.397,06 €
			8-820.1g	14 Plasmapheresen	
			8-820.2d	14 Plasmapheresen	
			8-826.*d	14 Doppelfiltrationsplasmapheresen	
		ZE36.15	8-820.0h	15 Plasmapheresen	16.496,85 €
			8-820.1h	15 Plasmapheresen	
			8-820.2e	15 Plasmapheresen	
			8-826.*e	15 Doppelfiltrationsplasmapheresen	
		ZE36.16	8-820.0j	16 bis 17 Plasmapheresen	18.146,54 €
			8-820.1j	16 bis 17 Plasmapheresen	
			8-820.2f	16 bis 17 Plasmapheresen	
			8-826.*f	16 bis 17 Doppelfiltrationsplasmapheresen	
		ZE36.17	8-820.0k	18 bis 19 Plasmapheresen	20.346,12 €
			8-820.1k	18 bis 19 Plasmapheresen	
			8-820.2g	18 bis 19 Plasmapheresen	
			8-826.*g	18 bis 19 Doppelfiltrationsplasmapheresen	
		ZE36.18	8-820.0m	20 bis 21 Plasmapheresen	22.545,70 €
			8-820.1m	20 bis 21 Plasmapheresen	
			8-820.2h	20 bis 21 Plasmapheresen	
			8-826.*h	20 bis 21 Doppelfiltrationsplasmapheresen	
		ZE36.19	8-820.0n	22 bis 23 Plasmapheresen	24.745,28 €
			8-820.1n	22 bis 23 Plasmapheresen	
			8-820.2j	22 bis 23 Plasmapheresen	
			8-826.*j	22 bis 23 Doppelfiltrationsplasmapheresen	
		ZE36.20	8-820.0p	24 bis 25 Plasmapheresen	26.944,86 €
			8-820.1p	24 bis 25 Plasmapheresen	
			8-820.2k	24 bis 25 Plasmapheresen	
			8-826.*k	24 bis 25 Doppelfiltrationsplasmapheresen	

Zusatzentgelte-Katalog
- Definition und differenzierte Beträge -

ZE	Bezeichnung	ZE_D	OPS Version 2022		Betrag
			OPS-Kode	OPS-Text	
1	2	3	4	5	6
		ZE36.21	8-820.0q	26 bis 28 Plasmapheresen	29.694,33 €
			8-820.1q	26 bis 28 Plasmapheresen	
			8-820.2m	26 bis 28 Plasmapheresen	
			8-826.*m	26 bis 28 Doppelfiltrationsplasmapheresen	
		ZE36.22	8-820.0r	29 bis 31 Plasmapheresen	32.993,70 €
			8-820.1r	29 bis 31 Plasmapheresen	
			8-820.2n	29 bis 31 Plasmapheresen	
			8-826.*n	29 bis 31 Doppelfiltrationsplasmapheresen	
		ZE36.23	8-820.0s	32 bis 34 Plasmapheresen	36.293,07 €
			8-820.1s	32 bis 34 Plasmapheresen	
			8-820.2p	32 bis 34 Plasmapheresen	
			8-826.*p	32 bis 34 Doppelfiltrationsplasmapheresen	
		ZE36.24	8-820.0t	35 bis 39 Plasmapheresen	40.692,23 €
			8-820.1t	35 bis 39 Plasmapheresen	
			8-820.2q	35 bis 39 Plasmapheresen	
			8-826.*q	35 bis 39 Doppelfiltrationsplasmapheresen	
		ZE36.25	8-820.0u	40 bis 44 Plasmapheresen	46.191,18 €
			8-820.1u	40 bis 44 Plasmapheresen	
			8-820.2r	40 bis 44 Plasmapheresen	
			8-826.*r	40 bis 44 Doppelfiltrationsplasmapheresen	
		ZE36.26	8-820.0v	45 bis 49 Plasmapheresen	51.690,13 €
			8-820.1v	45 bis 49 Plasmapheresen	
			8-820.2s	45 bis 49 Plasmapheresen	
			8-826.*s	45 bis 49 Doppelfiltrationsplasmapheresen	
		ZE36.27	8-820.0w	50 oder mehr Plasmapheresen	57.189,08 €
			8-820.1w	50 oder mehr Plasmapheresen	
			8-820.2t	50 oder mehr Plasmapheresen	
			8-826.*t	50 oder mehr Doppelfiltrationsplasmapheresen	
ZE37	Extrakorporale Photopherese		8-824	Photopherese	siehe Anlage 2
ZE44	Gabe von Topotecan, parenteral			Applikation von Medikamenten, Liste 2: Topotecan, parenteral	
		ZE44.01	6-002.4c	30,0 mg bis unter 40,0 mg	87,42 €
		ZE44.02	6-002.4d	40,0 mg bis unter 50,0 mg	113,64 €
		ZE44.03	6-002.4e	50,0 mg bis unter 60,0 mg	139,87 €
		ZE44.04	6-002.4f	60,0 mg bis unter 70,0 mg	166,09 €
		ZE44.05	6-002.4g	70,0 mg oder mehr	192,32 €
ZE47	Gabe von Antithrombin III, parenteral			Transfusion von Plasmabestandteilen und gentechnisch hergestellten Plasmaproteinen: Antithrombin III	
		ZE47.01[6)]	8-810.g1	2.000 IE bis unter 3.500 IE	145,00 €
		ZE47.02[6)]	8-810.g2	3.500 IE bis unter 5.000 IE	232,00 €
		ZE47.03[6)]	8-810.g3	5.000 IE bis unter 7.000 IE	328,67 €
		ZE47.04	8-810.g4	7.000 IE bis unter 10.000 IE	464,00 €
		ZE47.05	8-810.g5	10.000 IE bis unter 15.000 IE	676,67 €
		ZE47.06	8-810.g6	15.000 IE bis unter 20.000 IE	966,67 €
		ZE47.07	8-810.g7	20.000 IE bis unter 25.000 IE	1.256,67 €
		ZE47.08	8-810.g8	25.000 IE bis unter 30.000 IE	1.546,67 €
		ZE47.09	8-810.ga	30.000 IE bis unter 40.000 IE	1.933,33 €
		ZE47.10	8-810.gb	40.000 IE bis unter 50.000 IE	2.513,33 €
		ZE47.11	8-810.gc	50.000 IE bis unter 60.000 IE	3.093,33 €
		ZE47.12	8-810.gd	60.000 IE bis unter 70.000 IE	3.673,33 €
		ZE47.13	8-810.ge	70.000 IE bis unter 90.000 IE	4.446,67 €
		ZE47.14	8-810.gf	90.000 IE bis unter 110.000 IE	5.606,67 €
		ZE47.15	8-810.gg	110.000 IE bis unter 130.000 IE	6.766,67 €
		ZE47.16	8-810.gh	130.000 IE bis unter 150.000 IE	7.926,67 €
		ZE47.17	8-810.gj	150.000 IE oder mehr	9.086,67 €

Zusatzentgelte-Katalog
- Definition und differenzierte Beträge -

ZE	Bezeichnung	ZE_D	OPS Version 2022		Betrag
			OPS-Kode	OPS-Text	
1	2	3	4	5	6
ZE48	Gabe von Aldesleukin, parenteral			Applikation von Medikamenten, Liste 1: Aldesleukin, parenteral	
		ZE48.01	6-001.80	45 Mio. IE bis unter 65 Mio. IE	1.065,26 €
		ZE48.02	6-001.81	65 Mio. IE bis unter 85 Mio. IE	1.477,62 €
		ZE48.03	6-001.82	85 Mio. IE bis unter 105 Mio. IE	1.889,98 €
		ZE48.04	6-001.83	105 Mio. IE bis unter 125 Mio. IE	2.302,34 €
		ZE48.05	6-001.84	125 Mio. IE bis unter 145 Mio. IE	2.714,70 €
		ZE48.06	6-001.85	145 Mio. IE bis unter 165 Mio. IE	3.127,06 €
		ZE48.07	6-001.86	165 Mio. IE bis unter 185 Mio. IE	3.539,42 €
		ZE48.08	6-001.87	185 Mio. IE bis unter 205 Mio. IE	3.951,78 €
		ZE48.09	6-001.88	205 Mio. IE bis unter 245 Mio. IE	4.501,60 €
		ZE48.10	6-001.89	245 Mio. IE bis unter 285 Mio. IE	5.326,32 €
		ZE48.11	6-001.8a	285 Mio. IE bis unter 325 Mio. IE	6.151,04 €
		ZE48.12	6-001.8b	325 Mio. IE bis unter 365 Mio. IE	6.975,76 €
		ZE48.13	6-001.8c	365 Mio. IE bis unter 405 Mio. IE	7.800,48 €
		ZE48.14	6-001.8d	405 Mio. IE bis unter 445 Mio. IE	8.625,20 €
		ZE48.15	6-001.8e	445 Mio. IE bis unter 485 Mio. IE	9.449,92 €
		ZE48.16	6-001.8f	485 Mio. IE bis unter 525 Mio. IE	10.274,64 €
		ZE48.17	6-001.8g	525 Mio. IE bis unter 565 Mio. IE	11.099,36 €
		ZE48.18	6-001.8h	565 Mio. IE bis unter 625 Mio. IE	12.061,53 €
		ZE48.19	6-001.8j	625 Mio. IE bis unter 685 Mio. IE	13.298,61 €
		ZE48.20	6-001.8k	685 Mio. IE bis unter 745 Mio. IE	14.535,69 €
		ZE48.21	6-001.8m	745 Mio. IE bis unter 805 Mio. IE	15.772,77 €
		ZE48.22	6-001.8n	805 Mio. IE oder mehr	17.009,85 €
ZE50	Gabe von Cetuximab, parenteral			Applikation von Medikamenten, Liste 1: Cetuximab, parenteral	
		ZE50.01	6-001.a0	250 mg bis unter 350 mg	718,73 €
		ZE50.02	6-001.a1	350 mg bis unter 450 mg	972,40 €
		ZE50.03	6-001.a2	450 mg bis unter 550 mg	1.226,07 €
		ZE50.04	6-001.a3	550 mg bis unter 650 mg	1.479,74 €
		ZE50.05	6-001.a4	650 mg bis unter 750 mg	1.733,41 €
		ZE50.06	6-001.a5	750 mg bis unter 850 mg	1.987,08 €
		ZE50.07	6-001.a6	850 mg bis unter 1.050 mg	2.325,31 €
		ZE50.08	6-001.a7	1.050 mg bis unter 1.250 mg	2.832,65 €
		ZE50.09	6-001.a8	1.250 mg bis unter 1.450 mg	3.339,99 €
		ZE50.10	6-001.a9	1.450 mg bis unter 1.650 mg	3.847,33 €
		ZE50.11	6-001.aa	1.650 mg bis unter 1.850 mg	4.354,67 €
		ZE50.12	6-001.ab	1.850 mg bis unter 2.150 mg	4.946,57 €
		ZE50.13	6-001.ac	2.150 mg bis unter 2.450 mg	5.707,58 €
		ZE50.14	6-001.ad	2.450 mg bis unter 2.750 mg	6.468,59 €
		ZE50.15	6-001.ae	2.750 mg bis unter 3.050 mg	7.229,60 €
		ZE50.16	6-001.af	3.050 mg bis unter 3.350 mg	7.990,61 €
		ZE50.17		Siehe weitere Differenzierung ZE50.18 - ZE50.20	
		ZE50.18	6-001.ah	3.350 mg bis unter 3.950 mg	9.005,29 €
		ZE50.19	6-001.aj	3.950 mg bis unter 4.550 mg	10.527,31 €
		ZE50.20	6-001.ak	4.550 mg oder mehr	12.049,33 €
ZE51	Gabe von Human-Immunglobulin, spezifisch gegen Hepatitis-B-surface-Antigen, parenteral			Transfusion von Plasmabestandteilen und gentechnisch hergestellten Plasmaproteinen: Human-Immunglobulin, spezifisch gegen Hepatitis-B-surface-Antigen [HBsAg]	
		ZE51.01	8-810.q0	2.000 IE bis unter 4.000 IE	1.681,40 €
		ZE51.02	8-810.q1	4.000 IE bis unter 6.000 IE	3.362,80 €
		ZE51.03	8-810.q2	6.000 IE bis unter 8.000 IE	5.044,20 €
		ZE51.04	8-810.q3	8.000 IE bis unter 10.000 IE	6.725,60 €
		ZE51.05	8-810.q4	10.000 IE bis unter 12.000 IE	8.407,00 €
		ZE51.06	8-810.q5	12.000 IE bis unter 14.000 IE	10.088,40 €
		ZE51.07	8-810.q6	14.000 IE bis unter 16.000 IE	11.769,80 €
		ZE51.08	8-810.q7	16.000 IE bis unter 18.000 IE	13.451,20 €
		ZE51.09	8-810.q8	18.000 IE bis unter 20.000 IE	15.132,60 €

Zusatzentgelte-Katalog
- Definition und differenzierte Beträge -

ZE	Bezeichnung	ZE_D	OPS Version 2022		Betrag
			OPS-Kode	OPS-Text	
1	2	3	4	5	6
		ZE51.10	8-810.q9	20.000 IE bis unter 22.000 IE	16.814,00 €
		ZE51.11	8-810.qa	22.000 IE bis unter 24.000 IE	18.495,40 €
		ZE51.12	8-810.qb	24.000 IE bis unter 28.000 IE	20.176,80 €
		ZE51.13	8-810.qc	28.000 IE bis unter 32.000 IE	23.539,60 €
		ZE51.14	8-810.qd	32.000 IE bis unter 36.000 IE	26.902,40 €
		ZE51.15	8-810.qe	36.000 IE bis unter 40.000 IE	30.265,20 €
		ZE51.16	8-810.qf	40.000 IE bis unter 46.000 IE	33.628,00 €
		ZE51.17	8-810.qg	46.000 IE bis unter 52.000 IE	38.672,20 €
		ZE51.18	8-810.qh	52.000 IE bis unter 58.000 IE	43.716,40 €
		ZE51.19	8-810.qj	58.000 IE bis unter 64.000 IE	48.760,60 €
		ZE51.20		Siehe weitere Differenzierung ZE51.21 bis ZE51.25	
		ZE51.21	8-810.qm	64.000 IE bis unter 76.000 IE	53.804,80 €
		ZE51.22	8-810.qn	76.000 IE bis unter 88.000 IE	63.893,20 €
		ZE51.23	8-810.qp	88.000 IE bis unter 100.000 IE	73.981,60 €
		ZE51.24	8-810.qq	100.000 IE bis unter 112.000 IE	84.070,00 €
		ZE51.25	8-810.qr	112.000 IE oder mehr	94.158,40 €
ZE52	Gabe von Liposomalem Doxorubicin, parenteral			Applikation von Medikamenten, Liste 1: Liposomales Doxorubicin, parenteral	
		ZE52.01[6)]	6-001.b0	10 mg bis unter 20 mg	293,23 €
		ZE52.02[6)]	6-001.b1	20 mg bis unter 30 mg	513,15 €
		ZE52.03	6-001.b2	30 mg bis unter 40 mg	733,07 €
		ZE52.04	6-001.b3	40 mg bis unter 50 mg	952,99 €
		ZE52.05	6-001.b4	50 mg bis unter 60 mg	1.171,74 €
		ZE52.06	6-001.b5	60 mg bis unter 70 mg	1.392,83 €
		ZE52.07	6-001.b6	70 mg bis unter 80 mg	1.601,02 €
		ZE52.08	6-001.b7	80 mg bis unter 90 mg	1.832,68 €
		ZE52.09	6-001.b8	90 mg bis unter 100 mg	2.052,60 €
		ZE52.10	6-001.b9	100 mg bis unter 110 mg	2.272,52 €
		ZE52.11	6-001.ba	110 mg bis unter 120 mg	2.492,44 €
		ZE52.12	6-001.bb	120 mg bis unter 140 mg	2.785,67 €
		ZE52.13	6-001.bc	140 mg bis unter 160 mg	3.225,51 €
		ZE52.14	6-001.bd	160 mg bis unter 180 mg	3.665,35 €
		ZE52.15	6-001.be	180 mg bis unter 200 mg	4.105,19 €
		ZE52.16	6-001.bf	200 mg bis unter 220 mg	4.545,03 €
		ZE52.17	6-001.bg	220 mg bis unter 240 mg	4.984,88 €
		ZE52.18	6-001.bh	240 mg bis unter 260 mg	5.424,72 €
		ZE52.19	6-001.bj	260 mg bis unter 280 mg	5.864,56 €
		ZE52.20	6-001.bk	280 mg bis unter 300 mg	6.304,40 €
		ZE52.21	6-001.bm	300 mg bis unter 320 mg	6.744,24 €
		ZE52.22		Siehe weitere Differenzierung ZE52.23 bis ZE52.30	
		ZE52.23	6-001.bp	320 mg bis unter 360 mg	7.330,70 €
		ZE52.24	6-001.bq	360 mg bis unter 400 mg	8.210,38 €
		ZE52.25	6-001.br	400 mg bis unter 440 mg	9.090,07 €
		ZE52.26	6-001.bs	440 mg bis unter 480 mg	9.969,75 €
		ZE52.27	6-001.bt	480 mg bis unter 520 mg	10.849,44 €
		ZE52.28	6-001.bu	520 mg bis unter 560 mg	11.729,12 €
		ZE52.29	6-001.bv	560 mg bis unter 600 mg	12.608,80 €
		ZE52.30	6-001.bw	600 mg oder mehr	13.488,49 €

Zusatzentgelte-Katalog
- Definition und differenzierte Beträge -

ZE	Bezeichnung	ZE_D	OPS Version 2022		Betrag
			OPS-Kode	OPS-Text	
1	2	3	4	5	6
ZE56	Vollimplantierbare Medikamentenpumpe mit konstanter Flussrate		5-028.10	Funktionelle Eingriffe an Schädel, Gehirn und Hirnhäuten: Implantation oder Wechsel einer Medikamentenpumpe zur intraventrikulären Infusion: Vollimplantierbare Medikamentenpumpe	siehe Anlage 2
			5-038.40	Operationen am spinalen Liquorsystem: Implantation oder Wechsel einer Medikamentenpumpe zur intrathekalen und/oder epiduralen Infusion: Vollimplantierbare Medikamentenpumpe mit konstanter Flussrate	
ZE58	Hydraulische Penisprothesen		5-649.51	Andere Operationen am Penis: Implantation einer Penisprothese: Hydraulische Prothese	siehe Anlage 2
			5-649.a1	Andere Operationen am Penis: Wechsel einer semirigiden Penisprothese: In eine hydraulische Prothese	
			5-649.b1	Andere Operationen am Penis: Wechsel einer hydraulischen Penisprothese: Vollständig, in eine hydraulische Prothese	
ZE60	Palliativmedizinische Komplexbehandlung	ZE60.01	8-982.1	Palliativmedizinische Komplexbehandlung: Mindestens 7 bis höchstens 13 Behandlungstage	771,42 €
		ZE60.02	8-982.2	Palliativmedizinische Komplexbehandlung: Mindestens 14 bis höchstens 20 Behandlungstage	975,16 €
		ZE60.03	8-982.3	Palliativmedizinische Komplexbehandlung: Mindestens 21 Behandlungstage	1.102,16 €
ZE61	LDL-Apherese		8-822	LDL-Apherese	siehe Anlage 2
ZE62 [1)]	Hämofiltration, intermittierend		8-853.3	Hämofiltration: Intermittierend, Antikoagulation mit Heparin oder ohne Antikoagulation	siehe Anlage 2
			8-853.4	Hämofiltration: Intermittierend, Antikoagulation mit sonstigen Substanzen	
			8-853.5	Hämofiltration: Verlängert intermittierend, Antikoagulation mit Heparin oder ohne	
			8-853.6	Hämofiltration: Verlängert intermittierend, Antikoagulation mit sonstigen Substanzen	
ZE63	Gabe von Paclitaxel, parenteral			Applikation von Medikamenten, Liste 1: Paclitaxel, parenteral	
		ZE63.08	6-001.f7	1.320 mg bis unter 1.500 mg	110,40 €
		ZE63.09	6-001.f8	1.500 mg bis unter 1.680 mg	124,80 €
		ZE63.10	6-001.f9	1.680 mg bis unter 1.860 mg	139,20 €
		ZE63.11	6-001.fa	1.860 mg bis unter 2.040 mg	153,60 €
		ZE63.12	6-001.fb	2.040 mg bis unter 2.220 mg	168,00 €
		ZE63.13	6-001.fc	2.220 mg bis unter 2.400 mg	182,40 €
		ZE63.14	6-001.fd	2.400 mg oder mehr	196,80 €
ZE64	Gabe von Human-Immunglobulin, spezifisch gegen Zytomegalie-Virus, parenteral			Transfusion von Plasmabestandteilen und gentechnisch hergestellten Plasmaproteinen: Human-Immunglobulin, spezifisch gegen Zytomegalie-Virus [CMV]	
		ZE64.01 [4)]	8-810.s0	1,0 g bis unter 2,0 g	361,34 €
		ZE64.02 [4)]	8-810.s1	2,0 g bis unter 3,0 g	632,35 €
		ZE64.03 [4)]	8-810.s2	3,0 g bis unter 5,0 g	993,69 €
		ZE64.04	8-810.s3	5,0 g bis unter 7,5 g	1.355,03 €
		ZE64.05	8-810.s4	7,5 g bis unter 10,0 g	2.032,55 €
		ZE64.06	8-810.s5	10,0 g bis unter 12,5 g	2.710,07 €
		ZE64.07	8-810.s6	12,5 g bis unter 15,0 g	3.387,58 €
		ZE64.08	8-810.s7	15,0 g bis unter 20,0 g	4.065,10 €
		ZE64.09	8-810.s8	20,0 g bis unter 25,0 g	5.420,13 €
		ZE64.10	8-810.s9	25,0 g bis unter 30,0 g	6.775,16 €
		ZE64.11	8-810.sa	30,0 g bis unter 35,0 g	8.130,20 €
		ZE64.12	8-810.sb	35,0 g bis unter 40,0 g	9.485,23 €
		ZE64.13	8-810.sc	40,0 g bis unter 45,0 g	10.840,26 €

Zusatzentgelte-Katalog
- Definition und differenzierte Beträge -

ZE	Bezeichnung	ZE_D	OPS Version 2022		Betrag
			OPS-Kode	OPS-Text	
1	2	3	4	5	6
		ZE64.14	8-810.sd	45,0 g bis unter 50,0 g	12.195,29 €
		ZE64.15		Siehe weitere Differenzierung ZE64.16 bis ZE64.24	
		ZE64.16	8-810.sf	50,0 g bis unter 60,0 g	13.550,33 €
		ZE64.17	8-810.sg	60,0 g bis unter 70,0 g	16.260,39 €
		ZE64.18	8-810.sh	70,0 g bis unter 80,0 g	18.970,46 €
		ZE64.19	8-810.sj	80,0 g bis unter 90,0 g	21.680,52 €
		ZE64.20	8-810.sk	90,0 g bis unter 100,0 g	24.390,59 €
		ZE64.21	8-810.sm	100,0 g bis unter 120,0 g	27.100,65 €
		ZE64.22	8-810.sn	120,0 g bis unter 140,0 g	32.520,78 €
		ZE64.23	8-810.sp	140,0 g bis unter 160,0 g	37.940,91 €
		ZE64.24	8-810.sq	160,0 g oder mehr	43.361,04 €
ZE67	Gabe von Human-Immunglobulin, spezifisch gegen Varicella-Zoster-Virus, parenteral			Transfusion von Plasmabestandteilen und gentechnisch hergestellten Plasmaproteinen: Human-Immunglobulin, spezifisch gegen Varicella-Zoster-Virus [VZV]	
		ZE67.01[6)]	8-810.t0	250 IE bis unter 500 IE	342,77 €
		ZE67.02[6)]	8-810.t1	500 IE bis unter 750 IE	599,84 €
		ZE67.03[6)]	8-810.t2	750 IE bis unter 1.000 IE	856,92 €
		ZE67.04	8-810.t3	1.000 IE bis unter 1.500 IE	1.028,30 €
		ZE67.05	8-810.t4	1.500 IE bis unter 2.000 IE	1.542,45 €
		ZE67.06	8-810.t5	2.000 IE bis unter 2.500 IE	2.056,60 €
		ZE67.07	8-810.t6	2.500 IE bis unter 3.000 IE	2.570,75 €
		ZE67.08	8-810.t7	3.000 IE bis unter 3.500 IE	3.084,90 €
		ZE67.09	8-810.t8	3.500 IE bis unter 4.000 IE	3.599,05 €
		ZE67.10	8-810.t9	4.000 IE bis unter 5.000 IE	4.113,20 €
		ZE67.11	8-810.ta	5.000 IE bis unter 6.000 IE	5.141,50 €
		ZE67.12	8-810.tb	6.000 IE bis unter 7.000 IE	6.169,80 €
		ZE67.13	8-810.tc	7.000 IE bis unter 8.000 IE	7.198,10 €
		ZE67.14	8-810.td	8.000 IE oder mehr	8.226,40 €
ZE70	Gabe von C1-Esteraseinhibitor, parenteral			Transfusion von Plasmabestandteilen und gentechnisch hergestellten Plasmaproteinen: C1-Esteraseinhibitor	
		ZE70.01	8-810.h3	500 Einheiten bis unter 1.000 Einheiten	791,60 €
		ZE70.02	8-810.h4	1.000 Einheiten bis unter 1.500 Einheiten	1.583,20 €
		ZE70.03	8-810.h5	1.500 Einheiten bis unter 2.000 Einheiten	2.374,80 €
		ZE70.04	8-810.h6	2.000 Einheiten bis unter 2.500 Einheiten	3.166,40 €
		ZE70.05	8-810.h7	2.500 Einheiten bis unter 3.000 Einheiten	3.958,00 €
		ZE70.06	8-810.h8	3.000 Einheiten bis unter 4.000 Einheiten	5.145,40 €
		ZE70.07	8-810.h9	4.000 Einheiten bis unter 5.000 Einheiten	6.728,60 €
		ZE70.08	8-810.ha	5.000 Einheiten bis unter 6.000 Einheiten	8.311,80 €
		ZE70.09	8-810.hb	6.000 Einheiten bis unter 7.000 Einheiten	9.895,00 €
		ZE70.10	8-810.hc	7.000 Einheiten bis unter 9.000 Einheiten	12.137,87 €
		ZE70.11	8-810.hd	9.000 Einheiten bis unter 11.000 Einheiten	15.304,27 €
		ZE70.12	8-810.he	11.000 oder mehr Einheiten	18.470,67 €
ZE72	Gabe von Pegyliertem liposomalen Doxorubicin, parenteral			Applikation von Medikamenten, Liste 2: Pegyliertes liposomales Doxorubicin, parenteral	
		ZE72.01[6)]	6-002.80	10 mg bis unter 20 mg	380,25 €
		ZE72.02[6)]	6-002.81	20 mg bis unter 30 mg	665,44 €
		ZE72.03	6-002.82	30 mg bis unter 40 mg	950,63 €
		ZE72.04	6-002.83	40 mg bis unter 50 mg	1.235,82 €
		ZE72.05	6-002.84	50 mg bis unter 60 mg	1.521,01 €
		ZE72.06	6-002.85	60 mg bis unter 70 mg	1.806,20 €
		ZE72.07	6-002.86	70 mg bis unter 80 mg	2.091,39 €
		ZE72.08	6-002.87	80 mg bis unter 90 mg	2.373,35 €
		ZE72.09	6-002.88	90 mg bis unter 100 mg	2.661,77 €
		ZE72.10	6-002.89	100 mg bis unter 110 mg	2.923,20 €
		ZE72.11	6-002.8a	110 mg bis unter 120 mg	3.232,15 €
		ZE72.12	6-002.8b	120 mg bis unter 140 mg	3.612,41 €

Zusatzentgelte-Katalog
- Definition und differenzierte Beträge -

ZE	Bezeichnung	ZE_D	OPS Version 2022		Betrag
			OPS-Kode	OPS-Text	
1	2	3	4	5	6
		ZE72.13	6-002.8c	140 mg bis unter 160 mg	4.182,79 €
		ZE72.14	6-002.8d	160 mg bis unter 180 mg	4.753,17 €
		ZE72.15	6-002.8e	180 mg bis unter 200 mg	5.323,55 €
		ZE72.16	6-002.8f	200 mg bis unter 220 mg	5.893,93 €
		ZE72.17	6-002.8g	220 mg bis unter 240 mg	6.464,31 €
		ZE72.18		Siehe weitere Differenzierung ZE72.19 bis ZE72.30	
		ZE72.19	6-002.8j	240 mg bis unter 260 mg	7.034,69 €
		ZE72.20	6-002.8k	260 mg bis unter 280 mg	7.605,07 €
		ZE72.21	6-002.8m	280 mg bis unter 300 mg	8.175,45 €
		ZE72.22	6-002.8n	300 mg bis unter 320 mg	8.745,83 €
		ZE72.23	6-002.8p	320 mg bis unter 360 mg	9.506,33 €
		ZE72.24	6-002.8q	360 mg bis unter 400 mg	10.647,09 €
		ZE72.25	6-002.8r	400 mg bis unter 440 mg	11.787,85 €
		ZE72.26	6-002.8s	440 mg bis unter 480 mg	12.928,61 €
		ZE72.27	6-002.8t	480 mg bis unter 520 mg	14.069,37 €
		ZE72.28	6-002.8u	520 mg bis unter 560 mg	15.210,13 €
		ZE72.29	6-002.8v	560 mg bis unter 600 mg	16.350,89 €
		ZE72.30	6-002.8w	600 mg oder mehr	17.491,65 €
ZE78	Gabe von Temozolomid, oral			Applikation von Medikamenten, Liste 2: Temozolomid, oral	
		ZE78.01[4)]	6-002.e0	200 mg bis unter 350 mg	29,18 €
		ZE78.02[4)]	6-002.e1	350 mg bis unter 500 mg	46,68 €
		ZE78.03[4)]	6-002.e2	500 mg bis unter 750 mg	68,08 €
		ZE78.04[4)]	6-002.e3	750 mg bis unter 1.000 mg	97,25 €
		ZE78.05	6-002.e4	1.000 mg bis unter 1.250 mg	126,43 €
		ZE78.06	6-002.e5	1.250 mg bis unter 1.500 mg	155,60 €
		ZE78.07	6-002.e6	1.500 mg bis unter 1.750 mg	184,78 €
		ZE78.08	6-002.e7	1.750 mg bis unter 2.000 mg	213,95 €
		ZE78.09	6-002.e8	2.000 mg bis unter 2.250 mg	243,06 €
		ZE78.10	6-002.e9	2.250 mg bis unter 2.500 mg	272,19 €
		ZE78.11	6-002.ea	2.500 mg bis unter 2.750 mg	301,48 €
		ZE78.12	6-002.eb	2.750 mg bis unter 3.000 mg	330,65 €
		ZE78.13	6-002.ec	3.000 mg bis unter 3.500 mg	369,55 €
		ZE78.14	6-002.ed	3.500 mg bis unter 4.000 mg	422,24 €
		ZE78.15	6-002.ee	4.000 mg bis unter 4.500 mg	486,25 €
		ZE78.16	6-002.ef	4.500 mg bis unter 5.000 mg	544,60 €
		ZE78.17	6-002.eg	5.000 mg bis unter 5.500 mg	602,95 €
		ZE78.18	6-002.eh	5.500 mg bis unter 6.000 mg	661,30 €
		ZE78.19	6-002.ej	6.000 mg bis unter 7.000 mg	736,76 €
		ZE78.20	6-002.ek	7.000 mg oder mehr	855,80 €
ZE80	Gabe von Docetaxel, parenteral			Applikation von Medikamenten, Liste 2: Docetaxel, parenteral	
		ZE80.13	6-002.hc	720 mg bis unter 840 mg	118,69 €
		ZE80.14	6-002.hd	840 mg bis unter 960 mg	140,98 €
		ZE80.15	6-002.he	960 mg bis unter 1.080 mg	160,20 €
		ZE80.16	6-002.hf	1.080 mg oder mehr	179,42 €
ZE93	Gabe von Human-Immunglobulin, polyvalent, parenteral			Transfusion von Plasmabestandteilen und gentechnisch hergestellten Plasmaproteinen: Human-Immunglobulin, polyvalent	
		ZE93.01[6)]	8-810.w0	2,5 g bis unter 5 g	162,41 €
		ZE93.02[6)]	8-810.w1	5 g bis unter 10 g	324,81 €
		ZE93.03	8-810.w2	10 g bis unter 15 g	513,04 €
		ZE93.04	8-810.w3	15 g bis unter 25 g	893,23 €
		ZE93.05	8-810.w4	25 g bis unter 35 g	1.380,45 €
		ZE93.06	8-810.w5	35 g bis unter 45 g	1.867,67 €
		ZE93.07	8-810.w6	45 g bis unter 55 g	2.354,89 €
		ZE93.08	8-810.w7	55 g bis unter 65 g	2.842,11 €
		ZE93.09	8-810.w8	65 g bis unter 75 g	3.329,32 €

Zusatzentgelte-Katalog
- Definition und differenzierte Beträge -

ZE	Bezeichnung	ZE_D	OPS Version 2022		Betrag
			OPS-Kode	OPS-Text	
1	2	3	4	5	6
		ZE93.10	8-810.w9	75 g bis unter 85 g	3.816,54 €
		ZE93.11	8-810.wa	85 g bis unter 105 g	4.466,17 €
		ZE93.12	8-810.wb	105 g bis unter 125 g	5.440,60 €
		ZE93.13	8-810.wc	125 g bis unter 145 g	6.415,04 €
		ZE93.14	8-810.wd	145 g bis unter 165 g	7.389,47 €
		ZE93.15	8-810.we	165 g bis unter 185 g	8.363,91 €
		ZE93.16	8-810.wf	185 g bis unter 205 g	9.338,35 €
		ZE93.17	8-810.wg	205 g bis unter 225 g	10.274,94 €
		ZE93.18	8-810.wh	225 g bis unter 245 g	11.287,22 €
		ZE93.19	8-810.wj	245 g bis unter 285 g	12.586,47 €
		ZE93.20	8-810.wk	285 g bis unter 325 g	14.535,34 €
		ZE93.21	8-810.wm	325 g bis unter 365 g	16.484,21 €
		ZE93.22	8-810.wn	365 g bis unter 445 g	19.082,71 €
		ZE93.23	8-810.wp	445 g bis unter 525 g	23.630,08 €
		ZE93.24	8-810.wq	525 g bis unter 605 g	27.527,82 €
		ZE93.25	8-810.wr	605 g bis unter 685 g	31.425,56 €
		ZE93.26	8-810.ws	685 g bis unter 765 g	35.323,31 €
		ZE93.27	8-810.wt	765 g bis unter 845 g	39.221,05 €
		ZE93.28	8-810.wu	845 g oder mehr	43.118,79 €
ZE96	Gabe von Carmustin, Implantat, intrathekal			Applikation von Medikamenten, Liste 3: Carmustin, Implantat, intrathekal	
		ZE96.01	6-003.30	4 Implantate bis unter 7 Implantate	7.744,84 €
		ZE96.02	6-003.31	7 Implantate bis unter 10 Implantate	12.391,75 €
		ZE96.03	6-003.32	10 oder mehr Implantate	17.038,66 €
ZE97	Gabe von Natalizumab, parenteral			Applikation von Medikamenten, Liste 3: Natalizumab, parenteral	
		ZE97.01	6-003.f0	300 mg bis unter 600 mg	2.214,06 €
		ZE97.02	6-003.f1	600 mg bis unter 900 mg	4.428,12 €
		ZE97.03	6-003.f2	900 mg oder mehr	6.642,18 €
ZE98	Gabe von Palivizumab, parenteral			Applikation von Medikamenten, Liste 4: Palivizumab, parenteral	
		ZE98.01 3)	6-004.00	15 mg bis unter 30 mg	241,35 €
		ZE98.02 3)	6-004.01	30 mg bis unter 45 mg	422,37 €
		ZE98.03 3)	6-004.02	45 mg bis unter 60 mg	603,39 €
		ZE98.04 3)	6-004.03	60 mg bis unter 75 mg	784,40 €
		ZE98.05 3)	6-004.04	75 mg bis unter 90 mg	965,42 €
		ZE98.06 3)	6-004.05	90 mg bis unter 120 mg	1.206,77 €
		ZE98.07 3)	6-004.06	120 mg bis unter 150 mg	1.568,80 €
		ZE98.08 3)	6-004.07	150 mg bis unter 180 mg	1.930,83 €
		ZE98.09 3)	6-004.08	180 mg bis unter 240 mg	2.413,54 €
		ZE98.10 3)	6-004.09	240 mg bis unter 300 mg	3.137,60 €
		ZE98.11 3)	6-004.0a	300 mg bis unter 360 mg	3.861,66 €
		ZE98.12 3)	6-004.0b	360 mg bis unter 420 mg	4.585,73 €
		ZE98.13 3)	6-004.0c	420 mg bis unter 480 mg	5.309,79 €
		ZE98.14 3)	6-004.0d	480 mg bis unter 540 mg	6.033,85 €
		ZE98.15 3)	6-004.0e	540 mg bis unter 600 mg	6.757,91 €
		ZE98.16 3)	6-004.0f	600 mg oder mehr	7.481,97 €
ZE100	Implantation eines endobronchialen Klappensystems			Implantation oder Wechsel eines endobronchialen Klappensystems, endoskopisch	
		ZE100.01	5-339.50	1 Ventil	1.344,52 €
		ZE100.02	5-339.51	2 Ventile	2.689,04 €
		ZE100.03	5-339.52	3 Ventile	4.033,56 €
		ZE100.04	5-339.53	4 Ventile	5.378,08 €
		ZE100.05		Siehe weitere Differenzierung ZE100.06 bis ZE100.09	
		ZE100.06	5-339.55	5 Ventile	6.722,60 €
		ZE100.07	5-339.56	6 Ventile	8.067,12 €
		ZE100.08	5-339.57	7 Ventile	9.411,64 €
		ZE100.09	5-339.58	8 oder mehr Ventile	10.756,16 €

Zusatzentgelte-Katalog
- Definition und differenzierte Beträge -

ZE	Bezeichnung	ZE_D	OPS Version 2022		Betrag
			OPS-Kode	OPS-Text	
1	2	3	4	5	6
ZE101	Medikamente-freisetzende Koronarstents	ZE101.01	8-837.m0	Perkutan-transluminale Gefäßintervention an Herz und Koronargefäßen: Einlegen eines medikamente-freisetzenden Stents: Ein Stent in eine Koronararterie	43,40 €
			8-83d.20	Andere perkutan-transluminale Gefäßintervention an Herz und Koronargefäßen: Einlegen eines medikamentefreisetzenden selbstexpandierenden Stents: Ein selbstexpandierender Stent in eine Koronararterie	
		ZE101.02	8-837.m1	Perkutan-transluminale Gefäßintervention an Herz und Koronargefäßen: Einlegen eines medikamente-freisetzenden Stents: 2 Stents in eine Koronararterie	86,80 €
			8-837.m2	Perkutan-transluminale Gefäßintervention an Herz und Koronargefäßen: Einlegen eines medikamentefreisetzenden Stents: 2 Stents in mehrere Koronararterien	
			8-83d.21	Andere perkutan-transluminale Gefäßintervention an Herz und Koronargefäßen: Einlegen eines medikamentefreisetzenden selbstexpandierenden Stents: 2 selbstexpandierende Stents in eine Koronararterie	
			8-83d.22	Andere perkutan-transluminale Gefäßintervention an Herz und Koronargefäßen: Einlegen eines medikamentefreisetzenden selbstexpandierenden Stents: 2 selbstexpandierende Stents in mehrere Koronararterien	
		ZE101.03	8-837.m3	Perkutan-transluminale Gefäßintervention an Herz und Koronargefäßen: Einlegen eines medikamentefreisetzenden Stents: 3 Stents in eine Koronararterie	130,20 €
			8-837.m4	Perkutan-transluminale Gefäßintervention an Herz und Koronargefäßen: Einlegen eines medikamentefreisetzenden Stents: 3 Stents in mehrere Koronararterien	
			8-83d.23	Andere perkutan-transluminale Gefäßintervention an Herz und Koronargefäßen: Einlegen eines medikamentefreisetzenden selbstexpandierenden Stents: 3 selbstexpandierende Stents in eine Koronararterie	
			8-83d.24	Andere perkutan-transluminale Gefäßintervention an Herz und Koronargefäßen: Einlegen eines medikamentefreisetzenden selbstexpandierenden Stents: 3 selbstexpandierende Stents in mehrere Koronararterien	

Zusatzentgelte-Katalog
- Definition und differenzierte Beträge -

ZE	Bezeichnung	ZE$_D$	OPS Version 2022 OPS-Kode	OPS-Text	Betrag
1	2	3	4	5	6
		ZE101.04	8-837.m5	Perkutan-transluminale Gefäßintervention an Herz und Koronargefäßen: Einlegen eines medikamentefreisetzenden Stents: 4 Stents in eine Koronararterie	173,60 €
			8-837.m6	Perkutan-transluminale Gefäßintervention an Herz und Koronargefäßen: Einlegen eines medikamentefreisetzenden Stents: 4 Stents in mehrere Koronararterien	
			8-83d.25	Andere perkutan-transluminale Gefäßintervention an Herz und Koronargefäßen: Einlegen eines medikamentefreisetzenden selbstexpandierenden Stents: 4 selbstexpandierende Stents in eine Koronararterie	
			8-83d.26	Andere perkutan-transluminale Gefäßintervention an Herz und Koronargefäßen: Einlegen eines medikamentefreisetzenden selbstexpandierenden Stents: 4 selbstexpandierende Stents in mehrere Koronararterien	
		ZE101.05	8-837.m7	Perkutan-transluminale Gefäßintervention an Herz und Koronargefäßen: Einlegen eines medikamentefreisetzenden Stents: 5 Stents in eine Koronararterie	217,00 €
			8-837.m8	Perkutan-transluminale Gefäßintervention an Herz und Koronargefäßen: Einlegen eines medikamentefreisetzenden Stents: 5 Stents in mehrere Koronararterien	
			8-83d.27	Andere perkutan-transluminale Gefäßintervention an Herz und Koronargefäßen: Einlegen eines medikamentefreisetzenden selbstexpandierenden Stents: 5 selbstexpandierende Stents in eine Koronararterie	
			8-83d.28	Andere perkutan-transluminale Gefäßintervention an Herz und Koronargefäßen: Einlegen eines medikamentefreisetzenden selbstexpandierenden Stents: 5 selbstexpandierende Stents in mehrere Koronararterien	
		ZE101.06	8-837.m9	Perkutan-transluminale Gefäßintervention an Herz und Koronargefäßen: Einlegen eines medikamentefreisetzenden Stents: Mindestens 6 Stents in eine Koronararterie	260,40 €
			8-837.ma	Perkutan-transluminale Gefäßintervention an Herz und Koronargefäßen: Einlegen eines medikamentefreisetzenden Stents: Mindestens 6 Stents in mehrere Koronararterien	
			8-83d.29	Andere perkutan-transluminale Gefäßintervention an Herz und Koronargefäßen: Einlegen eines medikamentefreisetzenden selbstexpandierenden Stents: Mindestens 6 selbstexpandierende Stents in eine Koronararterie	
			8-83d.2a	Andere perkutan-transluminale Gefäßintervention an Herz und Koronargefäßen: Einlegen eines medikamentefreisetzenden selbstexpandierenden Stents: Mindestens 6 selbstexpandierende Stents in mehrere Koronararterien	

Zusatzentgelte-Katalog
- Definition und differenzierte Beträge -

ZE	Bezeichnung	ZE_D	OPS Version 2022		Betrag
			OPS-Kode	OPS-Text	
1	2	3	4	5	6
ZE105 [2), 7)]	Selektive Embolisation mit Metallspiralen (Coils) an Kopf, Hals (intra- und extrakraniell) und spinalen Gefäßen oder mit großlumigem Gefäßverschlusskörper		8-836.m0	(Perkutan-)transluminale Gefäßintervention: Selektive Embolisation mit Metallspiralen: Gefäße intrakraniell	
			8-836.m1	(Perkutan-)transluminale Gefäßintervention: Selektive Embolisation mit Metallspiralen: Gefäße Kopf extrakraniell und Hals	
			8-836.mf	(Perkutan-)transluminale Gefäßintervention: Selektive Embolisation mit Metallspiralen: Gefäße spinal	
			8-83b.34	Zusatzinformationen zu Materialien: Art der Metall- oder Mikrospiralen zur selektiven Embolisation: Nicht gecoverter großlumiger Gefäßverschlusskörper [Vascular Plug]	
			8-83b.35	Zusatzinformationen zu Materialien: Art der Metall- oder Mikrospiralen zur selektiven Embolisation: Großvolumige Metallspiralen [Volumencoils]	
			8-83b.38	Zusatzinformationen zu Materialien: Art der Metall- oder Mikrospiralen zur selektiven Embolisation: Gecoverter großlumiger Gefäßverschlusskörper [Vascular Plug]	
		ZE105.01	8-836.n1	1 Metallspirale	226,83 €
		ZE105.02	8-836.n2	2 Metallspiralen	453,66 €
		ZE105.03	8-836.n3	3 Metallspiralen	680,49 €
		ZE105.04	8-836.n4	4 Metallspiralen	907,32 €
		ZE105.05	8-836.n5	5 Metallspiralen	1.134,15 €
		ZE105.06	8-836.n6	6 Metallspiralen	1.360,98 €
		ZE105.07	8-836.n7	7 Metallspiralen	1.587,81 €
		ZE105.08	8-836.n8	8 Metallspiralen	1.814,64 €
		ZE105.09	8-836.n9	9 Metallspiralen	2.041,47 €
		ZE105.10	8-836.na	10 Metallspiralen	2.268,30 €
		ZE105.11	8-836.nb	11 Metallspiralen	2.495,13 €
		ZE105.12	8-836.nc	12 Metallspiralen	2.721,96 €
		ZE105.13	8-836.nd	13 Metallspiralen	2.948,79 €
		ZE105.14	8-836.ne	14 Metallspiralen	3.175,62 €
		ZE105.15	8-836.nf	15 Metallspiralen	3.402,45 €
		ZE105.16	8-836.ng	16 Metallspiralen	3.629,28 €
		ZE105.17	8-836.nh	17 Metallspiralen	3.856,11 €
		ZE105.18	8-836.nj	18 Metallspiralen	4.082,94 €
		ZE105.19	8-836.nk	19 Metallspiralen	4.309,77 €
		ZE105.20	8-836.nm	20 Metallspiralen	4.536,60 €
		ZE105.21		Siehe weitere Differenzierung ZE105.22 - ZE105.29	
		ZE105.22	8-836.np	21 Metallspiralen	4.763,43 €
		ZE105.23	8-836.nq	22 Metallspiralen	4.990,26 €
		ZE105.24	8-836.nr	23 Metallspiralen	5.217,09 €
		ZE105.25	8-836.ns	24 Metallspiralen	5.443,92 €
		ZE105.26	8-836.nt	25 Metallspiralen	5.670,75 €
		ZE105.27	8-836.nu	26 Metallspiralen	5.897,58 €
		ZE105.28	8-836.nv	27 Metallspiralen	6.124,41 €
		ZE105.29	8-836.nw	28 oder mehr Metallspiralen	6.351,24 €

Zusatzentgelte-Katalog
- Definition und differenzierte Beträge -

ZE	Bezeichnung	ZE_D	OPS Version 2022		Betrag
			OPS-Kode	OPS-Text	
1	2	3	4	5	6
ZE106 [2), 7)]	Selektive Embolisation mit Metallspiralen (Coils), andere Lokalisationen		8-836.m2	(Perkutan-)transluminale Gefäßintervention: Selektive Embolisation mit Metallspiralen: Gefäße Schulter und Oberarm	
			8-836.m3	(Perkutan-)transluminale Gefäßintervention: Selektive Embolisation mit Metallspiralen: Gefäße Unterarm	
			8-836.m4	(Perkutan-)transluminale Gefäßintervention: Selektive Embolisation mit Metallspiralen: Aorta	
			8-836.m5	(Perkutan-)transluminale Gefäßintervention: Selektive Embolisation mit Metallspiralen: Aortenisthmus	
			8-836.m6	(Perkutan-)transluminale Gefäßintervention: Selektive Embolisation mit Metallspiralen: Ductus arteriosus apertus	
			8-836.m7	(Perkutan-)transluminale Gefäßintervention: Selektive Embolisation mit Metallspiralen: V. cava	
			8-836.m8	(Perkutan-)transluminale Gefäßintervention: Selektive Embolisation mit Metallspiralen: Andere Gefäße thorakal	
			8-836.ma	(Perkutan-)transluminale Gefäßintervention: Selektive Embolisation mit Metallspiralen: Gefäße viszeral	
			8-836.mc	(Perkutan-)transluminale Gefäßintervention: Selektive Embolisation mit Metallspiralen: Gefäße Unterschenkel	
			8-836.md	(Perkutan-)transluminale Gefäßintervention: Selektive Embolisation mit Metallspiralen: Gefäßmalformationen	
			8-836.me	(Perkutan-)transluminale Gefäßintervention: Selektive Embolisation mit Metallspiralen: Künstliche Gefäße	
			8-836.mg	(Perkutan-)transluminale Gefäßintervention: Selektive Embolisation mit Metallspiralen: V. portae	
			8-836.mh	(Perkutan-)transluminale Gefäßintervention: Selektive Embolisation mit Metallspiralen: Andere Arterien abdominal und pelvin	
			8-836.mj	(Perkutan-)transluminale Gefäßintervention: Selektive Embolisation mit Metallspiralen: Andere Venen abdominal und pelvin	
			8-836.mk	(Perkutan-)transluminale Gefäßintervention: Selektive Embolisation mit Metallspiralen: Arterien Oberschenkel	
			8-836.mm	(Perkutan-)transluminale Gefäßintervention: Selektive Embolisation mit Metallspiralen: Venen Oberschenkel	
			8-836.mx	(Perkutan-)transluminale Gefäßintervention: Selektive Embolisation mit Metallspiralen: Sonstige	
			8-838.90	(Perkutan-)transluminale Gefäßintervention an Gefäßen des Lungenkreislaufes: Selektive Embolisation mit Partikeln oder Metallspiralen: Pulmonalarterie	
			8-838.91	(Perkutan-)transluminale Gefäßintervention an Gefäßen des Lungenkreislaufes: Selektive Embolisation mit Partikeln oder Metallspiralen: Pulmonalvene	

Zusatzentgelte-Katalog
- Definition und differenzierte Beträge -

ZE	Bezeichnung	ZE_D	OPS Version 2022		Betrag
			OPS-Kode	OPS-Text	
1	2	3	4	5	6
			8-838.92	(Perkutan-)transluminale Gefäßintervention an Gefäßen des Lungenkreislaufes: Selektive Embolisation mit Partikeln oder Metallspiralen: Aortopulmonale Kollateralgefäße (MAPCA)	
			8-838.93	(Perkutan-)transluminale Gefäßintervention an Gefäßen des Lungenkreislaufes: Selektive Embolisation mit Partikeln oder Metallspiralen: Gefäßmalformationen	
			8-838.94	(Perkutan-)transluminale Gefäßintervention an Gefäßen des Lungenkreislaufes: Selektive Embolisation mit Partikeln oder Metallspiralen: Künstliche aortopulmonale Shunts	
			8-838.95	(Perkutan-)transluminale Gefäßintervention an Gefäßen des Lungenkreislaufes: Selektive Embolisation mit Partikeln oder Metallspiralen: Künstliche Gefäße	
			8-838.9x	(Perkutan-)transluminale Gefäßintervention an Gefäßen des Lungenkreislaufes: Selektive Embolisation mit Partikeln oder Metallspiralen: Sonstige	
		ZE106.01	8-836.n1	1 Metallspirale	55,84 €
		ZE106.02	8-836.n2	2 Metallspiralen	111,68 €
		ZE106.03	8-836.n3	3 Metallspiralen	167,52 €
		ZE106.04	8-836.n4	4 Metallspiralen	223,36 €
		ZE106.05	8-836.n5	5 Metallspiralen	279,20 €
		ZE106.06	8-836.n6	6 Metallspiralen	335,04 €
		ZE106.07	8-836.n7	7 Metallspiralen	390,88 €
		ZE106.08	8-836.n8	8 Metallspiralen	446,72 €
		ZE106.09	8-836.n9	9 Metallspiralen	502,56 €
		ZE106.10	8-836.na	10 Metallspiralen	558,40 €
		ZE106.11	8-836.nb	11 Metallspiralen	614,24 €
		ZE106.12	8-836.nc	12 Metallspiralen	670,08 €
		ZE106.13	8-836.nd	13 Metallspiralen	725,92 €
		ZE106.14	8-836.ne	14 Metallspiralen	781,76 €
		ZE106.15	8-836.nf	15 Metallspiralen	837,60 €
		ZE106.16	8-836.ng	16 Metallspiralen	893,44 €
		ZE106.17	8-836.nh	17 Metallspiralen	949,28 €
		ZE106.18	8-836.nj	18 Metallspiralen	1.005,12 €
		ZE106.19	8-836.nk	19 Metallspiralen	1.060,96 €
		ZE106.20	8-836.nm	20 Metallspiralen	1.116,80 €
		ZE106.21		Siehe weitere Differenzierung ZE106.22 - ZE106.29	
		ZE106.22	8-836.np	21 Metallspiralen	1.172,64 €
		ZE106.23	8-836.nq	22 Metallspiralen	1.228,48 €
		ZE106.24	8-836.nr	23 Metallspiralen	1.284,32 €
		ZE106.25	8-836.ns	24 Metallspiralen	1.340,16 €
		ZE106.26	8-836.nt	25 Metallspiralen	1.396,00 €
		ZE106.27	8-836.nu	26 Metallspiralen	1.451,84 €
		ZE106.28	8-836.nv	27 Metallspiralen	1.507,68 €
		ZE106.29	8-836.nw	28 oder mehr Metallspiralen	1.563,52 €

Zusatzentgelte-Katalog
- Definition und differenzierte Beträge -

ZE	Bezeichnung	ZE_D	OPS Version 2022		Betrag
			OPS-Kode	OPS-Text	
1	2	3	4	5	6
ZE107	Gabe von Erythrozytenkonzentraten			Transfusion von Vollblut, Erythrozytenkonzentrat und Thrombozytenkonzentrat: Erythrozytenkonzentrat	
		ZE107.01[6)]	8-800.c1	6 TE bis unter 11 TE	664,23 €
		ZE107.02[6)]	8-800.c2	11 TE bis unter 16 TE	1.097,42 €
		ZE107.03	8-800.c3	16 TE bis unter 24 TE	1.617,25 €
		ZE107.04	8-800.c4	24 TE bis unter 32 TE	2.310,35 €
		ZE107.05	8-800.c5	32 TE bis unter 40 TE	3.003,46 €
		ZE107.06	8-800.c6	40 TE bis unter 48 TE	3.696,57 €
		ZE107.07	8-800.c7	48 TE bis unter 56 TE	4.389,67 €
		ZE107.08	8-800.c8	56 TE bis unter 64 TE	5.082,78 €
		ZE107.09	8-800.c9	64 TE bis unter 72 TE	5.775,89 €
		ZE107.10	8-800.ca	72 TE bis unter 80 TE	6.468,99 €
		ZE107.11	8-800.cb	80 TE bis unter 88 TE	7.162,10 €
		ZE107.12	8-800.cc	88 TE bis unter 104 TE	8.086,24 €
		ZE107.13	8-800.cd	104 TE bis unter 120 TE	9.472,45 €
		ZE107.14	8-800.ce	120 TE bis unter 136 TE	10.858,67 €
		ZE107.15	8-800.cf	136 TE bis unter 152 TE	12.244,88 €
		ZE107.16	8-800.cg	152 TE bis unter 168 TE	13.631,09 €
		ZE107.17	8-800.ch	168 TE bis unter 184 TE	15.017,31 €
		ZE107.18	8-800.cj	184 TE bis unter 200 TE	16.403,52 €
		ZE107.19	8-800.ck	200 TE bis unter 216 TE	17.789,73 €
		ZE107.20	8-800.cm	216 TE bis unter 232 TE	19.175,94 €
		ZE107.21	8-800.cn	232 TE bis unter 248 TE	20.562,16 €
		ZE107.22	8-800.cp	248 TE bis unter 264 TE	21.948,37 €
		ZE107.23	8-800.cq	264 TE bis unter 280 TE	23.334,58 €
		ZE107.24	8-800.cr	280 TE oder mehr	24.720,79 €
ZE108	Gabe von patientenbezogenen Thrombozyten-konzentraten			Transfusion von Vollblut, Erythrozytenkonzentrat und Thrombozytenkonzentrat: Patientenbezogene Thrombozytenkonzentrate	
		ZE108.01	8-800.60	1 patientenbezogenes Thrombozytenkonzentrat	397,44 €
		ZE108.02	8-800.61	2 patientenbezogene Thrombozytenkonzentrate	794,88 €
		ZE108.03	8-800.62	3 bis unter 5 patientenbezogene Thrombozytenkonzentrate	1.347,33 €
		ZE108.04	8-800.63	5 bis unter 7 patientenbezogene Thrombozytenkonzentrate	2.166,05 €
		ZE108.05	8-800.64	7 bis unter 9 patientenbezogene Thrombozytenkonzentrate	2.980,81 €
		ZE108.06	8-800.65	9 bis unter 11 patientenbezogene Thrombozytenkonzentrate	3.775,69 €
		ZE108.07	8-800.66	11 bis unter 13 patientenbezogene Thrombozytenkonzentrate	4.570,57 €
		ZE108.08	8-800.67	13 bis unter 15 patientenbezogene Thrombozytenkonzentrate	5.365,46 €
		ZE108.09	8-800.68	15 bis unter 17 patientenbezogene Thrombozytenkonzentrate	6.160,34 €
		ZE108.10	8-800.69	17 bis unter 19 patientenbezogene Thrombozytenkonzentrate	6.955,22 €
		ZE108.11	8-800.6a	19 bis unter 23 patientenbezogene Thrombozytenkonzentrate	7.948,82 €
		ZE108.12	8-800.6b	23 bis unter 27 patientenbezogene Thrombozytenkonzentrate	9.538,59 €
		ZE108.13	8-800.6c	27 bis unter 31 patientenbezogene Thrombozytenkonzentrate	11.128,35 €
		ZE108.14	8-800.6d	31 bis unter 35 patientenbezogene Thrombozytenkonzentrate	12.718,12 €

Zusatzentgelte-Katalog
- Definition und differenzierte Beträge -

ZE	Bezeichnung	ZE$_D$	OPS Version 2022		Betrag
			OPS-Kode	OPS-Text	
1	2	3	4	5	6
		ZE108.15	8-800.6e	35 bis unter 39 patientenbezogene Thrombozytenkonzentrate	14.307,88 €
		ZE108.16	8-800.6g	39 bis unter 43 patientenbezogene Thrombozytenkonzentrate	15.897,65 €
		ZE108.17	8-800.6h	43 bis unter 47 patientenbezogene Thrombozytenkonzentrate	17.487,41 €
		ZE108.18	8-800.6j	47 bis unter 51 patientenbezogene Thrombozytenkonzentrate	19.077,18 €
		ZE108.19	8-800.6k	51 bis unter 55 patientenbezogene Thrombozytenkonzentrate	20.666,94 €
		ZE108.20	8-800.6m	55 bis unter 59 patientenbezogene Thrombozytenkonzentrate	22.256,71 €
		ZE108.21	8-800.6n	59 bis unter 63 patientenbezogene Thrombozytenkonzentrate	23.846,47 €
		ZE108.22	8-800.6p	63 bis unter 67 patientenbezogene Thrombozytenkonzentrate	25.436,24 €
		ZE108.23	8-800.6q	67 bis unter 71 patientenbezogene Thrombozytenkonzentrate	27.026,00 €
		ZE108.24		Siehe weitere Differenzierung ZE108.25 - ZE108.30	
		ZE108.25	8-800.6s	71 bis unter 79 patientenbezogene Thrombozytenkonzentrate	29.013,21 €
		ZE108.26	8-800.6t	79 bis unter 87 patientenbezogene Thrombozytenkonzentrate	32.192,74 €
		ZE108.27	8-800.6u	87 bis unter 95 patientenbezogene Thrombozytenkonzentrate	35.372,27 €
		ZE108.28	8-800.6v	95 bis unter 103 patientenbezogene Thrombozytenkonzentrate	38.551,80 €
		ZE108.29	8-800.6w	103 bis unter 111 patientenbezogene Thrombozytenkonzentrate	41.731,33 €
		ZE108.30	8-800.6z	111 oder mehr patientenbezogene Thrombozytenkonzentrate	44.910,86 €
ZE110	Gabe von Liposomalem Amphotericin B, parenteral			Applikation von Medikamenten, Liste 2: Liposomales Amphotericin B, parenteral	
		ZE110.01[6)]	6-002.q0	100 mg bis unter 175 mg	240,06 €
		ZE110.02[6)]	6-002.q1	175 mg bis unter 250 mg	384,10 €
		ZE110.03	6-002.q2	250 mg bis unter 350 mg	544,14 €
		ZE110.04	6-002.q3	350 mg bis unter 450 mg	736,19 €
		ZE110.05	6-002.q4	450 mg bis unter 550 mg	928,24 €
		ZE110.06	6-002.q5	550 mg bis unter 650 mg	1.120,29 €
		ZE110.07	6-002.q6	650 mg bis unter 750 mg	1.312,34 €
		ZE110.08	6-002.q7	750 mg bis unter 850 mg	1.503,96 €
		ZE110.09	6-002.q8	850 mg bis unter 950 mg	1.696,44 €
		ZE110.10	6-002.q9	950 mg bis unter 1.150 mg	1.952,51 €
		ZE110.11	6-002.qa	1.150 mg bis unter 1.350 mg	2.336,61 €
		ZE110.12	6-002.qb	1.350 mg bis unter 1.550 mg	2.720,71 €
		ZE110.13	6-002.qc	1.550 mg bis unter 1.750 mg	3.097,92 €
		ZE110.14	6-002.qd	1.750 mg bis unter 1.950 mg	3.488,91 €
		ZE110.15	6-002.qe	1.950 mg bis unter 2.150 mg	3.873,01 €
		ZE110.16	6-002.qf	2.150 mg bis unter 3.150 mg	4.769,24 €
		ZE110.17	6-002.qg	3.150 mg bis unter 4.150 mg	6.689,74 €
		ZE110.18	6-002.qh	4.150 mg bis unter 5.150 mg	8.610,24 €
		ZE110.19	6-002.qj	5.150 mg bis unter 6.150 mg	10.530,74 €
		ZE110.20	6-002.qk	6.150 mg bis unter 8.650 mg	13.411,49 €
		ZE110.21	6-002.qm	8.650 mg bis unter 11.150 mg	18.212,74 €
		ZE110.22	6-002.qn	11.150 mg bis unter 13.650 mg	23.013,99 €

Zusatzentgelte-Katalog
- Definition und differenzierte Beträge -

ZE	Bezeichnung	ZE$_D$	OPS Version 2022		Betrag
			OPS-Kode	OPS-Text	
1	2	3	4	5	6
		ZE110.23	6-002.qp	13.650 mg bis unter 18.650 mg	29.415,66 €
		ZE110.24	6-002.qq	18.650 mg bis unter 23.650 mg	39.018,16 €
		ZE110.25	6-002.qr	23.650 mg bis unter 28.650 mg	48.620,66 €
		ZE110.26	6-002.qs	28.650 mg bis unter 33.650 mg	58.223,16 €
		ZE110.27	6-002.qt	33.650 mg bis unter 38.650 mg	67.825,66 €
		ZE110.28	6-002.qu	38.650 mg bis unter 43.650 mg	77.428,16 €
		ZE110.29	6-002.qv	43.650 mg oder mehr	87.030,66 €
ZE113	Gabe von Itraconazol, parenteral			Applikation von Medikamenten, Liste 2: Itraconazol, parenteral	
		ZE113.01[5)]	6-002.c0	400 mg bis unter 800 mg	186,83 €
		ZE113.02[5)]	6-002.c1	800 mg bis unter 1.200 mg	326,95 €
		ZE113.03	6-002.c2	1.200 mg bis unter 1.600 mg	467,07 €
		ZE113.04	6-002.c3	1.600 mg bis unter 2.000 mg	607,19 €
		ZE113.05	6-002.c4	2.000 mg bis unter 2.400 mg	747,31 €
		ZE113.06	6-002.c5	2.400 mg bis unter 2.800 mg	887,43 €
		ZE113.07	6-002.c6	2.800 mg bis unter 3.200 mg	1.027,55 €
		ZE113.08	6-002.c7	3.200 mg bis unter 3.600 mg	1.167,67 €
		ZE113.09	6-002.c8	3.600 mg bis unter 4.000 mg	1.307,79 €
		ZE113.10	6-002.c9	4.000 mg bis unter 4.800 mg	1.494,61 €
		ZE113.11	6-002.ca	4.800 mg bis unter 5.600 mg	1.774,85 €
		ZE113.12	6-002.cb	5.600 mg bis unter 6.400 mg	2.055,09 €
		ZE113.13	6-002.cc	6.400 mg bis unter 7.200 mg	2.335,33 €
		ZE113.14	6-002.cd	7.200 mg bis unter 8.000 mg	2.615,57 €
		ZE113.15	6-002.ce	8.000 mg bis unter 8.800 mg	2.895,81 €
		ZE113.16	6-002.cg	8.800 mg bis unter 10.400 mg	3.269,47 €
		ZE113.17	6-002.ch	10.400 mg bis unter 12.000 mg	3.829,95 €
		ZE113.18	6-002.cj	12.000 mg bis unter 13.600 mg	4.390,43 €
		ZE113.19	6-002.ck	13.600 mg bis unter 16.800 mg	5.137,73 €
		ZE113.20	6-002.cm	16.800 mg bis unter 20.000 mg	6.258,69 €
		ZE113.21	6-002.cn	20.000 mg bis unter 23.200 mg	7.379,65 €
		ZE113.22	6-002.cp	23.200 mg oder mehr	8.500,61 €
ZE116	Gabe von Panitumumab, parenteral			Applikation von Medikamenten, Liste 4: Panitumumab, parenteral	
		ZE116.01	6-004.70	180 mg bis unter 300 mg	1.258,47 €
		ZE116.02	6-004.71	300 mg bis unter 420 mg	1.944,90 €
		ZE116.03	6-004.72	420 mg bis unter 540 mg	2.631,34 €
		ZE116.04	6-004.73	540 mg bis unter 660 mg	3.317,77 €
		ZE116.05	6-004.74	660 mg bis unter 780 mg	4.004,21 €
		ZE116.06	6-004.75	780 mg bis unter 900 mg	4.690,65 €
		ZE116.07	6-004.76	900 mg bis unter 1.020 mg	5.377,08 €
		ZE116.08	6-004.77	1.020 mg bis unter 1.260 mg	6.292,33 €
		ZE116.09	6-004.78	1.260 mg bis unter 1.500 mg	7.665,20 €
		ZE116.10	6-004.79	1.500 mg bis unter 1.740 mg	9.038,07 €
		ZE116.11	6-004.7a	1.740 mg bis unter 1.980 mg	10.410,95 €
		ZE116.12	6-004.7b	1.980 mg bis unter 2.220 mg	11.783,82 €
		ZE116.13	6-004.7c	2.220 mg bis unter 2.460 mg	13.156,69 €
		ZE116.14		Siehe weitere Differenzierung ZE116.15 bis ZE116.26	
		ZE116.15	6-004.7e	2.460 mg bis unter 2.700 mg	14.529,56 €
		ZE116.16	6-004.7f	2.700 mg bis unter 3.180 mg	16.360,06 €
		ZE116.17	6-004.7g	3.180 mg bis unter 3.660 mg	19.105,80 €
		ZE116.18	6-004.7h	3.660 mg bis unter 4.140 mg	21.851,55 €
		ZE116.19	6-004.7j	4.140 mg bis unter 4.620 mg	24.597,29 €
		ZE116.20	6-004.7k	4.620 mg bis unter 5.100 mg	27.343,03 €
		ZE116.21	6-004.7m	5.100 mg bis unter 5.580 mg	30.088,78 €
		ZE116.22	6-004.7n	5.580 mg bis unter 6.060 mg	32.834,52 €
		ZE116.23	6-004.7p	6.060 mg bis unter 6.540 mg	35.580,27 €
		ZE116.24	6-004.7q	6.540 mg bis unter 7.020 mg	38.326,01 €

Zusatzentgelte-Katalog
- Definition und differenzierte Beträge -

ZE	Bezeichnung	ZE_D	OPS Version 2022		Betrag
			OPS-Kode	OPS-Text	
1	2	3	4	5	6
		ZE116.25	6-004.7r	7.020 mg bis unter 7.500 mg	41.071,75 €
		ZE116.26	6-004.7s	7.500 mg oder mehr	43.817,50 €
ZE117	Gabe von Trabectedin, parenteral			Applikation von Medikamenten, Liste 4: Trabectedin, parenteral	
		ZE117.01[6)]	6-004.a0	0,25 mg bis unter 0,50 mg	820,23 €
		ZE117.02[6)]	6-004.a1	0,50 mg bis unter 0,75 mg	1.435,40 €
		ZE117.03[6)]	6-004.a2	0,75 mg bis unter 1,00 mg	2.050,57 €
		ZE117.04[6)]	6-004.a3	1,00 mg bis unter 1,25 mg	2.665,74 €
		ZE117.05	6-004.a4	1,25 mg bis unter 1,50 mg	3.075,85 €
		ZE117.06	6-004.a5	1,50 mg bis unter 1,75 mg	3.691,02 €
		ZE117.07	6-004.a6	1,75 mg bis unter 2,00 mg	4.306,19 €
		ZE117.08	6-004.a7	2,00 mg bis unter 2,25 mg	4.921,36 €
		ZE117.09	6-004.a8	2,25 mg bis unter 2,50 mg	5.536,53 €
		ZE117.10	6-004.a9	2,50 mg bis unter 2,75 mg	6.151,71 €
		ZE117.11	6-004.aa	2,75 mg bis unter 3,00 mg	6.766,88 €
		ZE117.12	6-004.ab	3,00 mg bis unter 3,25 mg	7.382,05 €
		ZE117.13	6-004.ac	3,25 mg bis unter 3,50 mg	7.997,22 €
		ZE117.14	6-004.ad	3,50 mg bis unter 4,00 mg	8.612,39 €
		ZE117.15	6-004.ae	4,00 mg bis unter 4,50 mg	9.842,73 €
		ZE117.16	6-004.af	4,50 mg bis unter 5,00 mg	11.073,07 €
		ZE117.17	6-004.ag	5,00 mg bis unter 5,50 mg	12.303,41 €
		ZE117.18	6-004.ah	5,50 mg bis unter 6,00 mg	13.533,75 €
		ZE117.19		Siehe weitere Differenzierung ZE117.20 bis ZE117.29	
		ZE117.20	6-004.ak	6,00 mg bis unter 7,00 mg	15.584,32 €
		ZE117.21	6-004.am	7,00 mg bis unter 8,00 mg	18.045,00 €
		ZE117.22	6-004.an	8,00 mg bis unter 9,00 mg	20.505,69 €
		ZE117.23	6-004.ap	9,00 mg bis unter 10,00 mg	22.966,37 €
		ZE117.24	6-004.aq	10,00 mg bis unter 12,00 mg	26.247,28 €
		ZE117.25	6-004.ar	12,00 mg bis unter 14,00 mg	31.168,64 €
		ZE117.26	6-004.as	14,00 mg bis unter 16,00 mg	36.090,01 €
		ZE117.27	6-004.at	16,00 mg bis unter 20,00 mg	42.651,82 €
		ZE117.28	6-004.au	20,00 mg bis unter 24,00 mg	52.494,55 €
		ZE117.29	6-004.av	24,00 mg oder mehr	62.337,28 €
ZE119 [1)]	Hämofiltration, kontinuierlich			Hämofiltration: Kontinuierlich	
		ZE119.01	8-853.13	Arteriovenös (CAVH): Bis 24 Stunden	331,57 €
			8-853.70	Venovenös, pumpengetrieben (CVVH), Antikoagulation mit Heparin oder ohne Antikoagulation: Bis 24 Stunden	
			8-853.80	Venovenös, pumpengetrieben (CVVH), Antikoagulation mit sonstigen Substanzen: Bis 24 Stunden	
		ZE119.02	8-853.14	Arteriovenös (CAVH): Mehr als 24 bis 72 Stunden	795,77 €
			8-853.71	Venovenös, pumpengetrieben (CVVH), Antikoagulation mit Heparin oder ohne Antikoagulation: Mehr als 24 bis 72 Stunden	
			8-853.81	Venovenös, pumpengetrieben (CVVH), Antikoagulation mit sonstigen Substanzen: Mehr als 24 bis 72 Stunden	
		ZE119.03	8-853.15	Arteriovenös (CAVH): Mehr als 72 bis 144 Stunden	1.657,85 €
			8-853.72	Venovenös, pumpengetrieben (CVVH), Antikoagulation mit Heparin oder ohne Antikoagulation: Mehr als 72 bis 144 Stunden	
			8-853.82	Venovenös, pumpengetrieben (CVVH), Antikoagulation mit sonstigen Substanzen: Mehr als 72 bis 144 Stunden	

Zusatzentgelte-Katalog
- Definition und differenzierte Beträge -

ZE	Bezeichnung	ZE$_D$	OPS Version 2022		Betrag
			OPS-Kode	OPS-Text	
1	2	3	4	5	6
		ZE119.04	8-853.16	Arteriovenös (CAVH): Mehr als 144 bis 264 Stunden	2.984,13 €
			8-853.73	Venovenös, pumpengetrieben (CVVH), Antikoagulation mit Heparin oder ohne Antikoagulation: Mehr als 144 bis 264 Stunden	
			8-853.83	Venovenös, pumpengetrieben (CVVH), Antikoagulation mit sonstigen Substanzen: Mehr als 144 bis 264 Stunden	
		ZE119.05	8-853.17	Arteriovenös (CAVH): Mehr als 264 bis 432 Stunden	4.973,55 €
			8-853.74	Venovenös, pumpengetrieben (CVVH), Antikoagulation mit Heparin oder ohne Antikoagulation: Mehr als 264 bis 432 Stunden	
			8-853.84	Venovenös, pumpengetrieben (CVVH), Antikoagulation mit sonstigen Substanzen: Mehr als 264 bis 432 Stunden	
		ZE119.06	8-853.19	Arteriovenös (CAVH): Mehr als 432 bis 600 Stunden	7.294,54 €
			8-853.76	Venovenös, pumpengetrieben (CVVH), Antikoagulation mit Heparin oder ohne Antikoagulation: Mehr als 432 bis 600 Stunden	
			8-853.86	Venovenös, pumpengetrieben (CVVH), Antikoagulation mit sonstigen Substanzen: Mehr als 432 bis 600 Stunden	
		ZE119.07	8-853.1a	Arteriovenös (CAVH): Mehr als 600 bis 960 Stunden	10.941,81 €
			8-853.77	Venovenös, pumpengetrieben (CVVH), Antikoagulation mit Heparin oder ohne Antikoagulation: Mehr als 600 bis 960 Stunden	
			8-853.87	Venovenös, pumpengetrieben (CVVH), Antikoagulation mit sonstigen Substanzen: Mehr als 600 bis 960 Stunden	
		ZE119.08	8-853.1b	Arteriovenös (CAVH): Mehr als 960 bis 1.320 Stunden	15.915,36 €
			8-853.78	Venovenös, pumpengetrieben (CVVH), Antikoagulation mit Heparin oder ohne Antikoagulation: Mehr als 960 bis 1.320 Stunden	
			8-853.88	Venovenös, pumpengetrieben (CVVH), Antikoagulation mit sonstigen Substanzen: Mehr als 960 bis 1.320 Stunden	
		ZE119.09	8-853.1c	Arteriovenös (CAVH): Mehr als 1.320 bis 1.680 Stunden	20.888,91 €
			8-853.79	Venovenös, pumpengetrieben (CVVH), Antikoagulation mit Heparin oder ohne Antikoagulation: Mehr als 1.320 bis 1.680 Stunden	
			8-853.89	Venovenös, pumpengetrieben (CVVH), Antikoagulation mit sonstigen Substanzen: Mehr als 1.320 bis 1.680 Stunden	
		ZE119.10	8-853.1d	Arteriovenös (CAVH): Mehr als 1.680 bis 2.040 Stunden	25.862,46 €
			8-853.7a	Venovenös, pumpengetrieben (CVVH), Antikoagulation mit Heparin oder ohne Antikoagulation: Mehr als 1.680 bis 2.040 Stunden	
			8-853.8a	Venovenös, pumpengetrieben (CVVH), Antikoagulation mit sonstigen Substanzen: Mehr als 1.680 bis 2.040 Stunden	

Zusatzentgelte-Katalog
- Definition und differenzierte Beträge -

ZE	Bezeichnung	ZE_D	OPS Version 2022		Betrag
			OPS-Kode	OPS-Text	
1	2	3	4	5	6
		ZE119.11	8-853.1e	Arteriovenös (CAVH): Mehr als 2.040 bis 2.400 Stunden	30.836,01 €
			8-853.7b	Venovenös, pumpengetrieben (CVVH), Antikoagulation mit Heparin oder ohne Antikoagulation: Mehr als 2.040 bis 2.400 Stunden	
			8-853.8b	Venovenös, pumpengetrieben (CVVH), Antikoagulation mit sonstigen Substanzen: Mehr als 2.040 bis 2.400 Stunden	
		ZE119.12	8-853.1f	Arteriovenös (CAVH): Mehr als 2.400 Stunden	35.809,56 €
			8-853.7c	Venovenös, pumpengetrieben (CVVH), Antikoagulation mit Heparin oder ohne Antikoagulation: Mehr als 2.400 Stunden	
			8-853.8c	Venovenös, pumpengetrieben (CVVH), Antikoagulation mit sonstigen Substanzen: Mehr als 2.400 Stunden	
ZE120 [1)]	Hämodialyse, kontinuierlich, venovenös, pumpengetrieben (CVVHD)			Hämodialyse: Kontinuierlich, venovenös, pumpengetrieben	
		ZE120.01	8-854.60	Antikoagulation mit Heparin oder ohne Antikoagulation: Bis 24 Stunden	265,18 €
			8-854.70	Antikoagulation mit sonstigen Substanzen: Bis 24 Stunden	
		ZE120.02	8-854.61	Antikoagulation mit Heparin oder ohne Antikoagulation: Mehr als 24 bis 72 Stunden	636,43 €
			8-854.71	Antikoagulation mit sonstigen Substanzen: Mehr als 24 bis 72 Stunden	
		ZE120.03	8-854.62	Antikoagulation mit Heparin oder ohne Antikoagulation: Mehr als 72 bis 144 Stunden	1.299,38 €
			8-854.72	Antikoagulation mit sonstigen Substanzen: Mehr als 72 bis 144 Stunden	
		ZE120.04	8-854.63	Antikoagulation mit Heparin oder ohne Antikoagulation: Mehr als 144 bis 264 Stunden	2.386,62 €
			8-854.73	Antikoagulation mit sonstigen Substanzen: Mehr als 144 bis 264 Stunden	
		ZE120.05	8-854.64	Antikoagulation mit Heparin oder ohne Antikoagulation: Mehr als 264 bis 432 Stunden	3.871,63 €
			8-854.74	Antikoagulation mit sonstigen Substanzen: Mehr als 264 bis 432 Stunden	
		ZE120.06	8-854.66	Antikoagulation mit Heparin oder ohne Antikoagulation: Mehr als 432 bis 600 Stunden	5.860,48 €
			8-854.76	Antikoagulation mit sonstigen Substanzen: Mehr als 432 bis 600 Stunden	
		ZE120.07	8-854.67	Antikoagulation mit Heparin oder ohne Antikoagulation: Mehr als 600 bis 960 Stunden	8.750,94 €
			8-854.77	Antikoagulation mit sonstigen Substanzen: Mehr als 600 bis 960 Stunden	
		ZE120.08	8-854.68	Antikoagulation mit Heparin oder ohne Antikoagulation: Mehr als 960 bis 1.320 Stunden	12.728,64 €
			8-854.78	Antikoagulation mit sonstigen Substanzen: Mehr als 960 bis 1.320 Stunden	
		ZE120.09	8-854.69	Antikoagulation mit Heparin oder ohne Antikoagulation: Mehr als 1.320 bis 1.680 Stunden	16.706,34 €
			8-854.79	Antikoagulation mit sonstigen Substanzen: Mehr als 1.320 bis 1.680 Stunden	

Zusatzentgelte-Katalog
- Definition und differenzierte Beträge -

ZE	Bezeichnung	ZE$_D$	OPS Version 2022 OPS-Kode	OPS-Text	Betrag
1	2	3	4	5	6
		ZE120.10	8-854.6a	Antikoagulation mit Heparin oder ohne Antikoagulation: Mehr als 1.680 bis 2.040 Stunden	20.684,04 €
			8-854.7a	Antikoagulation mit sonstigen Substanzen: Mehr als 1.680 bis 2.040 Stunden	
		ZE120.11	8-854.6b	Antikoagulation mit Heparin oder ohne Antikoagulation: Mehr als 2.040 bis 2.400 Stunden	24.661,74 €
			8-854.7b	Antikoagulation mit sonstigen Substanzen: Mehr als 2.040 bis 2.400 Stunden	
		ZE120.12	8-854.6c	Antikoagulation mit Heparin oder ohne Antikoagulation: Mehr als 2.400 Stunden	28.639,44 €
			8-854.7c	Antikoagulation mit sonstigen Substanzen: Mehr als 2.400 Stunden	
ZE121 [1)]	Hämodiafiltration, kontinuierlich			Hämodiafiltration: Kontinuierlich	
		ZE121.01	8-855.13	Arteriovenös (CAVHDF): Bis 24 Stunden	289,45 €
			8-855.70	Venovenös, pumpengetrieben (CVVHDF), Antikoagulation mit Heparin oder ohne Antikoagulation: Bis 24 Stunden	
			8-855.80	Venovenös, pumpengetrieben (CVVHDF), Antikoagulation mit sonstigen Substanzen: Bis 24 Stunden	
		ZE121.02	8-855.14	Arteriovenös (CAVHDF): Mehr als 24 bis 72	694,68 €
			8-855.71	Venovenös, pumpengetrieben (CVVHDF), Antikoagulation mit Heparin oder ohne Antikoagulation: Mehr als 24 bis 72 Stunden	
			8-855.81	Venovenös, pumpengetrieben (CVVHDF), Antikoagulation mit sonstigen Substanzen: Mehr als 24 bis 72 Stunden	
		ZE121.03	8-855.15	Arteriovenös (CAVHDF): Mehr als 72 bis 144	1.389,36 €
			8-855.72	Venovenös, pumpengetrieben (CVVHDF), Antikoagulation mit Heparin oder ohne Antikoagulation: Mehr als 72 bis 144 Stunden	
			8-855.82	Venovenös, pumpengetrieben (CVVHDF), Antikoagulation mit sonstigen Substanzen: Mehr als 72 bis 144 Stunden	
		ZE121.04	8-855.16	Arteriovenös (CAVHDF): Mehr als 144 bis 264	2.547,16 €
			8-855.73	Venovenös, pumpengetrieben (CVVHDF), Antikoagulation mit Heparin oder ohne Antikoagulation: Mehr als 144 bis 264 Stunden	
			8-855.83	Venovenös, pumpengetrieben (CVVHDF), Antikoagulation mit sonstigen Substanzen: Mehr als 144 bis 264 Stunden	
		ZE121.05	8-855.17	Arteriovenös (CAVHDF): Mehr als 264 bis 432	4.341,75 €
			8-855.74	Venovenös, pumpengetrieben (CVVHDF), Antikoagulation mit Heparin oder ohne Antikoagulation: Mehr als 264 bis 432 Stunden	
			8-855.84	Venovenös, pumpengetrieben (CVVHDF), Antikoagulation mit sonstigen Substanzen: Mehr als 264 bis 432 Stunden	
		ZE121.06	8-855.19	Arteriovenös (CAVHDF): Mehr als 432 bis 600	6.367,90 €
			8-855.76	Venovenös, pumpengetrieben (CVVHDF), Antikoagulation mit Heparin oder ohne Antikoagulation: Mehr als 432 bis 600 Stunden	
			8-855.86	Venovenös, pumpengetrieben (CVVHDF), Antikoagulation mit sonstigen Substanzen: Mehr als 432 bis 600 Stunden	

Zusatzentgelte-Katalog
- Definition und differenzierte Beträge -

ZE	Bezeichnung	ZE_D	OPS Version 2022		Betrag
			OPS-Kode	OPS-Text	
1	2	3	4	5	6
		ZE121.07	8-855.1a	Arteriovenös (CAVHDF): Mehr als 600 bis 960	9.551,85 €
			8-855.77	Venovenös, pumpengetrieben (CVVHDF), Antikoagulation mit Heparin oder ohne Antikoagulation: Mehr als 600 bis 960 Stunden	
			8-855.87	Venovenös, pumpengetrieben (CVVHDF), Antikoagulation mit sonstigen Substanzen: Mehr als 600 bis 960 Stunden	
		ZE121.08	8-855.1b	Arteriovenös (CAVHDF): Mehr als 960 bis 1.320 Stunden	13.893,60 €
			8-855.78	Venovenös, pumpengetrieben (CVVHDF), Antikoagulation mit Heparin oder ohne Antikoagulation: Mehr als 960 bis 1.320 Stunden	
			8-855.88	Venovenös, pumpengetrieben (CVVHDF), Antikoagulation mit sonstigen Substanzen: Mehr als 960 bis 1.320 Stunden	
		ZE121.09	8-855.1c	Arteriovenös (CAVHDF): Mehr als 1.320 bis 1.680 Stunden	18.235,35 €
			8-855.79	Venovenös, pumpengetrieben (CVVHDF), Antikoagulation mit Heparin oder ohne Antikoagulation: Mehr als 1.320 bis 1.680 Stunden	
			8-855.89	Venovenös, pumpengetrieben (CVVHDF), Antikoagulation mit sonstigen Substanzen: Mehr als 1.320 bis 1.680 Stunden	
		ZE121.10	8-855.1d	Arteriovenös (CAVHDF): Mehr als 1.680 bis 2.040 Stunden	22.577,10 €
			8-855.7a	Venovenös, pumpengetrieben (CVVHDF), Antikoagulation mit Heparin oder ohne Antikoagulation: Mehr als 1.680 bis 2.040 Stunden	
			8-855.8a	Venovenös, pumpengetrieben (CVVHDF), Antikoagulation mit sonstigen Substanzen: Mehr als 1.680 bis 2.040 Stunden	
		ZE121.11	8-855.1e	Arteriovenös (CAVHDF): Mehr als 2.040 bis 2.400 Stunden	26.918,85 €
			8-855.7b	Venovenös, pumpengetrieben (CVVHDF), Antikoagulation mit Heparin oder ohne Antikoagulation: Mehr als 2.040 bis 2.400 Stunden	
			8-855.8b	Venovenös, pumpengetrieben (CVVHDF), Antikoagulation mit sonstigen Substanzen: Mehr als 2.040 bis 2.400 Stunden	
		ZE121.12	8-855.1f	Arteriovenös (CAVHDF): Mehr als 2.400 Stunden	31.260,60 €
			8-855.7c	Venovenös, pumpengetrieben (CVVHDF), Antikoagulation mit Heparin oder ohne Antikoagulation: Mehr als 2.400 Stunden	
			8-855.8c	Venovenös, pumpengetrieben (CVVHDF), Antikoagulation mit sonstigen Substanzen: Mehr als 2.400 Stunden	
ZE122 [1)]	Peritonealdialyse, intermittierend, maschinell unterstützt (IPD)		8-857.0	Peritonealdialyse: Intermittierend, maschinell unterstützt (IPD)	siehe Anlage 2

Zusatzentgelte-Katalog
- Definition und differenzierte Beträge -

ZE	Bezeichnung	ZE$_D$	OPS Version 2022 OPS-Kode	OPS-Text	Betrag
1	2	3	4	5	6
ZE123 [1)]	Peritonealdialyse, kontinuierlich, nicht maschinell unterstützt (CAPD)			Peritonealdialyse: Kontinuierlich, nicht maschinell unterstützt	
		ZE123.01	8-857.10	Bis 24 Stunden	147,48 €
		ZE123.02	8-857.11	Mehr als 24 bis 72 Stunden	339,20 €
		ZE123.03	8-857.12	Mehr als 72 bis 144 Stunden	737,40 €
		ZE123.04	8-857.13	Mehr als 144 bis 264 Stunden	1.327,32 €
		ZE123.05	8-857.14	Mehr als 264 bis 432 Stunden	2.212,20 €
		ZE123.06	8-857.16	Mehr als 432 bis 600 Stunden	3.244,56 €
		ZE123.07	8-857.17	Mehr als 600 bis 960 Stunden	4.866,84 €
		ZE123.08	8-857.18	Mehr als 960 bis 1.320 Stunden	7.079,04 €
		ZE123.09	8-857.19	Mehr als 1.320 bis 1.680 Stunden	9.291,24 €
		ZE123.10	8-857.1a	Mehr als 1.680 bis 2.040 Stunden	11.503,44 €
		ZE123.11	8-857.1b	Mehr als 2.040 bis 2.400 Stunden	13.715,64 €
		ZE123.12	8-857.1c	Mehr als 2.400 Stunden	15.927,84 €
ZE125	Implantation oder Wechsel eines interspinösen Spreizers	ZE125.01	5-839.b0	Andere Operationen an der Wirbelsäule: Implantation eines interspinösen Spreizers: 1 Segment	416,69 €
			5-839.c0	Andere Operationen an der Wirbelsäule: Wechsel eines interspinösen Spreizers: 1 Segment	
		ZE125.02	5-839.b2	Andere Operationen an der Wirbelsäule: Implantation eines interspinösen Spreizers: 2 Segmente	833,38 €
			5-839.c2	Andere Operationen an der Wirbelsäule: Wechsel eines interspinösen Spreizers: 2 Segmente	
		ZE125.03	5-839.b3	Andere Operationen an der Wirbelsäule: Implantation eines interspinösen Spreizers: 3 oder mehr Segmente	1.250,07 €
			5-839.c3	Andere Operationen an der Wirbelsäule: Wechsel eines interspinösen Spreizers: 3 oder mehr Segmente	
ZE126	Autogene / Autologe matrixinduzierte Chondrozytentransplanta tion		5-801.k*	Offen chirurgische Operation am Gelenkknorpel und an den Menisken: Autogene matrixinduzierte Chondrozytentransplantation	siehe Anlage 2
			5-812.h*	Arthroskopische Operation am Gelenkknorpel und an den Menisken: Autogene matrixinduzierte Chondrozytentransplantation	
ZE132	Implantation eines Wachstumsstents	ZE132.01	8-838.k*	(Perkutan-)transluminale Gefäßintervention an Gefäßen des Lungenkreislaufes: Einlegen eines ungecoverten Wachstumsstents	1.195,85 €
			8-838.m*	(Perkutan-)transluminale Gefäßintervention an Gefäßen des Lungenkreislaufes: Einlegen eines gecoverten Wachstumsstents	
			8-845.0*	(Perkutan-)transluminale Implantation von ungecoverten Cheatham-Platinum-Stents [CP-	
			8-846.0*	(Perkutan-)transluminale Implantation von gecoverten Cheatham-Platinum-Stents [CP-Stent]:	
			8-847	(Perkutan-)transluminale Implantation eines Wachstumsstents	
		ZE132.02	8-845.1*	(Perkutan-)transluminale Implantation von ungecoverten Cheatham-Platinum-Stents [CP-Stent]: Zwei oder mehr Stents	2.391,70 €
			8-846.1*	(Perkutan-)transluminale Implantation von gecoverten Cheatham-Platinum-Stents [CP-Stent]: Zwei oder mehr Stents	

Zusatzentgelte-Katalog
- Definition und differenzierte Beträge -

ZE	Bezeichnung	ZE_D	OPS Version 2022		Betrag
			OPS-Kode	OPS-Text	
1	2	3	4	5	6
ZE135	Gabe von Vinflunin, parenteral			Applikation von Medikamenten, Liste 5: Vinflunin, parenteral	
		ZE135.01	6-005.b0	100 mg bis unter 200 mg	778,25 €
		ZE135.02	6-005.b1	200 mg bis unter 300 mg	1.361,94 €
		ZE135.03	6-005.b2	300 mg bis unter 400 mg	1.945,63 €
		ZE135.04	6-005.b3	400 mg bis unter 500 mg	2.529,32 €
		ZE135.05	6-005.b4	500 mg bis unter 600 mg	3.113,01 €
		ZE135.06	6-005.b5	600 mg bis unter 700 mg	3.696,70 €
		ZE135.07	6-005.b6	700 mg bis unter 800 mg	4.280,39 €
		ZE135.08	6-005.b7	800 mg bis unter 900 mg	4.864,08 €
		ZE135.09	6-005.b8	900 mg bis unter 1.000 mg	5.447,77 €
		ZE135.10	6-005.b9	1.000 mg bis unter 1.200 mg	6.226,03 €
		ZE135.11	6-005.ba	1.200 mg bis unter 1.400 mg	7.393,41 €
		ZE135.12	6-005.bb	1.400 mg bis unter 1.600 mg	8.560,79 €
		ZE135.13	6-005.bc	1.600 mg bis unter 1.800 mg	9.728,17 €
		ZE135.14	6-005.bd	1.800 mg bis unter 2.000 mg	10.895,55 €
		ZE135.15	6-005.be	2.000 mg bis unter 2.200 mg	12.062,93 €
		ZE135.16	6-005.bf	2.200 mg bis unter 2.400 mg	13.230,31 €
		ZE135.17	6-005.bg	2.400 mg bis unter 2.600 mg	14.397,69 €
		ZE135.18	6-005.bh	2.600 mg bis unter 2.800 mg	15.565,07 €
		ZE135.19	6-005.bj	2.800 mg oder mehr	16.732,45 €
ZE136 [2)]	Medikamente-freisetzende Ballons an Koronargefäßen		8-837.00	Perkutan-transluminale Gefäßintervention an Herz und Koronargefäßen: Ballon-Angioplastie: Eine Koronararterie	
			8-837.01	Perkutan-transluminale Gefäßintervention an Herz und Koronargefäßen: Ballon-Angioplastie: Mehrere Koronararterien	
		ZE136.01	8-83b.b6	Zusatzinformationen zu Materialien: Art der verwendeten Ballons: Ein medikamente-freisetzender Ballon an Koronargefäßen	198,22 €
		ZE136.02	8-83b.b7	Zusatzinformationen zu Materialien: Art der verwendeten Ballons: Zwei medikamente-freisetzende Ballons an Koronargefäßen	585,62 €
		ZE136.03	8-83b.b8	Zusatzinformationen zu Materialien: Art der verwendeten Ballons: Drei medikamente-freisetzende Ballons an Koronargefäßen	973,02 €
		ZE136.04	8-83b.b9	Zusatzinformationen zu Materialien: Art der verwendeten Ballons: Vier oder mehr medikamente-freisetzende Ballons an Koronargefäßen	1.360,42 €
ZE137 [2)]	Medikamente-freisetzende Ballons an anderen Gefäßen		8-836.02	(Perkutan-)transluminale Gefäßintervention: Ballon-Angioplastie: Gefäße Schulter und Oberarm	
			8-836.03	(Perkutan-)transluminale Gefäßintervention: Ballon-Angioplastie: Gefäße Unterarm	
			8-836.08	(Perkutan-)transluminale Gefäßintervention: Ballon-Angioplastie: Andere Gefäße thorakal	
			8-836.0a	(Perkutan-)transluminale Gefäßintervention: Ballon-Angioplastie: Gefäße viszeral	
			8-836.0c	(Perkutan-)transluminale Gefäßintervention: Ballon-Angioplastie: Gefäße Unterschenkel	
			8-836.0e	(Perkutan-)transluminale Gefäßintervention: Ballon-Angioplastie: Künstliche Gefäße	
			8-836.0q	(Perkutan-)transluminale Gefäßintervention: Ballon-Angioplastie: Andere Arterien abdominal und pelvin	
			8-836.0r	(Perkutan-)transluminale Gefäßintervention: Ballon-Angioplastie: Andere Venen abdominal und pelvin	

Zusatzentgelte-Katalog
- Definition und differenzierte Beträge -

ZE	Bezeichnung	ZE_D	OPS Version 2022		Betrag
			OPS-Kode	OPS-Text	
1	2	3	4	5	6
			8-836.0s	(Perkutan-)transluminale Gefäßintervention: Ballon-Angioplastie: Arterien Oberschenkel	
			8-836.0t	(Perkutan-)transluminale Gefäßintervention: Ballon-Angioplastie: Venen Oberschenkel	
		ZE137.01	8-83b.ba	Zusatzinformationen zu Materialien: Art der verwendeten Ballons: Ein medikamente-freisetzender Ballon an anderen Gefäßen	148,68 €
		ZE137.02	8-83b.bb	Zusatzinformationen zu Materialien: Art der verwendeten Ballons: Zwei medikamente-freisetzende Ballons an anderen Gefäßen	527,10 €
		ZE137.03	8-83b.bc	Zusatzinformationen zu Materialien: Art der verwendeten Ballons: Drei medikamente-freisetzende Ballons an anderen Gefäßen	905,64 €
		ZE137.04	8-83b.bd	Zusatzinformationen zu Materialien: Art der verwendeten Ballons: Vier oder mehr medikamente-freisetzende Ballons an anderen Gefäßen	1.284,12 €
ZE138	Neurostimulatoren zur Rückenmarkstimulation oder zur Stimulation des peripheren Nervensystems, Einkanalstimulator, mit Sondenimplantation		5-039.e0	Implantation oder Wechsel eines Neurostimulators zur epiduralen Rückenmarkstimulation mit Implantation oder Wechsel einer Neurostimulationselektrode: Einkanalstimulator, vollimplantierbar, nicht wiederaufladbar	siehe Anlage 2
			5-039.k0	Implantation oder Wechsel eines Neurostimulators zur Stimulation von Spinalganglien mit Implantation oder Wechsel einer Neurostimulationselektrode: Einkanalstimulator, vollimplantierbar, nicht wiederaufladbar	
			5-059.c0	Implantation oder Wechsel eines Neurostimulators zur Stimulation des peripheren Nervensystems mit Implantation oder Wechsel einer Neurostimulationselektrode: Einkanalstimulator, vollimplantierbar, nicht wiederaufladbar	
ZE139	Neurostimulatoren zur Rückenmarkstimulation oder zur Stimulation des peripheren Nervensystems, Einkanalstimulator, ohne Sondenimplantation		5-039.f0	Wechsel eines Neurostimulators zur epiduralen Rückenmarkstimulation ohne Wechsel einer Neurostimulationselektrode: Einkanalstimulator, vollimplantierbar, nicht wiederaufladbar	siehe Anlage 2
			5-039.m0	Wechsel eines Neurostimulators zur Stimulation von Spinalganglien ohne Wechsel einer Neurostimulationselektrode: Einkanalstimulator, vollimplantierbar, nicht wiederaufladbar	
			5-039.n0	Implantation eines Neurostimulators zur epiduralen Rückenmarkstimulation ohne Implantation einer Neurostimulationselektrode: Einkanalstimulator, vollimplantierbar, nicht wiederaufladbar	
			5-039.q0	Implantation eines Neurostimulators zur Stimulation von Spinalganglien ohne Implantation einer Neurostimulationselektrode: Einkanalstimulator, vollimplantierbar, nicht wiederaufladbar	
			5-059.d0	Wechsel eines Neurostimulators zur Stimulation des peripheren Nervensystems ohne Wechsel einer Neurostimulationselektrode: Einkanalstimulator, vollimplantierbar, nicht wiederaufladbar	
			5-059.g0	Implantation eines Neurostimulators zur Stimulation des peripheren Nervensystems ohne Implantation einer Neurostimulationselektrode: Einkanalstimulator, vollimplantierbar, nicht wiederaufladbar	

Zusatzentgelte-Katalog
- Definition und differenzierte Beträge -

ZE	Bezeichnung	ZE_D	OPS Version 2022		Betrag
			OPS-Kode	OPS-Text	
1	2	3	4	5	6
ZE140	Neurostimulatoren zur Rückenmarkstimulation oder zur Stimulation des peripheren Nervensystems, Mehrkanalstimulator, nicht wiederaufladbar, mit Sondenimplantation		5-039.e1	Implantation oder Wechsel eines Neurostimulators zur epiduralen Rückenmarkstimulation mit Implantation oder Wechsel einer Neurostimulationselektrode: Mehrkanalstimulator, vollimplantierbar, nicht wiederaufladbar	siehe Anlage 2
			5-039.k1	Implantation oder Wechsel eines Neurostimulators zur Stimulation von Spinalganglien mit Implantation oder Wechsel einer Neurostimulationselektrode: Mehrkanalstimulator, vollimplantierbar, nicht wiederaufladbar	
			5-059.c1	Implantation oder Wechsel eines Neurostimulators zur Stimulation des peripheren Nervensystems mit Implantation oder Wechsel einer Neurostimulationselektrode: Mehrkanalstimulator, vollimplantierbar, nicht wiederaufladbar	
ZE141	Neurostimulatoren zur Rückenmarkstimulation oder zur Stimulation des peripheren Nervensystems, Mehrkanalstimulator, nicht wiederaufladbar, ohne Sondenimplantation		5-039.f1	Wechsel eines Neurostimulators zur epiduralen Rückenmarkstimulation ohne Wechsel einer Neurostimulationselektrode: Mehrkanalstimulator, vollimplantierbar, nicht wiederaufladbar	siehe Anlage 2
			5-039.m1	Wechsel eines Neurostimulators zur Stimulation von Spinalganglien ohne Wechsel einer Neurostimulationselektrode: Mehrkanalstimulator, vollimplantierbar, nicht wiederaufladbar	
			5-039.n1	Implantation eines Neurostimulators zur epiduralen Rückenmarkstimulation ohne Implantation einer Neurostimulationselektrode: Mehrkanalstimulator, vollimplantierbar, nicht wiederaufladbar	
			5-039.q1	Implantation eines Neurostimulators zur Stimulation von Spinalganglien ohne Implantation einer Neurostimulationselektrode: Mehrkanalstimulator, vollimplantierbar, nicht wiederaufladbar	
			5-059.d1	Wechsel eines Neurostimulators zur Stimulation des peripheren Nervensystems ohne Wechsel einer Neurostimulationselektrode: Mehrkanalstimulator, vollimplantierbar, nicht wiederaufladbar	
			5-059.g1	Implantation eines Neurostimulators zur Stimulation des peripheren Nervensystems ohne Implantation einer Neurostimulationselektrode: Mehrkanalstimulator, vollimplantierbar, nicht wiederaufladbar	
ZE143	Gabe von Plerixafor, parenteral			Applikation von Medikamenten, Liste 5: Plerixafor, parenteral	
		ZE143.01	6-005.e0	2,5 mg bis unter 5,0 mg	968,07 €
		ZE143.02	6-005.e1	5,0 mg bis unter 10,0 mg	1.936,14 €
		ZE143.03	6-005.e2	10,0 mg bis unter 15,0 mg	3.388,24 €
		ZE143.04	6-005.e3	15,0 mg bis unter 20,0 mg	4.840,34 €
		ZE143.05	6-005.e4	20,0 mg bis unter 25,0 mg	6.292,44 €
		ZE143.06	6-005.e5	25,0 mg bis unter 30,0 mg	7.744,54 €
		ZE143.07	6-005.e6	30,0 mg bis unter 35,0 mg	9.196,64 €
		ZE143.08	6-005.e7	35,0 mg bis unter 40,0 mg	10.648,74 €
		ZE143.09	6-005.e8	40,0 mg bis unter 45,0 mg	11.959,51 €
		ZE143.10	6-005.e9	45,0 mg bis unter 50,0 mg	13.552,95 €
		ZE143.11	6-005.ea	50,0 mg bis unter 60,0 mg	15.489,08 €
		ZE143.12	6-005.eb	60,0 mg bis unter 70,0 mg	18.393,29 €
		ZE143.13	6-005.ec	70,0 mg bis unter 80,0 mg	21.297,49 €
		ZE143.14	6-005.ed	80,0 mg bis unter 100,0 mg	25.169,76 €
		ZE143.15	6-005.ee	100,0 mg bis unter 120,0 mg	30.978,17 €

Zusatzentgelte-Katalog
- Definition und differenzierte Beträge -

ZE	Bezeichnung	ZE_D	OPS Version 2022		Betrag
			OPS-Kode	OPS-Text	
1	2	3	4	5	6
		ZE143.16	6-005.ef	120,0 mg bis unter 140,0 mg	36.786,57 €
		ZE143.17	6-005.eg	140,0 mg bis unter 160,0 mg	42.594,98 €
		ZE143.18	6-005.eh	160,0 mg bis unter 180,0 mg	48.403,38 €
		ZE143.19	6-005.ej	180,0 mg bis unter 200,0 mg	54.211,79 €
		ZE143.20	6-005.ek	200,0 mg bis unter 220,0 mg	60.020,20 €
		ZE143.21	6-005.em	220,0 mg bis unter 240,0 mg	65.828,60 €
		ZE143.22	6-005.en	240,0 mg oder mehr	71.637,01 €
ZE144	Gabe von Romiplostim, parenteral			Applikation von Medikamenten, Liste 5: Romiplostim, parenteral	
		ZE144.01[6)]	6-005.90	100 µg bis unter 200 µg	387,61 €
		ZE144.02	6-005.91	200 µg bis unter 300 µg	678,32 €
		ZE144.03	6-005.92	300 µg bis unter 400 µg	969,03 €
		ZE144.04	6-005.93	400 µg bis unter 500 µg	1.259,74 €
		ZE144.05	6-005.94	500 µg bis unter 600 µg	1.462,68 €
		ZE144.06	6-005.95	600 µg bis unter 700 µg	1.841,16 €
		ZE144.07	6-005.96	700 µg bis unter 800 µg	2.131,87 €
		ZE144.08	6-005.97	800 µg bis unter 900 µg	2.422,58 €
		ZE144.09	6-005.98	900 µg bis unter 1.000 µg	2.713,29 €
		ZE144.10	6-005.99	1.000 µg bis unter 1.200 µg	2.948,90 €
		ZE144.11	6-005.9a	1.200 µg bis unter 1.400 µg	3.682,33 €
		ZE144.12	6-005.9b	1.400 µg bis unter 1.600 µg	4.263,75 €
		ZE144.13	6-005.9c	1.600 µg bis unter 1.800 µg	4.845,17 €
		ZE144.14	6-005.9d	1.800 µg bis unter 2.000 µg	5.426,59 €
		ZE144.15	6-005.9e	2.000 µg bis unter 2.400 µg	6.201,81 €
		ZE144.16	6-005.9f	2.400 µg bis unter 2.800 µg	7.364,65 €
		ZE144.17	6-005.9g	2.800 µg bis unter 3.200 µg	8.527,49 €
		ZE144.18	6-005.9h	3.200 µg bis unter 3.600 µg	9.690,33 €
		ZE144.19	6-005.9j	3.600 µg bis unter 4.000 µg	10.853,17 €
		ZE144.20	6-005.9k	4.000 µg bis unter 4.400 µg	12.016,01 €
		ZE144.21	6-005.9m	4.400 µg bis unter 4.800 µg	13.178,85 €
		ZE144.22	6-005.9n	4.800 µg bis unter 5.200 µg	14.341,69 €
		ZE144.23	6-005.9p	5.200 µg bis unter 5.600 µg	15.504,53 €
		ZE144.24	6-005.9q	5.600 µg oder mehr	16.667,37 €
ZE145	Spezialisierte stationäre palliativmedizinische Komplexbehandlung	ZE145.01	8-98e.1	Spezialisierte stationäre palliativmedizinische Komplexbehandlung: Mindestens 7 bis höchstens 13 Behandlungstage	990,45 €
		ZE145.02	8-98e.2	Spezialisierte stationäre palliativmedizinische Komplexbehandlung: Mindestens 14 bis höchstens 20 Behandlungstage	1.026,51 €
		ZE145.03	8-98e.3	Spezialisierte stationäre palliativmedizinische Komplexbehandlung: Mind. 21 Behandlungstage	1.754,47 €
ZE146	Gabe von Thrombozytenkonzentraten			Transfusion von Vollblut, Erythrozytenkonzentrat und Thrombozytenkonzentrat: Thrombozytenkonzentrat	
		ZE146.01[6)]	8-800.g1	2 Thrombozytenkonzentrate	575,92 €
		ZE146.02[6)]	8-800.g2	3 Thrombozytenkonzentrate	863,88 €
		ZE146.03	8-800.g3	4 Thrombozytenkonzentrate	1.151,84 €
		ZE146.04	8-800.g4	5 Thrombozytenkonzentrate	1.439,79 €
		ZE146.05	8-800.g5	6 bis unter 8 Thrombozytenkonzentrate	1.842,94 €
		ZE146.06	8-800.g6	8 bis unter 10 Thrombozytenkonzentrate	2.424,61 €
		ZE146.07	8-800.g7	10 bis unter 12 Thrombozytenkonzentrate	3.003,41 €
		ZE146.08	8-800.g8	12 bis unter 14 Thrombozytenkonzentrate	3.576,45 €
		ZE146.09	8-800.g9	14 bis unter 16 Thrombozytenkonzentrate	4.155,25 €
		ZE146.10	8-800.ga	16 bis unter 18 Thrombozytenkonzentrate	4.736,92 €
		ZE146.11	8-800.gb	18 bis unter 20 Thrombozytenkonzentrate	5.327,24 €
		ZE146.12	8-800.gc	20 bis unter 24 Thrombozytenkonzentrate	6.047,14 €
		ZE146.13	8-800.gd	24 bis unter 28 Thrombozytenkonzentrate	7.198,97 €
		ZE146.14	8-800.ge	28 bis unter 32 Thrombozytenkonzentrate	8.350,81 €

Zusatzentgelte-Katalog
- Definition und differenzierte Beträge -

ZE	Bezeichnung	ZE$_D$	OPS Version 2022 OPS-Kode	OPS Version 2022 OPS-Text	Betrag
1	2	3	4	5	6
		ZE146.15	8-800.gf	32 bis unter 36 Thrombozytenkonzentrate	9.502,64 €
		ZE146.16	8-800.gg	36 bis unter 40 Thrombozytenkonzentrate	10.654,48 €
		ZE146.17	8-800.gh	40 bis unter 46 Thrombozytenkonzentrate	11.950,29 €
		ZE146.18	8-800.gj	46 bis unter 52 Thrombozytenkonzentrate	13.678,05 €
		ZE146.19	8-800.gk	52 bis unter 58 Thrombozytenkonzentrate	15.405,80 €
		ZE146.20	8-800.gm	58 bis unter 64 Thrombozytenkonzentrate	17.133,55 €
		ZE146.21	8-800.gn	64 bis unter 70 Thrombozytenkonzentrate	18.861,31 €
		ZE146.22	8-800.gp	70 bis unter 78 Thrombozytenkonzentrate	20.733,04 €
		ZE146.23	8-800.gq	78 bis unter 86 Thrombozytenkonzentrate	23.036,71 €
		ZE146.24	8-800.gr	86 bis unter 94 Thrombozytenkonzentrate	25.340,38 €
		ZE146.25	8-800.gs	94 bis unter 102 Thrombozytenkonzentrate	27.644,05 €
		ZE146.26	8-800.gt	102 bis unter 110 Thrombozytenkonzentrate	29.947,73 €
		ZE146.27	8-800.gu	110 bis unter 118 Thrombozytenkonzentrate	32.251,40 €
		ZE146.28	8-800.gv	118 bis unter 126 Thrombozytenkonzentrate	34.555,07 €
		ZE146.29		Siehe weitere Differenzierung ZE146.30 - ZE146.46	
		ZE146.30	8-800.gz	126 bis unter 134 Thrombozytenkonzentrate	36.858,74 €
		ZE146.31	8-800.m0	134 bis unter 146 Thrombozytenkonzentrate	39.450,37 €
		ZE146.32	8-800.m1	146 bis unter 158 Thrombozytenkonzentrate	42.905,88 €
		ZE146.33	8-800.m2	158 bis unter 170 Thrombozytenkonzentrate	46.361,38 €
		ZE146.34	8-800.m3	170 bis unter 182 Thrombozytenkonzentrate	49.816,89 €
		ZE146.35	8-800.m4	182 bis unter 194 Thrombozytenkonzentrate	53.272,40 €
		ZE146.36	8-800.m5	194 bis unter 210 Thrombozytenkonzentrate	57.015,86 €
		ZE146.37	8-800.m6	210 bis unter 226 Thrombozytenkonzentrate	61.623,20 €
		ZE146.38	8-800.m7	226 bis unter 242 Thrombozytenkonzentrate	66.230,55 €
		ZE146.39	8-800.m8	242 bis unter 258 Thrombozytenkonzentrate	70.837,89 €
		ZE146.40	8-800.m9	258 bis unter 274 Thrombozytenkonzentrate	75.445,23 €
		ZE146.41	8-800.ma	274 bis unter 294 Thrombozytenkonzentrate	80.340,53 €
		ZE146.42	8-800.mb	294 bis unter 314 Thrombozytenkonzentrate	86.099,71 €
		ZE146.43	8-800.mc	314 bis unter 334 Thrombozytenkonzentrate	91.858,89 €
		ZE146.44	8-800.md	334 bis unter 354 Thrombozytenkonzentrate	97.618,07 €
		ZE146.45	8-800.me	354 bis unter 374 Thrombozytenkonzentrate	103.377,25 €
		ZE146.46	8-800.mf	374 oder mehr Thrombozytenkonzentrate	109.136,42 €
ZE147	Gabe von Apherese-Thrombozyten-konzentraten			Transfusion von Vollblut, Erythrozytenkonzentrat und Thrombozytenkonzentrat: Apherese-Thrombozytenkonzentrat	
		ZE147.01[6)]	8-800.f0	1 Apherese-Thrombozytenkonzentrat	355,62 €
		ZE147.02	8-800.f1	2 Apherese-Thrombozytenkonzentrate	711,24 €
		ZE147.03	8-800.f2	3 Apherese-Thrombozytenkonzentrate	1.066,86 €
		ZE147.04	8-800.f3	4 Apherese-Thrombozytenkonzentrate	1.422,48 €
		ZE147.05	8-800.f4	5 Apherese-Thrombozytenkonzentrate	1.778,10 €
		ZE147.06	8-800.f5	6 bis unter 8 Apherese-Thrombozytenkonzentrate	2.279,52 €
		ZE147.07	8-800.f6	8 bis unter 10 Apherese-Thrombozytenkonzentrate	3.012,10 €
		ZE147.08	8-800.f7	10 bis unter 12 Apherese-Thrombozytenkonzentrate	3.723,34 €
		ZE147.09	8-800.f8	12 bis unter 14 Apherese-Thrombozytenkonzentrate	4.441,69 €
		ZE147.10	8-800.f9	14 bis unter 16 Apherese-Thrombozytenkonzentrate	5.156,49 €
		ZE147.11	8-800.fa	16 bis unter 18 Apherese-Thrombozytenkonzentrate	5.867,73 €
		ZE147.12	8-800.fb	18 bis unter 20 Apherese-Thrombozytenkonzentrate	6.578,97 €
		ZE147.13	8-800.fc	20 bis unter 24 Apherese-Thrombozytenkonzentrate	7.468,02 €
		ZE147.14	8-800.fd	24 bis unter 28 Apherese-Thrombozytenkonzentrate	8.890,50 €
		ZE147.15	8-800.fe	28 bis unter 32 Apherese-Thrombozytenkonzentrate	10.312,98 €
		ZE147.16	8-800.ff	32 bis unter 36 Apherese-Thrombozytenkonzentrate	11.735,46 €
		ZE147.17	8-800.fg	36 bis unter 40 Apherese-Thrombozytenkonzentrate	13.157,94 €
		ZE147.18	8-800.fh	40 bis unter 46 Apherese-Thrombozytenkonzentrate	14.758,23 €
		ZE147.19	8-800.fj	46 bis unter 52 Apherese-Thrombozytenkonzentrate	16.891,95 €
		ZE147.20	8-800.fk	52 bis unter 58 Apherese-Thrombozytenkonzentrate	19.025,66 €
		ZE147.21	8-800.fm	58 bis unter 64 Apherese-Thrombozytenkonzentrate	21.159,38 €
		ZE147.22	8-800.fn	64 bis unter 70 Apherese-Thrombozytenkonzentrate	23.293,10 €

Zusatzentgelte-Katalog
- Definition und differenzierte Beträge -

ZE	Bezeichnung	ZE_D	OPS Version 2022		Betrag
			OPS-Kode	OPS-Text	
1	2	3	4	5	6
		ZE147.23	8-800.fp	70 bis unter 78 Apherese-Thrombozytenkonzentrate	25.604,63 €
		ZE147.24	8-800.fq	78 bis unter 86 Apherese-Thrombozytenkonzentrate	28.449,59 €
		ZE147.25	8-800.fr	86 bis unter 94 Apherese-Thrombozytenkonzentrate	31.294,55 €
		ZE147.26	8-800.fs	94 bis unter 102 Apherese-Thrombozytenkonz.	34.139,51 €
		ZE147.27	8-800.ft	102 bis unter 110 Apherese-Thrombozytenkonz.	36.984,47 €
		ZE147.28	8-800.fu	110 bis unter 118 Apherese-Thrombozytenkonz.	39.829,43 €
		ZE147.29	8-800.fv	118 bis unter 126 Apherese-Thrombozytenkonz.	42.674,39 €
		ZE147.30		Siehe weitere Differenzierung ZE147.31 - ZE147.47	
		ZE147.31	8-800.fz	126 bis unter 134 Apherese-Thrombozytenkonz.	45.519,35 €
		ZE147.32	8-800.k0	134 bis unter 146 Apherese-Thrombozytenkonz.	48.719,93 €
		ZE147.33	8-800.k1	146 bis unter 158 Apherese-Thrombozytenkonz.	52.987,37 €
		ZE147.34	8-800.k2	158 bis unter 170 Apherese-Thrombozytenkonz.	57.254,80 €
		ZE147.35	8-800.k3	170 bis unter 182 Apherese-Thrombozytenkonz.	61.522,24 €
		ZE147.36	8-800.k4	182 bis unter 194 Apherese-Thrombozytenkonz.	65.789,68 €
		ZE147.37	8-800.k5	194 bis unter 210 Apherese-Thrombozytenkonz.	70.412,74 €
		ZE147.38	8-800.k6	210 bis unter 226 Apherese-Thrombozytenkonz.	76.102,66 €
		ZE147.39	8-800.k7	226 bis unter 242 Apherese-Thrombozytenkonz.	81.792,58 €
		ZE147.40	8-800.k8	242 bis unter 258 Apherese-Thrombozytenkonz.	87.482,50 €
		ZE147.41	8-800.k9	258 bis unter 274 Apherese-Thrombozytenkonz.	93.172,41 €
		ZE147.42	8-800.ka	274 bis unter 294 Apherese-Thrombozytenkonz.	99.217,95 €
		ZE147.43	8-800.kb	294 bis unter 314 Apherese-Thrombozytenkonz.	106.330,35 €
		ZE147.44	8-800.kc	314 bis unter 334 Apherese-Thrombozytenkonz.	113.442,75 €
		ZE147.45	8-800.kd	334 bis unter 354 Apherese-Thrombozytenkonz.	120.555,15 €
		ZE147.46	8-800.ke	354 bis unter 374 Apherese-Thrombozytenkonz.	127.667,54 €
		ZE147.47	8-800.kf	374 oder mehr Apherese-Thrombozytenkonz.	134.779,94 €
ZE151	Gabe von Abatacept, intravenös			Applikation von Medikamenten, Liste 3: Abatacept, intravenös	
		ZE151.01[6)]	6-003.s0	125 mg bis unter 250 mg	299,85 €
		ZE151.02[6)]	6-003.s1	250 mg bis unter 500 mg	599,70 €
		ZE151.03	6-003.s2	500 mg bis unter 750 mg	899,55 €
		ZE151.04	6-003.s3	750 mg bis unter 1.000 mg	1.349,33 €
		ZE151.05	6-003.s4	1.000 mg bis unter 1.250 mg	1.799,10 €
		ZE151.06	6-003.s5	1.250 mg bis unter 1.500 mg	2.248,88 €
		ZE151.07	6-003.s6	1.500 mg bis unter 1.750 mg	2.698,65 €
		ZE151.08	6-003.s7	1.750 mg bis unter 2.000 mg	3.148,43 €
		ZE151.09	6-003.s8	2.000 mg bis unter 2.250 mg	3.598,20 €
		ZE151.10	6-003.s9	2.250 mg bis unter 2.500 mg	4.047,98 €
		ZE151.11	6-003.sa	2.500 mg bis unter 2.750 mg	4.497,75 €
		ZE151.12	6-003.sb	2.750 mg bis unter 3.000 mg	4.947,53 €
		ZE151.13	6-003.sc	3.000 mg oder mehr	5.397,30 €
ZE152[2)]	Perkutan-transluminale Fremdkörperentfernung und Thrombektomie an intrakraniellen Gefäßen unter Verwendung eines Stentretriever		8-836.60	(Perkutan-)transluminale Gefäßintervention: Fremdkörperentfernung: Gefäße intrakraniell	
			8-836.80	(Perkutan-)transluminale Gefäßintervention: Thrombektomie: Gefäße intrakraniell	
		ZE152.01	8-83b.84	Zusatzinformationen zu Materialien: Verwendung eines Instruments zur Thrombektomie oder Fremdkörperentfernung: 1 Stentretriever	1.682,24 €
			8-83b.8a	Zusatzinformationen zu Materialien: Verwendung eines Instruments zur Thrombektomie oder Fremdkörperentfernung: 1 Multizonen-Stentretriever	
		ZE152.02	8-83b.85	Zusatzinformationen zu Materialien: Verwendung eines Instruments zur Thrombektomie oder Fremdkörperentfernung: 2 Stentretriever	3.364,48 €
			8-83b.8b	Zusatzinformationen zu Materialien: Verwendung eines Instruments zur Thrombektomie oder Fremdkörperentfernung: 2 Multizonen-Stentretriever	

Zusatzentgelte-Katalog
- Definition und differenzierte Beträge -

ZE	Bezeichnung	ZE_D	OPS Version 2022		Betrag
			OPS-Kode	OPS-Text	
1	2	3	4	5	6
		ZE152.03	8-83b.86	Zusatzinformationen zu Materialien: Verwendung eines Instruments zur Thrombektomie oder Fremdkörperentfernung: 3 oder mehr Stentretriever	5.046,72 €
			8-83b.8c	Zusatzinformationen zu Materialien: Verwendung eines Instruments zur Thrombektomie oder Fremdkörperentfernung: 3 oder mehr Multizonen-Stentretriever	
ZE153	Zügeloperation mit alloplastischem Material, adjustierbar		5-594.31	Suprapubische (urethrovesikale) Zügeloperation [Schlingenoperation]: Mit alloplastischem Material: Adjustierbar	siehe Anlage 2
ZE154	Gabe von Eculizumab, parenteral			Applikation von Medikamenten, Liste 3: Eculizumab, parenteral	
		ZE154.01	6-003.h0	300 mg bis unter 600 mg	5.361,60 €
		ZE154.02	6-003.h1	600 mg bis unter 900 mg	10.723,20 €
		ZE154.03	6-003.h2	900 mg bis unter 1.200 mg	16.084,80 €
		ZE154.04	6-003.h3	1.200 mg bis unter 1.500 mg	21.446,40 €
		ZE154.05	6-003.h4	1.500 mg bis unter 1.800 mg	26.808,00 €
		ZE154.06	6-003.h5	1.800 mg bis unter 2.100 mg	32.169,60 €
		ZE154.07	6-003.h6	2.100 mg bis unter 2.400 mg	37.531,20 €
		ZE154.08	6-003.h7	2.400 mg bis unter 2.700 mg	42.892,80 €
		ZE154.09	6-003.h8	2.700 mg bis unter 3.000 mg	48.254,40 €
		ZE154.10	6-003.h9	3.000 mg bis unter 3.300 mg	53.616,00 €
		ZE154.11	6-003.ha	3.300 mg bis unter 3.600 mg	58.977,60 €
		ZE154.12	6-003.hb	3.600 mg bis unter 3.900 mg	64.339,20 €
		ZE154.13	6-003.hc	3.900 mg bis unter 4.200 mg	69.700,80 €
		ZE154.14	6-003.hd	4.200 mg bis unter 4.500 mg	75.062,40 €
		ZE154.15	6-003.he	4.500 mg bis unter 4.800 mg	80.424,00 €
		ZE154.16	6-003.hf	4.800 mg bis unter 5.100 mg	85.785,60 €
		ZE154.17	6-003.hg	5.100 mg bis unter 5.400 mg	91.147,20 €
		ZE154.18	6-003.hh	5.400 mg bis unter 5.700 mg	96.508,80 €
		ZE154.19	6-003.hj	5.700 mg bis unter 6.000 mg	101.870,40 €
		ZE154.20		Siehe weitere Differenzierung ZE154.21 bis ZE154.31	
		ZE154.21	6-003.hm	6.000 mg bis unter 6.600 mg	109.912,80 €
		ZE154.22	6-003.hn	6.600 mg bis unter 7.200 mg	120.636,00 €
		ZE154.23	6-003.hp	7.200 mg bis unter 7.800 mg	131.359,20 €
		ZE154.24	6-003.hq	7.800 mg bis unter 8.400 mg	142.082,40 €
		ZE154.25	6-003.hr	8.400 mg bis unter 9.600 mg	155.486,40 €
		ZE154.26	6-003.hs	9.600 mg bis unter 10.800 mg	176.932,80 €
		ZE154.27	6-003.ht	10.800 mg bis unter 13.200 mg	207.315,20 €
		ZE154.28	6-003.hu	13.200 mg bis unter 15.600 mg	250.208,00 €
		ZE154.29	6-003.hv	15.600 mg bis unter 20.400 mg	307.398,40 €
		ZE154.30	6-003.hw	20.400 mg bis unter 25.200 mg	393.184,00 €
		ZE154.31	6-003.hz	25.200 mg oder mehr	478.969,60 €
ZE156	Gabe von Decitabin, parenteral			Applikation von Medikamenten, Liste 4: Decitabin, parenteral	
		ZE156.01	6-004.40	30 mg bis unter 60 mg	875,66 €
		ZE156.02	6-004.41	60 mg bis unter 90 mg	1.612,63 €
		ZE156.03	6-004.42	90 mg bis unter 120 mg	2.303,75 €
		ZE156.04	6-004.43	120 mg bis unter 150 mg	2.994,88 €
		ZE156.05	6-004.44	150 mg bis unter 180 mg	3.686,00 €
		ZE156.06	6-004.45	180 mg bis unter 210 mg	4.377,13 €
		ZE156.07	6-004.46	210 mg bis unter 240 mg	5.019,87 €
		ZE156.08	6-004.47	240 mg bis unter 270 mg	5.759,38 €
		ZE156.09	6-004.48	270 mg bis unter 300 mg	6.450,50 €
		ZE156.10	6-004.49	300 mg bis unter 330 mg	7.141,63 €
		ZE156.11	6-004.4a	330 mg bis unter 360 mg	7.832,75 €
		ZE156.12	6-004.4b	360 mg bis unter 390 mg	8.523,88 €
		ZE156.13	6-004.4c	390 mg bis unter 420 mg	9.215,00 €

Zusatzentgelte-Katalog
- Definition und differenzierte Beträge -

ZE	Bezeichnung	ZE_D	OPS Version 2022		Betrag
			OPS-Kode	OPS-Text	
1	2	3	4	5	6
		ZE156.14	6-004.4d	420 mg bis unter 450 mg	9.906,13 €
		ZE156.15	6-004.4e	450 mg bis unter 480 mg	10.597,25 €
		ZE156.16	6-004.4f	480 mg bis unter 510 mg	11.288,38 €
		ZE156.17	6-004.4g	510 mg oder mehr	11.979,50 €
ZE157	Gabe von Tocilizumab, intravenös			Applikation von Medikamenten, Liste 5: Tocilizumab, intravenös	
		ZE157.01[6]	6-005.m0	80 mg bis unter 200 mg	324,23 €
		ZE157.02[6]	6-005.m1	200 mg bis unter 320 mg	648,46 €
		ZE157.03	6-005.m2	320 mg bis unter 480 mg	972,68 €
		ZE157.04	6-005.m3	480 mg bis unter 640 mg	1.404,99 €
		ZE157.05	6-005.m4	640 mg bis unter 800 mg	1.837,29 €
		ZE157.06	6-005.m5	800 mg bis unter 960 mg	2.255,92 €
		ZE157.07	6-005.m6	960 mg bis unter 1.120 mg	2.701,90 €
		ZE157.08	6-005.m7	1.120 mg bis unter 1.280 mg	3.134,20 €
		ZE157.09	6-005.m8	1.280 mg bis unter 1.440 mg	3.566,51 €
		ZE157.10	6-005.m9	1.440 mg bis unter 1.600 mg	3.998,81 €
		ZE157.11	6-005.ma	1.600 mg bis unter 1.760 mg	4.431,12 €
		ZE157.12	6-005.mb	1.760 mg bis unter 1.920 mg	4.863,42 €
		ZE157.13	6-005.mc	1.920 mg bis unter 2.080 mg	5.295,72 €
		ZE157.14		Siehe weitere Differenzierung ZE157.15 bis ZE157.29	
		ZE157.15	6-005.me	2.080 mg bis unter 2.400 mg	5.836,10 €
		ZE157.16	6-005.mf	2.400 mg bis unter 2.720 mg	6.700,71 €
		ZE157.17	6-005.mg	2.720 mg bis unter 3.040 mg	7.565,32 €
		ZE157.18	6-005.mh	3.040 mg bis unter 3.360 mg	8.429,93 €
		ZE157.19	6-005.mj	3.360 mg bis unter 3.680 mg	9.294,54 €
		ZE157.20	6-005.mk	3.680 mg bis unter 4.000 mg	10.159,14 €
		ZE157.21		Siehe weitere Differenzierung ZE157.22 bis ZE157.29	
		ZE157.22	6-005.mn	4.000 mg bis unter 4.640 mg	11.239,90 €
		ZE157.23	6-005.mp	4.640 mg bis unter 5.280 mg	12.969,12 €
		ZE157.24	6-005.mq	5.280 mg bis unter 5.920 mg	14.698,34 €
		ZE157.25	6-005.mr	5.920 mg bis unter 6.560 mg	16.427,55 €
		ZE157.26	6-005.ms	6.560 mg bis unter 7.200 mg	18.156,77 €
		ZE157.27	6-005.mt	7.200 mg bis unter 7.840 mg	19.885,98 €
		ZE157.28	6-005.mu	7.840 mg bis unter 8.480 mg	21.615,20 €
		ZE157.29	6-005.mv	8.480 mg oder mehr	23.344,42 €
ZE158	Vagusnervstimulations-systeme, mit Sondenimplantation		5-059.c8	Implantation oder Wechsel eines Neurostimulators zur Stimulation des peripheren Nervensystems mit Implantation oder Wechsel einer Neurostimulationselektrode: Vagusnervstimulationssystem	siehe Anlage 2
ZE159	Vagusnervstimulations-systeme, ohne Sondenimplantation		5-059.d8	Wechsel eines Neurostimulators zur Stimulation des peripheren Nervensystems ohne Wechsel einer Neurostimulationselektrode: Vagusnervstimulationssystem	siehe Anlage 2
ZE161	Radiofrequenzablation Ösophagus		5-422.55	Lokale Exzision und Destruktion von erkranktem Gewebe des Ösophagus: Destruktion, endoskopisch: Radiofrequenzablation	siehe Anlage 2
ZE162[9]	Erhöhter Pflegeaufwand bei pflegebedürftigen Patienten (DRG-Tabelle 1)			Pflegebedürftigkeit im Sinne § 14 SGB XI und Pflegegrad gemäß § 15 SGB XI	
			9-984.8	Pflegebedürftig nach Pflegegrad 3	siehe Anlage 2
			9-984.9	Pflegebedürftig nach Pflegegrad 4	siehe Anlage 2
			9-984.a	Pflegebedürftig nach Pflegegrad 5	siehe Anlage 2
ZE163[10]	Erhöhter Pflegeaufwand bei pflegebedürftigen Patienten (DRG-Tabelle 2)			Pflegebedürftigkeit im Sinne § 14 SGB XI und Pflegegrad gemäß § 15 SGB XI	
			9-984.8	Pflegebedürftig nach Pflegegrad 3	siehe Anlage 2
			9-984.9	Pflegebedürftig nach Pflegegrad 4	siehe Anlage 2
			9-984.a	Pflegebedürftig nach Pflegegrad 5	siehe Anlage 2

Zusatzentgelte-Katalog
- Definition und differenzierte Beträge -

ZE	Bezeichnung	ZE_D	OPS Version 2022		Betrag
			OPS-Kode	OPS-Text	
1	2	3	4	5	6
ZE164	Gabe von pathogen-inaktivierten Thrombozyten-konzentraten			Transfusion von Vollblut, Erythrozytenkonzentrat und Thrombozytenkonzentrat: Pathogeninaktiviertes Thrombozytenkonzentrat	
		ZE164.01[6)]	8-800.h1	2 pathogeninaktivierte Thrombozytenkonzentrate	702,57 €
		ZE164.02[6)]	8-800.h2	3 pathogeninaktivierte Thrombozytenkonzentrate	1.053,86 €
		ZE164.03	8-800.h3	4 pathogeninaktivierte Thrombozytenkonzentrate	1.405,15 €
		ZE164.04	8-800.h4	5 pathogeninaktivierte Thrombozytenkonzentrate	1.756,43 €
		ZE164.05	8-800.h5	6 bis unter 8 pathogeninaktivierte Thrombozytenkonzentrate	2.283,36 €
		ZE164.06	8-800.h6	8 bis unter 10 pathogeninaktivierte Thrombozytenkonzentrate	2.985,94 €
		ZE164.07	8-800.h7	10 bis unter 12 pathogeninaktivierte Thrombozytenkonzentrate	3.688,51 €
		ZE164.08	8-800.h8	12 bis unter 14 pathogeninaktivierte Thrombozytenkonzentrate	4.391,08 €
		ZE164.09	8-800.h9	14 bis unter 16 pathogeninaktivierte Thrombozytenkonzentrate	5.093,65 €
		ZE164.10	8-800.ha	16 bis unter 18 pathogeninaktivierte Thrombozytenkonzentrate	5.796,23 €
		ZE164.11	8-800.hb	18 bis unter 20 pathogeninaktivierte Thrombozytenkonzentrate	6.498,80 €
		ZE164.12	8-800.hc	20 bis unter 24 pathogeninaktivierte Thrombozytenkonzentrate	7.377,02 €
		ZE164.13	8-800.hd	24 bis unter 28 pathogeninaktivierte Thrombozytenkonzentrate	8.782,16 €
		ZE164.14	8-800.he	28 bis unter 32 pathogeninaktivierte Thrombozytenkonzentrate	10.187,31 €
		ZE164.15	8-800.hf	32 bis unter 36 pathogeninaktivierte Thrombozytenkonzentrate	11.592,45 €
		ZE164.16	8-800.hg	36 bis unter 40 pathogeninaktivierte Thrombozytenkonzentrate	12.997,60 €
		ZE164.17	8-800.hh	40 bis unter 46 pathogeninaktivierte Thrombozytenkonzentrate	14.578,39 €
		ZE164.18	8-800.hj	46 bis unter 52 pathogeninaktivierte Thrombozytenkonzentrate	16.686,11 €
		ZE164.19	8-800.hk	52 bis unter 58 pathogeninaktivierte Thrombozytenkonzentrate	18.793,83 €
		ZE164.20	8-800.hm	58 bis unter 64 pathogeninaktivierte Thrombozytenkonzentrate	20.901,55 €
		ZE164.21	8-800.hn	64 bis unter 70 pathogeninaktivierte Thrombozytenkonzentrate	23.009,27 €
		ZE164.22	8-800.hp	70 bis unter 78 pathogeninaktivierte Thrombozytenkonzentrate	25.292,63 €
		ZE164.23	8-800.hq	78 bis unter 86 pathogeninaktivierte Thrombozytenkonzentrate	28.102,92 €
		ZE164.24	8-800.hr	86 bis unter 94 pathogeninaktivierte Thrombozytenkonzentrate	30.913,21 €
		ZE164.25	8-800.hs	94 bis unter 102 pathogeninaktivierte Thrombozytenkonzentrate	33.723,50 €
		ZE164.26	8-800.ht	102 bis unter 110 pathogeninaktivierte Thrombozytenkonzentrate	36.533,80 €
		ZE164.27	8-800.hu	110 bis unter 118 pathogeninaktivierte Thrombozytenkonzentrate	39.344,09 €
		ZE164.28	8-800.hv	118 bis unter 126 pathogeninaktivierte Thrombozytenkonzentrate	42.154,38 €
		ZE164.29	8-800.hz	126 bis unter 134 pathogeninaktivierte Thrombozytenkonzentrate	44.964,67 €

Zusatzentgelte-Katalog
- Definition und differenzierte Beträge -

ZE	Bezeichnung	ZE$_D$	OPS Version 2022		Betrag
			OPS-Kode	OPS-Text	
1	2	3	4	5	6
		ZE164.30	8-800.n0	134 bis unter 146 pathogeninaktivierte Thrombozytenkonzentrate	48.126,25 €
		ZE164.31	8-800.n1	146 bis unter 158 pathogeninaktivierte Thrombozytenkonzentrate	52.341,69 €
		ZE164.32	8-800.n2	158 bis unter 170 pathogeninaktivierte Thrombozytenkonzentrate	56.557,13 €
		ZE164.33	8-800.n3	170 bis unter 182 pathogeninaktivierte Thrombozytenkonzentrate	60.772,56 €
		ZE164.34	8-800.n4	182 bis unter 194 pathogeninaktivierte Thrombozytenkonzentrate	64.988,00 €
		ZE164.35	8-800.n5	194 bis unter 210 pathogeninaktivierte Thrombozytenkonzentrate	69.554,73 €
		ZE164.36	8-800.n6	210 bis unter 226 pathogeninaktivierte Thrombozytenkonzentrate	75.175,31 €
		ZE164.37	8-800.n7	226 bis unter 242 pathogeninaktivierte Thrombozytenkonzentrate	80.795,90 €
		ZE164.38	8-800.n8	242 bis unter 258 pathogeninaktivierte Thrombozytenkonzentrate	86.416,48 €
		ZE164.39	8-800.n9	258 bis unter 274 pathogeninaktivierte Thrombozytenkonzentrate	92.037,06 €
		ZE164.40	8-800.na	274 bis unter 294 pathogeninaktivierte Thrombozytenkonzentrate	98.008,93 €
		ZE164.41	8-800.nb	294 bis unter 314 pathogeninaktivierte Thrombozytenkonzentrate	105.034,66 €
		ZE164.42	8-800.nc	314 bis unter 334 pathogeninaktivierte Thrombozytenkonzentrate	112.060,39 €
		ZE164.43	8-800.nd	334 bis unter 354 pathogeninaktivierte Thrombozytenkonzentrate	119.086,12 €
		ZE164.44	8-800.ne	354 bis unter 374 pathogeninaktivierte Thrombozytenkonzentrate	126.111,85 €
		ZE164.45	8-800.nf	374 oder mehr pathogeninaktivierte Thrombozytenkonzentrate	133.137,58 €
ZE165	Gabe von pathogeninaktivierten Apherese-Thrombozytenkonzentraten			Transfusion von Vollblut, Erythrozytenkonzentrat und Thrombozytenkonzentrat: Pathogeninaktiviertes Apherese-Thrombozytenkonzentrat	
		ZE165.01[6)]	8-800.d0	1 pathogeninaktiviertes Apherese-Thrombozytenkonzentrat	447,74 €
		ZE165.02	8-800.d1	2 pathogeninaktivierte Apherese-Thrombozytenkonzentrate	895,49 €
		ZE165.03	8-800.d2	3 pathogeninaktivierte Apherese-Thrombozytenkonzentrate	1.343,23 €
		ZE165.04	8-800.d3	4 pathogeninaktivierte Apherese-Thrombozytenkonzentrate	1.790,97 €
		ZE165.05	8-800.d4	5 pathogeninaktivierte Apherese-Thrombozytenkonzentrate	2.238,72 €
		ZE165.06	8-800.d5	6 bis unter 8 pathogeninaktivierte Apherese-Thrombozytenkonzentrate	2.910,33 €
		ZE165.07	8-800.d6	8 bis unter 10 pathogeninaktivierte Apherese-Thrombozytenkonzentrate	3.805,82 €
		ZE165.08	8-800.d7	10 bis unter 12 pathogeninaktivierte Apherese-Thrombozytenkonzentrate	4.701,30 €
		ZE165.09	8-800.d8	12 bis unter 14 pathogeninaktivierte Apherese-Thrombozytenkonzentrate	5.596,79 €
		ZE165.10	8-800.d9	14 bis unter 16 pathogeninaktivierte Apherese-Thrombozytenkonzentrate	6.492,27 €
		ZE165.11	8-800.da	16 bis unter 18 pathogeninaktivierte Apherese-Thrombozytenkonzentrate	7.387,76 €

Zusatzentgelte-Katalog
- Definition und differenzierte Beträge -

ZE	Bezeichnung	ZE_D	OPS Version 2022		Betrag
			OPS-Kode	OPS-Text	
1	2	3	4	5	6
		ZE165.12	8-800.db	18 bis unter 20 pathogeninaktivierte Apherese-Thrombozytenkonzentrate	8.283,25 €
		ZE165.13	8-800.dc	20 bis unter 24 pathogeninaktivierte Apherese-Thrombozytenkonzentrate	9.402,60 €
		ZE165.14	8-800.dd	24 bis unter 28 pathogeninaktivierte Apherese-Thrombozytenkonzentrate	11.193,58 €
		ZE165.15	8-800.de	28 bis unter 32 pathogeninaktivierte Apherese-Thrombozytenkonzentrate	12.984,55 €
		ZE165.16	8-800.df	32 bis unter 36 pathogeninaktivierte Apherese-Thrombozytenkonzentrate	14.775,52 €
		ZE165.17	8-800.dg	36 bis unter 40 pathogeninaktivierte Apherese-Thrombozytenkonzentrate	16.566,49 €
		ZE165.18	8-800.dh	40 bis unter 46 pathogeninaktivierte Apherese-Thrombozytenkonzentrate	18.581,33 €
		ZE165.19	8-800.dj	46 bis unter 52 pathogeninaktivierte Apherese-Thrombozytenkonzentrate	21.267,79 €
		ZE165.20	8-800.dk	52 bis unter 58 pathogeninaktivierte Apherese-Thrombozytenkonzentrate	23.954,25 €
		ZE165.21	8-800.dm	58 bis unter 64 pathogeninaktivierte Apherese-Thrombozytenkonzentrate	26.640,71 €
		ZE165.22	8-800.dn	64 bis unter 70 pathogeninaktivierte Apherese-Thrombozytenkonzentrate	29.327,17 €
		ZE165.23	8-800.dp	70 bis unter 78 pathogeninaktivierte Apherese-Thrombozytenkonzentrate	32.237,50 €
		ZE165.24	8-800.dq	78 bis unter 86 pathogeninaktivierte Apherese-Thrombozytenkonzentrate	35.819,44 €
		ZE165.25	8-800.dr	86 bis unter 94 pathogeninaktivierte Apherese-Thrombozytenkonzentrate	39.401,38 €
		ZE165.26	8-800.ds	94 bis unter 102 pathogeninaktivierte Apherese-Thrombozytenkonzentrate	42.983,33 €
		ZE165.27	8-800.dt	102 bis unter 110 pathogeninaktivierte Apherese-Thrombozytenkonzentrate	46.565,27 €
		ZE165.28	8-800.du	110 bis unter 118 pathogeninaktivierte Apherese-Thrombozytenkonzentrate	50.147,22 €
		ZE165.29	8-800.dv	118 bis unter 126 pathogeninaktivierte Apherese-Thrombozytenkonzentrate	53.729,16 €
		ZE165.30	8-800.dz	126 bis unter 134 pathogeninaktivierte Apherese-Thrombozytenkonzentrate	57.311,10 €
		ZE165.31	8-800.j0	134 bis unter 146 pathogeninaktivierte Apherese-Thrombozytenkonzentrate	61.340,79 €
		ZE165.32	8-800.j1	146 bis unter 158 pathogeninaktivierte Apherese-Thrombozytenkonzentrate	66.713,71 €
		ZE165.33	8-800.j2	158 bis unter 170 pathogeninaktivierte Apherese-Thrombozytenkonzentrate	72.086,62 €
		ZE165.34	8-800.j3	170 bis unter 182 pathogeninaktivierte Apherese-Thrombozytenkonzentrate	77.459,54 €
		ZE165.35	8-800.j4	182 bis unter 194 pathogeninaktivierte Apherese-Thrombozytenkonzentrate	82.832,46 €
		ZE165.36	8-800.j5	194 bis unter 210 pathogeninaktivierte Apherese-Thrombozytenkonzentrate	88.653,11 €
		ZE165.37	8-800.j6	210 bis unter 226 pathogeninaktivierte Apherese-Thrombozytenkonzentrate	95.817,00 €
		ZE165.38	8-800.j7	226 bis unter 242 pathogeninaktivierte Apherese-Thrombozytenkonzentrate	102.980,89 €
		ZE165.39	8-800.j8	242 bis unter 258 pathogeninaktivierte Apherese-Thrombozytenkonzentrate	110.144,78 €

Zusatzentgelte-Katalog
- Definition und differenzierte Beträge -

ZE	Bezeichnung	ZE_D	OPS Version 2022		Betrag
			OPS-Kode	OPS-Text	
1	2	3	4	5	6
		ZE165.40	8-800.j9	258 bis unter 274 pathogeninaktivierte Apherese-Thrombozytenkonzentrate	117.308,67 €
		ZE165.41	8-800.ja	274 bis unter 294 pathogeninaktivierte Apherese-Thrombozytenkonzentrate	124.920,30 €
		ZE165.42	8-800.jb	294 bis unter 314 pathogeninaktivierte Apherese-Thrombozytenkonzentrate	133.875,16 €
		ZE165.43	8-800.jc	314 bis unter 334 pathogeninaktivierte Apherese-Thrombozytenkonzentrate	142.830,02 €
		ZE165.44	8-800.jd	334 bis unter 354 pathogeninaktivierte Apherese-Thrombozytenkonzentrate	151.784,88 €
		ZE165.45	8-800.je	354 bis unter 374 pathogeninaktivierte Apherese-Thrombozytenkonzentrate	160.739,74 €
		ZE165.46	8-800.jf	374 oder mehr pathogeninaktivierte Apherese-Thrombozytenkonzentrate	169.694,60 €
ZE168	Gabe von Ipilimumab, parenteral			Applikation von Medikamenten, Liste 6: Ipilimumab, parenteral	
		ZE168.01[6)]	6-006.j0	20 mg bis unter 30 mg	1.658,03 €
		ZE168.02	6-006.j1	30 mg bis unter 40 mg	2.368,61 €
		ZE168.03	6-006.j2	40 mg bis unter 50 mg	3.079,19 €
		ZE168.04	6-006.j3	50 mg bis unter 60 mg	3.789,78 €
		ZE168.05	6-006.j4	60 mg bis unter 70 mg	4.500,36 €
		ZE168.06	6-006.j5	70 mg bis unter 80 mg	5.204,31 €
		ZE168.07	6-006.j6	80 mg bis unter 90 mg	5.921,53 €
		ZE168.08	6-006.j7	90 mg bis unter 100 mg	6.559,39 €
		ZE168.09	6-006.j8	100 mg bis unter 120 mg	7.579,55 €
		ZE168.10	6-006.j9	120 mg bis unter 140 mg	9.000,72 €
		ZE168.11	6-006.ja	140 mg bis unter 160 mg	10.421,88 €
		ZE168.12	6-006.jb	160 mg bis unter 180 mg	11.843,05 €
		ZE168.13	6-006.jc	180 mg bis unter 200 mg	13.264,22 €
		ZE168.14	6-006.jd	200 mg bis unter 220 mg	14.685,38 €
		ZE168.15	6-006.je	220 mg bis unter 240 mg	16.106,55 €
		ZE168.16	6-006.jf	240 mg bis unter 260 mg	17.515,87 €
		ZE168.17	6-006.jg	260 mg bis unter 300 mg	19.422,60 €
		ZE168.18	6-006.jh	300 mg bis unter 340 mg	22.264,93 €
		ZE168.19	6-006.jj	340 mg bis unter 380 mg	25.107,27 €
		ZE168.20	6-006.jk	380 mg bis unter 420 mg	27.949,60 €
		ZE168.21	6-006.jm	420 mg bis unter 460 mg	30.791,93 €
		ZE168.22	6-006.jn	460 mg bis unter 540 mg	34.581,71 €
		ZE168.23	6-006.jp	540 mg bis unter 620 mg	40.266,37 €
		ZE168.24	6-006.jq	620 mg bis unter 700 mg	45.951,03 €
		ZE168.25	6-006.jr	700 mg bis unter 860 mg	53.530,59 €
		ZE168.26	6-006.js	860 mg bis unter 1.020 mg	64.899,91 €
		ZE168.27	6-006.jt	1.020 mg bis unter 1.180 mg	76.269,24 €
		ZE168.28	6-006.ju	1.180 mg bis unter 1.340 mg	87.638,57 €
		ZE168.29	6-006.jv	1.340 mg bis unter 1.500 mg	99.007,90 €
		ZE168.30	6-006.jw	1.500 mg oder mehr	110.377,23 €
ZE169	Adjustierbare Harnkontinenztherapien		5-596.73	Andere Harninkontinenzoperationen: Adjustierbare Kontinenztherapie: Wechsel des Ballons	siehe Anlage 2
			5-596.74	Andere Harninkontinenzoperationen: Adjustierbare Kontinenztherapie: Implantation unter den Harnblasenhals	
			5-596.75	Andere Harninkontinenzoperationen: Adjustierbare Kontinenztherapie: Implantation in die Region der bulbären Harnröhre	
ZE170	Suspensionsoperation bei Harninkontinenz des Mannes		5-598.0	Suspensionsoperation [Zügeloperation] bei Harninkontinenz des Mannes: Mit alloplastischem Material	siehe Anlage 2

Zusatzentgelte-Katalog
- Definition und differenzierte Beträge -

Fußnoten:

*) Gilt für alle entsprechenden 5-Steller oder 6-Steller des angegebenen OPS-Kodes.

1) Eine zusätzliche Abrechnung ist im Zusammenhang mit einer Fallpauschale der Basis-DRG L60 oder L71 oder der DRG L90B oder L90C und dem nach Anlage 3b krankenhausindividuell zu vereinbarenden Entgelt L90A nicht möglich.

2) Nur abrechenbar in Kombination mit einem der grau hinterlegten OPS-Kodes.

3) Dieses Zusatzentgelt ist nur abrechenbar für Patienten mit einem Alter < 3 Jahre.

4) Dieses Zusatzentgelt ist nur abrechenbar für Patienten mit einem Alter < 5 Jahre.

5) Dieses Zusatzentgelt ist nur abrechenbar für Patienten mit einem Alter < 10 Jahre.

6) Dieses Zusatzentgelt ist nur abrechenbar für Patienten mit einem Alter < 15 Jahre.

7) Für eine Prozedur "(Perkutan-)transluminale Gefäßintervention: Selektive Embolisation mit Metallspiralen" in Kombination mit den Prozeduren 8-83b.34, 8-83b.35 und 8-83b.38 ist lokalisationsunabhängig ausschließlich das ZE105 abrechenbar.

8) Bei der Behandlung von Blutern mit Blutgerinnungsfaktoren erfolgt die Abrechnung der Gabe von Prothrombinkomplex über das ZE2022-97 nach Anlage 4 bzw. 6, die gleichzeitige Abrechnung des ZE30 ist ausgeschlossen.

9) Das Zusatzentgelt ist ab einer Mindestverweildauer von 5 Belegungstagen und nur in Verbindung mit einer der in Anlage 8 Tabelle 1 genannten DRG-Fallpauschale abrechenbar.

10) Das Zusatzentgelt ist ab einer Mindestverweildauer von 5 Belegungstagen und nur in Verbindung mit einer der in Anlage 8 Tabelle 2 genannten DRG-Fallpauschale abrechenbar.

Zusatzentgelte-Katalog
- Definition -

ZE [1)]	Bezeichnung	OPS Version 2022	
		OPS-Kode	OPS-Text
1	2	3	4
ZE2022-01 [4)]	Beckenimplantate	5-785.2d	Implantation von alloplastischem Knochenersatz: Keramischer Knochenersatz: Becken
		5-785.3d	Implantation von alloplastischem Knochenersatz: Keramischer Knochenersatz, resorbierbar: Becken
		5-785.4d	Implantation von alloplastischem Knochenersatz: Metallischer Knochenersatz: Becken
		5-785.5d	Implantation von alloplastischem Knochenersatz: Keramischer Knochenersatz, resorbierbar mit Antibiotikumzusatz: Becken
ZE2022-02 [4)]	Links- und rechtsventrikuläre Herzassistenzsysteme („Kunstherz")	5-376.20	Implantation und Entfernung eines herzunterstützenden Systems, offen chirurgisch: Extrakorporale Pumpe (z.B. Kreiselpumpe oder Zentrifugalpumpe), univentrikulär: Implantation, mit Sternotomie
		5-376.22	Implantation und Entfernung eines herzunterstützenden Systems, offen chirurgisch: Extrakorporale Pumpe (z.B. Kreiselpumpe oder Zentrifugalpumpe), univentrikulär: Isolierter Pumpenwechsel, nicht offen chirurgisch
		5-376.23	Implantation und Entfernung eines herzunterstützenden Systems, offen chirurgisch: Extrakorporale Pumpe (z.B. Kreiselpumpe oder Zentrifugalpumpe), univentrikulär: Implantation, transapikal
		5-376.30	Implantation und Entfernung eines herzunterstützenden Systems, offen chirurgisch: Extrakorporale Pumpe (z.B. Kreiselpumpe oder Zentrifugalpumpe), biventrikulär: Implantation
		5-376.33	Implantation und Entfernung eines herzunterstützenden Systems, offen chirurgisch: Extrakorporale Pumpe (z.B. Kreiselpumpe oder Zentrifugalpumpe), biventrikulär: Isolierter Pumpenwechsel einer Pumpe, nicht offen chirurgisch
		5-376.34	Implantation und Entfernung eines herzunterstützenden Systems, offen chirurgisch: Extrakorporale Pumpe (z.B. Kreiselpumpe oder Zentrifugalpumpe), biventrikulär: Isolierter Pumpenwechsel beider Pumpen, nicht offen chirurgisch
		5-376.40	Implantation und Entfernung eines herzunterstützenden Systems, offen chirurgisch: Intrakorporale Pumpe, univentrikulär: Implantation
		5-376.50	Implantation und Entfernung eines herzunterstützenden Systems, offen chirurgisch: Intrakorporale Pumpe, biventrikulär: Implantation
		5-376.60	Implantation und Entfernung eines herzunterstützenden Systems, offen chirurgisch: Kunstherz (totaler Herzersatz): Implantation
		5-376.70	Implantation und Entfernung eines herzunterstützenden Systems, offen chirurgisch: Parakorporale Pumpe, univentrikulär: Implantation
		5-376.72	Implantation und Entfernung eines herzunterstützenden Systems, offen chirurgisch: Parakorporale Pumpe, univentrikulär: Isolierter Pumpenwechsel, nicht offen chirurgisch
		5-376.80	Implantation und Entfernung eines herzunterstützenden Systems, offen chirurgisch: Parakorporale Pumpe, biventrikulär: Implantation
		5-376.83	Implantation und Entfernung eines herzunterstützenden Systems, offen chirurgisch: Parakorporale Pumpe, biventrikulär: Isolierter Pumpenwechsel einer Pumpe, nicht offen chirurgisch
		5-376.84	Implantation und Entfernung eines herzunterstützenden Systems, offen chirurgisch: Parakorporale Pumpe, biventrikulär: Isolierter Pumpenwechsel beider Pumpen, nicht offen chirurgisch

Zusatzentgelte-Katalog
- Definition -

ZE [1]	Bezeichnung	OPS Version 2022	
		OPS-Kode	OPS-Text
ZE2022-03 [4]	ECMO und PECLA	8-852.0*	Extrakorporaler Gasaustausch ohne und mit Herzunterstützung und Prä-ECMO-Therapie: Veno-venöse extrakorporale Membranoxygenation (ECMO) ohne Herzunterstützung
		8-852.2*	Extrakorporaler Gasaustausch ohne und mit Herzunterstützung und Prä-ECMO-Therapie: Extrakorporale Lungenunterstützung, pumpenlos (PECLA)
		8-852.3*	Extrakorporaler Gasaustausch ohne und mit Herzunterstützung und Prä-ECMO-Therapie: Anwendung einer minimalisierten Herz-Lungen-Maschine
ZE2022-04 [4]	Individuell nach CAD gefertigte Rekonstruktionsimplantate im Gesichts- und Schädelbereich	5-020.65	Kranioplastik: Rekonstruktion des Gesichtsschädels ohne Beteiligung des Hirnschädels bis zu 2 Regionen mit computerassistiert vorgefertigtem Implantat [CAD-Implantat]
		5-020.66	Kranioplastik: Rekonstruktion des Gesichtsschädels ohne Beteiligung des Hirnschädels ab 3 Regionen mit computerassistiert vorgefertigtem Implantat [CAD-Implantat]
		5-020.67	Kranioplastik: Rekonstruktion des Hirnschädels mit Beteiligung von Orbita, Temporalregion oder frontalem Sinus (bis zu 2 Regionen) mit computerassistiert vorgefertigtem Implantat [CAD-Implantat]
		5-020.68	Kranioplastik: Rekonstruktion des Hirnschädels mit Beteiligung multipler Regionen des Gesichtsschädels (ab 3 Regionen) mit computerassistiert vorgefertigtem Implantat [CAD-Implantat]
		5-020.6b	Kranioplastik: Rekonstruktion des Gesichtsschädels ohne Beteiligung des Hirnschädels bis zu 2 Regionen mit computerassistiert vorgefertigtem Implantat, mit nicht resorbierbarem, mikroporösem Material mit fibrovaskulärer Integration
		5-020.6c	Kranioplastik: Rekonstruktion des Gesichtsschädels ohne Beteiligung des Hirnschädels ab 3 Regionen mit computerassistiert vorgefertigtem Implantat, mit nicht resorbierbarem, mikroporösem Material mit fibrovaskulärer Integration
		5-020.6d	Kranioplastik: Rekonstruktion des Hirnschädels mit Beteiligung von Orbita, Temporalregion oder frontalem Sinus (bis zu 2 Regionen) mit computerassistiert vorgefertigtem Implantat, mit nicht resorbierbarem, mikroporösem Material mit fibrovaskulärer Integration
		5-020.6e	Kranioplastik: Rekonstruktion des Hirnschädels mit Beteiligung multipler Regionen des Gesichtsschädels (ab 3 Regionen) mit computerassistiert vorgefertigtem Implantat, mit nicht resorbierbarem, mikroporösem Material mit fibrovaskulärer Integration
		5-020.71	Kranioplastik: Rekonstruktion des Hirnschädels ohne Beteiligung des Gesichtsschädels, mit alloplastischem Material: Mit computerassistiert vorgefertigtem Implantat [CAD-Implantat], einfacher Defekt
		5-020.72	Kranioplastik: Rekonstruktion des Hirnschädels ohne Beteiligung des Gesichtsschädels, mit alloplastischem Material: Mit computerassistiert vorgefertigtem Implantat [CAD-Implantat], großer oder komplexer Defekt
		5-020.74	Kranioplastik: Rekonstruktion des Hirnschädels ohne Beteiligung des Gesichtsschädels, mit alloplastischem Material: Mit computerassistiert vorgefertigtem Implantat [CAD-Implantat], einfacher Defekt, mit nicht resorbierbarem, mikroporösem Material mit fibrovaskulärer Integration

Zusatzentgelte-Katalog
- Definition -

ZE [1]	Bezeichnung	OPS Version 2022	
		OPS-Kode	OPS-Text
		5-020.75	Kranioplastik: Rekonstruktion des Hirnschädels ohne Beteiligung des Gesichtsschädels, mit alloplastischem Material: Mit computerassistiert vorgefertigtem Implantat [CAD-Implantat], großer oder komplexer Defekt, mit nicht resorbierbarem, mikroporösem Material mit fibrovaskulärer Integration
		5-774.71	Plastische Rekonstruktion und Augmentation der Maxilla: Durch alloplastische Implantate: Mit computerassistiert vorgefertigtem Implantat [CAD-Implantat], einfacher Defekt
		5-774.72	Plastische Rekonstruktion und Augmentation der Maxilla: Durch alloplastische Implantate: Mit computerassistiert vorgefertigtem Implantat [CAD-Implantat], großer oder komplexer Defekt
		5-775.71	Plastische Rekonstruktion und Augmentation der Mandibula: Durch alloplastische Implantate: Mit computerassistiert vorgefertigtem Implantat [CAD-Implantat], einfacher Defekt
		5-775.72	Plastische Rekonstruktion und Augmentation der Mandibula: Durch alloplastische Implantate: Mit computerassistiert vorgefertigtem Implantat [CAD-Implantat], großer oder komplexer Defekt
ZE2022-05 [4]	Distraktion am Gesichtsschädel	5-776.6	Osteotomie zur Verlagerung des Untergesichtes: Verlagerung des Unterkiefers durch Distraktion mit Kontinuitätsdurchtrennung im aufsteigenden Mandibulaast
		5-776.7	Osteotomie zur Verlagerung des Untergesichtes: Verlagerung der Mandibula durch Distraktion nach Osteotomie im horizontalen Mandibulaast
		5-776.9	Osteotomie zur Verlagerung des Untergesichtes: Verlagerung des Alveolarfortsatzes durch horizontale Distraktion nach Osteotomie
		5-777.*1	Osteotomie zur Verlagerung des Mittelgesichtes: Mit Distraktion
ZE2022-07 [4]	Andere implantierbare Medikamentenpumpen	5-028.1x	Funktionelle Eingriffe an Schädel, Gehirn und Hirnhäuten: Implantation oder Wechsel einer Medikamentenpumpe zur intraventrikulären Infusion: Sonstige
		5-038.4x	Operationen am spinalen Liquorsystem: Implantation oder Wechsel einer Medikamentenpumpe zur intrathekalen und/oder epiduralen Infusion: Sonstige
ZE2022-08 [3), 4]	Sonstige Dialyse	8-853.x	Hämofiltration: Sonstige
		8-853.y	Hämofiltration: N.n.bez.
		8-854.x	Hämodialyse: Sonstige
		8-854.y	Hämodialyse: N.n.bez.
		8-855.x	Hämodiafiltration: Sonstige
		8-855.y	Hämodiafiltration: N.n.bez.
		8-857.x	Peritonealdialyse: Sonstige
		8-857.y	Peritonealdialyse: N.n.bez.
ZE2022-09 [4]	Hämoperfusion	8-821.2	Immunadsorption und verwandte Verfahren: Adsorption zur Entfernung hydrophober Substanzen (niedrig- und/oder mittelmolekular)
		8-856	Hämoperfusion
ZE2022-10 [4]	Leberersatztherapie	8-858	Extrakorporale Leberersatztherapie [Leberdialyse]
ZE2022-13 [4]	Immunadsorption	8-821.0	Immunadsorption mit nicht regenerierbarer Säule zur Entfernung von Immunglobulinen und/oder Immunkomplexen
		8-821.10	Immunadsorption mit regenerierbarer Säule zur Entfernung von Immunglobulinen und/oder Immunkomplexen: Ersteinsatz
		8-821.11	Immunadsorption mit regenerierbarer Säule zur Entfernung von Immunglobulinen und/oder Immunkomplexen: Weitere Anwendung
ZE2022-15 [4]	Zellapherese	8-823	Zellapherese
		8-825.*	Spezielle Zellaphereseverfahren
ZE2022-16 [4]	Isolierte Extremitätenperfusion	8-859	Isolierte Extremitätenperfusion

Zusatzentgelte-Katalog
- Definition -

ZE [1]	Bezeichnung	OPS Version 2022	
		OPS-Kode	OPS-Text
ZE2022-17 [4]	Retransplantation von Organen während desselben stationären Aufenthaltes	5-125.5	Hornhaut-Retransplantation während desselben stationären Aufenthaltes
		5-335.3*	Lungentransplantation: Retransplantation während desselben stationären Aufenthaltes
		5-375.3	Herz-Retransplantation während desselben stationären Aufenthaltes
		5-375.4	Herz-Lungen-Retransplantation (En-bloc) während desselben stationären Aufenthaltes
		5-467.9*	Dünndarm-Retransplantation während desselben stationären Aufenthaltes
		5-504.3	Lebertransplantation: Retransplantation, komplett (gesamtes Organ) während desselben stationären Aufenthaltes
		5-504.4	Lebertransplantation: Retransplantation, partiell (Split-Leber) während desselben stationären Aufenthaltes
		5-504.5	Lebertransplantation: Retransplantation, auxiliär (linker Leberlappen zusätzlich zum vorhandenen Organ) während desselben stationären Aufenthaltes
		5-528.3	Retransplantation von Pankreasgewebe während desselben stationären Aufenthaltes
		5-528.4	Retransplantation eines Pankreassegmentes während desselben stationären Aufenthaltes
		5-528.5	Retransplantation des Pankreas (gesamtes Organ) während desselben stationären Aufenthaltes
		5-555.6	Nierentransplantation: Retransplantation, allogen, Lebendspender während desselben stationären Aufenthaltes
		5-555.7	Nierentransplantation: Retransplantation, allogen, Leichenniere während desselben stationären Aufenthaltes
		5-555.8	Nierentransplantation: Retransplantation, En-bloc-Transplantat während desselben stationären Aufenthaltes
ZE2022-18 [4]	Zwerchfellschrittmacher	5-347.6*	Operationen am Zwerchfell: Implantation oder Wechsel eines Zwerchfellschrittmachers
ZE2022-22 [4]	IABP	5-376.00	Implantation und Entfernung eines herzunterstützenden Systems, offen chirurgisch: Intraaortale Ballonpumpe:
		8-839.0	Andere therapeutische Katheterisierung und Kanüleneinlage in Herz und Blutgefäße: Perkutane Einführung einer intraaortalen Ballonpumpe
ZE2022-24 [4]	Andere Penisprothesen	5-649.50	Andere Operationen am Penis: Implantation einer Penisprothese: Semirigide Prothese
		5-649.5x	Andere Operationen am Penis: Implantation einer Penisprothese: Sonstige
		5-649.a0	Andere Operationen am Penis: Wechsel einer semirigiden Penisprothese: In eine semirigide Prothese
		5-649.ax	Andere Operationen am Penis: Wechsel einer semirigiden Penisprothese: Sonstige
		5-649.b0	Andere Operationen am Penis: Wechsel einer hydraulischen Penisprothese: Vollständig, in eine semirigide Prothese
		5-649.b2	Andere Operationen am Penis: Wechsel einer hydraulischen Penisprothese: Isolierter Pumpenwechsel
		5-649.b3	Andere Operationen am Penis: Wechsel einer hydraulischen Penisprothese: Isolierter Reservoirwechsel [Ballon]
		5-649.b4	Andere Operationen am Penis: Wechsel einer hydraulischen Penisprothese: Isolierter Wechsel des Schwellkörperimplantates [Zylinder]
		5-649.bx	Andere Operationen am Penis: Wechsel einer hydraulischen Penisprothese: Sonstige

Zusatzentgelte-Katalog
- Definition -

ZE [1]	Bezeichnung	OPS Version 2022	
		OPS-Kode	OPS-Text
ZE2022-25 [4]	Modulare Endoprothesen	5-829.k*	Andere gelenkplastische Eingriffe: Implantation einer modularen Endoprothese oder (Teil-)Wechsel in eine modulare Endoprothese bei knöcherner Defektsituation und ggf. Knochen(teil)ersatz
		5-829.m	Andere gelenkplastische Eingriffe: Implantation von oder (Teil-)Wechsel in ein patientenindividuell hergestelltes Implantat bei knöcherner Defektsituation oder angeborener oder erworbener Deformität
ZE2022-26 [4]	Anthroposophisch-medizinische Komplexbehandlung	8-975.3	Anthroposophisch-medizinische Komplexbehandlung
ZE2022-33 [2), 4)]	Gabe von Sargramostim, parenteral	6-001.4*	Applikation von Medikamenten, Liste 1: Sargramostim, parenteral
ZE2022-34 [4]	Gabe von Granulozytenkonzentraten	8-802.6*	Transfusion von Leukozyten: Granulozyten
ZE2022-35 [4]	Fremdbezug von hämatopoetischen Stammzellen		Fremdbezug von hämatopoetischen Stammzellen über Spenderdateien bei nicht-verwandten Spendern oder Bezug von hämatopoetischen Stammzellen von außerhalb Deutschlands bei Familienspendern
ZE2022-36 [4]	Versorgung von Schwerstbehinderten		Zusatzentgelt für Krankenhäuser, bei denen insbesondere wegen einer räumlichen Nähe zu entsprechenden Einrichtungen oder einer Spezialisierung eine Häufung von schwerstbehinderten Patienten auftritt. Vergütung des mit den DRG-Fallpauschalen nicht abgedeckten, wesentlichen zusätzlichen Aufwands, insbesondere im Pflegedienst
ZE2022-40 [4]	Naturheilkundliche Komplexbehandlung	8-975.23	Naturheilkundliche Komplexbehandlung: Mindestens 14 bis höchstens 20 Behandlungstage und weniger als 2.520 Behandlungsminuten oder mindestens 10 bis höchstens 13 Behandlungstage und mindestens 1.680 Behandlungsminuten
		8-975.24	Naturheilkundliche Komplexbehandlung: Mindestens 21 Behandlungstage oder mindestens 14 Behandlungstage und mindestens 2.520 Behandlungsminuten
ZE2022-41 [4), 5)]	Multimodal-nichtoperative Komplexbehandlung des Bewegungssystems	8-977	Multimodal-nichtoperative Komplexbehandlung des Bewegungssystems
ZE2022-44 [4]	Stammzellboost nach erfolgter Transplantation von hämatopoetischen Stammzellen, nach In-vitro-Aufbereitung	8-805.62	Transfusion von peripher gewonnenen hämatopoetischen Stammzellen: Stammzellboost nach erfolgter Transplantation von hämatopoetischen Stammzellen: Nach In-vitro-Aufbereitung
ZE2022-45 [4]	Komplexe Diagnostik bei hämatologischen und onkologischen Erkrankungen bei Kindern und Jugendlichen	1-940	Komplexe Diagnostik bei hämatologischen und onkologischen Erkrankungen bei Kindern und Jugendlichen
ZE2022-46 [2), 4)]	Gabe von Anti-Human-T-Lymphozyten-Immunglobulin, parenteral	8-812.3	Transfusion von Plasma und anderen Plasmabestandteilen und gentechnisch hergestellten Plasmaproteinen: Anti-Human-T-Lymphozyten-Immunglobulin vom Kaninchen, parenteral
		8-812.4	Transfusion von Plasma und anderen Plasmabestandteilen und gentechnisch hergestellten Plasmaproteinen: Anti-Human-T-Lymphozyten-Immunglobulin vom Pferd, parenteral
ZE2022-49 [4]	Hypertherme intraperitoneale Chemotherapie (HIPEC) in Kombination mit Peritonektomie und ggf. mit Multiviszeralresektion oder hypertherme intrathorakale Chemotherapie (HITOC) in Kombination mit Pleurektomie und ggf. mit Tumorreduktion		

Zusatzentgelte-Katalog
- Definition -

ZE [1)]	Bezeichnung	OPS Version 2022	
		OPS-Kode	OPS-Text
ZE2022-50 [4)]	Implantation einer (Hybrid)-Prothese an der Aorta	5-384.8	Resektion und Ersatz (Interposition) an der Aorta: Aorta ascendens, Aortenbogen oder Aorta descendens mit Hybridprothese
		5-38a.a	Endovaskuläre Implantation von Stent-Prothesen: Bei Hybridverfahren an Aorta ascendens, Aortenbogen oder Aorta thoracica
		5-38a.b	Endovaskuläre Implantation von Stent-Prothesen: Bei Hybridverfahren an der Aorta thoracoabdominalis
ZE2022-54 [4)]	Selbstexpandierende Prothesen am Gastrointestinaltrakt	5-429.j0	Andere Operationen am Ösophagus: Maßnahmen bei selbstexpandierender Prothese: Einlegen oder Wechsel, offen chirurgisch, eine Prothese ohne Antirefluxventil
		5-429.j1	Andere Operationen am Ösophagus: Maßnahmen bei selbstexpandierender Prothese: Einlegen oder Wechsel, endoskopisch, eine Prothese ohne Antirefluxventil
		5-429.j3	Andere Operationen am Ösophagus: Maßnahmen bei selbstexpandierender Prothese: Einlegen oder Wechsel, offen chirurgisch, zwei Prothesen ohne Antirefluxventil
		5-429.j4	Andere Operationen am Ösophagus: Maßnahmen bei selbstexpandierender Prothese: Einlegen oder Wechsel, endoskopisch, zwei Prothesen ohne Antirefluxventil
		5-429.j9	Andere Operationen am Ösophagus: Maßnahmen bei selbstexpandierender Prothese: Einlegen oder Wechsel, offen chirurgisch, mehr als zwei Prothesen ohne Antirefluxventil
		5-429.ja	Andere Operationen am Ösophagus: Maßnahmen bei selbstexpandierender Prothese: Einlegen oder Wechsel, endoskopisch, mehr als zwei Prothesen ohne Antirefluxventil
		5-429.jb	Andere Operationen am Ösophagus: Maßnahmen bei selbstexpandierender Prothese: Einlegen oder Wechsel, offen chirurgisch, eine Prothese mit Antirefluxventil
		5-429.jc	Andere Operationen am Ösophagus: Maßnahmen bei selbstexpandierender Prothese: Einlegen oder Wechsel, endoskopisch, eine Prothese mit Antirefluxventil
		5-429.jd	Andere Operationen am Ösophagus: Maßnahmen bei selbstexpandierender Prothese: Einlegen oder Wechsel, offen chirurgisch, zwei Prothesen, eine davon mit Antirefluxventil
		5-429.je	Andere Operationen am Ösophagus: Maßnahmen bei selbstexpandierender Prothese: Einlegen oder Wechsel, endoskopisch, zwei Prothesen, eine davon mit Antirefluxventil
		5-429.jf	Andere Operationen am Ösophagus: Maßnahmen bei selbstexpandierender Prothese: Einlegen oder Wechsel, offen chirurgisch, mehr als zwei Prothesen, eine davon mit Antirefluxventil
		5-429.jg	Andere Operationen am Ösophagus: Maßnahmen bei selbstexpandierender Prothese: Einlegen oder Wechsel, endoskopisch, mehr als zwei Prothesen, eine davon mit Antirefluxventil
		5-449.h*	Andere Operationen am Magen: Einlegen oder Wechsel einer selbstexpandierenden Prothese
		5-469.k*	Andere Operationen am Darm: Einlegen oder Wechsel einer selbstexpandierenden Prothese
		5-489.g0	Andere Operation am Rektum: Einlegen oder Wechsel einer Prothese, endoskopisch: Selbstexpandierend
		5-513.m*	Endoskopische Operationen an den Gallengängen: Einlegen oder Wechsel von selbstexpandierenden ungecoverten Stents
		5-513.n*	Endoskopische Operationen an den Gallengängen: Einlegen oder Wechsel von selbstexpandierenden gecoverten Stent-Prothesen

Zusatzentgelte-Katalog
- Definition -

ZE [1]	Bezeichnung	OPS Version 2022	
		OPS-Kode	OPS-Text
		5-517.**	Einlegen oder Wechseln von selbstexpandierenden Stents und Stent-Prothesen in die Gallengänge
		5-526.e0	Endoskopische Operationen am Pankreasgang: Einlegen einer Prothese: Selbstexpandierend
		5-526.f0	Endoskopische Operationen am Pankreasgang: Wechsel einer Prothese: Selbstexpandierend
		5-529.g*	Andere Operationen am Pankreas und am Pankreasgang: Einlegen einer selbstexpandierenden Prothese
		5-529.j*	Andere Operationen am Pankreas und am Pankreasgang: Wechsel einer selbstexpandierenden Prothese
		5-529.n4	Andere Operationen am Pankreas und am Pankreasgang: Transgastrale Drainage einer Pankreaszyste: Endoskopisch mit Einlegen eines selbstexpandierenden Stents
		5-529.p2	Andere Operationen am Pankreas und am Pankreasgang: Endoskopische transgastrale Entfernung von Pankreas-nekrosen: Mit Einlegen eines selbstexpandierenden Stents
		5-529.r3	Andere Operationen am Pankreas und am Pankreasgang: Transduodenale Drainage einer Pankreaszyste: Endoskopisch mit Einlegen eines selbstexpandierenden Stents
		5-529.s2	Andere Operationen am Pankreas und am Pankreasgang: Endoskopische transduodenale Entfernung von Pankreas-nekrosen: Mit Einlegen eines selbstexpandierenden Stents
ZE2022-56 [4]	Gabe von Bosentan, oral	6-002.f*	Applikation von Medikamenten, Liste 2: Bosentan, oral
ZE2022-57 [4]	Gabe von Jod-131-MIBG (Metajodobenzylguanidin), parenteral	6-002.g*	Applikation von Medikamenten, Liste 2: Jod-131-Metajodobenzylguanidin (MIBG), parenteral
ZE2022-58 [4]	Gabe von Alpha-1-Proteinaseninhibitor human, parenteral	8-812.0*	Transfusion von Plasma und anderen Plasmabestandteilen und gentechnisch hergestellten Plasmaproteinen: Alpha-1-Proteinaseninhibitor human, parenteral
ZE2022-59 [4]	Gabe von Interferon alfa-2a (nicht pegylierte Form), parenteral	8-812.1*	Transfusion von Plasma und anderen Plasmabestandteilen und gentechnisch hergestellten Plasmaproteinen: Interferon alfa-2a, parenteral
ZE2022-60 [4]	Gabe von Interferon alfa-2b (nicht pegylierte Form), parenteral	8-812.2*	Transfusion von Plasma und anderen Plasmabestandteilen und gentechnisch hergestellten Plasmaproteinen: Interferon alfa-2b, parenteral
ZE2022-61 [4]	Neurostimulatoren zur Hirn- oder Rückenmarkstimulation oder zur Stimulation des peripheren Nervensystems, Mehrkanalstimulator, wiederaufladbar	5-028.92	Implantation oder Wechsel eines Neurostimulators zur Hirnstimulation mit Implantation oder Wechsel einer Neurostimulationselektrode: Mehrkanalstimulator, vollimplantierbar, mit wiederaufladbarem Akkumulator
		5-028.a2	Funktionelle Eingriffe an Schädel, Gehirn und Hirnhäuten: Wechsel eines Neurostimulators zur Hirnstimulation ohne Wechsel einer Neurostimulationselektrode: Mehrkanal-stimulator, vollimplantierbar, mit wiederaufladbarem Akkumulator
		5-028.c2	Funktionelle Eingriffe an Schädel, Gehirn und Hirnhäuten: Implantation eines Neurostimulators zur Hirnstimulation ohne Implantation einer Neurostimulationselektrode: Mehrkanal-stimulator, vollimplantierbar, mit wiederaufladbarem Akkumulator
		5-039.e2	Implantation oder Wechsel eines Neurostimulators zur epiduralen Rückenmarkstimulation mit Implantation oder Wechsel einer Neurostimulationselektrode: Mehrkanal-stimulator, vollimplantierbar, mit wiederaufladbarem Akkumulator

Zusatzentgelte-Katalog
- Definition -

ZE [1]	Bezeichnung	OPS Version 2022	
		OPS-Kode	OPS-Text
		5-039.f2	Wechsel eines Neurostimulators zur epiduralen Rückenmarkstimulation ohne Wechsel einer Neurostimulationselektrode: Mehrkanalstimulator, vollimplantierbar, mit wiederaufladbarem Akkumulator
		5-039.n2	Implantation eines Neurostimulators zur epiduralen Rückenmarkstimulation ohne Implantation einer Neurostimulationselektrode: Mehrkanalstimulator, vollimplantierbar, mit wiederaufladbarem Akkumulator
		5-059.cc	Implantation oder Wechsel eines Neurostimulators zur Stimulation des peripheren Nervensystems mit Implantation oder Wechsel einer Neurostimulationselektrode: Mehrkanalstimulator, vollimplantierbar, mit wiederaufladbarem Akkumulator
		5-059.cd	Implantation oder Wechsel eines Neurostimulators zur Stimulation des peripheren Nervensystems mit Implantation oder Wechsel einer Neurostimulationselektrode: Mehrkanalstimulator, vollimplantierbar, mit elektromagnetischer Energieübertragung, induktiv
		5-059.dc	Wechsel eines Neurostimulators zur Stimulation des peripheren Nervensystems ohne Wechsel einer Neurostimulationselektrode: Mehrkanalstimulator, vollimplantierbar, mit wiederaufladbarem Akkumulator
		5-059.dd	Wechsel eines Neurostimulators zur Stimulation des peripheren Nervensystems ohne Wechsel einer Neurostimulations-elektrode: Mehrkanalstimulator, vollimplantierbar, mit elektromagnetischer Energieübertragung, induktiv
		5-059.g3	Implantation eines Neurostimulators zur Stimulation des peripheren Nervensystems ohne Implantation einer Neurostimulationselektrode: Mehrkanalstimulator, vollimplantierbar, mit wiederaufladbarem Akkumulator
		5-059.g4	Implantation eines Neurostimulators zur Stimulation des peripheren Nervensystems ohne Implantation einer Neuro-stimulationselektrode: Mehrkanalstimulator, vollimplantierbar, mit elektromagnetischer Energieübertragung, induktiv
ZE2022-62 [4]	Mikroaxial-Blutpumpe	8-839.46	Andere therapeutische Katheterisierung und Kanüleneinlage in Herz und Blutgefäße: Implantation oder Entfernung einer transvasal platzierten axialen Pumpe zur Kreislaufunterstützung: Implantation einer linksventrikulären axialen Pumpe
		8-839.47	Andere therapeutische Katheterisierung und Kanüleneinlage in Herz und Blutgefäße: Implantation oder Entfernung einer transvasal platzierten axialen Pumpe zur Kreislaufunterstützung: Implantation einer rechtsventrikulären axialen Pumpe
ZE2022-63 [4]	Gabe von Dibotermin alfa, Implantation am Knochen	6-003.4*	Applikation von Medikamenten, Liste 3: Dibotermin alfa, Implantation am Knochen
ZE2022-65 [4]	Selektive intravaskuläre Radionuklidtherapie [SIRT] mit Yttrium-90- oder Rhenium-188- oder Holmium-166-markierten Mikrosphären	8-530.a5	Therapie mit offenen Radionukliden: Intraarterielle Therapie mit offenen Radionukliden: Selektive intravaskuläre Radionuklidtherapie [SIRT] mit Yttrium-90-markierten Mikrosphären
		8-530.a6	Therapie mit offenen Radionukliden: Intraarterielle Therapie mit offenen Radionukliden: Selektive intravaskuläre Radionuklidtherapie [SIRT] mit Rhenium-188-markierten Mikrosphären
		8-530.a8	Therapie mit offenen Radionukliden: Intraarterielle Therapie mit offenen Radionukliden: Selektive intravaskuläre Radionuklid-therapie [SIRT] mit Holmium-166-markierten Mikrosphären

Zusatzentgelte-Katalog
- Definition -

ZE [1]	Bezeichnung	OPS Version 2022	
		OPS-Kode	OPS-Text
ZE2022-66 [4]	Enzymersatztherapie bei lysosomalen Speicherkrankheiten	6-003.7	Applikation von Medikamenten, Liste 3: Enzymersatztherapie bei lysosomalen Speicherkrankheiten
ZE2022-67 [4]	Implantation einer Stent-Prothese an der Aorta, perkutan-transluminal	8-840.*4	(Perkutan-)transluminale Implantation von nicht medikamentefreisetzenden Stents: Aorta
		8-841.*4	(Perkutan-)transluminale Implantation von medikamentefreisetzenden Stents: Aorta
		8-843.*4	(Perkutan-)transluminale Implantation von bioresorbierbaren Stents: Aorta
		8-849.*4	(Perkutan-)transluminale Implantation von anderen ungecoverten großlumigen Stents: Aorta
		8-84a.*4	(Perkutan-)transluminale Implantation von anderen gecoverten großlumigen Stents: Aorta
		8-84b.*4	(Perkutan-)transluminale Implantation von Stents zur Strömungslaminierung bei Aneurysmen: Aorta
ZE2022-69 [4]	Gabe von Hämin, parenteral	6-004.1*	Applikation von Medikamenten, Liste 4: Hämin, parenteral
ZE2022-70 [4]	Radioimmuntherapie mit 90Y-Ibritumomab-Tiuxetan, parenteral	6-003.6	Applikation von Medikamenten, Liste 3: Ibritumomab Tiuxetan (90Y), parenteral
ZE2022-71 [4]	Radiorezeptortherapie mit DOTA-konjugierten Somatostatinanaloga	8-530.61	Therapie mit offenen Radionukliden: Intravenöse Therapie mit radioaktiven rezeptorgerichteten Substanzen: Radiorezeptortherapie mit Chelator-konjugierten Somatostatinanaloga aus patientenindividueller Eigenherstellung
		8-530.62	Therapie mit offenen Radionukliden: Intravenöse Therapie mit radioaktiven rezeptorgerichteten Substanzen: Radiorezeptortherapie mit Chelator-konjugierten Somatostatinanaloga aus nicht patientenindividueller Herstellung
		8-530.a0	Therapie mit offenen Radionukliden: Intraarterielle Therapie mit offenen Radionukliden: Intraarterielle Radiorezeptortherapie mit DOTA-konjugierten Somatostatinanaloga
ZE2022-72 [4]	Distraktionsmarknagel, motorisiert	5-786.j1	Osteosyntheseverfahren: Durch internes Verlängerungs- oder Knochentransportsystem: Motorisiert
		5-78a.j1	Revision von Osteosynthesematerial mit Reosteosynthese: Durch internes Verlängerungs- oder Knochentransportsystem: Motorisiert
ZE2022-74 [4]	Gabe von Sunitinib, oral	6-003.a*	Applikation von Medikamenten, Liste 3: Sunitinib, oral
ZE2022-75 [4]	Gabe von Sorafenib, oral	6-003.b*	Applikation von Medikamenten, Liste 3: Sorafenib, oral
ZE2022-77 [4]	Gabe von Lenalidomid, oral	6-003.g*	Applikation von Medikamenten, Liste 3: Lenalidomid, oral
ZE2022-79 [4]	Gabe von Nelarabin, parenteral	6-003.e*	Applikation von Medikamenten, Liste 3: Nelarabin, parenteral
ZE2022-80 [2), 4)]	Gabe von Amphotericin-B-Lipidkomplex, parenteral	6-003.1*	Applikation von Medikamenten, Liste 3: Amphotericin-B-Lipidkomplex, parenteral
ZE2022-82 [3), 4)]	Peritonealdialyse, kontinuierlich, maschinell unterstützt (APD)	8-857.2*	Peritonealdialyse: Kontinuierlich, maschinell unterstützt (APD), mit Zusatzgeräten
ZE2022-84 [4]	Gabe von Ambrisentan, oral	6-004.2*	Applikation von Medikamenten, Liste 4: Ambrisentan, oral
ZE2022-85 [4]	Gabe von Temsirolimus, parenteral	6-004.e*	Applikation von Medikamenten, Liste 4: Temsirolimus, parenteral
ZE2022-86 [4]	Andere Neurostimulatoren und Neuroprothesen	5-029.4	Andere Operationen an Schädel, Gehirn und Hirnhäuten: Implantation oder Wechsel einer Neuroprothese
		5-039.g	Andere Operationen an Rückenmark und Rückenmarkstrukturen: Implantation oder Wechsel eines Neurostimulators zur Vorderwurzelstimulation mit Implantation oder Wechsel einer subduralen Elektrode
		5-039.h	Andere Operationen an Rückenmark und Rückenmarkstrukturen: Wechsel eines Neurostimulators zur Vorderwurzelstimulation ohne Wechsel einer subduralen Elektrode

Zusatzentgelte-Katalog
- Definition -

ZE [1]	Bezeichnung	OPS Version 2022	
		OPS-Kode	OPS-Text
		5-039.p	Andere Operationen an Rückenmark und Rückenmarkstrukturen: Implantation eines Neurostimulators zur Vorderwurzelstimulation ohne Implantation einer subduralen Elektrode
		5-059.5*	Andere Operationen an Nerven und Ganglien: Implantation einer peripheren Neuroprothese
		5-059.c4	Implantation oder Wechsel eines Neurostimulators zur Stimulation des peripheren Nervensystems mit Implantation oder Wechsel einer Neurostimulationselektrode: Kardiales Vagusnervstimulationssystem
		5-059.c6	Implantation oder Wechsel eines Neurostimulators zur Stimulation des peripheren Nervensystems mit Implantation oder Wechsel einer Neurostimulationselektrode: System zur Barorezeptoraktivierung
		5-059.cb	Implantation oder Wechsel eines Neurostimulators zur Stimulation des peripheren Nervensystems mit Implantation oder Wechsel einer Neurostimulationselektrode: System zur Phrenikusnerv-Stimulation
		5-059.d4	Wechsel eines Neurostimulators zur Stimulation des peripheren Nervensystems ohne Wechsel einer Neurostimulationselektrode: Kardiales Vagusnervstimulationssystem
		5-059.d6	Wechsel eines Neurostimulators zur Stimulation des peripheren Nervensystems ohne Wechsel einer Neurostimulationselektrode: System zur Barorezeptoraktivierung
		5-059.db	Wechsel eines Neurostimulators zur Stimulation des peripheren Nervensystems ohne Wechsel einer Neurostimulationselektrode: System zur Phrenikusnerv-Stimulation
ZE2022-88 [4]	Komplexe neuropädiatrische Diagnostik mit weiteren Maßnahmen	1-942.1	Komplexe neuropädiatrische Diagnostik: Mit neurometabolischer Labordiagnostik und/oder infektiologischer/autoimmunentzündlicher Labordiagnostik
		1-942.2	Komplexe neuropädiatrische Diagnostik: Mit erweiterter genetischer Diagnostik
		1-942.3	Komplexe neuropädiatrische Diagnostik: Mit neurometabolischer Labordiagnostik und/oder infektiologischer/autoimmunentzündlicher Labordiagnostik und erweiterter genetischer Diagnostik
ZE2022-91 [4]	Gabe von Dasatinib, oral	6-004.3*	Applikation von Medikamenten, Liste 4: Dasatinib, oral
ZE2022-97 [4], [6]	Behandlung von Blutern mit Blutgerinnungsfaktoren	8-810.6*	Transfusion von Plasmabestandteilen und gentechnisch hergestellten Plasmaproteinen: Rekombinanter aktivierter Faktor VII
		8-810.7*	Transfusion von Plasmabestandteilen und gentechnisch hergestellten Plasmaproteinen: Plasmatischer Faktor VII
		8-810.8*	Transfusion von Plasmabestandteilen und gentechnisch hergestellten Plasmaproteinen: Rekombinanter Faktor VIII
		8-810.9*	Transfusion von Plasmabestandteilen und gentechnisch hergestellten Plasmaproteinen: Plasmatischer Faktor VIII
		8-810.a*	Transfusion von Plasmabestandteilen und gentechnisch hergestellten Plasmaproteinen: Rekombinanter Faktor IX
		8-810.b*	Transfusion von Plasmabestandteilen und gentechnisch hergestellten Plasmaproteinen: Plasmatischer Faktor IX
		8-810.c*	Transfusion von Plasmabestandteilen und gentechnisch hergestellten Plasmaproteinen: FEIBA - Prothrombinkomplex mit Faktor-VIII-Inhibitor-Bypass-Aktivität
		8-810.d*	Transfusion von Plasmabestandteilen und gentechnisch hergestellten Plasmaproteinen: Von-Willebrand-Faktor
		8-810.e*	Transfusion von Plasmabestandteilen und gentechnisch hergestellten Plasmaproteinen: Faktor XIII

Zusatzentgelte-Katalog
- Definition -

ZE [1]	Bezeichnung	OPS Version 2022	
		OPS-Kode	OPS-Text
		8-810.j*	Transfusion von Plasmabestandteilen und gentechnisch hergestellten Plasmaproteinen: Fibrinogenkonzentrat
		8-812.5*	Transfusion von Plasma und anderen Plasmabestandteilen und gentechnisch hergestellten Plasmaproteinen: Prothrombinkomplex [7]
		8-812.9*	Transfusion von Plasma und anderen Plasmabestandteilen und gentechnisch hergestellten Plasmaproteinen: Humanes Protein C, parenteral
		8-812.a*	Transfusion von Plasma und anderen Plasmabestandteilen und gentechnisch hergestellten Plasmaproteinen: Plasmatischer Faktor X
ZE2022-99 [4]	Fremdbezug von Donor-Lymphozyten		Fremdbezug von Donor-Lymphozyten über Spenderdateien bei nicht-verwandten Spendern oder Bezug von Donor-Lymphozyten von außerhalb Deutschlands bei Familienspendern
ZE2022-101 [4]	Gabe von Mifamurtid, parenteral	6-005.g*	Applikation von Medikamenten, Liste 5: Mifamurtid, parenteral
ZE2022-103 [4]	Gabe von Rituximab, subkutan	6-001.j*	Applikation von Medikamenten, Liste 1: Rituximab, subkutan
ZE2022-104 [4]	Gabe von Trastuzumab, subkutan	6-001.m*	Applikation von Medikamenten, Liste 1: Trastuzumab, subkutan
ZE2022-106 [4]	Gabe von Abatacept, subkutan	6-003.t*	Applikation von Medikamenten, Liste 3: Abatacept, subkutan
ZE2022-107 [4]	Medikamente-freisetzende bioresorbierbare Koronarstents	8-83d.0*	Andere perkutan-transluminale Gefäßintervention an Herz und Koronargefäßen: Einlegen eines medikamentefreisetzenden bioresorbierbaren Stents
ZE2022-108 [4]	Implantation einer Irisprothese	5-137.6	Andere Operationen an der Iris: Operation mit Implantation eines künstlichen Irisdiaphragmas
ZE2022-109 [3), 4)]	Dialyse mit High-Cut-off-Dialysemembran	8-854.8	Hämodialyse: Verlängert intermittierend, zur Elimination von Proteinen mit einer Molekularmasse bis 60.000
ZE2022-110 [4]	Gabe von Tocilizumab, subkutan	6-005.n*	Applikation von Medikamenten, Liste 5: Tocilizumab, subkutan
ZE2022-111 [4]	Gabe von Paclitaxel, als an Albumin gebundene Nanopartikel, parenteral	6-005.d*	Applikation von Medikamenten, Liste 5: Paclitaxel, als an Albumin gebundene Nanopartikel, parenteral
ZE2022-112 [4]	Gabe von Abirateron, oral	6-006.2*	Applikation von Medikamenten, Liste 6: Abirateron, oral
ZE2022-113 [4]	Gabe von Cabazitaxel, parenteral	6-006.1*	Applikation von Medikamenten, Liste 6: Cabazitaxel, parenteral
ZE2022-115 [4]	Molekulares Monitoring der Resttumorlast [MRD]: Molekulargenetische Identifikation und Herstellung von patientenspezifischen Markern	1-991.0	Molekulares Monitoring der Resttumorlast [MRD]: Molekulargenetische Identifikation und Herstellung von patientenspezifischen Markern für die Bestimmung der Resttumorlast (Minimal Residual Diseases (MRD))
ZE2022-116 [4]	Molekulares Monitoring der Resttumorlast [MRD]: Patientenspezifische molekulargenetische Quantifizierung	1-991.1	Molekulares Monitoring der Resttumorlast [MRD]: Patientenspezifische molekulargenetische Quantifizierung der Resttumorlast (MRD-Monitoring)
ZE2022-117 [4]	Chemosaturations-Therapie mittels perkutaner Leberperfusion	8-549.01	Perkutane geschlossene Organperfusion mit Chemotherapeutika: Leber: Mit externem Blutfilter
ZE2022-118 [4]	Neurostimulatoren zur Hirnstimulation, Einkanalstimulator	5-028.90	Implantation oder Wechsel eines Neurostimulators zur Hirnstimulation mit Implantation oder Wechsel einer Neurostimulationselektrode: Einkanalstimulator, vollimplantierbar, nicht wiederaufladbar
		5-028.a0	Wechsel eines Neurostimulators zur Hirnstimulation ohne Wechsel einer Neurostimulationselektrode: Einkanalstimulator, vollimplantierbar, nicht wiederaufladbar

Zusatzentgelte-Katalog
- Definition -

ZE [1]	Bezeichnung	OPS Version 2022	
		OPS-Kode	OPS-Text
		5-028.c0	Implantation eines Neurostimulators zur Hirnstimulation ohne Implantation einer Neurostimulationselektrode: Einkanalstimulator, vollimplantierbar, nicht wiederaufladbar
ZE2022-119 [4]	Distraktionsmarknagel, nicht motorisiert	5-786.j0	Osteosyntheseverfahren: Durch internes Verlängerungs- oder Knochentransportsystem: Nicht motorisiert
		5-78a.j0	Revision von Osteosynthesematerial mit Reosteosynthese: Durch internes Verlängerungs- oder Knochentransportsystem: Nicht motorisiert
ZE2022-120 [4]	Gabe von Pemetrexed, parenteral	6-001.c*	Applikation von Medikamenten, Liste 1: Pemetrexed, parenteral
ZE2022-121 [4]	Gabe von Etanercept, parenteral	6-002.b*	Applikation von Medikamenten, Liste 2: Etanercept, parenteral
ZE2022-122 [4]	Gabe von Imatinib, oral	6-001.g*	Applikation von Medikamenten, Liste 1: Imatinib, oral
ZE2022-123 [4]	Gabe von Caspofungin, parenteral	6-002.p*	Applikation von Medikamenten, Liste 2: Caspofungin, parenteral
ZE2022-124 [4]	Gabe von Voriconazol, oral	6-002.5*	Applikation von Medikamenten, Liste 2: Voriconazol, oral
ZE2022-125 [4]	Gabe von Voriconazol, parenteral	6-002.r*	Applikation von Medikamenten, Liste 2: Voriconazol, parenteral
ZE2022-127 [2), 4)]	Gabe von L-Asparaginase aus Erwinia chrysanthemi [Erwinase], parenteral	6-003.r*	Applikation von Medikamenten, Liste 3: L-Asparaginase aus Erwinia chrysanthemi [Erwinase], parenteral
ZE2022-128 [4]	Gabe von nicht pegylierter Asparaginase, parenteral	6-003.n*	Applikation von Medikamenten, Liste 3: Nicht pegylierte Asparaginase, parenteral
ZE2022-129 [4]	Gabe von pegylierter Asparaginase, parenteral	6-003.p*	Applikation von Medikamenten, Liste 3: Pegylierte Asparaginase, parenteral
ZE2022-130 [4]	Gabe von Belimumab,	6-006.6*	Applikation von Medikamenten, Liste 6: Belimumab, parenteral
ZE2022-131 [4]	Gabe von Defibrotid, parenteral	6-005.k*	Applikation von Medikamenten, Liste 5: Defibrotid, parenteral
ZE2022-132 [4]	Gabe von Thiotepa, parenteral	6-007.n*	Applikation von Medikamenten, Liste 7: Thiotepa, parenteral
ZE2022-133 [4]	Spezialisierte palliativ-medizinische Komplexbehandlung durch einen internen Palliativdienst	8-98h.0*	Spezialisierte palliativmedizinische Komplexbehandlung durch einen Palliativdienst: Durch einen internen Palliativdienst
ZE2022-134 [4]	Spezialisierte palliativ-medizinische Komplexbehandlung durch einen externen Palliativdienst	8-98h.1*	Spezialisierte palliativmedizinische Komplexbehandlung durch einen Palliativdienst: Durch einen externen Palliativdienst
ZE2022-135 [4]	Basisdiagnostik bei unklarem Symptomkomplex bei Neugeborenen und Säuglingen mit weiteren Maßnahmen		Basisdiagnostik bei unklarem Symptomkomplex bei Neugeborenen und Säuglingen
		1-944.10	Mit erweiterter molekulargenetischer Diagnostik
		1-944.20	Mit Chromosomenanalyse (Zytogenetische Diagnostik)
		1-944.30	Mit erweiterter molekulargenetischer Diagnostik und Chromosomenanalyse (Zytogenetische Diagnostik)
ZE2022-136 [4]	Einlegen von endobronchialen Nitinolspiralen	5-339.8*	Andere Operationen an Lunge und Bronchien: Einlegen von endobronchialen Nitinolspiralen, bronchoskopisch
ZE2022-137 [4), 6), 8)]	Gabe von rekombinantem aktiviertem Faktor VII	8-810.6*	Transfusion von Plasmabestandteilen und gentechnisch hergestellten Plasmaproteinen: Rekombinanter aktivierter Faktor VII
ZE2022-138 [4), 6), 9)]	Gabe von Fibrinogenkonzentrat	8-810.j*	Transfusion von Plasmabestandteilen und gentechnisch hergestellten Plasmaproteinen: Fibrinogenkonzentrat
ZE2022-139 [4), 6), 10)]	Gabe von Blutgerinnungsfaktoren	8-810.7*	Transfusion von Plasmabestandteilen und gentechnisch hergestellten Plasmaproteinen: Plasmatischer Faktor VII
		8-810.8*	Transfusion von Plasmabestandteilen und gentechnisch hergestellten Plasmaproteinen: Rekombinanter Faktor VIII
		8-810.9*	Transfusion von Plasmabestandteilen und gentechnisch hergestellten Plasmaproteinen: Plasmatischer Faktor VIII
		8-810.a*	Transfusion von Plasmabestandteilen und gentechnisch hergestellten Plasmaproteinen: Rekombinanter Faktor IX

Zusatzentgelte-Katalog
- Definition -

ZE 1)	Bezeichnung	OPS Version 2022	
		OPS-Kode	OPS-Text
		8-810.b*	Transfusion von Plasmabestandteilen und gentechnisch hergestellten Plasmaproteinen: Plasmatischer Faktor IX
		8-810.c*	Transfusion von Plasmabestandteilen und gentechnisch hergestellten Plasmaproteinen: FEIBA - Prothrombinkomplex mit Faktor-VIII-Inhibitor-Bypass-Aktivität
		8-810.d*	Transfusion von Plasmabestandteilen und gentechnisch hergestellten Plasmaproteinen: Von-Willebrand-Faktor
		8-810.e*	Transfusion von Plasmabestandteilen und gentechnisch hergestellten Plasmaproteinen: Faktor XIII
		8-812.9*	Transfusion von Plasma und anderen Plasmabestandteilen und gentechnisch hergestellten Plasmaproteinen: Humanes Protein C, parenteral
		8-812.a*	Transfusion von Plasma und anderen Plasmabestandteilen und gentechnisch hergestellten Plasmaproteinen: Plasmatischer Faktor X
ZE2022-140 4)	Gabe von Brentuximab Vedotin, parenteral	6-006.b*	Applikation von Medikamenten, Liste 6: Brentuximab Vedotin, parenteral
ZE2022-141 4)	Gabe von Enzalutamid, oral	6-007.6*	Applikation von Medikamenten, Liste 7: Enzalutamid, oral
ZE2022-142 4)	Gabe von Aflibercept, intravenös	6-007.3*	Applikation von Medikamenten, Liste 7: Aflibercept, intravenös
ZE2022-143 4)	Gabe von Eltrombopag, oral	6-006.0*	Applikation von Medikamenten, Liste 6: Eltrombopag, oral
ZE2022-144 4)	Gabe von Obinutuzumab, parenteral	6-007.j*	Applikation von Medikamenten, Liste 7: Obinutuzumab, parenteral
ZE2022-145 4)	Gabe von Ibrutinib, oral	6-007.e*	Applikation von Medikamenten, Liste 7: Ibrutinib, oral
ZE2022-146 4)	Gabe von Ramucirumab, parenteral	6-007.m*	Applikation von Medikamenten, Liste 7: Ramucirumab, parenteral
ZE2022-147 4)	Gabe von Bortezomib,	6-001.9*	Applikation von Medikamenten, Liste 1: Bortezomib, parenteral
ZE2022-148 4)	Gabe von Adalimumab, parenteral	6-001.d*	Applikation von Medikamenten, Liste 1: Adalimumab, parenteral
ZE2022-149 4)	Gabe von Infliximab, parenteral	6-001.e*	Applikation von Medikamenten, Liste 1: Infliximab, parenteral
ZE2022-150 4)	Gabe von Busulfan, parenteral	6-002.d*	Applikation von Medikamenten, Liste 2: Busulfan, parenteral
ZE2022-151 4)	Gabe von Rituximab, intravenös	6-001.h*	Applikation von Medikamenten, Liste 1: Rituximab, intravenös
ZE2022-152 4)	Mehrdimensionale pädiatrische Diagnostik	1-945.*	Diagnostik bei Verdacht auf Gefährdung von Kindeswohl und Kindergesundheit
ZE2022-153 4)	Gabe von Trastuzumab, intravenös	6-001.k*	Applikation von Medikamenten, Liste 1: Trastuzumab, intravenös
ZE2022-154 4)	Gabe von Anidulafungin, parenteral	6-003.k*	Applikation von Medikamenten, Liste 3: Anidulafungin, parenteral
ZE2022-155 2), 4)	Gabe von Palifermin, parenteral	6-003.2*	Applikation von Medikamenten, Liste 3: Palifermin, parenteral
ZE2022-156 4)	Gabe von Posaconazol, parenteral	6-007.k*	Applikation von Medikamenten, Liste 7: Posaconazol, parenteral
ZE2022-157 4)	Gabe von Pixantron, parenteral	6-006.e*	Applikation von Medikamenten, Liste 6: Pixantron, parenteral
ZE2022-158 4)	Gabe von Pertuzumab, parenteral	6-007.9*	Applikation von Medikamenten, Liste 7: Pertuzumab, parenteral
ZE2022-159 4)	Gabe von Blinatumomab, parenteral	6-008.7*	Applikation von Medikamenten, Liste 8: Blinatumomab, parenteral
ZE2022-160 4)	Gabe von Pembrolizumab, parenteral	6-009.3*	Applikation von Medikamenten, Liste 9: Pembrolizumab, parenteral
ZE2022-161 4)	Gabe von Nivolumab, parenteral	6-008.m*	Applikation von Medikamenten, Liste 8: Nivolumab, parenteral
ZE2022-162 4)	Gabe von Carfilzomib, parenteral	6-008.9*	Applikation von Medikamenten, Liste 8: Carfilzomib, parenteral
ZE2022-163 4)	Gabe von Macitentan, oral	6-007.h*	Applikation von Medikamenten, Liste 7: Macitentan, oral
ZE2022-164 4)	Gabe von Riociguat, oral	6-008.0*	Applikation von Medikamenten, Liste 8: Riociguat, oral
ZE2022-165 4)	Gabe von Nusinersen, intrathekal	6-00a.d	Applikation von Medikamenten, Liste 10: Nusinersen, intrathekal

Zusatzentgelte-Katalog
- Definition -

ZE [1)]	Bezeichnung	OPS Version 2022	
		OPS-Kode	OPS-Text
ZE2022-166 [4)]	Gabe von Isavuconazol, parenteral	6-008.g*	Applikation von Medikamenten, Liste 8: Isavuconazol, parenteral
ZE2022-167 [4)]	Gabe von Isavuconazol, oral	6-008.h*	Applikation von Medikamenten, Liste 8: Isavuconazol, oral
ZE2022-168 [4)]	Gabe von Daratumumab, parenteral	6-009.a*	Applikation von Medikamenten, Liste 9: Daratumumab, parenteral
ZE2022-169 [4)]	Gabe von Liposomalem Irinotecan, parenteral	6-009.e*	Applikation von Medikamenten, Liste 9: Liposomales Irinotecan, parenteral
ZE2022-170 [4)]	Gabe von Bevacizumab, parenteral	6-002.9*	Applikation von Medikamenten, Liste 2: Bevacizumab, parenteral
ZE2022-171 [4)]	Gabe von Clofarabin, parenteral	6-003.j*	Applikation von Medikamenten, Liste 3: Clofarabin, parenteral
ZE2022-172 [4)]	Gabe von Posaconazol, oral, Suspension	6-007.0*	Applikation von Medikamenten, Liste 7: Posaconazol, oral, Suspension
ZE2022-173 [4)]	Gabe von Posaconazol, oral, Tabletten	6-007.p*	Applikation von Medikamenten, Liste 7: Posaconazol, oral, Tabletten
ZE2022-174 [2), 4)]	Gabe von Liposomalem Cytarabin, intrathekal	6-002.a*	Applikation von Medikamenten, Liste 2: Liposomales Cytarabin, intrathekal
ZE2022-175 [4), 12)]	Gabe von Filgrastim, parenteral	6-002.1*	Applikation von Medikamenten, Liste 2: Filgrastim, parenteral
ZE2022-176 [4), 12)]	Gabe von Lenograstim, parenteral	6-002.2*	Applikation von Medikamenten, Liste 2: Lenograstim, parenteral
ZE2022-177 [4), 12)]	Gabe von Pegfilgrastim, parenteral	6-002.7*	Applikation von Medikamenten, Liste 2: Pegfilgrastim, parenteral
ZE2022-178 [4), 12)]	Gabe von Lipegfilgrastim, parenteral	6-007.7*	Applikation von Medikamenten, Liste 7: Lipegfilgrastim, parenteral
ZE2022-180 [13)]	Gabe von Azacytidin, parenteral	6-005.0*	Applikation von Medikamenten, Liste 5: Azacytidin, parenteral
ZE2022-182 [4)]	Gabe von Vedolizumab, parenteral	6-008.5*	Applikation von Medikamenten, Liste 8: Vedolizumab, parenteral
ZE2022-183 [4)]	Gabe von Elotuzumab, parenteral	6-009.d*	Applikation von Medikamenten, Liste 9: Elotuzumab, parenteral
ZE2022-184 [4)]	Gabe von Atezolizumab, parenteral	6-00a.1*	Applikation von Medikamenten, Liste 10: Atezolizumab, parenteral
ZE2022-185 [4)]	Gabe von Ocrelizumab, parenteral	6-00a.e*	Applikation von Medikamenten, Liste 10: Ocrelizumab, parenteral
ZE2022-186 [4)]	Gabe von Venetoclax, oral	6-00a.k*	Applikation von Medikamenten, Liste 10: Venetoclax, oral
ZE2022-187 [4)]	Neurostimulatoren zur Hypoglossusnerv-Stimulation	5-059.c7	Andere Operationen an Nerven und Ganglien: Implantation oder Wechsel eines Neurostimulators zur Stimulation des peripheren Nervensystems mit Implantation oder Wechsel einer Neurostimulationselektrode: System zur Hypoglossusnerv-Stimulation
		5-059.d7	Andere Operationen an Nerven und Ganglien: Wechsel eines Neurostimulators zur Stimulation des peripheren Nervensystems ohne Wechsel einer Neurostimulationselektrode: System zur Hypoglossusnerv-Stimulation
ZE2022-188 [4), 11)]	Patientenindividuell hergestellte Stent-Prothesen an der Aorta, ohne Öffnung	5-38a.70	Endovaskuläre Implantation von Stent-Prothesen: Aorta thoracica: Stent-Prothese, ohne Öffnung
		5-38a.80	Endovaskuläre Implantation von Stent-Prothesen: Aorta thoracoabdominalis: Stent-Prothese, ohne Öffnung
		5-38a.c0	Endovaskuläre Implantation von Stent-Prothesen: Aorta abdominalis: Stent-Prothese, ohne Öffnung
		5-38a.w0	Endovaskuläre Implantation von Stent-Prothesen: Patientenindividuell hergestellte Stent-Prothesen: Ohne Öffnung

Zusatzentgelte-Katalog
- Definition -

ZE [1]	Bezeichnung	OPS Version 2022	
		OPS-Kode	OPS-Text
ZE2022-189 [4]	Stent-Prothesen an der Aorta, mit Öffnung	5-38a.7b	Endovaskuläre Implantation von Stent-Prothesen: Aorta thoracica: Stent-Prothese, mit 1 Öffnung
		5-38a.7c	Endovaskuläre Implantation von Stent-Prothesen: Aorta thoracica: Stent-Prothese, mit 2 Öffnungen
		5-38a.7d	Endovaskuläre Implantation von Stent-Prothesen: Aorta thoracica: Stent-Prothese, mit 3 oder mehr Öffnungen
		5-38a.8c	Endovaskuläre Implantation von Stent-Prothesen: Aorta thoracoabdominalis: Stent-Prothese, mit 1 Öffnung
		5-38a.8d	Endovaskuläre Implantation von Stent-Prothesen: Aorta thoracoabdominalis: Stent-Prothese, mit 2 Öffnungen
		5-38a.8e	Endovaskuläre Implantation von Stent-Prothesen: Aorta thoracoabdominalis: Stent-Prothese, mit 3 Öffnungen
		5-38a.8f	Endovaskuläre Implantation von Stent-Prothesen: Aorta thoracoabdominalis: Stent-Prothese, mit 4 oder mehr Öffnungen
		5-38a.c1	Endovaskuläre Implantation von Stent-Prothesen: Aorta abdominalis: Stent-Prothese, mit 1 Öffnung
		5-38a.c2	Endovaskuläre Implantation von Stent-Prothesen: Aorta abdominalis: Stent-Prothese, mit 2 Öffnungen
		5-38a.c3	Endovaskuläre Implantation von Stent-Prothesen: Aorta abdominalis: Stent-Prothese, mit 3 oder mehr Öffnungen
ZE2022-190 [4]	Längerfristige Beatmungsentwöhnung	8-718.8*	Prolongierte Beatmungsentwöhnung auf spezialisierter intensivmedizinischer Beatmungsentwöhnungs-Einheit
		8-718.9*	Prolongierte Beatmungsentwöhnung auf spezialisierter nicht intensivmedizinischer Beatmungsentwöhnungs-Einheit
ZE2022-191 [4]	Gabe von Dinutuximab beta, parenteral	6-009.b*	Applikation von Medikamenten, Liste 9: Dinutuximab beta, parenteral
ZE2022-192 [4]	Gabe von Midostaurin, oral	6-00a.b*	Applikation von Medikamenten, Liste 10: Midostaurin, oral
ZE2022-193 [4]	Gabe von Onasemnogen Abeparvovec, parenteral	6-00d.0	Applikation von Medikamenten, Liste 13: Onasemnogen Abeparvovec, parenteral
ZE2022-194 [14]	Gabe von Ustekinumab, intravenös	6-005.p*	Applikation von Medikamenten, Liste 5: Ustekinumab, intravenös
ZE2022-195 [14]	Gabe von Ustekinumab, subkutan	6-005.q*	Applikation von Medikamenten, Liste 5: Ustekinumab, subkutan
ZE2022-196 [15]	Gabe von Micafungin, parenteral	6-004.5*	Applikation von Medikamenten, Liste 4: Micafungin, parenteral
ZE2022-197 [11], [16]	Perkutan-transluminale Fremdkörperentfernung und Thrombektomie an intrakraniellen Gefäßen unter Verwendung eines Thrombektomie-Aspirationskatheters	8-836.60	(Perkutan-)transluminale Gefäßintervention: Fremdkörperentfernung: Gefäße intrakraniell
		8-836.80	(Perkutan-)transluminale Gefäßintervention: Thrombektomie: Gefäße intrakraniell
		8-83b.87	Zusatzinformationen zu Materialien: Verwendung eines Instruments zur Thrombektomie oder Fremdkörperentfernung: 1 Thrombektomie-Aspirationskatheter
		8-83b.88	Zusatzinformationen zu Materialien: Verwendung eines Instruments zur Thrombektomie oder Fremdkörperentfernung: 2 Thrombektomie-Aspirationskatheter
		8-83b.89	Zusatzinformationen zu Materialien: Verwendung eines Instruments zur Thrombektomie oder Fremdkörperentfernung: 3 oder mehr Thrombektomie-Aspirationskatheter
ZE2022-198	Molekulares Monitoring der Resttumorlast [MRD]: Molekular-genetische Identifikation von krankheitsspezifischen Markern	1-991.2	Molekulares Monitoring der Resttumorlast [MRD]: Molekulargenetische Identifikation von krankheitsspezifischen Markern für die Bestimmung der Resttumorlast (Minimal Residual Diseases (MRD))
ZE2022-199	Molekulares Monitoring der Resttumorlast [MRD]: Krankheitsspezifische molekulargenetische Quantifizierung	1-991.3	Molekulares Monitoring der Resttumorlast [MRD]: Krankheitsspezifische molekulargenetische Quantifizierung der Resttumorlast (MRD-Monitoring)

Zusatzentgelte-Katalog
- Definition -

Fußnoten:

*) Gilt für alle entsprechenden 5-Steller oder 6-Steller des angegebenen OPS-Kodes.

1) Weitere Untergliederungen der Entgelte sind analog der Zusatzentgelte der Anlage 5 durch Anfügen einer laufenden Nummer zu kennzeichnen.

2) Das Zulassungsrecht bleibt von der Katalogaufnahme unberührt. Die Kostenträger entscheiden im Einzelfall, ob die Kosten dieser Medikamente übernommen werden.

3) Eine zusätzliche Abrechnung ist im Zusammenhang mit einer Fallpauschale der Basis-DRG L60 oder L71 oder der DRG L90B oder L90C und dem nach Anlage 3b krankenhausindividuell zu vereinbarenden Entgelt L90A nicht möglich.

4) Nach § 5 Absatz 2 Satz 3 der Fallpauschalenvereinbarung 2022 ist für diese Zusatzentgelte das bisher krankenhausindividuell vereinbarte Entgelt der Höhe nach bis zum Beginn des Wirksamwerdens der neuen Budgetvereinbarung weiter zu erheben. Dies gilt auch, sofern eine Anpassung der entsprechenden OPS-Kodes erfolgt sein sollte.

5) Die Bewertung des Zusatzentgeltes mittels einer Differenzkostenbetrachtung hat in Abhängigkeit der abzurechnenden DRG-Fallpauschalen zu erfolgen.

6) Die jeweils zugehörigen ICD-Kodes und ICD-Texte sind in Anlage 7 aufgeführt.

7) Bei der Behandlung von Blutern mit Blutgerinnungsfaktoren erfolgt die Abrechnung der Gabe von Prothrombinkomplex über das ZE2022-97 nach Anlage 4 bzw. 6, die gleichzeitige Abrechnung des ZE30 ist ausgeschlossen.

8) Für das Jahr 2022 gilt ein Schwellenwert in der Höhe von 20.000 € für den im Rahmen der Behandlung des Patienten für Blutgerinnungsfaktoren angefallenen Betrag. Ab Überschreitung dieses Schwellenwertes ist der gesamte für die Behandlung des Patienten mit Blutgerinnungsfaktoren angefallene Betrag abzurechnen.

9) Für das Jahr 2022 gilt ein Schwellenwert in der Höhe von 2.500 € für den im Rahmen der Behandlung des Patienten für Blutgerinnungsfaktoren angefallenen Betrag. Ab Überschreitung dieses Schwellenwertes ist der gesamte für die Behandlung des Patienten mit Blutgerinnungsfaktoren angefallene Betrag abzurechnen.

10) Für das Jahr 2022 gilt ein Schwellenwert in der Höhe von 6.000 € für die Summe der im Rahmen der Behandlung des Patienten für Blutgerinnungsfaktoren angefallenen Beträge. Ab Überschreitung dieses Schwellenwertes ist der gesamte für die Behandlung des Patienten mit Blutgerinnungsfaktoren angefallene Betrag abzurechnen.

11) Nur abrechenbar in Kombination mit einem der grau hinterlegten OPS-Kodes.

12) Bei der Vereinbarung der Entgelthöhen für die Zusatzentgelte für Granulozyten-Kolonie-stimulierende Faktoren wird in analoger Umsetzung der bisherigen Bewertung empfohlen, die Verhandlung zu den Entgelthöhen auf Basis der krankenhausindividuellen Kostensituation zu führen und bei der finalen Vereinbarung die Entgelthöhe der Zusatzentgelte für Pegfilgrastim (ZE2022-177) bzw. Lipegfilgrastim (ZE2022-178) um einen Betrag zu reduzieren, der in etwa dem dreifachen Wert der Kosten einer typischen Tagesdosis Filgrastim (ZE2022-175) bzw. Lenograstim (ZE2022-176) entspricht.

13) Nach § 5 Absatz 2 Satz 3 der Fallpauschalenvereinbarung 2022 ist für dieses Zusatzentgelt das bisher krankenhausindividuell vereinbarte Entgelt der Höhe nach bis zum Beginn des Wirksamwerdens der Budgetvereinbarung 2022 weiter zu erheben. Bei fehlender Budgetvereinbarung 2021 ist für dieses Zusatzentgelt das bewertete Zusatzentgelt ZE124 in Höhe von 70 Prozent der im DRG-Katalog 2020 bewerteten Höhe bis zum Beginn des Wirksamwerdens der Budgetvereinbarung 2021 weiter zu erheben. Dies gilt auch, sofern eine Anpassung der entsprechenden OPS-Kodes erfolgt sein sollte.

14) Nach § 5 Absatz 2 Satz 3 der Fallpauschalenvereinbarung 2022 ist für dieses Zusatzentgelt das bisher krankenhausindividuell vereinbarte Entgelt für ZE2021-181 der Höhe nach bis zum Beginn des Wirksamwerdens der neuen Budgetvereinbarung weiter zu erheben. Dies gilt auch, sofern eine Anpassung der entsprechenden OPS-Kodes erfolgt sein sollte.

15) Nach § 5 Absatz 2 Satz 3 der Fallpauschalenvereinbarung 2022 ist für dieses Zusatzentgelt das bisherige bewertete Zusatzentgelt ZE128 aus 2021 bis zum Beginn des Wirksamwerdens der neuen Budgetvereinbarung der Höhe nach weiter zu erheben. Dies gilt auch, sofern eine Anpassung der entsprechenden OPS-Kodes erfolgt sein sollte.

16) Nach § 5 Absatz 2 Satz 3 der Fallpauschalenvereinbarung 2022 ist für dieses Zusatzentgelt das bisherige bewertete Zusatzentgelt ZE133 aus 2021 bis zum Beginn des Wirksamwerdens der neuen Budgetvereinbarung der Höhe nach weiter zu erheben. Dies gilt auch, sofern eine Anpassung der entsprechenden OPS-Kodes erfolgt sein sollte.

Zusatzentgelte-Katalog
- Blutgerinnungsstörungen -

ICD-Kodes, die dem extrabudgetären ZE2022-97 „Behandlung von Blutern mit Blutgerinnungsfaktoren" zuzuordnen sind. [1)]

ZE	Bezeichnung	ICD Version 2022	
		ICD-Kode	ICD-Text
1	2	3	4
ZE2022-97	Behandlung von Blutern mit Blutgerinnungsfaktoren	D66	Hereditärer Faktor-VIII-Mangel
		D67	Hereditärer Faktor-IX-Mangel
		D68.00	Hereditäres Willebrand-Jürgens-Syndrom
		D68.1	Hereditärer Faktor-XI-Mangel
		D68.20	Hereditärer Faktor-I-Mangel
		D68.21	Hereditärer Faktor-II-Mangel
		D68.22	Hereditärer Faktor-V-Mangel
		D68.23	Hereditärer Faktor-VII-Mangel
		D68.24	Hereditärer Faktor-X-Mangel
		D68.25	Hereditärer Faktor-XII-Mangel
		D68.26	Hereditärer Faktor-XIII-Mangel
		D68.28	Hereditärer Mangel an sonstigen Gerinnungsfaktoren
		D68.31	Hämorrhagische Diathese durch Vermehrung von Antikörpern gegen Faktor VIII
		D68.32	Hämorrhagische Diathese durch Vermehrung von Antikörpern gegen sonstige Gerinnungsfaktoren
		D69.40	Sonstige primäre Thrombozytopenie, als transfusionsrefraktär bezeichnet
		D69.41	Sonstige primäre Thrombozytopenie, nicht als transfusionsrefraktär bezeichnet
		D82.0	Wiskott-Aldrich-Syndrom
		M31.1	Thrombotische Mikroangiopathie
		P61.0	Transitorische Thrombozytopenie beim Neugeborenen

ICD-Kodes, die den intrabudgetären ZE2022-137 "Gabe von rekombinantem aktiviertem Faktor VII", ZE2022-138 " Gabe von Fibrinogenkonzentrat" oder ZE2022-139 "Gabe von Blutgerinnungsfaktoren" zuzuordnen sind. [1)]

ZE	Bezeichnung	ICD Version 2022	
		ICD-Kode	ICD-Text
1	2	3	4
ZE2022-137 / ZE2022-138 / ZE2022-139	Gabe von rekombinantem aktiviertem Faktor VII / Gabe von Fibrinogenkonzentrat / Gabe von Blutgerinnungsfaktoren	D65.9	Defibrinationssyndrom, nicht näher bezeichnet
		D68.33	Hämorrhagische Diathese durch Cumarine (Vitamin-K-Antagonisten)
		D68.34	Hämorrhagische Diathese durch Heparine
		D68.35	Hämorrhagische Diathese durch sonstige Antikoagulanzien
		D68.9	Koagulopathie, nicht näher bezeichnet
		D69.0	Purpura anaphylactoides
		D69.2	Sonstige nichtthrombozytopenische Purpura
		D69.3	Idiopathische thrombozytopenische Purpura
		D69.52	Heparin-induzierte Thrombozytopenie Typ I
		D69.53	Heparin-induzierte Thrombozytopenie Typ II
		D69.57	Sonstige sekundäre Thrombozytopenien, als transfusionsrefraktär bezeichnet
		D69.58	Sonstige sekundäre Thrombozytopenien, nicht als transfusionsrefraktär bezeichnet
		D69.59	Sekundäre Thrombozytopenie, nicht näher bezeichnet
		D69.60	Thrombozytopenie, nicht näher bezeichnet, als transfusionsrefraktär bezeichnet
		D69.61	Thrombozytopenie, nicht näher bezeichnet, nicht als transfusionsrefraktär bezeichnet
		D69.80	Hämorrhagische Diathese durch Thrombozytenaggregationshemmer
		D69.9	Hämorrhagische Diathese, nicht näher bezeichnet

Zusatzentgelte-Katalog
- Blutgerinnungsstörungen -

Zu differenzierende ICD-Kodes:
Dauerhaft erworbene Blutgerinnungsstörungen (zu kennzeichnen mit dem ICD-Kode U69.11!) sind dem extrabudgetären ZE2022-97 zuzuordnen. [1)]
Temporäre Blutgerinnungsstörungen (zu kennzeichnen mit dem ICD-Kode U69.12!) sind den intrabudgetären ZE2022-137, ZE2022-138 oder ZE2022-139 zuzuordnen. [1)]

ZE	Bezeichnung	ICD Version 2022: ICD-Kode	ICD Version 2022: ICD-Text
1	2	3	4
ZE2022-97 / ZE2022-137 / ZE2022-138 / ZE2022-139		D65.0	Erworbene Afibrinogenämie
		D65.1	Disseminierte intravasale Gerinnung [DIG, DIC]
		D65.2	Erworbene Fibrinolyseblutung
		D68.01	Erworbenes Willebrand-Jürgens-Syndrom
		D68.09	Willebrand-Jürgens-Syndrom, nicht näher bezeichnet
		D68.38	Sonstige hämorrhagische Diathese durch sonstige und nicht näher bezeichnete Antikörper
		D68.4 [2)]	Erworbener Mangel an Gerinnungsfaktoren
		D68.8	Sonstige näher bezeichnete Koagulopathien
		D69.1	Qualitative Thrombozytendefekte
		D69.88	Sonstige näher bezeichnete hämorrhagische Diathesen
		P53	Hämorrhagische Krankheit beim Fetus und Neugeborenen
		P60	Disseminierte intravasale Gerinnung beim Fetus und Neugeborenen

Fußnoten:

1) Die Abrechnung des ZE2022-97 bzw. ZE2022-137, ZE2022-138 oder ZE2022-139 ist möglich, sofern einer der ICD-Kodes aus der jeweiligen Definition der Anlage 7 und einer der OPS-Kodes aus der jeweiligen Definition der Anlage 6 vorliegt. Die ergänzende Auflistung von ICD-Kodes bei diesen Zusatzentgelten erfolgt nur aufgrund des extrabudgetären Status des ZE2022-97.

2) Blutgerinnungsstörungen, die nur durch eine Lebertransplantation heilbar wären, sind dem ZE2022-97 zuzuordnen.

Ergänzende Informationen zur Abrechnung von bewerteten Zusatzentgelten aus dem Zusatzentgelte-Katalog (Anlage 2 und Anlage 5)

Tabelle 1: Liste der DRG Fallpauschalen, für die das Zusatzentgelt ZE162 abgerechnet werden darf.

801D, 802D, 863Z, A01A, A02Z, A03A, A04B, A04D, A05Z, A06C, A09C, A09D, A09E, A09F, A11E, A11H, A13A, A13D, A13F, A18Z, A36C, A60B, A60C, A66Z, B02A, B02C, B02E, B03Z, B04A, B04C, B05Z, B09Z, B16B, B17B, B17C, B17D, B18A, B18D, B19B, B20A, B20B, B20D, B20E, B21A, B36B, B39B, B39C, B42B, B44A, B44B, B44C, B48Z, B61A, B63Z, B66A, B66B, B66D, B67B, B68B, B68C, B68D, B69A, B69B, B69C, B69D, B70B, B70D, B70E, B70F, B71A, B71D, B72A, B72B, B75Z, B76B, B76C, B76E, B78A, B78B, B79Z, B80Z, B81A, B81B, B82Z, B85C, B85D, C02Z, C03A, C03B, C03C, C06Z, C07B, C08B, C10A, C10B, C10C, C12Z, C15Z, C16Z, C20A, C20B, C62Z, C64Z, C65Z, D01B, D04B, D05A, D06B, D08B, D12A, D12B, D13B, D15B, D20A, D22A, D22B, D24A, D25B, D25D, D29Z, D30A, D30B, D30C, D33Z, D35Z, D38Z, D39Z, D40Z, D60A, D60B, D61Z, D63A, D63B, D64Z, D65Z, D67Z, E02D, E03Z, E05B, E06C, E08D, E36Z, E40A, E40B, E40C, E42Z, E63B, E64C, E65B, E65C, E66A, E66B, E69B, E69C, E70Z, E71C, E71D, E73B, E74Z, E75B, E75C, E76B, E76C, E77C, E77D, E79A, E79C, F01C, F01E, F01F, F02B, F03D, F05Z, F06A, F08E, F08F, F08G, F09B, F09C, F12B, F12D, F12E, F12F, F13C, F17A, F17B, F18D, F20Z, F24B, F28C, F39A, F39B, F41B, F43B, F43C, F48Z, F49D, F49E, F49F, F49G, F50B, F50C, F51A, F51B, F52B, F56A, F56B, F58B, F59B, F59C, F59D, F59E, F59F, F60B, F63B, F65B, F67B, F67C, F68B, F69B, F70A, F70B, F71A, F71B, F72B, F73B, F74Z, F77Z, F95B, F98B, F98C, G01Z, G03C, G07C, G08B, G10Z, G11A, G12C, G12E, G13A, G13B, G16B, G17B, G18A, G18B, G18D, G19C, G21A, G21B, G22C, G23B, G24A, G24B, G24C, G26B, G29A, G46B, G46C, G47B, G48B, G52Z, G60B, G64B, G67A, G67B, G67C, G71Z, G72A, G72B, G73Z, H01A, H05Z, H06C, H07B, H08B, H08C, H12B, H16A, H16B, H29Z, H33Z, H40A, H40B, H41D, H41E, H44Z, H61A, H61B, H61C, H62A, H62C, H63A, H63B, H63C, H64Z, I04Z, I05A, I05B, I08E, I08F, I08G, I09C, I09E, I09F, I09G, I09H, I09I, I10B, I10C, I10D, I10E, I10F, I10G, I10H, I11Z, I12A, I12B, I13B, I13C, I13D, I13E, I13G, I15B, I16A, I16B, I16C, I18A, I18B, I20A, I20B, I20C, I20D, I20F, I21Z, I23B, I23C, I24B, I27B, I27C, I27E, I28B, I28C, I28E, I29A, I29B, I29C, I30B, I30C, I31A, I31B, I31C, I32C, I32D, I32E, I32F, I33Z, I34Z, I41Z, I42A, I43B, I44A, I44C, I45A, I45B, I46A, I46B, I46C, I47A, I47B, I47C, I59Z, I64A, I64B, I66F, I68C, I68D, I68E, I71B, I72Z, I74B, I74C, I75A, I75B, I76B, I77Z, I95B, I97Z, J01Z, J03Z, J04Z, J07B, J08A, J10B, J11A, J11B, J11C, J11D, J12Z, J14Z, J16A, J16B, J18B, J22Z, J23Z, J24C, J24D, J25Z, J26Z, J61A, J62B, J64B, J64C, J65A, J67A, J67B, J77Z, K03B, K06B, K06C, K09B, K09C, K09D, K15C, K15D, K15E, K33Z, K38Z, K60B, K62A, K62B, K62C, K63A, K64D, L02A, L02B, L04B, L09E, L11Z, L13B, L13C, L16A, L16B, L16C, L17A, L17B, L18A, L18B, L20B, L20C, L36A, L40Z, L42A, L42B, L44Z, L60A, L60B, L60C, L60D, L62C, L63B, L63C, L63E, L64A, L64B, L64D, L69B, M02A, M02B, M03A, M03B, M04B, M04C, M05A, M05B, M07Z, M09A, M10B, M11Z, M38Z, M60B, M61Z, M62Z, N02A, N02D, N06Z, N08Z, N10Z, N13A, N13B, N13C, N14Z, N21A, N23Z, N25Z, N33Z, N60B, N61Z, O01A, O01B, O01C, O01D, O02A, O02B, O03Z, O04A, O04B, O04C, O05A, O05B, O05C, O05D, O60A, O60B, O60C, O61Z, O63Z, O65A, P02A, P02B, P02C, P03A, P03B, P04A, P04B, P05A, P05B, P05C, P06A, P06B, P06C, P60B, P60C, P61A, P61B, P61C, P61D, P61E, P62A, P62B, P62C, P62D, P63Z, P64Z, P65B, P65C, P65D, P66A, P66B, P66C, P66D, P67A, P67B, P67C, P67D, P67E, Q01Z, Q02B, Q03A, Q60A, Q60B, Q60C, Q60D, Q61B, Q63A, Q63B, R01B, R02Z, R04B, R07B, R11B, R13A, R13B, R60A, R60E, R60F, R61H, R62A, R62B, R62C, R63F, R63H, S63A, S65A, S65B, T01E, T36Z, T44Z, T60B, T60C, T61Z, T62B, T64C, U42C, U64Z, U66Z, V63Z, V64Z, W01B, W02A, X01B, X01C, X05A, X07A, X07B, X60Z, X62Z, Y02C, Y03Z, Y62Z, Z03Z, Z64A, Z64C, Z65Z, Z66Z

Tabelle 2: Liste der DRG Fallpauschalen, für die das Zusatzentgelt ZE163 abgerechnet werden darf.

801A, 801B, 801C, 801E, 802A, 802B, 802C, A01B, A01C, A03B, A04C, A04E, A06A, A06B, A07C, A07E, A09A, A11B, A11D, A11F, A11G, A13C, A13E, A15B, A17A, A36B, A42B, A60A, A61B, A61C, A62Z, A63Z, A64Z, A69Z, B01B, B02B, B02D, B04B, B07Z, B12Z, B15Z, B16A, B17A, B17E, B18B, B18C, B20C, B21B, B42A, B45Z, B47A, B47B, B60A, B66C, B70A, B70C, B71B, B71C, B73Z, B74Z, B84Z, B85A, B85B, B86Z, C01A, C01B, C04A, C04B, C60Z, C61Z, C63Z, D02B, D03B, D09Z, D15A, D19Z, D24B, D25A, D25C, D28Z, D36Z, D37A, E02A, E02B, E02C, E05A, E05C, E06A, E06B, E08B, E08C, E42K, E60A, E64A, E64B, E65A, E71A, E71B, E73A, E77A, E77B, E79B, F01A, F01B, F01D, F03A, F03B, F03C, F06E, F07A, F07B, F07C, F08A, F08B, F08C, F08D, F09A, F12A, F12C, F13A, F14A, F14B, F18A, F18B, F18C, F19A, F19B, F21A, F21B, F21C, F21D, F21E, F24A, F27A, F27B, F27C, F28A, F28B, F36A, F36B, F36C, F42Z, F43A, F49A, F49B, F49C, F52A, F58A, F59A, F61A, F61B, F62A, F62B, F62C, F64Z, F67A, F72A, F75A, F75B, F75C, F75D, F77K, F98A, G02A, G02C, G03B, G04Z, G07A, G07B, G11B, G12A, G12B, G12D, G14Z, G15Z, G17A, G18C, G19A, G19B, G27A, G27B, G33Z, G35Z, G36A, G36C, G37Z, G40A, G46A, G48A, G50Z, G60A, G64A, G66Z, G70B, G74Z, H01B, H06B, H07A, H08A, H09A, H12A, H12C, H15Z, H36A, H41A, H41B, H41C, H60Z, H62B, I01Z, I02B, I02C, I02D, I03A, I05C, I08A, I08B, I09A, I09D, I10A, I12C, I13A, I13F, I14Z, I19A, I22A, I22B, I27A, I28A, I32A, I39Z, I42B, I43A, I44B, I50A, I50B, I50C, I54A, I54B, I64C, I66B, I66G, I68A, I68B, I69A, I69B, I73Z, I74A, I76A, I79Z, I87K, I98Z, J02B, J02C, J06Z, J07A, J08B, J09A, J10A, J17Z, J21Z, J24B, J35Z, J61B, J61C, J62A, J64A, K03A, K06D, K15B, K25Z, K60C, K60E, K60F, K63B, K64A, K64B, K64C, K77Z, L03Z, L04A, L06A, L06B, L07Z, L09A, L09B, L09C, L09D, L12A, L12B, L13A, L20A, L37Z, L38Z, L62A, L63A, L64C, L68B, L69A, L72Z, L73Z, M01A, M09B, M10A, M10C, M64Z, N01B, N01D, N02C, N04Z, N05A, N07B, N11A, N15Z, N16A, N21B, N38Z, N60A, O60D, Q02C, Q61A, R01A, R03Z, R04A, R05Z, R07A, R11A, R11C, R12B, R16Z, R60C, R60D, R61B, R61C, R61D, R61E, R61G, R63C, R63D, R63E, R63G, S01Z, S62Z, S63B, T01B, T01C, T01D, T60E, T62A, T63A, T63B, T63C, T63D, T64B, T77Z, U40Z, U42B, U61Z, U63Z, V60A, W01C, W04A, W61A, X01A, X04Z, X05B, X06A, X06B, X33Z, Y02B, Y02D, Z01B

Klarstellungen der Vertragsparteien nach § 17b Abs. 2 Satz 1 KHG zur Fallpauschalenvereinbarung 2022 (FPV 2022)

1. **Fallzählung bei Fallpauschalen für teilstationäre Leistungen**
   Bei der Abrechnung von tagesbezogenen teilstationären Fallpauschalen wird gemäß § 9 Abs. 1 Satz 4 für jeden Patienten, der wegen derselben Erkrankung regelmäßig oder mehrfach behandelt wird, je Quartal ein Fall gezählt. Dagegen ist zur sachgerechten Ermittlung der Summe der effektiven Bewertungsrelationen im Abschnitt E1 als Fallzahl (Anzahl der DRG) in Spalte 2 die Anzahl der einzeln berechenbaren tagesbezogenen Fallpauschalen auszuweisen. Dadurch ergeben sich bzgl. der mit teilstationären Fallpauschalen abgegoltenen Leistungen unterschiedliche Fallzahlen.

2. **Anwendung der Beurlaubungsregelung**
   Die Vorgaben zur Beurlaubung finden **keine Anwendung** bei onkologischen Behandlungszyklen, bei denen eine medizinisch sinnvolle Vorgehensweise mit mehreren geplanten Aufenthalten zu Grunde liegt. Es handelt sich in diesen Fällen um einzelne abgeschlossene Behandlungen, die durch eine reguläre Entlassung beendet werden.

3. **Abrechnung teilstationärer Leistungen in Verbindung mit Fallzusammenführungen**
   Werden zwischen zwei vollstationären Krankenhausaufenthalten, die gemäß § 2 Abs. 4 zu einem Fall zusammenzuführen sind, teilstationäre Leistungen erbracht, so ist für die Anwendung von § 6 Abs. 2 Satz 1 die mittlere Verweildauer der Fallpauschale zu Grunde legen, die sich aus der DRG-Fallpauschale des zusammengefassten Falls gemäß § 2 Abs. 4 ergibt.

4. **Hinweise zur Erläuterung der Regelung nach § 3 Abs. 3 Sätze 2 bis 4 FPV 2022 „Kombinierte Fallzusammenführung“ (siehe Anlage 1)**

5. **Eingruppierung und Fallzählung bei tagesbezogenen Entgelten für die teilstationäre geriatrische Komplexbehandlung (A90A und A90B)**
   Zur Ermittlung von tagesbezogenen Entgelten für die unbewerteten teilstationären Leistungen A90A *Teilstationäre geriatrische Komplexbehandlung, umfassende Behandlung* und A90B *Teilstationäre geriatrische Komplexbehandlung, Basisbehandlung* aus Anlage 3b sind die teilstationären Behandlungstage jeweils einzeln einzugruppieren. Werden für einen Patienten, der wegen derselben Erkrankung regelmäßig oder mehrfach behandelt wird, in einem Quartal sowohl tagesbezogene Entgelte für die A90A als auch für die A90B abgerechnet, wird insgesamt nur ein Fall im Sinne von § 9 Abs. 2 Nr. 2 Buchstabe b FPV 2021 gezählt.

6. **Abrechnung von Neugeborenen-Fallpauschalen**
   Die besonderen Vorschriften zur Abrechnung von Fallpauschalen für Neugeborene nach § 1 Abs. 5 finden nur Anwendung, sofern die Geburt Bestandteil des Krankenhausaufenthalts ist. Liegt hingegen eine (Wieder-)Aufnahme oder Rückverlegung des Neugeborenen vor, sind die besonderen Vorschriften nach § 1 Abs. 5 nicht zu berücksichtigen.

7. **Fristenberechnung bei Wiederaufnahmen und Rückverlegungen**
   Die jeweils nach § 2 Abs. 1 bis 3 maßgebliche Frist (obere Grenzverweildauer bzw. 30 Kalendertage) für Fallzusammenführungen bei Wiederaufnahmen beginnt mit dem Tag der Aufnahme, d. h. der Aufnahmetag wird bei der Fristberechnung mit einbezogen. Gleiches gilt für den Tag der Entlassung bei der Regelung zur Rückverlegung nach § 3 Abs. 3 Satz 1.

8. **Explizite Ein-Belegungstag-DRGs:**
   Als explizite Ein-Belegungstag-DRGs im Sinne des § 6 Abs. 2 Satz 5 gelten:

   A60D, B60B, B70I, E02E, E02F, E64D, F62D, F73A, I66H, I68F, J65B, J68A, J68B, K63C, L70A, L70B, L71Z, N09A, R65Z, S60Z, T60G, U60A, U60B, Y63Z

9. **Abrechnung des Zuschlags für Begleitpersonen bei gesunder Mutter und krankheitsbedingt behandlungsbedürftigem Neugeborenen gemäß § 1 Abs. 5 Satz 9:**
   Erfolgt ein Verbleib der gesunden Mutter aufgrund des krankheitsbedingt behandlungsbedürftigen Neugeborenen, so ist der gemäß § 1 Abs. 5 Satz 9 abrechenbare Zuschlag für Begleitpersonen auf der Rechnung des Neugeborenen auszuweisen. In diesem Fall ist bei Mehrlingen die Mitaufnahme eines oder mehrerer neugeborener Geschwisterkinder mit dem Zuschlag für Begleitpersonen abrechenbar und auf der Rechnung des krankheitsbedingt behandlungsbedürftigen Neugeborenen gesondert auszuweisen.

10. **Fallzusammenführung bei Aufenthalten mit nur einem Belegungstag**
Sind zwei Aufenthalte an unterschiedlichen Tagen mit einem jeweils nur eintägigen Aufenthalt (das heißt die Entlassung fällt auf den gleichen Tag wie die Aufnahme oder den Folgetag) zusammenzuführen, so ist für den zusammengeführten Aufenthalt eine Verweildauer von 2 Belegungstagen zu zählen. Abweichend hiervon ergibt sich bei der Zusammenführung von zwei Fällen, deren Aufnahmen auf den gleichen Kalendertag fallen, eine Verweildauer von einem Belegungstag.

11. **Behandlung in einer Haupt- und Belegabteilung an einem Tag**
§ 1 Abs. 4 Satz 1 Nr. 2 gilt entsprechend, wenn bei einer Gesamtbehandlungsdauer von einem Belegungstag die Behandlung sowohl in der Haupt- als auch in der Belegabteilung erfolgt.

12. **Stationäre Voruntersuchung bei möglichen Lebendspendern**
Stationär notwendige Voruntersuchungen bei möglichen Lebendspendern, die im Hinblick auf die Transplantation bei einem Transplantatempfänger durchgeführt werden, sind auch dann mit der DRG Z66Z abrechenbar, wenn es tatsächlich zu einer Lebendspende kommt. Die Vorgaben des § 2 bleiben davon unberührt.

13. **Abrechnung von gesunden Neugeborenen bei behandlungsbedürftiger Mutter**
Wird ein gesundes Neugeborenes aufgrund einer behandlungsbedürftigen Mutter in einem Krankenhaus, in dem die Geburt nicht stattgefunden hat, mit aufgenommen, so ist für das Neugeborene im aufnehmenden Krankenhaus ein eigenständiger Fall zu bilden, der über eine gesonderte Fallpauschale abzurechnen ist.

14. **Abrechnung von sonstigen Entgelten nach § 8 Abs. 5**
Die Regelungen des § 8 Abs. 5 kommen erst mit Beginn des Wirksamwerdens der neuen Budgetvereinbarung für den Vereinbarungszeitraum 2020 zur Anwendung. Bis dahin sind die Entgelte in der bisher vereinbarten Höhe weiter zu erheben.

15. **Verlegungen in bzw. aus Einrichtungen nach § 22 Absatz 1 KHG**
Einrichtungen nach § 22 Absatz 1 KHG gelten als Krankenhäuser im Sinne der Vorgaben des § 3 „Abschläge bei Verlegung".

16. **ngruppierung und Fallzählung bei tagesbezogenen Entgelten für teilstationäre pädiatrische Diagnostik und Behandlung (MDC25)**
Zur Ermittlung von tagesbezogenen Entgelten für die unbewerteten teilstationären pädiatrischen Leistungen der MDC 25 Teilstationäre pädiatrische Diagnostik und Behandlung aus Anlage 3b sind die teilstationären Behandlungstage jeweils einzeln einzugruppieren und abzurechnen. Werden für einen Patienten, der wegen derselben Erkrankung regelmäßig oder mehrfach behandelt wird, in einem Quartal mehrere tagesbezogene teilstationäre Entgelte der MDC 25 abgerechnet, wird in diesem Quartal insgesamt nur ein Fall im Sinne von § 9 Abs. 2 Nr. 2 Buchstabe b FPV 2022 gezählt.

Hinweise zur Erläuterung der Regelung nach § 3 Abs. 3 Sätze 2 bis 4 FPV 2022 „Kombinierte Fallzusammenführungen“

Vorbemerkung:
Die in dieser Anlage zur Erläuterung der Regelung nach § 3 Abs. 3 Sätze 2 bis 4 aufgeführten Fallkonstellationen sind nicht als abschließend zu sehen.

Fallkonstellation 1: Erst Rückverlegung nach § 3 Abs. 3 Satz 1, dann Wiederaufnahme innerhalb Prüffrist

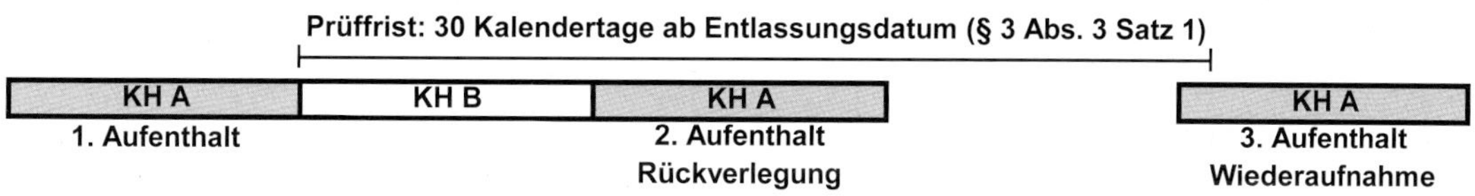

Alle drei Aufenthalte werden zusammengefasst, da sowohl eine Rückverlegung im Sinne von § 3 Abs. 3 Satz 1 (1. und 2. Aufenthalt) als auch eine Wiederaufnahme (3. Aufenthalt) innerhalb der Prüffrist der Rückverlegung („Prüffrist des ersten Falles, der die Fallzusammenführung auslöst“) vorliegt. Weitere Voraussetzung für die Einbeziehung des 3. Aufenthalts ist die Erfüllung des entsprechenden Kriteriums aus § 2 Abs. 1 (Basis-DRG), Abs. 2 (Partitionswechsel innerhalb der MDC) oder Abs. 3 (Komplikationen). Für eine Fallzusammenführung ist die DRG-Fallpauschale des 3. Aufenthalts gegenüber der DRG-Fallpauschale, die sich aus der Zusammenfassung der beiden vorherigen Aufenthalte ergibt, zu prüfen.

Fallkonstellation 2: Erst Wiederaufnahme nach § 2 Abs. 1 oder 3, dann Rückverlegung innerhalb Prüffrist

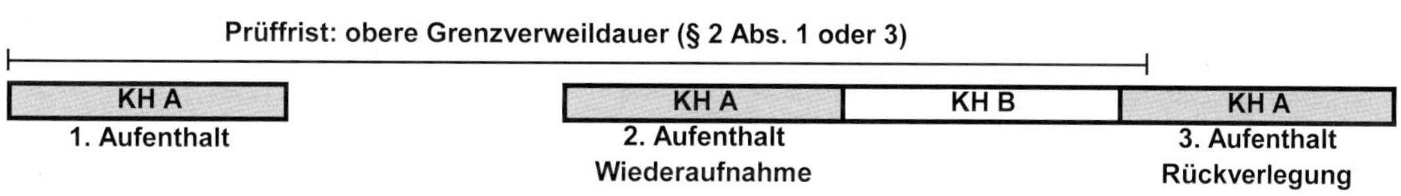

Alle drei Aufenthalte werden zusammengefasst, da sowohl eine Wiederaufnahme im Sinne von § 2 Abs. 1 oder Abs. 3 (1. und 2. Aufenthalt) als auch eine Rückverlegung (3. Aufenthalt) innerhalb der Prüffrist der Wiederaufnahme („Prüffrist des ersten Falles, der die Fallzusammenführung auslöst“) vorliegt. Die in diesem Zusammenhang maßgebliche obere Grenzverweildauer ergibt sich aus der Eingruppierung des 1. Aufenthalts in eine DRG-Fallpauschale. Bei der Ermittlung zusätzlich abrechenbarer Belegungstage nach § 1 Abs. 2 ist die obere Grenzverweildauer maßgeblich, die sich aus der Zusammenführung aller drei Aufenthalte ergibt.

Fallkonstellation 3: Erst Wiederaufnahme nach § 2 Abs. 2, dann Rückverlegung innerhalb Prüffrist

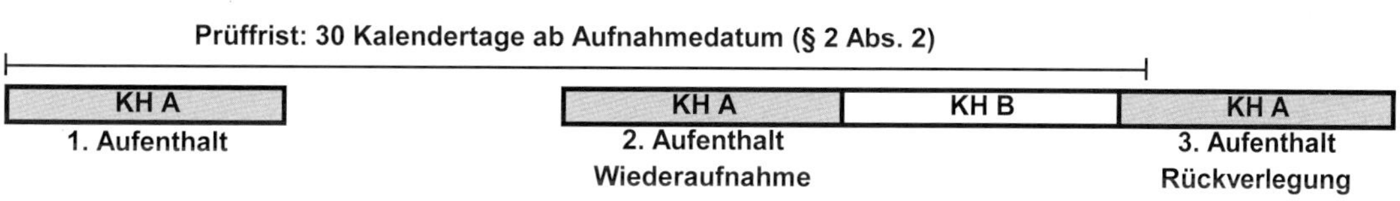

Alle drei Aufenthalte werden zusammengefasst, da sowohl eine Wiederaufnahme im Sinne von § 2 Abs. 2 (1. und 2. Aufenthalt) als auch eine Rückverlegung (3. Aufenthalt) innerhalb der Prüffrist der Wiederaufnahme („Prüffrist des ersten Falles, der die Fallzusammenführung auslöst“) vorliegt.

Fallkonstellation 4: Erst Rückverlegung nach § 3 Abs. 3 Satz 1, dann Wiederaufnahme außerhalb Prüffrist

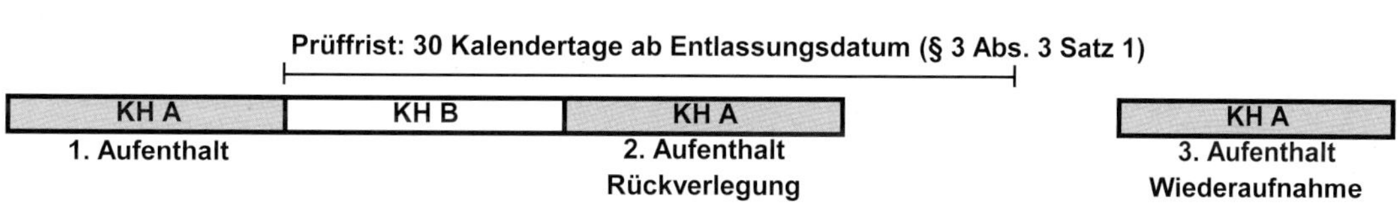

Die ersten beiden Aufenthalte werden lediglich zusammengefasst, da aufgrund der chronologischen Prüfung zunächst eine Rückverlegung im Sinne von § 3 Abs. 3 Satz 1 (1. und 2. Aufenthalt) vorliegt und die Wiederaufnahme (3. Aufenthalt) außerhalb der Prüffrist der Rückverlegung („Prüffrist des ersten Falles, der die Fallzusammenführung auslöst“) erfolgt.

Fallkonstellation 5: Erst Wiederaufnahme nach § 2 Abs. 1 oder Abs. 3, dann Rückverlegung außerhalb Prüffrist

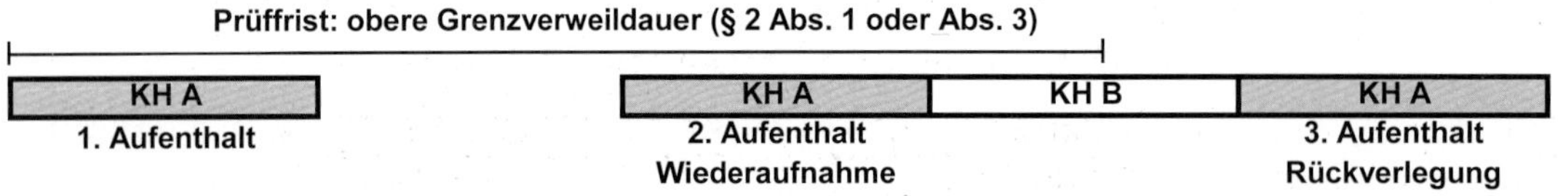

Die ersten beiden Aufenthalte werden lediglich zusammengefasst, da aufgrund der chronologischen Prüfung zunächst eine Wiederaufnahme im Sinne von § 2 Abs. 1 oder Abs. 3 (1. und 2. Aufenthalt) vorliegt und die Rückverlegung (3. Aufenthalt) außerhalb der Prüffrist der Wiederaufnahme („Prüffrist des ersten Falles, der die Fallzusammenführung auslöst") erfolgt.

Fallkonstellation 6: Erst Wiederaufnahme nach § 2 Abs. 2, dann Rückverlegung außerhalb Prüffrist

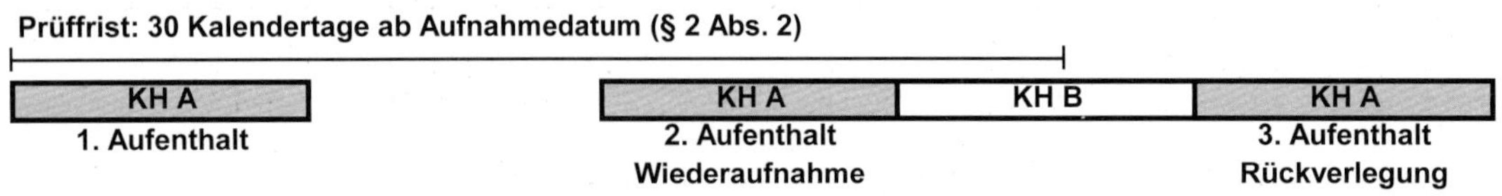

Die ersten beiden Aufenthalte werden lediglich zusammengefasst, da aufgrund der chronologischen Prüfung zunächst eine Wiederaufnahme im Sinne von § 2 Abs. 2 (1. und 2. Aufenthalt) vorliegt und die Rückverlegung (3. Aufenthalt) außerhalb der Prüffrist der Wiederaufnahme („Prüffrist des ersten Falles, der die Fallzusammenführung auslöst") erfolgt.

Fallkonstellation 7: Erst Rückverlegung nach § 3 Abs. 3 Satz 1, dann Wiederaufnahme innerhalb Prüffrist

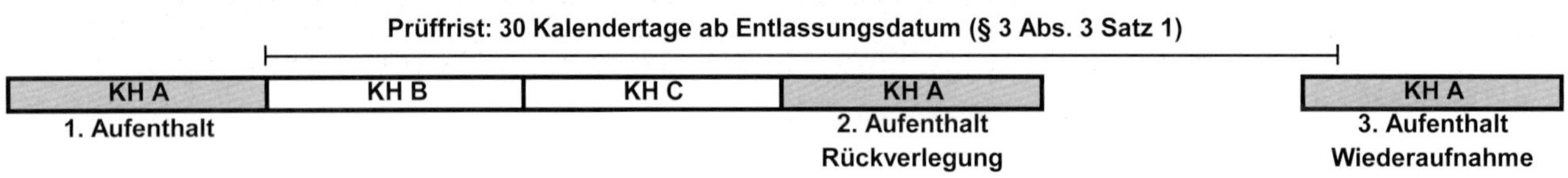

Alle drei Aufenthalte werden zusammengefasst, da sowohl eine Rückverlegung im Sinne von § 3 Abs. 3 Satz 1 (1. und 2. Aufenthalt) als auch eine Wiederaufnahme (3. Aufenthalt) innerhalb der Prüffrist der Rückverlegung („Prüffrist des ersten Falles, der die Fallzusammenführung auslöst") vorliegt. Weitere Voraussetzung für die Einbeziehung des 3. Aufenthalts ist die Erfüllung des entsprechenden Kriteriums aus § 2 Abs. 1 (Basis-DRG), Abs. 2 (Partitionswechsel innerhalb der MDC) oder Abs. 3 (Komplikationen). Für eine Fallzusammenführung ist die DRG-Fallpauschale des 3. Aufenthalts gegenüber der DRG-Fallpauschale, die sich aus der Zusammenfassung der beiden vorherigen Aufenthalte ergibt, zu prüfen.

Fallkonstellation 8: Erst Wiederaufnahme nach § 2 Abs. 1 oder 3, dann Rückverlegung innerhalb Prüffrist

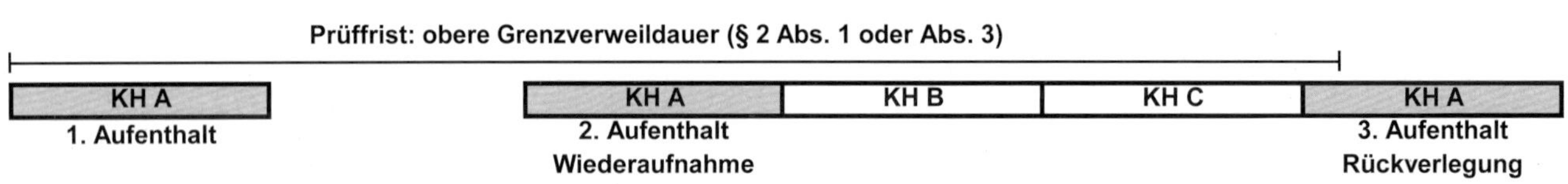

Alle drei Aufenthalte werden zusammengefasst, da sowohl eine Wiederaufnahme im Sinne von § 2 Abs. 1 oder 3 (1. und 2. Aufenthalt) als auch eine Rückverlegung (3. Aufenthalt) innerhalb der Prüffrist der Wiederaufnahme („Prüffrist des ersten Falles, der die Fallzusammenführung auslöst") vorliegt. Die in diesem Zusammenhang maßgebliche obere Grenzverweildauer ergibt sich aus der Eingruppierung des 1. Aufenthalts in eine DRG-Fallpauschale. Bei der Ermittlung zusätzlich abrechenbarer Belegungstage nach § 1 Abs. 2 ist die obere Grenzverweildauer maßgeblich, die sich aus der Zusammenführung aller drei Aufenthalte ergibt.

Fallkonstellation 9: Erst Wiederaufnahme nach § 2 Abs. 2, dann Rückverlegung innerhalb Prüffrist

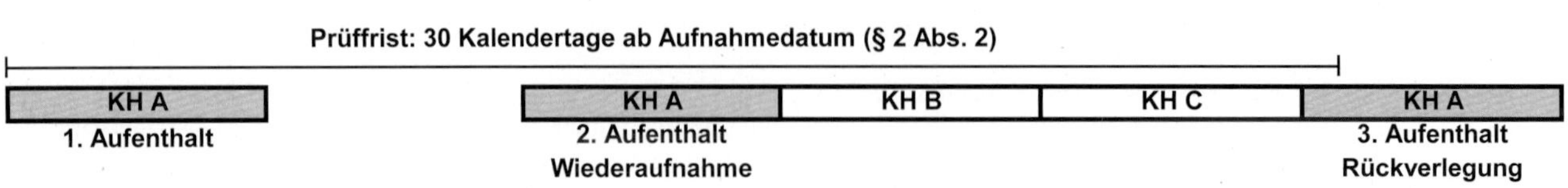

Alle drei Aufenthalte werden zusammengefasst, da sowohl eine Wiederaufnahme im Sinne von § 2 Abs. 2 (1. und 2. Aufenthalt) als auch eine Rückverlegung (3. Aufenthalt) innerhalb der Prüffrist der Wiederaufnahme („Prüffrist des ersten Falles, der die Fallzusammenführung auslöst") vorliegt.

Fallkonstellation 10: Wiederaufnahme mit in Spalte 13 des Fallpauschalenkatalogs für Hauptabteilungen bzw. Spalte 15 des Fallpauschalenkatalogs für Belegabteilungen gekennzeichneter Fallpauschale mit anschließender Rückverlegung

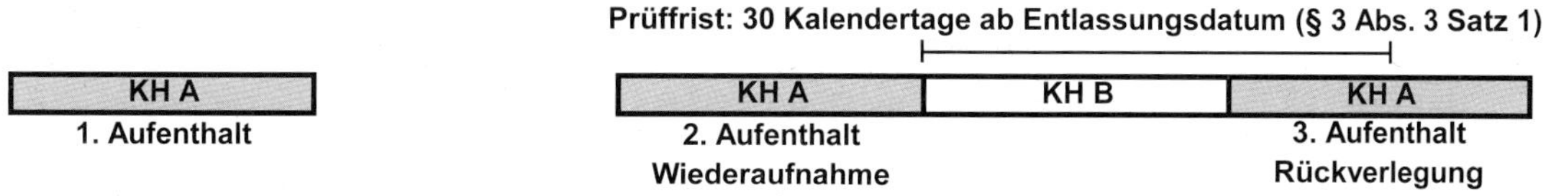

Die ersten beiden Aufenthalte werden nicht zusammengefasst, da eine der beiden bzw. beide aus einer Einzelfallgruppierung resultierenden Fallpauschalen in Spalte 13 des Fallpauschalenkatalogs für Hauptabteilungen bzw. 15 des Fallpauschalenkatalogs für Belegabteilungen gekennzeichnet ist bzw. sind, lediglich der 2. und 3. Aufenthalt werden aufgrund der Rückverlegung (§ 3 Abs. 3 Satz 1) zusammengefasst.

Fallkonstellation 11: Rückverlegung mit anschließender Wiederaufnahme bei in Spalte 13 des Fallpauschalenkatalogs für Hauptabteilungen bzw. Spalte 15 des Fallpauschalenkatalogs für Belegabteilungen gekennzeichneter Fallpauschale

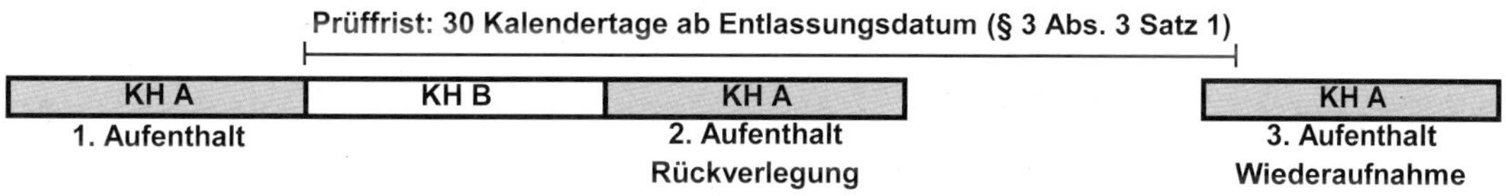

Die ersten beiden Aufenthalte werden aufgrund der Rückverlegung (§ 3 Abs. 3 Satz 1) zusammengefasst, der dritte Aufenthalt ist gesondert abzurechnen, da die zuvor abgerechnete oder die sich aus der Einzelfallgruppierung des 3. Aufenthalts ergebende Fallpauschale in Spalte 13 des Fallpauschalenkatalogs für Hauptabteilungen bzw. Spalte 15 des Fallpauschalenkatalogs für Belegabteilungen gekennzeichnet ist.